中华影像医学

乳腺卷

第 3 版

主　　编　周纯武

副 主 编　罗娅红　彭卫军　刘佩芳　汪登斌

编　　者（以姓氏笔画为序）

卜丽红　武汉大学人民医院	汪登斌　上海交通大学医学院附属新华医院
于　韬　辽宁省肿瘤医院	张　伟　中国医科大学附属盛京医院
王　勇　中国医学科学院肿瘤医院	张仁知　中国医学科学院肿瘤医院
牛丽娟　中国医学科学院肿瘤医院	张玉珍　上海交通大学医学院附属新华医院
刘佩芳　天津医科大学肿瘤医院	罗娅红　辽宁省肿瘤医院
汤　伟　复旦大学附属肿瘤医院	周纯武　中国医学科学院肿瘤医院
李　静　中国医学科学院肿瘤医院	赵玉梅　天津医科大学肿瘤医院
李二妮　中国医学科学院肿瘤医院	秦乃姗　北京大学第一医院
李相生　中国人民解放军空军特色医学中心	顾雅佳　复旦大学附属肿瘤医院
杨　帆　华中科技大学同济医学院附属协和医院	彭卫军　复旦大学附属肿瘤医院
何之彦　上海交通大学附属第一人民医院	

人民卫生出版社

图书在版编目（CIP）数据

中华影像医学. 乳腺卷 / 周纯武主编. —3 版. —
北京：人民卫生出版社，2019
　ISBN 978-7-117-29066-1

　Ⅰ. ①中…　Ⅱ. ①周…　Ⅲ. ①影象诊断②乳房疾病－
影像诊断　Ⅳ. ①R445②R655.804

　中国版本图书馆 CIP 数据核字（2019）第 217398 号

人卫智网　www.ipmph.com	医学教育、学术、考试、健康， 购书智慧智能综合服务平台	
人卫官网　www.pmph.com	人卫官方资讯发布平台	

中华影像医学·乳腺卷
第 3 版

主　　编：周纯武
出版发行：人民卫生出版社（中继线 010-59780011）
地　　址：北京市朝阳区潘家园南里 19 号
邮　　编：100021
E - mail：pmph @ pmph.com
购书热线：010-59787592　010-59787584　010-65264830
印　　刷：人卫印务（北京）有限公司
经　　销：新华书店
开　　本：889×1194　1/16　印张：19
字　　数：589 千字
版　　次：2002 年 6 月第 1 版　　2019 年 11 月第 3 版
　　　　　2019 年 11 月第 3 版第 1 次印刷（总第 4 次印刷）
标准书号：ISBN 978-7-117-29066-1
定　　价：218.00 元

打击盗版举报电话：010-59787491　E-mail：WQ @ pmph.com
（凡属印装质量问题请与本社市场营销中心联系退换）

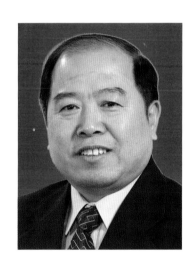

周纯武

教授、主任医师、博士生导师。北京协和医学院影像医学与核医学系副主任。担任北京医师协会医疗信息化专业委员会副主任委员,首届中国研究型医院学会放射学专业委员会副主任委员,中国医疗保健国际交流促进会放射肿瘤学分会副主任委员,中华国际医学交流基金会中华医学影像国际交流专项基金专家委员会副主任委员,中国老年医学学会放射学分会副会长,中国医学装备协会 CT 应用专业委员会副主任委员,中国癌症基金会副秘书长,《中国医学影像技术》和《中国肿瘤影像学》杂志副主编,《中华放射学杂志》《临床放射学杂志》《放射学实践》等多种杂志编委。1995—2006 年曾任中国医学科学院肿瘤医院临床副院长。1997 年享受国务院政府特殊津贴。

从事肿瘤影像诊断、科研和教学工作 40 余年,在乳腺及腹部肿瘤的诊断及鉴别诊断方面有丰富的临床经验及较高的科研水平。作为课题负责人主持完成了国家"九五"攻关课题、"十一五"国家科技支撑计划课题和 863 攻关课题各 1 项;参与完成了"九五""十五"攻关课题各 2 项。研究成果曾获 2013 年教育部高等学校科学研究优秀成果奖二等奖,2012 年北京市科学技术奖三等奖,2016 年华夏医学科技奖二等奖。作为第一作者或通信作者在国内外杂志发表专业学术论文 100 余篇,参加多部医学专著的编写,其中主编 7 部,副主编 1 部。

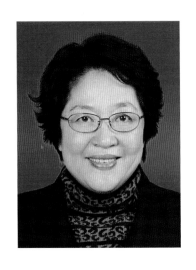

罗娅红

　　主任医师、国家二级教授、博士生导师,享受国务院政府特殊津贴。原任辽宁省肿瘤医院院长,现任辽宁省肿瘤医院医学影像科主任。目前担任中国抗癌协会第八届理事会常务理事,中华医学会放射学分会乳腺放射学专业委员会前任主任委员,中国抗癌协会肿瘤影像专业委员会副主任委员,中国医师协会放射医师分会常务委员,吴阶平医学基金会中国乳腺癌风险防控与早诊早治专业委员会主任委员,中华预防医学会肿瘤预防与控制专业委员会常务委员,辽宁省抗癌协会理事长,辽宁省抗癌协会肿瘤影像专业委员会主任委员,辽宁省肿瘤医学影像重点实验室主任,《辽宁医学杂志》名誉主编、《中国临床医学影像杂志》《肿瘤影像学》杂志副主编。

　　主编、主译专著8部,近5年来发表SCI收录论文11篇,核心期刊论文近百篇。已培养博士生3名、硕士生15名,在培博士生5名、硕士生14名。2018年,主持完成国家公益性行业科研专项,获中国抗癌协会科技奖二等奖。近5年来累计获得科研经费逾1300万元。

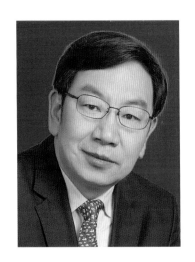

彭卫军

　　教授、博士生导师,复旦大学附属肿瘤医院影像中心主任。兼任中国抗癌协会肿瘤影像专业委员会主任委员,上海市抗癌协会肿瘤影像专业委员会主任委员,上海市医学会放射学分会候任主任委员,中华医学会放射学分会乳腺放射学专业委员会主任委员,中国医学影像AI产学研用创新联盟副理事长,《肿瘤影像学》杂志主编,《中华放射学杂志》《中国癌症杂志》等10种肿瘤学和影像医学核心期刊编委。

　　主编《淋巴瘤影像诊断学》,主译《乳腺影像诊断学》,担任《腹部CT》《螺旋CT》副主编,参加15部专著的编写。在国内外有影响的专业期刊上发表论文245篇,其中SCI收录论文45篇。承担和完成国家自然科学基金6项、上海市优秀学科带头人项目等科研项目26项。参加的科研工作获得国家教委科技进步奖二等奖、卫生部科学技术进步奖三等奖,获得国家发明专利5项。

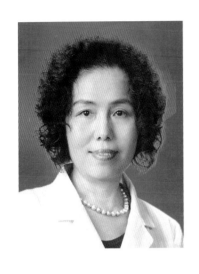

刘佩芳

天津医科大学肿瘤医院乳腺影像诊断科主任医师、硕士生导师。中国抗癌协会肿瘤影像专业委员会乳腺学组组长，中华医学会放射学分会乳腺放射学专业委员会前任副主任委员，中国医师协会放射医师分会乳腺影像专业委员会副主任委员，天津市医学影像技术研究会放射分会常务委员。《中华放射学杂志》《临床放射学杂志》《中国肿瘤临床》（英文版）、《国际医学放射学杂志》《磁共振成像》和《肿瘤影像学》等杂志编委。

主编《乳腺影像诊断必读》《体部磁共振诊断学》，副主编专著4部。获天津市科学技术奖二等奖1项，天津医科大学科技成果奖二等奖1项。在SCI收录期刊及核心期刊发表论文50余篇。

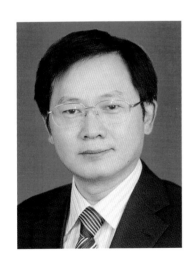

汪登斌

主任医师、教授、博士生导师。上海交通大学医学院附属新华医院放射科主任、新华临床医学院医学影像学教研室主任、上海市住院医师规范化培训新华医院医学影像学基地主任。在乳腺及腹部影像学方面具有较深的造诣。曾先后赴比利时和美国访问学习。兼任中国妇幼保健协会放射医学专业委员会主任委员、中华医学会放射学分会乳腺放射学专业委员会前任副主任委员、中国医师协会放射医师分会人工智能专业委员会（筹）副主任委员、上海市医学会放射学分会副主任委员兼乳腺组顾问、上海健康医学院教学委员会委员、欧洲放射学会通信会员、美国伦琴射线学会（ARRS）会员、中国研究型医院学会肿瘤影像诊断学专业委员会常务委员兼乳腺学组组长、中国研究型医院学会放射学专业委员会常务委员等。

主持国家自然科学基金、国家重点研发计划子课题、上海市科学技术委员会重点项目等近10项；获得上海市卫生系统"优秀学科带头人"培养计划等人才计划7项。负责主讲的"Medical Imaging"被上海市教育委员会授予"上海高校示范性全英语教学课程"荣誉称号。迄今，发表学术论文120余篇，其中SCI收录30余篇；参与编写专著18部，其中3部为副主编。

第 3 版修订说明

中华影像医学丛书是人民卫生出版社萃集国内影像医学一流专家和学科领袖倾心打造的学术经典代表作,其第 1 版和第 2 版分别代表了我国影像学界当时最高的学术水平,为国内医学影像学的学科发展、人才培养和临床诊疗水平的提升发挥了巨大的推动作用。作为医学的"眼睛",影像学的发展除了需要专家经验的积累外,还有赖于科学技术的不断进步和影像设备的不断更新。该套丛书第 2 版出版以来,医学影像学又取得了更多的进展,人工智能也越来越多地应用于医学影像学,书中的有些内容已经落后于时代需要。此外,近几年来,书籍的出版形式也在从传统的纸质出版向纸数融合的融媒体图书出版转变。

正是基于上述分析,本次修订在第 2 版的基础上与时俱进、吐陈纳新,并以"互联网 +"为指引,充分发挥创新融合的出版优势,努力突出如下特色:

第一,权威性。本次修订的总主编由中华医学会放射学分会主任委员金征宇教授担任,各分卷主编由中华医学会放射学分会和中国医师协会放射医师分会的主要专家担任,充分保障内容的权威性。

第二,科学性。本次修订将在前一版的基础上,充分借鉴国内外疾病诊疗的最新指南,全面吸纳相应学科领域的最新进展,最大限度地体现内容的科学性。

第三,系统性。修订后的第 3 版以人体系统为基础,设立 12 个分卷,详细介绍各系统的临床实践和最新研究成果,在学科体系上做到了纵向贯通、横向交叉。

第四,全面性。修订后的第 3 版进一步发挥我国患者基数大、临床可见病种多的优势,全面覆盖与医学影像学诊疗相关的病种,更加突出其医学影像学"大百科全书"的特色。

第五,创新性。在常规纸质图书图文结合的基础上,本轮修订过程中将不宜放入纸质图书的图片、视频等素材通过二维码关联的形式呈现,实现创新融合的出版形式。同时,为了充分发挥网络平台的载体作用,本次修订将在出版纸数融合图书的基础上,同步构建中华临床影像库。

第六,实用性。相对于国外的大型丛书,该套丛书的内容以国内的临床资料为主,跟踪国际上本专业的新发展,突出中国专家的临床思路和丰富经验,关注专科医师和住院医师培养的核心需求,具有更强的临床实用性。

登录中华临床影像库步骤

▎公众号登录 >>

扫描图书封底二维码
关注"临床影像库"公众号

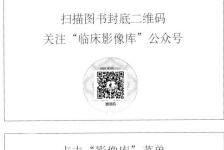

点击"影像库"菜单
进入中华临床影像库首页

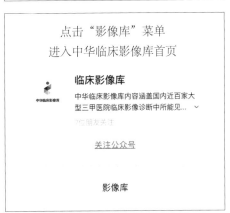

▎网站登录 >>

输入网址 medbooks.ipmph.com/yx
进入中华临床影像库首页

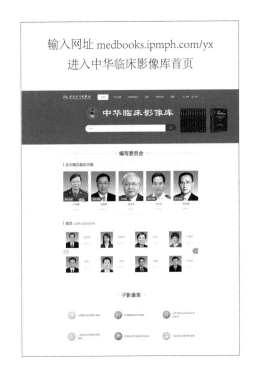

进入中华临床影像库首页

注册或登录

PC 端点击首页"兑换"按钮
移动端在首页菜单中选择"兑换"按钮

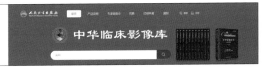

输入兑换码,点击"激活"按钮
开通中华临床影像库的使用权限

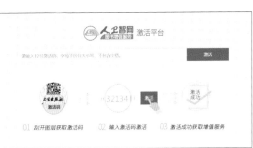

中华影像医学丛书（第3版）
编写委员会

顾　　问

刘玉清　戴建平　郭启勇　冯晓源　徐　克

主 任 委 员（总主编）

金征宇

副主任委员（按姓氏笔画排序）

王振常　卢光明　刘士远　龚启勇

委　　员（按姓氏笔画排序）

王振常　王培军　王霄英　卢光明　吕　滨　刘士远
严福华　李　欣　宋　彬　陈　敏　邵剑波　金征宇
周纯武　郑传胜　胡道予　袁慧书　徐文坚　郭佑民
龚启勇　梁长虹　程英升　程敬亮　鲜军舫

分卷	主编			副主编				
头颈部卷	王振常	鲜军舫		陶晓峰	李松柏	胡春洪		
乳腺卷	周纯武			罗娅红	彭卫军	刘佩芳	汪登斌	
中枢神经系统卷	龚启勇	卢光明	程敬亮	马 林	洪 楠	张 辉		
心血管系统卷	金征宇	吕 滨		王锡明	王怡宁	于 薇	夏黎明	
呼吸系统卷	刘士远	郭佑民		伍建林	宋 伟	陈起航	萧 毅	王秋萍
消化道卷	梁长虹	胡道予		张惠茅	李子平	孙应实		
肝胆胰脾卷	宋 彬	严福华		赵心明	龙莉玲			
骨肌系统卷	徐文坚	袁慧书		程晓光	王绍武			
泌尿生殖系统卷	陈 敏	王霄英		薛华丹	沈 文	刘爱连	李 震	
儿科卷	李 欣	邵剑波		彭 芸	宁 刚	袁新宇		
介入放射学卷	郑传胜	程英升		孙 钢	李天晓	李晓光	肖恩华	
分子影像学卷	王培军			王 滨	徐海波	王 悍		

前　言

本书的第 2 版于 2010 年出版，距今已有 9 年时间，在此期间，乳腺的影像检查技术及诊断方法的发展与进步是有目共睹的。因此，为满足广大影像专科医生、其他专业临床医生及医学影像学专业学生对于最新乳腺影像技术及方法的学习需要，在全国诸位权威乳腺影像学专家的共同努力及辛勤工作下，《中华影像医学·乳腺卷》第 3 版终于完成。

本书内容是在上一版内容框架结构基础上进行的补充与完善。首先，对于上一版中的病例和图片内容进行了整体更新；其次，在乳腺影像学检查方法章节，加入了近年来新兴的数字乳腺断层融合 X 线摄影、对比增强能谱乳腺 X 线摄影、锥光束乳腺 CT、PET/MRI 等相关内容，并在这一章的末尾专门增加了不同影像学检查方法的临床应用及优选，对影像科和临床医生在乳腺影像检查方法的选择上有提示和启发；同时，缩减了目前临床少用的乳腺造影技术内容，详细介绍了临床应用更加广泛的乳腺影像引导下介入性诊断技术；保留并扩充了乳腺解剖、正常、异常影像学表现的相关内容；此外，依据美国放射学院（American College of Radiology，ACR）最新的 2013 年版乳腺影像报告与数据系统（breast imaging report and data system，BI-RADS），对于乳腺 X 线摄影、超声、MRI 报告中的术语和定义进行了规范与更新。因乳腺癌的发病率高居女性恶性肿瘤首位，并呈逐年升高的趋势，本书也对乳腺癌的流行病学、病因学最新数据及进展进行了更新，并加入了 2012 年最新版 WHO 乳腺肿瘤组织学分类。最后，本书还对临床上关注度越来越高的乳腺假体以及乳腺术后情况的相关内容进行了独立章节的详细讲解。

本书作者汇集了来自全国各地著名医学院（医院）的权威教授及专家，他们不但系统、扎实地掌握乳腺疾病的基础理论，而且密切关注乳腺疾病相关的最新国际、国内进展，更重要的是，他们在乳腺疾病的临床诊断方面经验丰富、观点独到。由此，希望读者在阅读此版新书时能有更多收获，不断得到提升，为病人解决更多难题。

尽管我们在编写过程中竭尽全力、精益求精，但客观上仍难免存在疏漏之处。恳请读者在阅读本书过程中，如若发现问题，请不吝指出，以便再版时修正！

周纯武

2019 年 9 月

目　录

第一章　乳腺影像学检查历史及进展

乳腺 X 线检查最早可追溯到 1913 年，德国柏林大学外科医院的外科医师 Albert Salomon 受 1 例乳腺癌病人术前胸片乳腺肿块被投影到肺内而误诊为肺转移的启发，对 3 000 多个乳腺切除标本行 X 线摄影，将 X 线表现与肉眼及镜下所见进行对照，发现 X 线检查对肿瘤扩散到腋窝淋巴结、区别高度浸润性癌及局限性癌有帮助。此外，他还最先观察到恶性肿瘤在 X 线片上可伴有微小钙化，虽然当时他还未意识到这些微小钙化的意义和诊断价值。

Salomon 的论文发表后，寂静了相当长一段时间，直到 20 世纪 20 年代后期才陆续见到一些文章。1927 年，德国 Kleinschmidt 报道用乳腺 X 线摄影作为辅助诊断的经验。1929 年，乌拉圭的 Dominguez 以及随后（1934 年）巴西的 Baraldi，分别介绍乳腺气造影术（pneumo mammography），将二氧化碳注入乳后及乳前间隙后再行 X 线摄片，并认为此法有助于改善病灶显影。虽有少数人推崇，但此法未被普遍接受。1931 年，西班牙的 Goyanes 根据 56 例乳腺 X 线摄影，描述了正常乳腺的 X 线表现以及炎症与恶性肿瘤的鉴别诊断，并强调投照时摆位的重要性。1932 年，德国 Vogel 讨论了良、恶性及慢性囊性乳腺炎与乳腺癌之间的鉴别诊断问题。

在乳腺 X 线摄影研究方面，美国的放射医师做了大量开拓性工作。1930 年，Warren 应用立体镜技术（stereoscopic technique）、细颗粒胶片和增感屏以及活动滤线栅行乳腺 X 线检查。结果显示，在 119 例中，有些病例未能取得一致的诊断意见，8 例诊断错误，包括 58 例乳腺癌中有 4 例假阴性。同时描述了正常乳腺、妊娠期及乳腺炎时的 X 线表现。1931 年及 1933 年，Seabold 首先报道了正常乳腺从青春期至绝经期各个生理阶段的 X 线表现，包括月经周期中的改变。Ries 于 1930 年及 1938 年率先报道应用乳腺导管造影（galactography）。1938 年，Gershon-Cohen 及 Strickler 报道，正常乳腺可随年龄及月经

周期而有所变化，并强调，在诊断乳腺病变前，必须了解它在生长发育及生理活动下的变化。1952 年，Gershon-Cohen 与病理学家 Ingleby 合作，通过全乳组织切片的 X 线病理对照研究，确立了良性及恶性病变的乳腺 X 线诊断标准，并于 1960 年强调应用高对比影像器及对乳腺压迫投照，对近胸壁的较厚部分与前方较薄部分分别用不同条件投照。在法国，Gros 及 Signist 先后发表多篇有关乳腺 X 线摄影的文章，提出了乳腺良性和恶性病变的诊断标准以及乳腺 X 线检查的适应证。1951 年乌拉圭的 Leborgne 报道了乳腺癌的典型 X 线表现，并首先描述了良性和恶性钙化之间的差异以及亚临床乳腺癌中可伴有微小钙化，强调微小钙化在恶性肿瘤诊断上的重要性。他认为，对乳腺加压制动可明显提高图像质量，方法是用一远端扁平的长遮线筒对乳腺施压，靶片距 60cm。其他技术条件为：低千伏（20～30kVp）；5mA/cm 乳腺厚度；无增感屏。尽管有上述这些进展，乳腺 X 线摄影由于临床价值有限及重复性差而未能被广泛接受。

1960 年，美国得克萨斯州休斯敦 M.D.Anderson 医院的 Egan 在 Fletcher 教授指导下，经三四年时间的摸索，创造了用高毫安秒、低千伏、无增感屏的投照方法（即所谓 Egan 投照法），使照片的清晰度与对比度有了明显提高，在 634 例 1 000 次投照中，取得了满意的诊断正确率，并于 1962 年报道检出了 53 例"隐性乳腺癌"。他采用的技术条件包括：26～28kVp；300mA；90cm 靶片距；6s 曝光时间；圆锥形遮线筒压迫乳腺；使用具有高清晰及高对比度的 Kodak M 型工业用胶片；无增感屏。1963 年，经美国公共卫生署、国家癌症研究所及 M.D.Anderson 医院倡导，联合全美 24 家研究所，对 Egan 的研究进行论证。1965 年公布论证结论，确认：①其他放射医师可学到 Egan 投照法；②能可靠获得可接受质量的乳腺 X 线片；③可对良、恶性病变作出鉴别诊断；

④可用作无症状妇女的筛查工具。

虽然 Egan 在乳腺 X 线摄影中取得了一定程度的成功，但由于仍使用普通的钨靶 X 线机，所产生的 X 线波长较短（0.02nm），穿透力过强，不利于用作软组织 X 线摄影，无法获得高清晰度和高对比度的乳腺图像。有鉴于此，1967 年法国 Charles Gros 与 CGR 公司合作，研发出首台乳腺 X 线摄影专用机，命名为"senographe"。该机具有两个创新点：首先它用钼代替钨作靶面，所产生的 X 线波长为 0.07nm，此种低能 X 线产生明显光电效应，提供了高对比度，使乳腺实质、脂肪与钙化之间产生较大的对比；其次，它设计了可更换的、大小尺寸不同的压迫板和可旋转的 C 形臂，前者是依据乳房大小采用不同尺寸的压迫板，更合理地行全乳加压、制动，可旋转的 C 形臂可使病人在坐位或立位时从各个方向进行投照。钼靶 X 线机的问世，是乳腺 X 线诊断中一次最关键性的突破，乳腺结构的清晰度和对比度有了显著提高，使一些微细结构、钙化和小病灶能清晰显示。钼靶 X 线检查已成为目前诊断乳腺病变最有效、最可靠的手段。

随后，各大厂家亦相继推出乳腺专用 X 线机，在性能和功能上逐年均有所改进，使设备日趋完美。在 X 线发生器上采用恒定电势高频反相器，最大限度保证了有效的 X 线。在 X 线球管方面，加快了阳极旋转速度（9 600r/min 以上），增加热容量，缩小焦点（大焦点 0.3mm，小焦点 0.1mm）。压迫板从单纯手控改进为兼有手动、自动及脚踏板控制几种联合方式。滤线栅从静止型发展到 1978 年飞利浦在 Diagnost-U 型上首先推出的往复式活动型及 Lorad 公司在 Lorad Ⅳ 型上的蜂窝状高能透射滤线栅（high transmission cellular grid，HTC）。20 世纪 80 年代初，自动曝光系统亦应用到乳腺 X 线机上，通常有多达 20 个以上自动曝光控制传感器分布在投照区，操作员可任意选择自动定时、mAs、kV 或滤波器，有利于筛查中每次投照条件的恒定，便于比较。为保证对致密型乳腺亦能有高对比、高清晰的照片，近年来各厂家作了多方努力，包括 X 线球管采用钼铑或钼钨双靶，钨、铑靶用作对致密型乳腺的投照，滤波窗口亦分别使用钼、铑双靶，可人工或自动切换。

为克服散射线导致的影像模糊，早在 1930 年 Warren 即推荐使用滤线栅，尽管它需提高放射剂量。1986 年 Sickles 及 Weber 报道，滤线栅对改进致密型乳腺的影像质量有效，对脂肪型乳腺作用不大。Lorad&Hologic 公司于 2000 年初推出有专利的蜂窝状高能透射滤线栅（HTC），可有效去除 x 和 y 方向上的散射线，增加原始 X 线的透射量。据测量，HTC 的原始射线透过率达 75%，而普通活动式滤线栅的原始射线透过率仅有 50%。

乳腺钼靶 X 线机虽可获得较高的影像质量，但放射剂量亦较大。为减少曝光时间及放射剂量，1970 年英国的 Price 及 Butler 倡导将高清晰度增感屏及胶片置于一真空的聚乙烯封套内，使之完全紧贴在一起。Ostrum 与 DuPont 公司合作，对增感屏 -X 线片的组合作了进一步实验研究，并于 1972 年首先推出商用乳腺摄影专用屏 - 片系统，将单面涂有感光乳剂的 CronexLoDose Ⅰ 型胶片置于真空的聚乙烯封套内，涂感光乳剂胶片的对侧有一层 CronexLoDose 钨酸钙增感屏。这一系统可缩短曝光时间，放射剂量减少 10～20 倍。此后，各厂商纷纷生产出各种不同组合的乳腺专用屏 - 片系统，目的都是为了缩短曝光时间、避免运动模糊、减少放射剂量。1974 年 3M 公司推出稀土族增感屏，它在将 X 线能量转换成可见光上较钨酸钙屏更有效，故可与高速感光胶片相匹配。1975 年 Kodak 公司生产出乳腺 X 线摄影专用影像记录系统，由高感光度的 Min-R 胶片及稀土族 Min-R 增感屏组成，紧密相贴，置于一特殊 X 线低吸收的 Min-R 型暗匣内。1980 年 Kodak 公司又推出 Min-R 型增感屏与 Ortho-M 型胶片组合的乳腺专用记录系统，较原先的 Min-R 组合，曝光时间可缩短一半。1986 年 Kodak 公司更进一步，计划采用双面增感屏及双面乳胶 X 线片，虽然放射剂量可明显减少，但分辨率及清晰度有所下降，因之未被放射医师所接受。

因技术参数的条件要求较高，数字化乳腺 X 线机的问世略晚于其他部位的数字化 X 线摄影。乳腺专用数字化平板探测器可分为间接数字化和直接数字化两种，前者由非晶硅和碘化铯组成，X 线捕获后先转化为可见光，然后再转换为电信号，由影像接收器接收。直接数字化则由非晶硒构成，X 线被非晶硒吸收后，在外部电场作用下，直接产生正负电荷而被电路板捕获读出。平板的大小，按美国《乳腺摄影质量标准法规》（Mammography Quality Standards ACT，MQSA）和美国放射学院（American College of Radiology，ACR）的要求，必须具备 18cm×24cm 和 24cm×30cm 两种尺寸。探测器像素（pixel）越小，分辨率越高，像素单元大小可做到 0.07mm，此时空间分辨率可达到 7.2Lp/mm。由于数字成像，数据可输入计算机进行图像后处理，提高照片的清晰度和对比度，从而提高诊断的正确性，并可与HIS/RIS系统联网，实行医院内部和远程图像管理、传送、会诊及光盘存储等。

数字乳腺X线摄影更进一步带来了计算机辅助检测和诊断（computer-aided detection and diagnosis，CAD）。CAD由系统软件根据存储和积累的病灶特征自动扫描影像全部，将可能的病灶（肿块和微小钙化灶）标记出来，供影像诊断科医师进行参考，最终的诊断结果由医师作出。CAD相当于第二个阅片医师，特别当阅读大量筛查的乳腺片时，可有很大帮助。有证据表明，在乳腺筛查中，采用"双重阅片"，可增加10%～15%的乳腺癌检出率。CAD亦可能有相同效果。此外，CAD还具备人类无法比拟的优点，它不会疲劳或分心，亦不会发生阅片者之间的分歧。早期的CAD敏感性高，而特异性低，常常导致较高的召回率。

鉴于致密型乳腺仍是乳腺X线诊断中的最大难点，各研究者及厂商一直在不懈地探索如何克服致密腺体组织对病灶的掩盖。1985年John提出双能量乳腺X线摄影（dual-energy mammography），用两种不同的X线能量进行投照，产生一混合的影像，可去除大部分重叠的腺体组织，保留了需要观察的结构。另一减少影像重叠的方法是采用体层摄影，称为体层摄影合成（tomosynthesis）。该两种影像检查技术经过多年的研究进展，成为乳腺X线摄影两种重要的新技术，即数字乳腺断层融合X线摄影（digital breast tomosynthesis，DBT）和对比增强能谱乳腺X线摄影（contrast-enhanced spectral mammography，CESM），各大厂商已推出相应设备进入临床应用。

数字乳腺断层融合X线摄影（DBT）是一项基于平板探测器技术的高级应用，是在传统体层摄影的几何原理基础上结合数字影像处理技术开发的新型体层成像技术。与常规数字化乳腺摄影时X线球管、影像采集板保持固定模式不同，断层摄影时球管在一定角度内移动并进行投照。常规摄影一次投照获得一副图像，断层摄影连续多点投照可获得多个层面的重建图像，每层可薄至1mm。DBT采用断层合成技术，排除了腺体重叠所造成的干扰，能很好地显示在常规摄影中可能被正常组织遮盖的病灶，在致密型乳腺中优势明显。

2011年DBT通过美国食品药品管理局（FDA）批准，用于乳腺疾病的筛查和诊断，在世界范围内获得了广泛关注。现有研究显示，DBT可以显著提高乳腺肿块的检出率及诊断准确性，降低诊断的假阴性率，并可降低乳腺癌筛查时的召回率，对乳腺疾病的筛查和诊断具有更大的优势。多项研究显示DBT对乳腺肿块、结构扭曲的显示优于全数字化乳腺X线成像（FFDM），这是因为断层图像能有效排除致密乳腺对高密度肿块的干扰。此外，DBT对肿块的边缘、轮廓、大小等特征显示更清晰，不仅使病变检出更容易，同时显著提高了影像医生诊断的准确性。DBT对钙化的显示与传统FFDM相当或略优。Wallis等发现，当观察可疑乳腺癌时DBT对病变征象的显示比传统2D图像增加20%。

2014年我国原国家食品药品监督管理总局（China Food and Drug Administration，CFDA）批准了DBT在中国的临床应用。目前国内已有部分医院开始开展DBT的临床工作。国内一项关于DBT的回顾性研究采用DBT、FFDM及超声，分析三种检查对致密型乳腺非钙化肿块的检出率及诊断准确率，结果显示DBT较FFDM对致密型非钙化肿块的检出及诊断均具有更大优势，对乳腺恶性肿块诊断的敏感性分别为89.39%、79.93%，特异性分别为81.51%、73.33%。国内另一项对227例乳腺病变的临床研究结果与其相似，显示DBT对乳腺良恶性病灶的诊断效能高于FFDM，诊断敏感性提高约10%。

作为一项新技术，DBT在临床应用中也存在一些局限性，包括成像时间较长、辐射剂量稍高于传统X线成像、费用稍高等。现有技术可利用DBT获得的薄层三维（3D）图像重建出类似FFDM的二维（2D）图像，以便在维持原有剂量的前提下同时获得3D和2D图像。研究显示，DBT 3D与合成2D技术联合应用，诊断效能与DBT结合FFDM相当，高于单独应用FFDM。

DBT在乳腺癌的筛查和早期诊断中均优于传统X线摄影，尤其适用于绝经前女性的致密型乳腺，在中国女性以致密型乳腺为主的背景下，DBT有望在中国女性乳腺癌筛查和诊断中发挥更重要的作用。

CESM是在传统乳腺X线摄影基础上结合静脉注射造影剂的一项新的检查技术。CESM利用碘剂在33.2keV处因边缘效应出现X线显著吸收衰减的现象，采用略高于33.2keV的高能X线和略低于33.2keV的低能X线进行两种能量投照。低能图像采用的管电压范围为26～31kVp，与传统乳腺X线相似，图像与传统X线相仿；高能图像采用45～49kVp管电压范围。低能图像与高能图像经过计算机后处理可获得减影图像，即CESM特有的摄碘图，反映组织内的血供情况。该技术可以对病灶的形态和血供情况作出判断，主要用于诊断和病灶分期，不适合用于筛查。由于一个体位上要获得高低能量2次曝光，所以剂量比常规多20%。

研究显示CESM诊断乳腺病变的敏感度、特异度均高于单独使用乳腺X线摄影，尤其对致密型乳腺中病变的检出和诊断更具优势。Cheung等对比CESM和FFDM在致密型乳腺中病变的诊断价值，发现CESM的敏感性（92.7%）、特异性（67.9%）及准确率（86.8%）均高于FFDM（分别为71.5%、61.8%、65.9%）。现有研究显示，CESM在乳腺病灶检出、良恶性鉴别诊断、新辅助治疗疗效评估等方面均有很高的应用价值，为不适合MRI检查的病人提供了新的可选检查手段。CESM临床应用也面临一定的局限性和挑战，包括剂量的增加、碘造影剂不良反应，以及对强化图像的解读和评价，在今后的工作中尚需进一步探讨。

超声是乳腺病变另一个重要的影像检查方法。乳腺的超声检查始于20世纪50年代初。1880年法国物理学家Pierre及Jacques Curie发现机械施压于某些晶体时可产生电荷，称为压电效应（piezoelectric effect）。在法国政府赞助下，Langevin首先将此效应用于实践，研制出高频超声波探测器，探测水下的潜艇，并于第二次世界大战期间发明了声呐（SONAR）[声波导航和测距的缩写（sound navigation ranging）]。至20世纪20、30年代，超声逐渐被引入到医学领域。1942年，奥地利的Dussik用超声显示出颅内结构，成为用超声作影像诊断的第一人。1949年Wild认定肿瘤组织的回声与正常组织的回声不同，因而可用超声作肿瘤探测。乳腺的超声检查始于1951年，Wild等首次完成乳腺肿瘤的超声图，并能可靠鉴别囊性与实性肿块。到20世纪70年代后期，B超逐渐被广泛使用，它无放射损害，在鉴别囊、实性肿物时有独特的优势，正确率达96%～100%。乳腺B超不足之处在于：对脂肪型乳腺的显像有困难；无法显示出微小钙化，而此种微小钙化对诊断早期及隐性乳腺癌具有重要意义；对鉴别实性肿物的良、恶性有一定困难。1991年Ophir提出超声弹力成像（elastography）理念，并于20世纪末、21世纪初应用到乳腺，根据乳腺实性肿块的相对弹性硬度、定量参数直径变化率和面积比来确定肿块的良恶性。当时自动乳腺全容积成像（automated breast volume scanning，ABVS）亦在积极开发完善之中。目前超声弹性成像及ABVS均已进入临床应用。

超声弹性成像以生物组织的弹性（或硬度）与病灶的生物学特性相关为理论基础，通过了解所检测组织的硬度以判别其性质，是鉴别乳腺良、恶性病变的新方法，具有较高的敏感性。一项关于弹性成像的荟萃分析（meta分析）显示弹性成像对乳腺良、恶性病变具有较高的鉴别诊断价值。弹性成像诊断乳腺恶性肿瘤的敏感度为78%～89%，特异度为84%～100%。

自动乳腺全容积成像（ABVS）采用自动化的图像采集，使超声检查降低了对操作者的依赖，提高了成像的标准化程度；超声图像也能像其他医学影像一样胶片化；并且自动乳腺扫查功能使医生的工作时间大大减少。ABVS可提供全乳的扫描，直观全面地显示乳房的解剖，提高了医师的诊断信心，准确定位病变。此外，病灶的位置和特征能准确显示，有很好的重复性，利于随访。冠状面与手术切面同为一个切面，对外科医生来说更加直观，而且冠状面可提供比常规超声更多的诊断信息。ABVS的局限性是不能显示血流信息及腋下淋巴结。

乳腺的磁共振检查起步较晚，但发展迅速。磁共振检测肿瘤的观念于1971年首先由Damadian报道。1975—1978年间，有数篇报道，表明活体中正常及乳腺恶性组织间的T_1及T_2弛豫时间有所不同。1980年，Mansfield等在乳腺切除标本中用MRI成功地作出癌瘤的定位。1982年Ross报道65名妇女的MRI研究结果，发现结构不良组织、纤维腺瘤与恶性组织之间的T_1弛豫时间有重叠。1984年，EL Yousef报道了对10名正常志愿者及45名乳腺病变病人的MRI研究结果，其中20名病人用乳腺表面线圈。结论认为，病变的形态学表现是鉴别良、恶性的主要依据。以上这些研究基本都在0.5T或以下的低场强磁共振机上进行，故结果都不甚理想。1986年Heywang等开始探索用钆喷酸葡胺（Gd-DTPA）作强化扫描来提高良、恶性乳腺病变的鉴别能力。结果发现，大多数恶性肿瘤显示有强化，且强化速度快，注射后2min内信号强度升高100%；而大多数良性病变则不显示强化。随着MRI场强的不断提升，已从单纯的形态学表现、信号强度及内部结构等静态观察，发展到早期强化率和时间-信号强度曲线等动态增强观察，以及各种MRI的功能成像。

近年来，随着MRI技术的不断改进，特别是乳腺专用线圈、磁共振造影剂及快速成像序列的开发、应用，使乳腺MRI图像质量及诊断水平有了很大提高，在临床应用亦日趋广泛。除用于乳腺良恶性病变鉴别诊断，其在乳腺恶性病变的疗前分期、评估是否存在多灶或多中心肿瘤、监测新辅助化疗的疗效、寻找腋窝淋巴结转移病人的原发病灶以及高危人群的乳腺癌筛查等方面都发挥着重要的价值。目前磁共振新技术研究进展仍主要集中在功能成像，如弥散加权成像（diffusion weighted imaging，DWI）及其相关新技术[体素内不相干运动（intravoxel incoherent motion，IVIM）、弥散张量成像（diffusion tensor imaging，DTI）、弥散峰度成像（diffusion kurtosis imaging，DKI）等]、磁共振波谱（magnetic resonance spectroscopy，MRS）、灌注加权成像（perfusion weighted imaging，PWI）、定量动态对比增强磁共振成像（dynamic contrast enhanced MRI，DCE-MRI）等。这些功能成像可进行相关半定量及定量参数测量，如 DWI 成像的表观扩散系数（apparent diffusion coefficient，ADC）、MRS 成像的总胆碱化合物测量分析等，能提供其他影像学方法无法提供的重要信息。这些新技术部分已成为临床常规扫描序列，如 DWI 序列，通过测量病灶 ADC 值，在乳腺良恶性病变鉴别、疗效预测等方面有较好的临床应用价值，是常规乳腺动态增强 MRI 扫描的补充。而其他多种新技术目前尚主要用于研究阶段。现有研究显示，这些新技术定量数据在乳腺良恶性病变鉴别、乳腺癌分子分型、新辅助治疗疗效监测等方面均具有较好的价值，有很好的应用前景。

乳腺 X 线摄影、超声和 MRI 是目前乳腺疾病最主要的影像检查方法，是诊断乳腺病变的"黄金三组合"。这些检查方法各具优势，在乳腺癌的筛查和诊断中发挥着重要作用。乳腺的其他影像学检查方法，有的已被历史淘汰，如透光检查（diaphanography）、热图像检查（thermography）等，有的仍处于初创阶段，尚未被普遍接受，如锥光束乳腺 CT（cone beam breast computed tomography，CBBCT）、专用乳腺 PET 成像设备等，尚有待于进一步探索研究。

近年来，随着影像组学（radsiomics）和人工智能（artificial intelligence，AI）技术的快速发展，其在医学影像领域的应用研究引起了广泛关注，并已在部分领域取得初步成果，在乳腺影像中的应用也成为研究的热点之一。

影像组学（radiomics）是在 2012 年由荷兰学者 Lambin 首次提出的概念，即高通量地从放射影像图像中提取大量的影像特征，采用自动或半自动分析方法将影像学数据转化为具有高分辨率的、可挖掘的空间数据。乳腺影像检查技术多样，从这些影像中获取的疾病信息也越来越详尽，尤其是乳腺 MRI 可进行多模态、多参数成像，每个图像含有很多不可视的信息，影像组学作为一种高通量提取特征的无创性新技术，用于乳腺多种影像技术中，可为乳腺疾病的精确诊断提供帮助。目前乳腺影像组学研究涉及诊断、乳腺癌分子分型、腋窝淋巴结评价、新辅助化疗疗效评估、预后预测、复发评价以及影像基因组学等方面。初步研究显示，影像组学通过无创的方式可以了解肿瘤内部及其周围的微环境情况，反映肿瘤的时空异质性，在乳腺癌的应用中具有独特优势。但该技术尚处于起步阶段，每个研究在图像处理、特征提取及统计分析等方面均存在差异，需要建立多中心、标准化的数据库，同时需要进一步提高自动分割图像的精确度，优化处理流程。同时现有研究结果亦存在样本量少、临床实用性不强等局限性，有待于进一步探索研究及临床实践的考证。

人工智能（artificial intelligence，AI）是研究、开发用于模拟、延伸和扩展人的智能的理论、方法、技术及应用系统的一门新技术科学。其主要通过机器学习来实现，包括传统的机器学习和深度学习。2014 年以来，基于深度学习人工智能逐渐成为计算机视觉的主流方法论，研究者们利用深度学习算法使用大规模数据训练预测模型，在无需手动干预的情况下，在包括乳腺 X 线影像、眼底影像、皮肤影像等多个临床场景下实现了疾病的准确预测与分类。人工智能具有影像识别和深度学习的能力，其在乳腺 X 线、超声、磁共振等影像均有研究及应用。基于乳腺 X 线摄影的初步研究显示，AI 能够对乳腺腺体类型进行分类，并能够帮助医生标注疑似病灶区域，如微钙化、肿块、不对称致密影、结构扭曲等，同时还能够根据这些特征进一步诊断分类，从而让医生阅片更加精准、高效，提高病灶检出率的同时降低假阳性，提高诊断准确性。由于常规手动超声存在操作者依赖性，单纯依赖医师所采集的二维图像进行 AI 诊断和病变分类识别会存在漏诊问题，而基于自动乳腺全容积成像的无人为依赖的 AI 软件，将有可能避免筛查中所存在的漏诊问题，目前国内已有相关初步研究。人工智能处理海量数据速度快、能力强，用于乳腺癌的筛查可以提高病变检出率和效率，有很好的应用前景。但目前 AI 仍处于起步阶段，其在乳腺影像中的进一步应用仍需更大规模的临床试验。

（李　静　周纯武）

参 考 文 献

1. 鲍润贤. 中华影像医学·乳腺卷 [M]. 2 版. 北京：人民卫生出版社，2010：78-85，86-96.

2. Gur D, Abrams GS, Chough DM, et al. Digital breast tomosynthesis: observer performance study[J]. AJR, 2009, 193：586-591.

3. Hakiml CM, Chough DM, Ganott MA, et al. Digital breast tomosynthesis in the diagnostic environment: a subjective side-by-side review[J]. AJR, 2010, 195：172-176.

4. Wallis MG, Moa E, Zanca F, et al. Two-view and single-view tomosynthesis versus full-field digital mammography: high-resolution X-ray imaging observer study[J]. Radiology, 2012, 262（3）：788-796.

5. Dang PA, Freer PE, Humphery KL, et al. Addition of tomosynthesis to conventional digital mammography: effect on image interpretation time of screening examinations[J]. Radiology, 2014, 270（1）：49-56.

6. 边甜甜，林青，李丽丽，等. 对比数字乳腺断层合成与乳腺 X 线摄影对致密型乳腺内肿块的诊断价值 [J]. 中华放射学杂志，2015，49（7）：483-487.

7. 张云燕，顾雅佳，彭卫军，等. 数字乳腺断层合成 X 线成像结合合成二维图像对乳腺疾病的诊断价值 [J]. 中华放射学杂志，2016，50（11）：833-837.

8. Hodgson R, Heywang-Kobrunner SH, Harvey SC, et al. Systematic review of 3D mammography for breast cancer screening[J]. The Breast, 2016（27）：52-61.

9. 杨蕾，李静，周纯武. 数字乳腺断层融合 X 线成像对乳腺病变的诊断价值 [J]. 中华肿瘤杂志，2017，39（1）：33-38.

10. Hawley JR, Kang-Chapman JK, Bonnet SE, et al. Diagnostic accuracy of digital breast tomosynthesis in the evaluating of palpable breast abnormalities[J]. Academic Radiology, 2018, 25（3）：297-304.

11. Cheung YC, Lin YC, Wan YL, et al. Diagnostic performance of dual energy contrast-enhanced subtracted mammography in dense breasts compared to mammography alone: interobserver blind-reading analysis[J]. Eur Radiol, 2014, 24（10）：2394-2403.

12. 姜婷婷，张盛箭，李瑞敏，等. 对比增强能谱 X 线摄影对乳腺疾病的诊断价值 [J]. 中华放射学杂志，2017，51（4）：273-278.

13. 冯清华，罗良平，余江秀. 实时组织弹性成像对乳腺良、恶性肿块诊断价值的 Meta 分析 [J]. 中国医学影像技术，2011，27（2）：321-325.

14. 中华医学会放射学分会乳腺学组. 乳腺 MRI 检查共识 [J]. 中华放射学杂志，2014，48（9）723-725.

15. 赵莉芸，周纯武，李静，等. 动态增强 MRI 半定量参数预测乳腺癌新辅助化疗疗效 [J]. 中国医学影像技术，2013，29（11）：1751-1755.

16. Liu C, Liang C, Liu Z, et al. Intravoxel incoherent motion（IVIM）in evaluation of breast lesions: comparison with conventional DWI[J]. Eur J Radiol, 2013, 82（12）：e782-789.

17. Lee YJ, Kim SH, Kang BJ, et al. Incoherent motion（IVIM）-derived parameters in diffusion-weighted MRI: Associations with prognostic factors in invasive ductal carcinoma[J]. J Magn Reson Imaging. 2016, 45（5）：1394-1406.

18. 车树楠，崔晓琳，李静，等. MR 扩散加权成像体素内不相干运动模型对于乳腺良恶性病变诊断价值的研究 [J]. 磁共振成像，2015，6（7）：506-512.

19. Sun K, Chen X, Chai W, et al. Breast Cancer: Diffusion Kurtosis MR Imaging-Diagnostic Accuracy and Correlation with Clinical-Pathologic Factors[J]. Radiology, 2015, 277（1）：46-55.

20. 柯承露，车树楠，李静. 扩散峰度成像鉴别诊断乳腺良恶性病变的价值及联合扩散加权成像的诊断效能 [J]. 中华放射学杂志，2018，52（8）：593-597.

21. 柯承露，李静. IVIM 及 DKI 在乳腺病变的临床研究进展 [J]. 磁共振成像，2018；9（2）：153-156.

22. Lambin P, Rios-Velazquez E, Leijenaar R, et al. Radiomics: extracting more information from medical images using advanced feature analysis[J]. Eur J Cancer, 2012, 48（4）：441.

23. Aboutalib SS, Mohamed AA, Berg WA, et al. Deep Learning to Distinguish Recalled but Benign Mammography Images in Breast Cancer Screening[J]. Clin Cancer Res, 2018, 24（23）：5902-5909.

24. Xu X, Bao L, Tan Y, et al. 1000-Case Reader Study of Radiologists' Performance in Interpretation of Automated Breast Volume Scanner Images with a Computer-Aided Detection System[J]. Ultrasound Med Biol, 2018, 44（8）：1694-1702.

第二章 乳腺影像学检查方法及优选

第一节 乳腺X线摄影检查

一、数字乳腺X线摄影

（一）病人体位

拍摄时，病人可取站立位或坐位。常规采用站立位，因站立位投照更便于摆位操作；但对于年老、体弱、行动不便或情绪紧张的女性，会因站立不稳而引起身体颤抖和体位移动，从而影响图像质量。此时，可采用坐位进行投照。另外，还有侧卧位和俯卧位的投照方法，适用于只能卧床的病人，但需配备特殊设计的床面，一般很少配备和使用。

综上所述，站立位是常规的投照体位，少数病人可采用坐位，而侧卧位及俯卧位只在特殊情况下采用。

（二）投照位置

根据美国放射学院提出的乳腺X线摄影质控要求，乳腺X线摄影的投照位置总结如下：

1. **头尾位（cranio caudal，CC）** 亦称上、下位或正位，是标准投照体位。在CC上要确保在内外斜位（mediolateral oblique，MLO）中可能会被遗漏的组织能全部显示出来，特别是乳腺内侧组织。因此，在CC上内侧乳腺组织应全部包括在内，外侧乳腺组织也尽可能多地显示在影像中。具体操作步骤如下：

（1）球管0°水平位放置，受检者面向摄影平台正面站立，头转向非检侧并贴在机架的面部挡板上，非检侧乳房放在摄影台的照射野之外，受检侧胸壁紧贴摄影平台。

（2）技师站在受检者后方或受检侧，用一只手轻轻推住受检者肩背部，以保证压迫板下压时受检者不因害怕而往后退，技师用另一只手轻托整个乳房往前牵拉至离开胸壁，均匀摊开放在摄影平台中央，并使乳头处于切线位，调整摄影平台高度为抬起整个乳房时的乳房下缘正好在摄影平台面板上。

（3）固定好乳房位置，先采用脚踏压迫控制，在压迫板下压的同时技师用手向乳头方向慢慢展平乳房表面皮肤皱褶，继续下压至能固定乳房位置后，改为手动加压至乳房发硬、皮肤发白为止，一般CC的压力值在100～120N。

（4）压迫完成后受检者将受检侧手臂下垂，肱骨外旋或叉腰，技师用示指在压迫板下方往外牵拉皮肤以去除皮肤表面皱褶，嘱咐病人肩部放松；也可让受检者用另一只手将非检侧乳房向外拉，离开照射野。

一张优质的标准CC乳腺片应包含：乳房在片子中央、乳头呈切线位；内侧乳腺组织应全部包括在片中，外侧也尽可能包括在片中；可见小部分胸肌；乳房皮肤无皱褶（图2-1-1）。

胸肌肌影（约30%病例中可见）或后乳头线（posterior nipple line，PNL），在MLO摆位正确的前提下，大多数受检者同一乳房两个体位的乳头后线差值小于1cm。

2. **内外斜位（MLO）** 为标准投照体位，如果摆

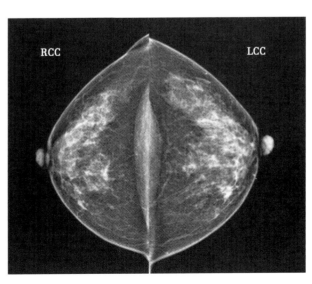

图2-1-1 标准CC片

位操作正确,可显示全部乳腺组织。摆位时,乳腺机球管旋转角度在30°~60°,可使其与胸肌平面平行。X线束从乳房的内上向外下方向投射。影像接收器平面的角度需要根据每个病人的体型进行调整,才能获得最大信息量的乳腺组织影像。通常球管旋转角度根据体型而定,高、瘦病人所需角度约为50°~60°,矮、胖病人所需角度约为30°~40°,中等身材病人所需角度约为40°~45°。同一病人左、右乳房投照所用角度基本相同,极少数病人会有差异。

MLO投照时具体步骤如下:

(1)按病人体型将球管旋转到相应角度,受检者被检侧靠近摄影平台成侧位站立,两脚略分开。技师站在受检者后方,调整乳腺机高度,使摄影平台上缘与受检者腋后皱褶平齐。

(2)受检者被检侧手臂搁在摄影台侧面,受检侧手拉住乳腺机侧面手柄,肘关节弯曲,使受检侧胸肌松弛。

(3)技师处于受检者非检侧进行摆位操作,技师将一只手放在受检者肩背部,使受检者感到安心并起到固定体位作用。技师用另一只手的大拇指贴住受检者的胸壁,用手掌托起整个乳房并推向前上使其放在摄影平台上,将整个乳房尽量摊开。

(4)技师用脚踏压迫控制加压,并将压在乳房下的手指慢慢抽出,边抽离边向乳头方向展平乳房表面皮肤皱褶,当压迫板压过胸骨后,旋转病人,使其臀部和足部正对乳腺机方向,此时技师的大拇指仍要顶住乳房下缘,手掌朝向摄影平台,保持乳房位置以保证受检者乳头在切线位并防止乳房下垂,胸肌与摄影台平行。当脚踏压迫控制至能固定乳房位置时,将手抽离,继续手动加压至乳房变硬皮肤变白为止,一般MLO的压力值在150N以上,但不能超过200N。

(5)最后,技师需牵拉病人的腹壁组织以展平乳房下方皮肤皱褶,并嘱咐受检者用另一只手将非检侧乳房压住,离开照射野。

若达到下述标准,说明MLO投照摆位正确:乳房组织被推向前上,乳腺实质充分展开;乳头处在切线位;胸肌清晰可见,较松弛,上部宽于下部,下缘延伸到后乳头线(PNL)水平;绝大部分乳腺实质显示在片内;乳腺后方脂肪组织即乳后间隙能够清晰地显示出来;部分腹壁包括在片中,但与下部乳腺组织分开;乳房皮肤无皱褶;乳房无下垂;仔细观察无运动模糊(图2-1-2)。

3. 其他辅助投照体位 除头尾位(CC)及内外

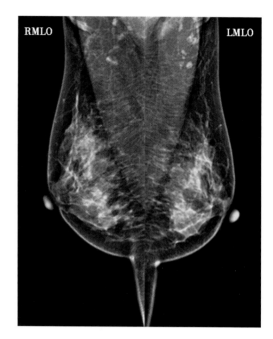

图 2-1-2 标准 MLO 片

斜位(MLO)两个标准投照体位外,另有多种辅助投照体位,有助于进一步评价乳腺肿块、钙化或其他异常。

(1)90°侧位:亦称真正侧位、纯粹侧位,是最常用的辅助投照体位。90°侧位分为内外侧位(mediolateral,ML)和外内侧位(lateromedial,LM),可提供最短的"目的物"至影像接收器的距离,以减少几何模糊。90°侧位与头尾位结合构成三角形定位,是一种病变相对于乳头距离的定位改变,可对乳腺病变作出更精确的定位。90°侧位亦可用来发现液平面,如钙乳的重力依赖性钙化(gravity-dependent calcifications)。

根据MLO及90°侧位上病灶位置与乳头距离的变化,可用来确定病灶的位置,判断其位于乳房的外侧、中央或内侧。例如,90°侧位上病变相对于乳头距离有上移或较MLO上的位置高,说明病变位于乳房内侧;反之则说明病变位于乳房外侧;如90°侧位上与MLO上的病灶位置无明显移动,则病变位于乳房中央。

LM操作步骤如下:球管架旋转90°呈水平位,摄影平台的上方处于胸骨上切迹水平,病人胸骨紧贴摄影平台边缘,颈部前伸,下颌抬高离开照射野,肘关节弯曲使胸肌松弛;牵拉乳腺组织使其向上并靠近中央;当压迫板下压经过背阔肌时,旋转病人,使乳房处于侧位并在摄影平台中央;最后,轻轻牵拉腹壁组织,展平乳房下皱褶,X线束自外侧向内侧投射。

ML 操作步骤如下：球管旋转 90° 呈水平位，病人受检侧手臂外展置于摄影平台后方，手握手柄；将摄影平台上角放在腋窝背阔肌的前方；轻轻牵拉乳腺使其离开胸壁，托起乳房使其向外、向上，并开始加压。当压迫板经过胸骨后，旋转病人，直至乳房呈侧位且位于摄影平台的中央。最后，轻轻牵拉腹壁组织，展平乳房下皱褶，X 线束自内侧向外侧投射。

（2）点片压迫位：可产生更高对比，提高对乳腺细节的分辨率，对致密乳腺组织内模糊或可疑发现的评价有特别价值。点压迫可使局部感兴趣区变得更薄，更好的分离乳腺组织。点片压迫位通常宜结合微焦点放大摄影（micro focus magnification）以便提高乳房细节的分辨率（图 2-1-3）。

（3）放大位（M+）：对病灶密度或团块边缘和其他结构特征进行更加精确的评估，有助于鉴别良、恶性病变；放大位对显示钙化数目、分布和形态最为有效；还能发现常规投照位上未能被发现的异常。放大位投照所用 X 线球管的焦点为小焦点 0.1mm 或更小，以消除因投照物至影像接收器距离的增加而导致的几何模糊。投照时需放置放大平台（magnification platform），从而分离摄影平台、压迫乳腺组织，达到 1.5 倍或 1.8 倍的放大效果。放大倍数越大，所需焦点越小。（乳腺放大见图 2-1-4）。

放大摄影时，乳腺与影像接收器之间的较大空气间隔可以防止一定量的散射线抵达胶片。所以，放大摄影不需要用滤线器。此外，所用峰值电压（kVp）应增加（×2），以减少曝光时间及可能的病人挪动。

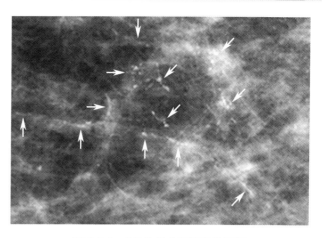

图 2-1-4　1.5 倍放大摄影乳腺图像

（4）扩大头尾位（exaggerated cranio caudal，XCCL）：包括大部分腋尾的乳房外侧部分深部病变的显示，通常在标准 CC 上该部位组织无法包括在内。XCCL 操作步骤如下：开始按照标准头尾位摆位；将乳房下方皮肤皱褶展开后，旋转病人，使其乳房外侧紧贴影摄影平台；将乳房内侧组织与乳头面向摄影平台的对角；如肩部有阻挡压迫板的照射野，可将球管向外侧旋转 5° 左右，以保证压迫板可越过肱骨头；不要牵拉肩部，使双肩处于同一水平。

（5）乳沟位（cleavage view，CV）：亦称乳谷位（valley view）或双乳压迫位（double-breast compression），可增加乳房后内方深部病变的显示。病人头转向非检侧，技师站在病人后方或内侧，展平双侧乳房的下方皱褶，牵拉双乳内侧组织向前，放在摄影平台中央，以便于乳沟成像。如果用自动曝光技术，则感兴趣区乳房必须放在光电管（photocell）上而乳沟稍偏离中心；如自动曝光探测的光电管正位于乳沟开放位置的下方，则须用手动曝光技术。

（6）腋尾位（axillary tail，AT）：腋尾位过去也称为 Cleopatra 位，即以斜位投照方式显示乳房的整个腋尾部及外侧的大部分。旋转球管角度，使摄影平台与腋尾处平行。旋转病人，使腋尾部紧贴摄影平台，投照侧手臂置于摄影平台上方的后方且肘关节弯曲，受检侧握住手柄，技师轻轻牵拉乳腺腋尾部，使之离开胸壁，放置在摄影平台上。技师用手将腋尾部固定住，同时慢慢对乳房进行加压。

（7）切线位（tangential，TAN）：切线位是将病变投影到乳腺组织以外的表浅脂肪组织上，改善病变显示的方法。可用于临床上可触及，乳腺影像上却被周围致密腺体组织重叠遮挡而显示不清的病变。投照时，先在可触及肿块或影像异常区域表面放置铅标志（BB），再旋转 C 形臂及病人，使 X 线束与肿

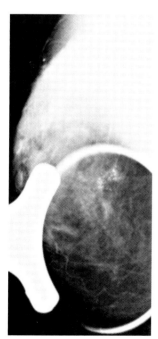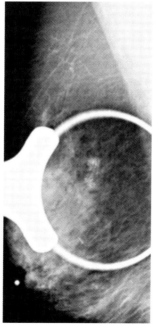

图 2-1-3　点压迫位片

块或标志呈切线位，使可触及的肿块位于皮下脂肪层上从而使病变得以显示。切线位亦可用来证实乳腺影像上所见的钙化是否位于皮肤内。观察到铅标志 BB 投影在摄影平台上，表明感兴趣区与 X 线束呈切线位。

（8）旋转位：可用来分离重叠的乳腺组织，证实乳腺有无异常，使病变显示得更为清楚，或对仅在一个标准位上见到的异常病变部位进行进一步确定。旋转位要在显示病变的投照体位上进行重新摆位。旋转方向有向外侧旋转（RL）、向内侧旋转（RM）、向上旋转（RS）及向下旋转（RI），均应在照片上标明。

（9）尾头位（FB）：亦称下上位或反 CC（reverse CC）。缩短了目的病灶至摄影平台的距离，使位于乳房最上方的病变能更清晰地显示。因为压迫装置来自下方，FB 能包含乳腺上部后方的固定乳腺组织，从而显示较靠后的组织。亦能用于穿刺定位，提供达到下部病变的较近途径，还可最大限度地显示男性乳房或驼背女性的乳腺组织。

（10）外内斜位（LMO）：亦称反斜位（reverse oblique）。它正好与常规的内外斜位（MLO）相反，X 线束从乳房外下方射向内上方。由于缩短了乳房内侧组织的物 - 片距，减少了几何模糊，可改善乳腺内侧组织的显示。对胸部凹陷、做过心脏手术或装有心脏起搏器的病人，可显示较多的乳腺组织。

（11）上外向下内斜位（SIO）：SIO 有时被误称为"反斜位（reverse oblique）"，投照时中心线自乳房上外方射向下内方，并非 MLO 的反方向。作为全乳的投照，SIO 位的价值有限。由于它在拍摄时与腋尾位（AT）呈 90°，可作为 AT 时发现病变而 CC 或 XCCL 未被发现病变的活检定位用途。

（12）置入植入物后乳房（augmented breast）：有硅（silicone）或盐水（saline）植入的乳腺 X 线摄影检查现在也较常见，具有丰富经验的放射技师通过观察或触诊就了解情况，进行拍摄。拍摄常规 CC 及 MLO 可运用自动曝光控制（automatic exposure control，AEC）进行拍摄，部分自身乳腺腺体组织较少的植入物病人则需要手动设置曝光参数，压迫力度受限于植入物的可压迫性（compressibility）和自身腺体组织的厚度及致密程度。目前，CC 拍摄时技师可采用推移植入物法将植入物推至照射野外；MLO 拍摄时为避免遗漏近胸肌处的病灶，一般不采用推移植入物法。但是，如果植入物部分超过病人本身腺体组织部分的一倍以上，或者是病人自身乳房仅含有皮肤、皮下脂肪组织而未见明显腺体组织，

则必须采用手法推移植入物。另外，需注意的是，对于注射类植入物病人，则无法采用推移植入物的方法。但需强调，无论是哪种植入物，技师在进行摆位操作和压迫时动作都应轻柔，压力值应小于常规值，以免对植入物造成损害。

拍摄推移植入物位（implant-displaced view，ID view）方法：开始时的操作和常规拍摄时的要求一样，但在摆位压迫时需要技师边下压压迫板边用手将植入物向后和向上方向推往胸壁，使植入物离开乳腺组织，并把乳腺组织轻轻向前牵拉后放在摄影平台中央，再压迫固定住乳腺位置。因为已将植入物推移，自身的乳腺组织可获得更大的压迫，以减少运动模糊、提高影像质量。上述推移植入物位手法同时适用于 CC、MLO 的摆位拍摄，如果担心遗漏近胸肌处的病灶或者病灶恰好处于乳后间隙处，则可以在进行 MLO 拍摄时将植入物部分推移，或者采用不推移植入物的方法拍摄。

上述植入物推移位的拍摄，位于胸肌后的植入物，较为容易。但位于胸肌前的植入物，即混合在腺体后或腺体内的植入物，很难对植入物进行推移。对那些乳房组织发育不良的病人，推移植入物位的操作则更加困难。

（13）乳腺切除术后的乳腺摄影：根据目前的投照方法，乳腺保乳切除手术的病人可按照常规投照方法进行拍摄；但对于乳腺根治切除术后的病人，则无法进行 CC 和 MLO 的拍摄，所以不建议进行乳腺 X 线摄影。

二、数字乳腺断层融合 X 线摄影

乳腺 X 线摄影具有方便、快捷等优点，软组织分辨率及空间分辨率均较高，对细小钙化敏感，已成为乳腺癌的筛选方法。尤其全数字化乳腺 X 线成像（full-field digital mammography，FFDM）的应用大大提高乳腺癌检出的敏感性。利用 FFDM 检查，在脂肪型腺体中绝大多数乳腺病灶能够被检出，但在致密型腺体及多量腺体中，增生腺体常掩盖瘤体，致密型乳腺与瘤体间对比差，仍有一半的乳腺病灶难以清晰显示。随着科技发展，为解决上述问题，数字乳腺断层融合 X 线摄影（digital breast tomosynthesis，DBT）技术应运而生，并成为研究热点。

（一）DBT 基本原理

DBT 是一项基于平板探测器技术的高级应用，通过一系列不同角度对乳腺进行连续快速采集，获取不同投影角度下的小剂量投影数据，可回顾性重

建出与探测器平面平行的乳腺任意层面 X 线密度影像。所有病人均行头尾位（CC）和内外斜位（MLO）双体位投照。每位病人先获得单一体位 FFDM，随即在同一压迫条件下由机器自动完成 DBT 检查扫描。DBT 成像中，X 线球管先以 0° 为中心预曝光确定检查时合适的曝光参数。而后在一定角度（不同厂家设备度数不同）范围内扫描乳腺，每旋转 1° 自动曝光一次，完成多幅原始低剂量图像采集。再经后处理重建得出层厚为 1mm、与平板探测器平面平行的断层图像，断层图像的层数取决于受压乳腺的腺体厚度。这种方法获得的图像有助于显示在二维扫描中可能会结构重叠而模糊不清的肿瘤。使病灶显示更加清晰，可显著提高诊断准确率，减少假阳性率。

（二）DBT 的成像优势

1. 多角度、多层次成像。

2. 减少正常腺体对病灶的遮蔽、增加病灶与周围腺体对比。

3. 三维成像使乳腺病灶定位更准确。

4. 对病灶的形态、边缘显示更加清楚，有助于评价病变的良恶性。

5. 对肿块的显示明显优于 FFDM，对钙化的细节显示与 FFDM 相当。

6. 对仪器要求较 MRI 低，检查方便，时间及费用均低于 MRI。

（三）DBT 的适应证

1. 适用于传统乳腺 X 线摄影和超声对病变检出困难的病人。

2. 适用于致密型乳腺女性筛查或诊断性检查。

3. 适用于各种情况不能行 MRI 检查病人。

4. 适用于乳腺癌高危人群筛查。

（四）DBT 的成像劣势

1. 剂量较传统乳腺 X 线摄影有一定程度增加。

2. 检查时间延长，病人压迫时间延长，检查舒适度减低。

3. 医师需阅片数量增加，延长阅片时间；对 PACS 系统存储量有较高要求。

4. 对于极度致密腺体女性，DBT 对病灶仍然显示欠清，无法体现断层优势。

（五）检查前准备

同普通乳腺 X 线摄影相关内容。需要说明的是：在病人耐受的情况下压迫需更紧，因检查时间延长，以防病人移动影像图像质量。

（六）检查体位

标准摄影体位同普通乳腺 X 线摄影相关内容。根据乳腺结构，最能显示乳腺整体，而盲区少的内外斜位（MLO）以及作为其补充的头尾位（CC），被作为标准摄影体位。

1. **内外斜位（MLO）** 是单方向的，能够最广泛地显示出全体乳腺组织的摄影方法。此种方法，尤其可使乳腺上部外侧的组织被很好地显示出来，但是，乳腺上部内侧以及乳腺下部组织却容易成为盲区，因此，要多加注意摄影平台要与受检者的胸大肌平行（图 2-1-5）。

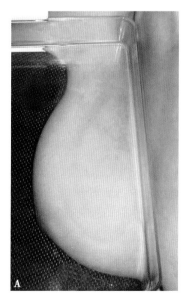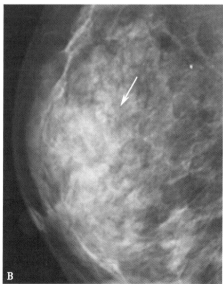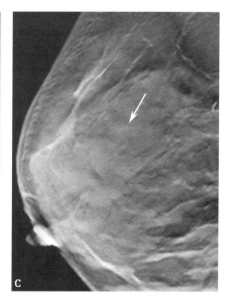

图 2-1-5 乳腺 X 线内外斜位图

A. 内外斜位（MLO）图；B. FFDM 内外斜位图像（箭头示：二维图像上肿块）；C. DBT 内外斜位图像（箭头示：三维图像上肿块，显示细节更佳）

2. 头尾位（CC） 该体位是 MLO 的补充，是一个能够显示乳腺内侧组织的摄影位置，在该体位中乳腺内侧是不能缺失的。所以，在定位时最好将对侧乳腺的内侧也放一些在照射野中。CC 的乳腺上部组织容易形成盲区，所以应尽力充分托起乳腺以消除盲区（图 2-1-6）。

三、对比增强能谱乳腺 X 线摄影

如前所述，全数字化乳腺 X 线成像（full-field digital mammography，FFDM）的广泛应用大大提高了乳腺癌检出的敏感性。利用 FFDM 检查，脂肪型腺体中的绝大多数乳腺病灶能够被检出；但 FFDM 为平面投影成像，周围正常腺体组织对乳腺病变的遮盖和重叠无法避免，因此在致密腺体型病人中，病灶的检出率、灵敏度和特异度明显降低。DBT 可以一定程度上解决这个问题，但在极度致密腺体型病人中，DBT 对病灶显示也存在限制；随着科技发展，为解决上述问题，对比增强能谱乳腺 X 线摄影（contrast-enhanced spectral mammography，CESM）技术应运而生，并逐步应用于临床。

（一）基本原理

CESM 是一项基于造影剂碘在 33.2keV 时 K 边（K-edge）效应而出现显著吸收衰减差异现象的高级应用，一次注射造影剂后拍摄双乳 MLO 和 CC 高低能量图像，将增强前后低能和高能图像相减获得双能减影影像。该方法较 FFDM 最大优势是引入了造影剂，获取了病变血流供应情况，因而可发现常规乳腺 X 线摄影上假阴性的病灶，特别是在致密型乳腺中，或小叶性病变，后者虽不常引起乳腺结构改变，但其病变血供已发生异常，CESM 将成为诊断性乳腺 X 线摄影的有力辅助手段，并协助诊断疑难病症及肿瘤分期的检查方法。CESM 亦使用普通 CT 增强所使用的碘造影剂，其浓度为碘 300～350mg/ml，剂量为 1.5ml/kg。造影剂以 3ml/s 的速率经高压注射器注入上臂静脉内，约 2min 后，压迫一侧乳腺拍摄 MLO 和 CC 图像，进行高低能量曝光；再以同样方法拍摄对侧乳腺 MLO 和 CC 图像。利用双能成像技术，病灶显示更加清晰，可显著提高诊断准确率，减少假阴性、假阳性率。

（二）成像优势

1. 引入了造影剂，获取了病变血流供应情况，可发现更多病灶。

2. 减影后可去除乳腺正常腺体组织，消除了正常腺体对病灶的遮蔽，尤其在致密型腺体病人，该优势更为明显。

3. 对比病变的形态、边缘显示更加清楚，同时叠加了病变血供情况，对病变性质的判断更客观、准确。

4. 对仪器要求较 MRI 低，检查方便，费用低于 MRI。

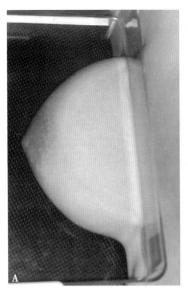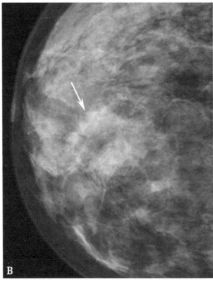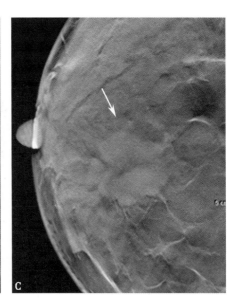

图 2-1-6 乳腺 X 线头尾位图

A. 头尾位（CC）图；B. FFDM 头尾位图像（箭头示：二维图像上肿块）；C. DBT 头尾位图像（箭头示：三维图像上肿块，显示细节更佳）

（三）适应证

1. 适用于普通乳腺 X 线和超声对病变难以检出的病人。

2. 适用于致密型乳腺女性筛查或诊断性检查。

3. 适用于各种情况不能行 MRI 检查的病人。

4. 适用于乳腺癌高危人群筛查。

5. 适用于乳腺癌术前分期。

6. 乳腺癌术后和放化疗疗效评估的病人。

7. 适用于乳腺整形后的病人。

（四）成像劣势

1. 剂量较传统乳腺 X 线摄影一定程度增加。

2. 延长检查时间，病人检查舒适度减低（完成全部检查约 8min）。

3. 需要注射含碘造影剂，有过敏风险。

4. 增强不是 MRI 式的动态增强，无法行动态曲线评估。

（五）检查步骤

CESM 使用 CT 增强所使用的碘造影剂，其浓度为碘 300～350mg/ml，剂量为 1.5ml/kg。造影剂以 3ml/s 的速率经高压注射器注入上臂静脉内，约 2min 后，压迫一侧乳腺拍摄内外斜位和头尾位，进行高低能量曝光，再以同样方法拍摄对侧乳腺内外斜位及头尾位图像，整个过程持续 7min。每个投照位置摄片时，在 1.5s 内可获取一幅低能（low energy，LE）和高能（high energy，HE）图像。CESM 检查结束后传送 LE 图像（等同于传统 FFDM 图像）和 HE 图像，两者经过特定的算法后处理后得到类似"减影"图像用以诊断。所有图像采集完成后均自动传送至 PACS 系统，阅读和评价均在双屏 5M 显示器上进行。

（六）检查前准备

同普通乳腺 X 线摄影相关内容。需要说明的是：在病人耐受的情况下压迫需更紧，因检查时间延长，以防病人移动影像图像质量。需要特别指出的是必须询问病人是否碘过敏或过敏体质，并准备好碘过敏相关药品及相关器械。

（七）检查体位

标准摄影体位同普通乳腺 X 线摄影相关内容（图 2-1-7、图 2-1-8）。

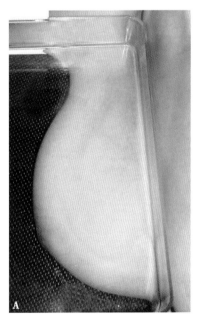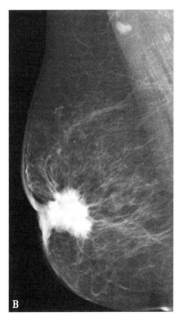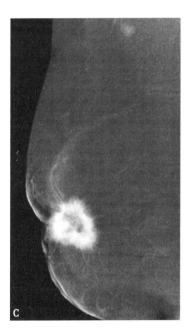

图 2-1-7 CESM 内外斜位图像

A. 内外斜位（MLO）图；B. FFDM 内外斜位图像；C. CESM 内外斜位图像

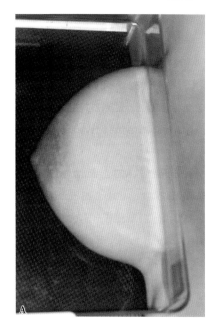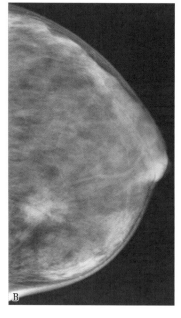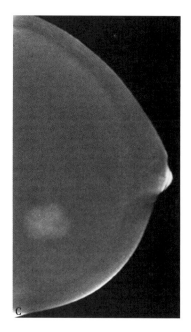

图 2-1-8 CESM 头尾位图像

A. 头尾位（CC）图；B. FFDM 头尾位图像；C. CESM 头尾位图像

（彭卫军 汤 伟）

第二节 乳腺超声检查

超声诊断学（ultrasonography）是临床医学、声学和计算机科学相结合的学科，随着计算机技术的发展，超声在乳腺疾病诊断中的优越性越来越明显。乳腺超声检查无痛苦，对受检者无放射性损害，可以短期内多次反复进行，适用于任何年龄和女性任何生理时期，包括妊娠期和哺乳期。乳腺超声与乳腺 X 线摄影相结合，对致密型乳腺的高危妇女大有益处。目前，乳腺超声与乳腺 X 线摄影成为国内乳腺筛查的主要方法。

一、检查前准备

1. 检查前一般无需特殊准备。

2. 检查前了解近期有无乳腺导管造影、穿刺活检等，以免因造影剂或出血的干扰而影响诊断。

二、检查方法

1. **病人体位** 一般取仰卧位，双手上举或呈外展位，充分暴露乳腺及腋窝等部位。检查乳腺外侧象限时，可采用面向对侧的半侧卧位，侧卧角度约为 30°～50°，侧卧角度过大将导致腺体移位明显、影响对病灶的定位，检查乳腺下部时若乳腺较大或下垂明显时，需用手向上托起腺体。

2. **检查设备** 多选用 7.5～12MHz 的高频线阵探头。一般来说，在满足一定深度超声穿透力的前提下，应尽可能采用最高的频率检查，以提高图像的分辨率。超声仪器的调节也是检出乳腺肿块的重要前提条件。检查时应采用适当的深度、聚焦和增益，使图像达最佳。依据病灶的位置调节图像的深度，使病灶居于图像深度的 1/2 处。若病变位置表浅，近场伪像多，需提高探头频率或在皮肤和探头之间使用多量的耦合剂，增加探头和病灶之间的距离，改善图像；若病变较大、有硅胶填充物等可采用 5MHz 的探头，便于整体特征的观察和准确测量。聚焦应位于病灶处。增益的调节可参照脂肪组织的回声，脂肪组织回声不可过低，否则容易漏诊低回声的乳腺病灶。

3. **扫查方法**

（1）乳腺扫查方法：一般先右后左，对于每侧乳腺有以下方法。

1）以乳头为中心由内向外、顺时针或逆时针方向扫查；

2）按先横切后纵切的顺序，从上到下、从左到右逐一切面扫查；

3）将探头置于乳头旁，使声束斜切向乳头根部后方，尽量使其平行于主导管走行方向，可较好的显示乳头 - 乳晕区主导管结构。

（2）腋窝扫查方法：沿腋动静脉的长轴和短轴多

断面扫查，判断腋窝淋巴结有无肿大，回声有无异常，有无副乳或其他占位性病变等。

（3）扫查范围：内侧扫查至出现胸骨声影；外侧扫查至腋前线，乳腺结构完全消失；上界和下界至乳腺结构完全消失。并且，每次扫查范围应有重叠，不留空隙，尤其是变换病人检查体位时应与已扫查切面有部分重叠。

（4）扫查内容

1）腺导管系统形态结构，导管是否扩张。

2）乳腺腺体内是否有局限性病变，单发还是多发，特别当触诊或乳腺 X 线摄影发现有肿块或有密集微小钙化时更应仔细检查是否存在局限性病变。

3）肿块的灰阶超声表现，包括位置、大小、纵横比、内部回声、是否有微小钙化、边缘是否清楚、形态是否规则、后方回声增强或衰减等。

4）肿块内部及周边是否有血流信号，血流是否粗大不规则，必要时可测量动脉的流速和阻力指数等。

5）肿块的动态参数，即肿块在探头不同压力下的弹性、可变性、移动性及与邻近组织的关系。

6）乳腺淋巴引流区是否有肿大淋巴结或其他病变。

7）乳腺皮肤厚度、Cooper 韧带结构和走行、浅筋膜的连续性等。

8）超声造影检查。

三、超声定位

确定乳腺病变的位置及所处的解剖层次是乳腺病变描述的一项重要内容，目前主要以时钟或象限定位法，以及根据解剖层次进行定位，确定病变的位置。

1. 时钟定位法　以乳头为中心，按 12 时制钟表的钟点位置及病变距乳头的距离描述肿块的位置，此方法定位精确，是目前最常用的描述乳腺病变位置的方法，便于病变活检、手术介入、临床随访和影像对比等（图 2-2-1）。

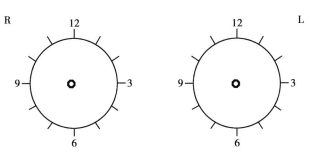

图 2-2-1　乳腺时钟定位法

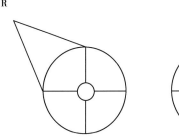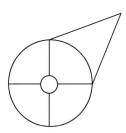

图 2-2-2　乳腺象限定位法

2. 象限定位法　对于较大肿块，可采用象限定位法。以乳头为中心，经过乳头的水平线和垂直线将乳腺分为四个象限，即外上象限、外下象限、内下象限、内上象限，乳头及乳晕取为中央区（图 2-2-2）。

3. 解剖层次定位法　乳腺病变大多数来自腺体层，少数来自皮肤、皮下脂肪或胸壁，应明确注明病变的解剖层次。

（牛丽娟　王　勇　郭倩倩）

第三节　乳腺 MRI

乳腺 MRI 具有良好的软组织分辨率，既能提供病变的形态学特征，又能提供血流动力学信息，对乳腺病变良恶性的鉴别、乳腺癌的早期诊断和分期等方面的价值明显优于乳腺 X 线摄影和超声。随着个体化、规范化综合治疗理念的推广，乳腺 MRI 在乳腺病变诊疗中起到了关键性的作用，具有显著的临床应用价值。

（一）乳腺 MRI 适应证

1. 乳腺癌术前分期。

2. 乳腺癌治疗的疗效评估。

3. 高危人群筛查。

4. MRI 引导下穿刺定位或活检。

5. 乳腺 X 线难以定性的病灶。

6. 隐匿性乳腺癌。

7. 乳房成形术后随访，假体植入物评估。

（二）乳腺 MRI 禁忌证

1. 体内有金属铁磁性物质以及其他不能接近强磁场的物质。

2. 幽闭恐惧症。

3. 钆螯合剂过敏。

4. 严重肝肾功能不全、危重、昏迷病人。

5. 妊娠期妇女慎用（MRI 造影剂对胎儿的影响目前尚无定论）。

（三）乳腺 MRI 的成像优势

1. 双侧乳腺同时多角度、多层面、多参数成像，病灶定位更准确、直观。

2．软组织分辨率高，早期病灶、小病灶检出率高。

3．动态增强扫描可反映病灶血流灌注情况，有利于良恶性病变鉴别。

4．评价乳腺癌术后残留、局部复发情况优于其他检查。

5．早期监测乳腺癌新辅助化疗疗效（功能成像）。

6．多中心、多灶性病变、乳腺深部病变以及胸壁受侵情况优于其他影像技术。

7．无电离辐射。

（四）乳腺 MRI 的成像劣势

1．对微小、数目较少的钙化不敏感，仍应结合乳腺 X 线诊断。

2．检查时间长，图像受呼吸伪影干扰。

（五）病人检查前准备

1．临床病史　基本临床信息应包括症状、体征、家族史、高危因素、乳腺活检或手术史、是否已取得组织学诊断及 MRI 检查目的等。注明是否绝经及月经周期、有无激素替代治疗或抗激素治疗史、有无胸部放疗史。询问病人有无前片及其他相关检查（包括乳腺 X 线摄影和乳腺超声检查）。

2．最佳检查时间　推荐 MRI 检查尽量安排在月经周期的第 7～10 天进行，但对于已确诊乳腺癌的病人可不做此要求。

3．进入 MRI 机房前再次确认有无 MRI 检查禁忌证，确认病人身份。

（六）乳腺 MRI 扫描要求

1．**磁场和线圈**　高场 1.5T 及以上的 MRI 扫描仪，专用乳腺线圈。

2．**扫描体位**　俯卧位，双侧乳房自然悬垂于乳腺线圈中央。摆位时需保证全部乳腺组织位于线圈内，皮肤与乳腺无褶皱，双侧乳腺对称，乳头与地面垂直，胸骨中线位于线圈中线。

3．**扫描序列及参数**

（1）扫描序列：推荐 T_1WI 非脂肪抑制序列、T_2WI 脂肪抑制序列、动态增强 T_1WI 脂肪抑制序列。有条件时推荐加做弥散加权成像（diffusion weighted imaging，DWI）。每次检查建议至少扫描两个体位（以横轴断面为基础，适当增加矢状断面等，注意包全双侧乳腺和腋窝）。

（2）成像参数：扫描层厚应≤3mm，层面内的分辨率应<1.5mm，单次扫描时间<2min。

（3）增强扫描：造影剂选用 Gd-DTPA，注射剂量 0.1mmol/kg，采用压力注射器以 2～3ml/s 的速率经肘静脉注入，注射完造影剂后以相同速率注入 15ml 生理盐水冲管。增强前后的 T_1WI 序列最好有脂肪抑制，且双侧乳腺同时成像，建议进行减影处理。增强延迟扫描时长推荐 7min，不低于 5min。

（4）MRI 图像后处理：平扫 T_1WI 非脂肪抑制序列、T_2WI 脂肪抑制序列图像不需后处理。动态增强扫描图像需后处理。

（七）乳腺 MRI 诊断报告规范

参照 ACR BI-RADS 第 5 版，描述病灶形态特征和动态增强曲线特征。对强化病灶性质的分析以形态分析为首要的判断依据，对于形态特征判断困难者，需要结合时间 - 信号强度增强曲线进行判断。

乳腺的 MRI 报告应包括病史、与既往检查片对比、扫描技术、乳房的纤维腺体构成、背景强化及任何相关的影像发现，最后是评估分类和处理建议。MRI 诊断报告应当注重与 X 线和超声检查结果相参照，特别是对 MRI 阳性发现与触诊、X 线和超声检查的阳性发现在空间位置的对应关系是否一致性的评估，对非一致的病灶尤其需要强调，以引起临床医师的关注。与乳腺 X 线检查一样，BI-RADS 分类对病变的 MRI 评估及处理建议也分为 0～6 共七个类别。

（八）乳腺 MRI 报告范本

见图 2-3-1。

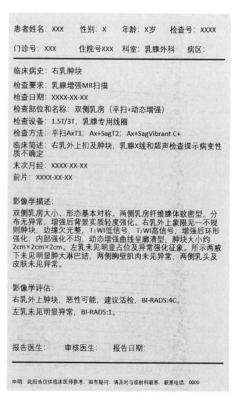

图 2-3-1　乳腺 MRI 报告范本

（顾雅佳）

第四节 放射性核素显像及PET/CT、PET/MRI

乳腺癌是一种全身性疾病，需从全身的角度，包括功能、代谢、分子、基因等方面对乳腺癌进行个体化的诊断和治疗。乳腺癌个体化医疗/精准医疗对影像学提出了更高的要求，如针对分子靶向治疗，筛选受益人群、定量治疗靶点、监测早期疗效等。

放射性核素显像是将放射性药物（示踪剂）引入体内后，以脏器内、外或正常组织与病变之间对放射性药物摄取的差别为基础，这种差别直接取决于示踪剂的聚集量，聚集量的多少与血流量、细胞功能、细胞数量、代谢率和排泄引流等因素有关。核素显像方法在区别正常和病变时有赖于细胞水平的生理、生化或代谢活动的差异，这些差异包括细胞葡萄糖代谢水平（如 ^{18}F- 氟代脱氧葡萄糖）、受体表达水平[例如 ^{18}F 标记的雌二醇（^{18}F-estradiol）受体显像]和DNA合成（^{11}C- 胸苷）等分子水平和基因水平的差异。核素显像就是利用显像仪器显示放射性药物在体内的分布状况，获得脏器或病变的影像。常用的显像仪器主要是发射型计算机断层（ECT），分为正电子发射型计算机断层显像（positron emission tomography，PET）和单光子发射型计算机断层显像（single photon emission computed tomography，SPECT），其中 PET 显像被称为"活体病理显像"，已在全世界得到广泛应用。

由于核素显像的空间分辨率低、图像缺乏关键的解剖标准，常需要结合常规影像检查方法如 CT、MRI 等融合作为辅助，尤其是整合型 PET/CT 和 PET/MRI 扫描仪的出现，实现了分子影像与解剖影像的同机图像融合，能从形态学和代谢角度反映肿瘤的多种特性，对乳腺癌的诊断价值愈来愈受到临床重视。因此，放射性核素融合显像不仅能显示脏器和病变的位置、形态、大小等解剖结构，更重要的是同时提供病变部位的血流、功能、代谢和分子、基因等方面的信息，而血流、功能、分子和代谢异常，常是疾病早期变化，出现在形态学发生变化之前，因此，有助于疾病的早期诊断，并广泛应用于病变分子分型的研究。

另外，由于 PET 的空间分辨率有限，只能显示>7mm 直径的病灶，专用乳腺 PET 成像设备（PEM）的研发和应用，明显提高了乳腺疾病的 PET 检出率。乳腺 PEM 的检查对乳腺癌具有高度特异性（针对性）与极高的图像分辨率、三维成像，还可以对化疗、放疗和激素治疗进行疗效评估，能够检出直径>3mm 的病灶（图2-4-1）。

利用乳腺癌代谢异常和分子特征异常特点，核素成像可针对不同的分子特征设计放射性示踪剂，主要有代谢类、细胞增殖类、雌激素受体类孕激素受体类、表皮生长因子类、胃泌素释放肽类、乏氧类、氨基转运类。其中代谢类示踪剂 ^{18}F-FDG 是临床上 PET/CT 和 PET/MRI 显像最常用的示踪剂，故本节重点介绍 ^{18}F-FDG 显像方法。

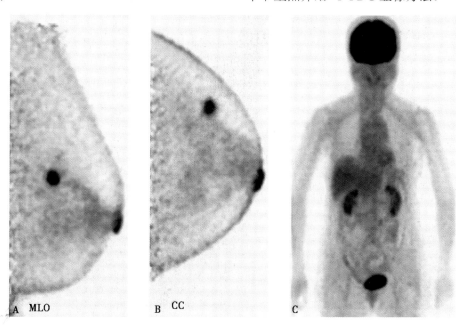

图 2-4-1 乳腺 PEM 图像

A. 乳腺内外斜位；B. 乳腺头尾位；C. 全身 MIP 图示乳腺直径 7mm 的乳腺癌，在 PEM 图像上显示清晰，而在全身 PET 的图像上未见显示

一、^{18}F-FDG PET 显像

^{18}F-氟代脱氧葡萄糖(^{18}F-fluorodeoxyglucose,^{18}F-FDG)为 PET 显像最常用示踪剂。它是葡萄糖结构类似物,具有与葡萄糖相似的细胞摄取过程。肿瘤细胞摄取 ^{18}F-FDG,经细胞质内己糖激酶的作用转变为 6-磷酸-FDG。由于 6-磷酸-FDG 不是糖酵解的底物,也不能被合成糖原或进入磷酸戊糖途径,从而滞留在细胞内而显像。利用肿瘤细胞 ^{18}F-FDG 摄取的能力增强的特点,可以发现和确定乳腺癌原发灶的部位、大小、恶性程度,同时还可准确探测乳腺癌淋巴结转移及其他部位的转移灶。与既往常规影像学的解剖显像不同,^{18}F-FDG PET 采用分子成像,反映细胞糖代谢信息,在肿瘤的早期检测和分期中具有独特的优势。

(一)显像方法

1. 检查前准备

(1)采集病史:①了解有无怀孕、哺乳或其他放射性核素检查禁忌,了解有无糖尿病史、药物过敏史等。②详细了解病史,包括乳腺肿瘤的部位、病理类型、诊断和治疗的时间(活检、手术、放疗、化疗、激素使用情况等);近期有无感染;既往史;家族史;生育史、末次月经时间、检查目的等。③了解图像采集期间病人能否静卧,能否将手臂举过头顶;有无幽闭恐惧症史等。对病人做好解释工作,将检查的大体步骤、持续时间以及可能发生的延迟和等待尽可能详细地告诉受检者,以消除焦虑和不安。

(2)受检者的准备:①检查前应禁食 4~6h,禁饮各种含糖饮料,含有葡萄糖的静脉输液或静脉营养也须暂停 4~6h;②测量身高、体重。通常以[体重(kg)×0.15]mCi 作为给药剂量;③测定血糖浓度,血糖水平在显像药物注射前应<11.0mmol/L,如果血糖过高可使用胰岛素调整后再进行检查;④注射示踪剂前平静休息 10~20min;⑤建立静脉通道,检查通道畅通后,注入示踪剂,并用生理盐水将注射器及管道内的放射性药物冲洗干净。应注意的是,乳腺癌病人在进行 PET 检查时,应选择病变的对侧肢体注射示踪剂,以免示踪剂外漏,对腋窝淋巴结的检查产生影响。如个别静脉注射特别困难时,^{18}F-FDG 也可以采用口服途径给药,但口服给药对图像的 SUV 计算的准确性有较大影响;⑥受检者注射示踪剂后应在安静、避光的房间平卧休息 45~60min,以使示踪剂在体内代谢达到平衡。房间温度应该控制在约 24~26℃,并注意保暖。运动、紧张或寒冷等刺激可造成机体处于应急状态,出现肌肉紧张、脂肪动员等生理性反应,干扰诊断,必要时可给予适量地西泮减少肌肉摄取;⑦显像前应饮水 200~300ml,以使胃充盈。尽量排空膀胱尿液,减少尿液放射性对盆腔病变检出的影响;⑧显像前尽可能取下病人身上的金属物体。乳腺癌病人应准备专用的检查服,避免贴身衣物上的金属对图像造成干扰。

PET/CT 或 PET/MRI 为全身性检查,检查前病人应禁服胃肠道高密度造影剂,如钡剂。注射 ^{18}F-FDG 前后应嘱病人尽量避免谈话、咀嚼和吞咽动作,以免形成咀嚼肌和喉肌的高代谢,造成假阳性。

(3)仪器的准备:显像前应检查扫描室温温度、湿度,运行监测程序,确保设备正常运作。为了使 PET/CT 扫描仪处于最佳工作状态,保证检查数据及图像的准确、可靠,必须定期进行质量控制及保养。

2. 放射性药物注射

^{18}F-FDG 的给药剂量按(^{18}F-FDG 放化纯度>95%)1.1~1.2MBq/kg 静脉给药。为防止体内组织,特别是肌肉的非特异性摄取,应在病人安静休息 10~20min 后经病变乳腺对侧的上肢静脉或足部静脉(如果双侧乳腺具有病变)注射 ^{18}F-FDG。建议建立静脉通道,以保证 ^{18}F-FDG 准确注入静脉内,避免药物漏出血管造成淋巴结摄取或药物渗入皮下组织。注射应快速,并在注射后用盐水冲洗,以减少 ^{18}F-FDG 在注射器和静脉内的残留。

病人在暗室安静状态下平卧 40~60min,应尽量避免交谈。排尿后应用发射、透射交替方式进行二维采集。

3. 图像采集和重建

目前绝大部分乳腺显像采用的是全身 PET/CT 或 PET/MRI 扫描仪,由于全身扫描所需时间较长,常规全身采集时均采用仰卧位。对于不能平卧的病人,可以采用侧卧位或侧斜位。疼痛较重的病人可于显像前使用止痛剂,甚至麻醉药,以减少肌紧张造成的肌肉无氧酵解增加,而导致本底肌肉 ^{18}F-FDG 摄取增高。为了更好地显示乳腺病变的位置和形态,可加做乳腺局部扫描。女性病人俯卧于乳腺显像专用泡沫垫上,使乳房处于自然悬垂状态,双上肢上抬放于头两侧;男性病人因乳房小,仍采用正常仰卧位。

(1)图像采集:包括 CT 或 MRI 采集和 PET 采集。

1)CT 采集:CT 扫描主要用于衰减校正、解剖定位或 CT 诊断。

PET 数据采集过程中,源于体内的湮灭辐射使得只有很少一部分光子能够沿着原始的发射方向到

达探测器被接收,大部分光子对在人体内或者形成康普顿散射,或者被人体吸收,这种现象称为衰减。衰减导致不同深度组织在计数分布上形成反向的梯度差异,增大了图像噪声,降低了图像的空间和密度分辨率。为了提高 PET 的图像质量及定量分析的准确性,衰减校正工作是非常有必要的。PET/CT 扫描是通过 CT 密度对 PET 成像过程 γ 射线进行衰减校正,以获得精准定量化的 PET 图像。如果 CT 扫描仅用于衰减校正和解剖定位,可采用低 mA/s 设置,以减少病人的辐射剂量;如果用于 CT 诊断,建议采用标准 mA/s 设置,以优化 CT 扫描的空间分辨率。

2)MRI 采集:乳腺 MRI 检查序列一般包括 T_1WI、T_2WI、DWI 和动态增强,轴位为常规扫描方位,便于双侧对比。为避免高信号的脂肪组织掩盖病灶,T_2WI 常规进行脂肪抑制。DWI 时,b 值的选取尚无统一意见,一般选择 $800\sim1\,500s/mm^2$;对致密型乳腺,应选取高 b 值。目前普遍认为,注入造影剂后会对局部磁场产生影响,导致测量的 ADC 值降低,因此 DWI 应在注入造影剂前进行。乳腺癌在 T_1WI 和 T_2WI 上与正常腺体组织信号相似,不易分辨,因此乳腺 MRI 检查时动态增强扫描必不可少,同时需行脂肪抑制,时间分辨率多为 1min 左右。PET/MRI 扫描是通过 MRI 信号对 PET 成像过程 γ 射线进行衰减校正,以获得精准定量化的 PET 图像。目前主要应用 MRI 超短回波时间(UTE)技术和零回波时间(ZTE)技术实现 MRAC 的精准定量化衰减校正方法,不仅可以提高 PET 的扫描速度,而且可以获得精准定量化的 PET 图像,从而大大提高图像质量。

3)PET 采集:PET 图像采集包括 2D 采集、3D 采集、静态采集、动态采集,以及局部采集、全身采集等。在 PET/CT 显像过程中通常会用到延迟显像。延迟显像是指在常规早期显像后经过一定的时间间隔再进行一次显像。通过比较早期显像与延迟显像病灶内示踪剂积聚量的增减,分析组织脏器及病灶对示踪剂的代谢、清除速率等,为肿瘤良恶性的鉴别诊断提供依据。

对于乳腺病变,常应用静态显像和延迟显像。

静态显像:是临床工作中最常用的检查方法,一般是在示踪剂体内分布稳定后开始采集,如 ^{18}F-FDG 一般在注射后 $40\sim75$min 开始扫描。采集时间比较长,PET 一次采集所获得的数据重建后形成的图像通常称为一个"床位";一般情况下,体部 2D 模式采集时间是 3min/床位,3D 模式采集时间 $1\sim3$min/床位。头部的显像一般采用 3D 模式采集,采集时间

为 $8\sim15$min。

延迟显像:为了鉴别生理性摄取或病灶的良恶性,可在常规静态显像后 $2\sim3$h 对感兴趣部位再次扫描,以获得感兴趣区放射性摄取随时间变化的动态信息。由于核素的衰变,延迟显像的计数率较低,为提高图像质量,应增加 PET 的采集时间。

另外,在 PET/CT 或 PET/MRI 显像过程中,病人通常是保持自然平静的呼吸,呼吸运动可能会影响 CT 或 MRI 图像的空间分辨率以及 PET 与 CT 或 MRI 扫描图像空间上的一致性,特别对于肺部和乳腺图像影响尤为明显。在 PET/CT 或 PET/MRI 显像结束后,可进行单独的 CT 或 MRI 屏气扫描,必要时,还可应用静脉造影剂单独进行局部诊断扫描。有条件的可进行运动校正或呼吸门控采集。

(2)图像重建:PET 图像重建常用滤波反投影法(filtered back-projection)和迭代法(ordered subsets expectation maximization,OSEM)两种方法。PET 的图像重建由 CT 提供衰减矫正,与传统的衰减矫正方式相比,可大大缩短检查时间。但由于 CT 扫描的 X 线与 F 湮没辐射产生的射线能量不一致,这样的衰减矫正并不是最准确的,同时由于 CT 扫描时一些高密度物质(如金属植入物、贴身衣物等)的影响,在衰减矫正时会出现矫枉过正的情况,在图像上表现为示踪剂浓聚的假象,干扰诊断。必要时,可重建非衰减矫正的图像进行对比诊断。

(二)图像分析

1. **定量分析** PET 显像的本质是显示放射性药物在体内的分布状况,采用定量方法研究示踪剂在体内的分布过程可提供更多的信息,有助于避免主观因素影响,也是 PET 显像检查的优势之一。定量分析包括绝对定量分析和半定量分析。绝对定量分析操作复杂,临床常规检查难以实现,因此很少使用。最常用的指标为标准化摄取值(standard uptake value,SUV),SUV 是描述病灶放射性摄取量的半定量分析指标,在 ^{18}F-FDG PET 乳腺显像时,SUV 对于鉴别病变的良恶性、评估预后、检测疗效具有一定参考价值。由于 SUV 的影响因素较多,使用 SUV 鉴别病变良、恶性时,一定要结合病灶的位置、形态、大小、数量、病灶内的放射性分布及 CT 和 MRI 表现等,同时要密切结合病人的病史和其他影像及客观检查结果进行综合分析。

计算公式为:

SUV = 单位体积病变组织示踪剂活度浓度(Bq/ml)/示踪剂注射剂量比活度(Bq)/体重(g)

此外，采用感兴趣区（region of interest，ROI）技术计算 ROI 的位置、面积、像素的计数值之和、平均值、方差、标准差等定量参数。在对动态采集的数据进行分析时，利用时间 - 放射性曲线（time-activity curve，TAC）分析方法可研究体内 ROI 的示踪剂分布随时间的变化关系。

2. **正常图像** ①CT 扫描可见双侧乳腺大致对称，表面光整，两侧乳腺皮下脂肪组织呈明显低密度，腺体组织呈软组织密度。②正常乳腺 MRI 图像信号受扫描序列及参数不同而有所差异，正常乳头、乳腺导管及乳腺小叶 T_1WI 为低信号，T_2WI 为中低信号，乳腺内含有丰富的脂肪组织，表现为短 T_1、长 T_2 高信号。根据乳腺实质类型不同，MRI 图像上表现不同。致密型乳腺腺体成分占乳房的大部分，T_1WI 和 T_2WI 上表现为均一的中等信号；脂肪型乳腺主要由脂肪组织构成，T_1WI 和 T_2WI 均呈高信号，其内散在索条状低信号小梁影；中间型介于致密型与脂肪型之间。DWI 上正常腺体组织呈中等信号，ADC 值的高低与场强、b 值等有关。动态增强时，脂肪组织不强化，乳腺实质腺体呈轻度、缓慢渐进强化，时间 - 信号强度曲线（time-intensity curve，TIC）为缓慢上升型。③PET 扫描可见双侧乳腺呈大致对称性放射性摄取，放射性分布较均匀，双侧乳头部位对放射性摄取可稍高。乳腺对示踪剂的摄取受被检者的年龄、激素水平和乳腺腺体的密度等影响，正常乳腺组织对 ^{18}F-FDG 的生理性摄取，从脂肪型到致密型逐渐增加，以致密型乳腺的放射性分布最高，另外不同个体之间摄取也存在差异。

3. **异常图像** 在 CT 或 MRI 图像上乳腺内出现结节影、块影，沙粒样钙化，乳腺表面不光整、皮肤凹陷等。在 PET 显像图上出现示踪剂分布异常浓聚（高代谢灶）或稀疏缺损（低代谢灶）即为异常图像。不同组织类型的乳腺癌对示踪剂摄取程度不同，但大部分恶性病变在 PET 显像均表现为示踪剂异常浓聚。临床上可通过对示踪剂摄取增高来判断乳腺癌的恶性程度、部位、大小、形态、数目等。同时还可以通过全身显像探查淋巴结转移及其他远处转移的病变，进行准确的分期、分级。

4. **图像分析中的注意事项** PET/CT 或 PET/MRI 显像对乳腺癌全面、准确地了解病变累及范围及程度。对乳腺癌淋巴结及远处转移灶的检出具有明显的优势，尤其是对于病变的临床分期具有重要价值，但很多生理、病理及其他因素都会影响显像结果，以 ^{18}F-FDG 为例，糖尿病高血糖病人可降低病灶 ^{18}F-FDG 的摄取；大量使用胰岛素可出现全身肌肉的 ^{18}F-FDG 高摄取；化疗药物或其他药物可引起骨髓及胸腺 ^{18}F-FDG 高摄取；精神紧张及寒冷刺激可引起棕色脂肪 ^{18}F-FDG 高摄取，尤其是颈部及腋窝的脂肪组织；体位不适、肌肉紧张可出现相应部位肌肉生理性浓聚；声、光刺激可引起大脑相应功能区代谢增高等。同时感染、活动性结核、肉芽肿、炎性增生及一些良性肿瘤等均可表现为 ^{18}F-FDG 高摄取，因此在进行图像分析时要注意加以鉴别。

（三）临床应用

^{18}F-FDG 显像反映的是不同组织的糖代谢状态，不受乳腺内部组织结构和密度等因素的影响，只要肿瘤局部呈高代谢，就可清晰显示出病灶，因此可作为致密型乳腺 X 线钼靶检查的补充手段。作为集功能代谢与解剖形态影像于一体的检查方法，^{18}F-FDG PET/CT 或 PET/MRI 成像可以发现一些常规影像学检查难以发现的乳癌原发灶，探测乳腺内是否存在多中心病灶，全面评价区域淋巴结状态，对病人进行准确临床分期给以进一步指导治疗；对于手术及化、放疗后的局部复发，探测远处转移，PET/CT 或 PET/MRI 的准确性明显高于其他常规方法。但该检查价格昂贵，目前尚不适宜早期乳腺癌的筛选，选择合理高危人群如怀疑有多中心乳癌、病期较晚、疑有区域淋巴结及远处转移等，则应作为肿块定性诊断的最佳选择，特别是那些临床检查或常规影像检查难以确诊，且不愿意接受创伤性诊断的病人。

1. **乳腺癌原发灶** 目前认为，^{18}F-FDG PET 发现乳腺癌的灵敏度可达 80%～90%，特异性达 83%～100%。受空间分辨率及低代谢乳腺癌的病理性 ^{18}F-FDG 摄取与生理性摄取范围存在部分重叠交叉现象的影响，PET 难以发现 <1cm 和低代谢的瘤灶。PET/CT 和 PET/MRI 扫描仪的出现，弥补了 PET 和 CT/MRI 的不足，提高了诊断的准确性。Zhang 等报道 36 例乳腺肿块 PET/CT 成像的敏感度、特异度和阳性预测值为 87.8%、88.9% 和 93.5%。Kappa 指数 = 0.779，说明 PET/CT 诊断乳腺癌的可靠性极高。

乳腺 PET 图像分析，一般在病灶核素浓聚区设置 ROI，测定最大标准摄取值（maximum standardized uptake value，SUV_{max}），以健侧乳房镜像部位 ROI 的 SUV_{max} 为对照。国外文献报道乳腺良性病变 SUV_{max} 值为 1.5±0.9，恶性病变 SUV_{max} 值为 6.8±3.7，$SUV_{max} \geqslant$ 2.5 倾向为恶性。尽管不同组织类型的乳腺癌生物学行为不尽相同，但绝大部分的恶性肿瘤均表现为摄取 ^{18}F-FDG 增高（图 2-4-2）。

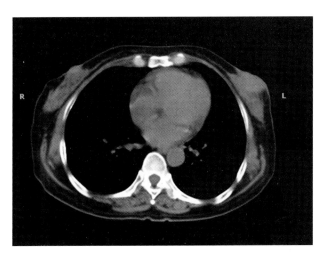

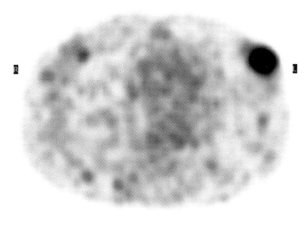

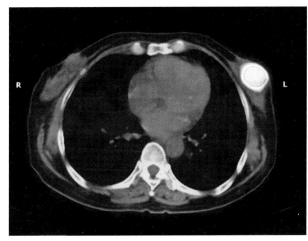

图 2-4-2　左乳浸润性导管癌

CT 图像示左乳偏内侧软组织肿块影，边界不清，邻近皮肤显示增厚，相应 PET 示明显放射性浓聚

乳腺内局限性 ^{18}F-FDG 浓聚，CT/MRI 相应部位为软组织密度肿块影，是乳腺癌原发灶的基本表现。部分乳腺癌，特别是浸润性小叶癌，虽在 CT 上可无明显肿块，而在 PET 上可见异常放射性浓聚区。^{18}F-FDG PET/CT 显像的阳性预测值高达 96.6%，这就意味着图像中只要出现 ^{18}F-FDG 浓聚即高度提示乳腺癌的存在（图 2-4-3）。

乳腺癌的不同组织学类型对 PET/CT 显像准确率会造成一定影响，一些缓慢生长的肿瘤（如小叶原位癌）和非侵袭性的肿瘤（如导管内癌）有时与良性病变也难以鉴别。多项研究显示 PET/CT 显像检出乳腺浸润性导管癌的灵敏度高于浸润性小叶癌，且 ^{18}F-FDG 摄取也明显高于后者（图 2-4-4、图 2-4-5）；乳腺恶性程度高的肿瘤要比恶性程度低的摄取 ^{18}F-FDG 高；p53 高水平者，^{18}F-FDG 摄取要高于低水平者；弥散性生长方式肿瘤的 SUV 明显低于边界清晰的肿瘤（图 2-4-6、图 2-4-7）。其次，肿块体积的大小也会影响 PET/CT 对乳腺癌的诊断。若乳腺癌原发病灶直径 > 2cm，则 PET 诊断的灵敏度和特异性均较高，但随着病灶体积的缩小，PET 显像的灵敏度

和特异性明显下降（图 2-4-8）。直径 < 1cm 的原发病灶检出率低是造成 PET/CT 显像假阴性的主要原因。有文献报道，乳腺的双时相显像和 3h 延迟显像可提高肿瘤和非肿瘤 SUV 的比值，从而提高小乳腺癌和部分低度恶性乳腺癌的诊断准确性。

随着保乳手术的不断推广，多中心性乳腺癌也越来越受到人们的重视。研究证实，PET/CT 检测多中心性癌的敏感性远高于钼靶 X 线加 B 超（图 2-4-9、图 2-4-10），有助于医师判断乳腺癌的生物学行为，为手术方式的选择提供依据。

乳腺的良性肿瘤或良性病变多数不摄取 ^{18}F-FDG，或摄取程度较轻，与正常腺体差别不大。值得注意的是，活动性感染或炎性病灶也可出现 ^{18}F-FDG 摄取增加，外科活检后、放射性治疗、隐球菌病、结核、曲霉病和其他特异性感染，亦可出现 ^{18}F-FDG 浓聚；普通炎症的摄取多较弥漫、不均，双时相显像摄取多有下降，或结合手术、放疗病史鉴别不难；乳腺癌与特异性感染、结核、肉芽肿性病变鉴别较难，此时鉴别诊断需综合临床、CT 及其他手段。

另外，对 N1 期病例，PET/CT 诊断准确度较低，

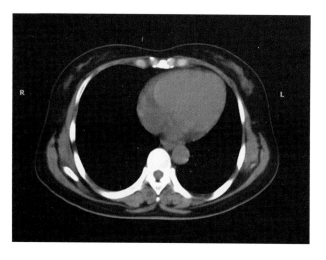
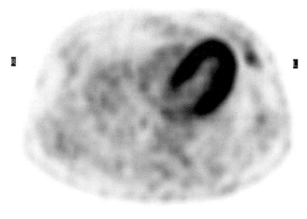
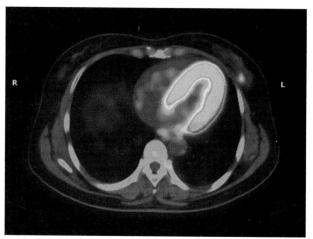

图 2-4-3　左乳髓样癌
CT 图像示左乳外侧结节影，与邻近腺体分界欠清，相应 PET
图像示结节样放射性浓聚

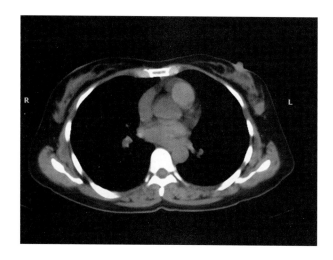
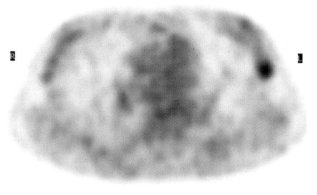
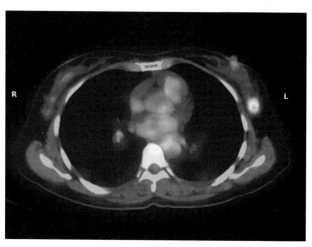

图 2-4-4　左乳浸润性导管癌
CT 图像示左乳外上象限软组织肿块影，边界欠清，相应 PET
图像示明显放射性浓聚

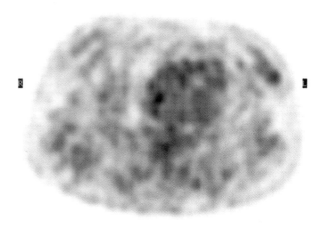

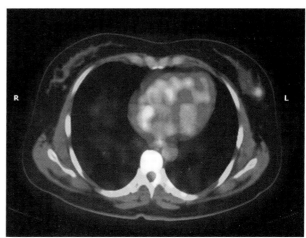

图 2-4-5 左乳浸润性小叶癌
CT 图像示左乳外侧结节影,边界欠清,相应 PET 图像示略
高放射性浓聚影

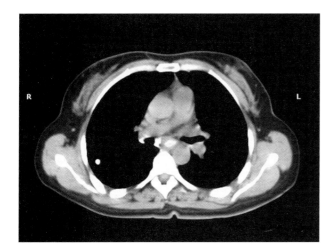

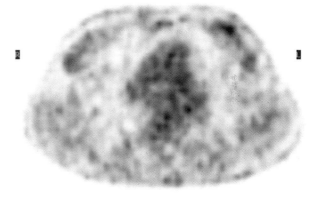

图 2-4-6 左乳腺癌
CT 图像示左乳内侧腺体形态不规整,相应 PET 图像示结节
样略高放射性浓聚

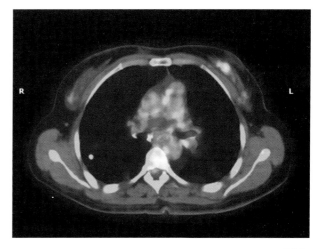

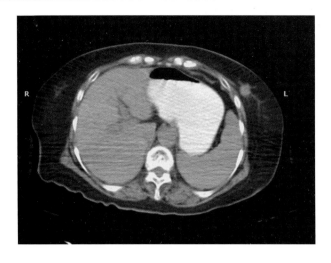

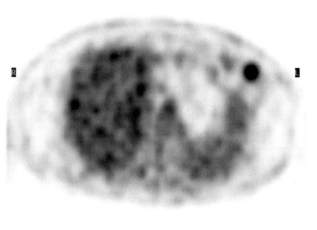

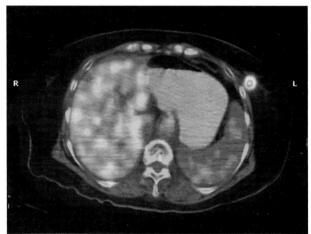

图 2-4-7　左乳腺癌

CT 图像示左乳类圆形肿块影,边界清晰,相应 PET 图像示明显放射性浓聚

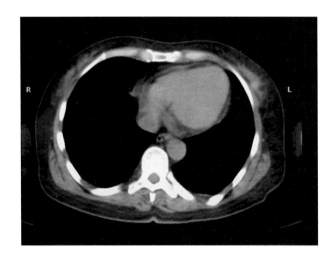

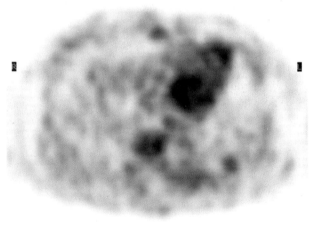

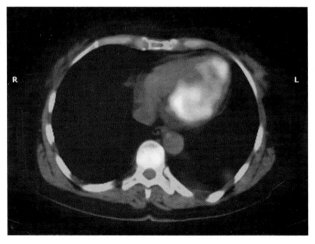

图 2-4-8　左乳浸润性导管癌

CT 图像示左乳外侧结节影,边界欠清,相应 PET 图像未见明显放射性浓聚

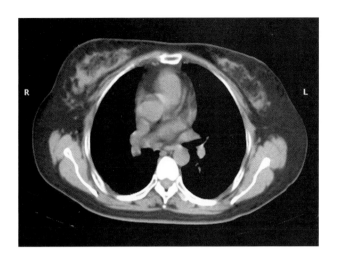

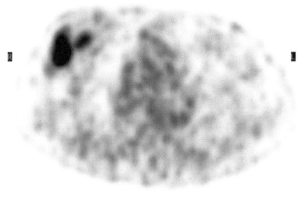

图 2-4-9　右乳浸润性导管癌（多灶性）
CT 图像示右乳腺体不规则致密，相应 PET 图像示右乳多发放射性浓聚病灶

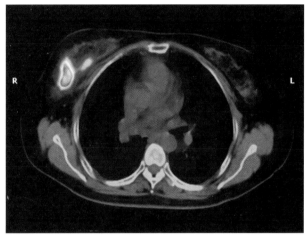

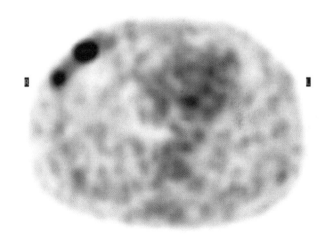

图 2-4-10　右乳腺癌（多灶性）
CT 图像示右乳偏内侧软组织肿块影，外侧腺体较对侧致密，相应 PET 图像示多发结节样放射性浓聚

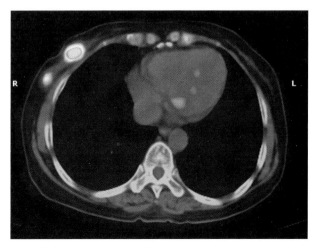

考虑与淋巴结转移病灶的大小、转移方式及成像原理的限制有关，对病期较晚的病人，PET/CT 诊断表现出全面、无创的优势。

2. **淋巴结转移**　淋巴结转移是乳腺癌最常见的转移方式，也是影响预后的重要因素。PET/CT 或 PET/MRI 上表现为淋巴结肿大，代谢增高。^{18}F-FDG PET 能精准地检测出区域淋巴结转移，多发密集的转移淋巴结在 PET 的 MIP 投影图上可表现为从腋下至锁骨上的成串浓聚结节。多数研究认为，^{18}F-FDG PET 诊断淋巴结累及的灵敏度可达 90% 以上，特异性最低可达 75%，具有较高的诊断准确性。但不能准确确定转移淋巴结数目，微小淋巴结转移也常被漏诊。与 CT 相比，PET/CT 有着较高的特异性和阳性预测值，有助于将腋窝淋巴结阳性与腋窝淋巴结阴性的乳腺癌病人分开，对淋巴结阳性的病人行腋窝淋巴结清除和术后化、放疗，对淋巴结阴性病人不行腋窝淋巴结廓清术或行前哨淋巴结活组织检查。Buck 等报道 PET/CT 改变了 36% 乳腺癌病人的治疗方案，相关显像结果成为多数乳腺癌病人治疗的"金标准"。

另外，对进展期和复发乳腺癌的病人，内乳淋巴结转移的诊断率极低，造成部分病人治疗失败或远处转移。而 ^{18}F-FDG PET/CT 成像诊断内乳淋巴结转移无疑是目前最好的诊断方法。有研究认为 PET/CT 或 PET/MRI 对于内乳淋巴结转移诊断优于单纯 PET，其主要原因是由于对能摄取示踪剂的病灶可以被准确地诊断为转移灶。^{18}F-FDG PET/CT 或 PET/MRI 显像对转移性腋窝淋巴结的检出与病理学结果高度相关，诊断准确率为 77%~96%。对胸小肌内侧、锁骨上及内乳淋巴结转移的临床价值较大。对于原发病灶较大的病人，尤其是病灶直径 >2cm 的进展期乳腺癌病人，PET/CT 或 PET/MRI 诊断腋窝淋巴结转移的灵敏度和特异性均较高（图 2-4-11）。但对于直径 <1cm 的转移淋巴结存在假阴性，特别是微小及镜下浸润转移的淋巴结，无法取代腋窝淋巴结活检。

3. **远处转移**　PET/CT 或 PET/MRI 显像作为全身成像的影像学技术，对乳腺癌全身转移灶的检出优于 CT 和 MRI。乳腺癌常远处转移至胸膜、肺、肝和骨骼等器官。因为 PET 具有一次显像可以检查全身优点，因此在诊断远处转移上具有重要价值。胸膜转移表现为胸膜代谢增高，单发、多发的结节状

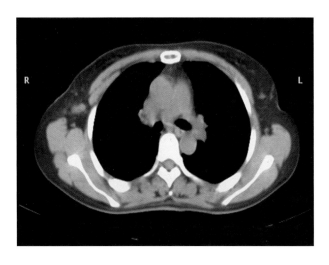
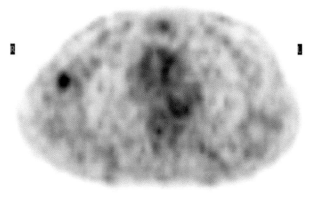
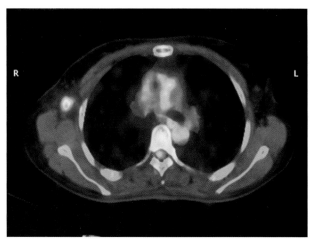

图 2-4-11　右乳浸润性导管癌，右腋下淋巴结转移，CT 图像示右腋下结节影，周围脂肪层欠清，相应 PET 图像示明显放射性浓聚

或条状放射性浓聚,CT 或 MRI 见胸膜增厚、胸膜结节及胸腔积液。PET 图像上直径 0.7cm 左右的肺转移灶可表现出 ^{18}F-FDG 浓聚,较小的结节一般无明显放射性摄取,诊断依据 CT 表现和动态观察确定。PET/CT 或 PET/MRI 对肝转移灶的检出要早于腹部增强 CT 和 MRI。乳腺癌的骨骼转移绝大多数表现为溶骨性骨质破坏,多发生于脊柱和肋骨,CT 表现为骨质密度减低,或骨髓密度增高;MRI 多表现为长 T_1、长 T_2 信号;PET 表现为骨质代谢增高。PET/CT 在判断骨转移方面,与核素骨显像的灵敏度相似,但其特异性更高,对于溶骨性转移灶的探测要明显优于核素骨显像。在 PET/CT 图像上溶骨性病变的 SUV 往往高于成骨性病变。部分成骨性转移病变因低代谢状态不易被 PET 探测,但结合 CT 图像改变亦不难作出正确诊断。PET 在检测双肺及纵隔淋巴结转移灶方面更具优势。在探测骨转移方面,PET 显示出比骨扫描更高特异性。研究证明,^{18}F-FDG PET 比 SPECT 能更早、更准确地发现乳腺癌的骨转移。因而,对于常规不能发现远处转移的病例,^{18}F-FDG PET 是一种非常有效的方法,它可以准确区分Ⅲ～Ⅳ期乳腺癌并正确指导治疗。

尽管 PET/CT 显像在发现转移灶方面具有其他影像学方法无法比拟的优势,但在以下几方面存在一定的局限性:由于脑实质呈高放射性本底,不易显示小的或代谢低的脑转移灶及脑膜转移灶,检出率低于强化 MRI,PET/MRI 在脑转移检出方面更具优势;受设备空间分辨率的限制和呼吸动度的影响,对较小的肺转移灶 PET/CT 显示不理想,往往需要加扫肺部高分辨率薄层扫描。

4. 预后评估及疗效监测 影响乳腺癌预后的因素较多,其中乳腺原发灶恶性程度和转移是影响预后的两个重要因素。PET 显像能在活体状态下提供乳腺癌组织的生物学信息,因此越来越多地被临床用于乳腺癌病人的预后分析。多项研究提示肿瘤局部高 ^{18}F-FDG 摄取与其恶性程度呈正相关,同时肿瘤局部高 ^{18}F-FDG 摄取还预示该病灶对辅助化疗不敏感,预后较差。此外,亦有研究显示治疗后肿瘤局部 ^{18}F-FDG 摄取量降低幅度较大者,说明对治疗更敏感,而治疗后肿瘤局部 ^{18}F-FDG 摄取量降低幅度较小者,病人的生存期明显短。

在临床上常采用肿瘤体积的变化作为治疗反应的评价,而肿瘤体积变化往往需要数周时间,较难反映治疗早期肿瘤病理组织的改变以及鉴别活性肿瘤组织和瘢痕组织。然而,在治疗过程中肿瘤代谢活性的变化常明显早于形态学的改变。当接受有效治疗后,坏死的肿瘤细胞很快表现出代谢活动消失,而此时肿瘤的体积往往减小不明显。离体细胞培养和动物的活体研究显示,病灶 ^{18}F-FDG 的摄入反映了肿瘤细胞的数量和每个肿瘤细胞葡萄糖代谢率。因此,以代谢为基础的 PET/CT 显像能较传统影像学检查更早、更准确地反映病灶的治疗变化(图 2-4-12)。

进展期乳腺癌病人术后常需进行化疗以延长生存期,化疗后 70%～80% 的病人表现为临床缓解,但实际仅有 20%～30% 的病人出现病理缓解,另有 20%～30% 的病人对化疗不敏感。在治疗前和治疗 1～2 个周期后行 PET/CT 显像,并据此及时调整化疗方案,可避免无效化疗,提高化疗疗效并降低化疗毒性和化疗费用。文献报道,几乎所有化疗有效的病人,在治疗开始的早期表现为局部病变对 ^{18}F-FDG 摄取明显减低;而对化疗无效的病人,局部 ^{18}F-FDG 摄取不变;如果病灶内 ^{18}F-FDG 浓聚增加,则提示病情进展。

5. 判断肿瘤复发 初期诊断与治疗后,乳腺癌局部和区域性复发率为 7%～30%,且多累及乳腺和胸壁。早期探测出乳腺癌局部复发和转移病灶对病人的进一步治疗有明显影响。乳腺癌局部复发通常

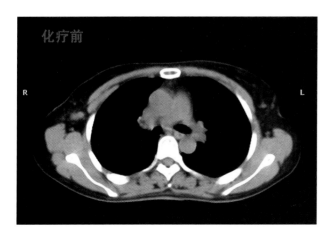

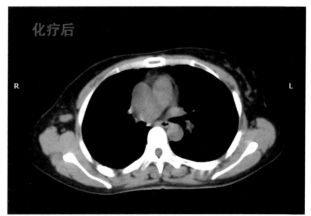

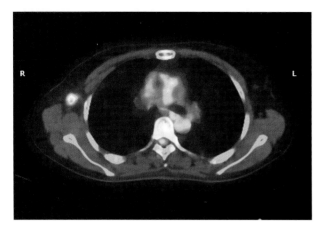
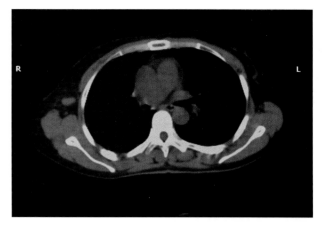

图 2-4-12 右乳浸润性导管癌,右腋下淋巴结转移化疗前后对比,CT 图像示右腋下结节影,化疗前 PET 图像示明显放射性浓聚,化疗 2 个疗程后 PET 图像示病灶放射性浓聚程度,明显降低,表明病灶处于抑制状态

表现为胸壁皮肤或皮下的单发或多发结节,典型者位于手术瘢痕内或邻近瘢痕处。PET/CT 显像根据手术区域局限放射性浓聚的存在,能轻松从手术和放疗后的乳腺组织改变中识别出复发结节(图 2-4-13、图 2-4-14)。此外,对于乳腺癌手术、化疗及放疗后,对有复发症状或无复发症状但肿瘤标志物上升的病人,常规影像学检查阴性,用 ^{18}F-FDG PET 检查往往

有意外结果。这是因为做常规检查中对因治疗而改变的解剖结构与病理组织结构的鉴别困难。

总之,^{18}F-FDG PET/CT 或 PET/MRI 作为一种功能、解剖影像,相对于传统的影像学手段具有更高的灵敏度和特异性,是早期诊断原发乳腺癌的可靠手段,并且在乳腺癌 TNM 分期、放疗及化疗的疗效监测、治疗后再分期及纤维瘢痕、坏死组织与存

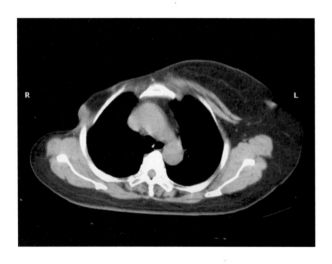
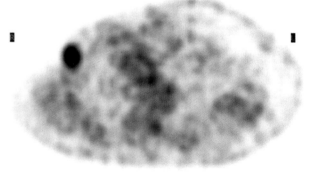

图 2-4-13 右乳浸润性导管癌术后复发,CT 图像示右乳缺如,相当于原手术区见软组织影,相应 PET 图像示明显放射性浓聚影

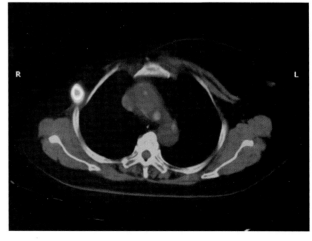

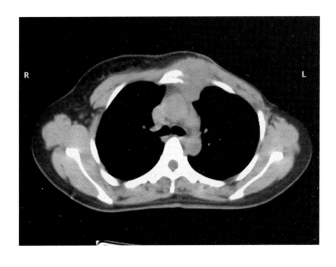

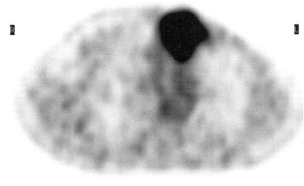

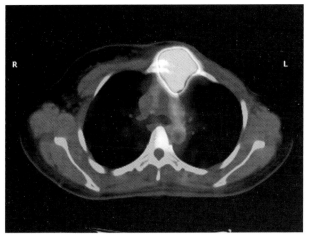

图 2-4-14　左乳腺癌术后内乳区复发，CT 图像示左乳缺如，相当左侧内乳区见软组织肿块影并向前胸壁突出，邻近胸骨骨质破坏，相应 PET 示明显放射性浓聚影

活肿瘤组织鉴别方面都体现出重要的作用，特别是致密乳腺组织、手术瘢痕等其他影像学方法无法明确诊断时，可发挥其独特优势。

二、氨基酸代谢显像

肿瘤细胞生长除需要摄取葡萄糖，还需要大量氨基酸，而肿瘤恶性化程度与氨基酸代谢异常密切相关。由于 ^{18}F-FDG 存在特异性差、某些肿瘤细胞不摄取（如浸润性导管癌 IDC 摄取 ^{18}F-FDG 量很低）、某些炎性病变和其他良性病变也会摄取而出现假阳性结果，而显像时血糖过高、局部肌肉脂肪摄取 ^{18}F-FDG 增多可掩盖淋巴结等小病灶造成假阴性，因此有报道研究氨基酸代谢显像替代 ^{18}F-FDG 糖代谢显像，以期更准确地显示病变及更好地评价乳腺癌治疗疗效，同时氨基酸代谢显像对不同血糖水平的糖尿病病人可能是更好的显像方法。

（一） ^{11}C- 蛋氨酸（ ^{11}C-methionine， ^{11}C-MET ）

蛋氨酸是一种必需氨基酸，是肿瘤细胞内聚胺和转甲基反应所必需的氨基酸。 ^{11}C-MET 主要由 S 期的肿瘤细胞摄取，S 期是肿瘤细胞合成蛋白质的活跃期，因此 ^{11}C-MET 的摄取与乳腺恶性肿瘤的增

值率呈正相关。 ^{11}C-MET 是目前应用最多的氨基酸示踪剂之一，这是因为它合成方便快捷、放化纯度高且无须复杂的纯化步骤。 ^{11}C-MET 能够在活体反映氨基酸的代谢、转运和蛋白质合成，其在体内主要被代谢活跃的肿瘤细胞摄取，巨噬细胞及其他细胞摄取较少，受炎症干扰较少。 ^{11}C-MET PET/CT 显像在鉴别肿瘤良恶性、复发诊断、评价疗效等方面有其独特的应用价值，已经广泛用于脑及前列腺等肿瘤的诊断及疗效监测等，而国外已经用于原发性乳腺癌诊断及疗效监测。

^{11}C-MET 进入体内后，可能主要通过内皮细胞膜上的 L- 转运系统转运，参与蛋白质的合成或转化为 S- 腺苷蛋氨酸作为甲基的供体。与正常乳腺相比，乳腺癌的基因变化导致癌肿血流增加，葡萄糖代谢、氨基酸转运、蛋白质合成、受体表达增加，DNA 合成和细胞增殖活跃，并诱导细胞凋亡，从而使 ^{11}C-MET 摄取增加。

有文献报道了 45 例临床疑诊为原发性乳腺癌进行 ^{11}C-MET PET/CT 研究，结果表明 ^{11}C-MET PET/CT 显像诊断乳腺癌的灵敏度较高，达 100%；44 处浸润性导管癌（图 2-4-15）及小叶癌均呈阳性；特异性亦

较高，为 80%，其中 3 处假阳性病灶术后病理均为乳腺导管内乳头状瘤病。但该研究病例只有浸润性导管癌和浸润性小叶癌，虽然灵敏度高达 100%，但 11C-MET 显像对特殊类型乳腺癌（如硬癌、髓样癌、黏液腺癌和湿疹样癌）的探测效率还需大样本病例研究（图 2-4-16）。

另外，由于 18F-FDG 在脑组织、肠道和膀胱中的本底过高，不利于乳腺癌转移灶的显示。11C-MET 属于氨基酸类示踪剂，在颅脑的本底吸收低，对肿瘤组织具有很高的灵敏度，在乳腺癌脑转移的诊断和鉴别诊断及疗效监测等方面得到了广泛应用（图 2-4-17、图 2-4-18），弥补了 18F-FDG 显像的不足。

（二）11C-酪氨酸（11C-tyrosine）和 18F-氟代乙基酪氨酸（18F-fluoroethyl tyrosine，18F-FET）

11C-tyrosine PET 显像也已用来观察乳腺癌的化疗疗效，并对 18F-FDG PET 显像不确定的结果进行进一步评价。酪氨酸摄取增加是肿瘤细胞蛋白质快速合成的结果。11C-tyrosine PET 显像和 18F-FDG PET 显像都能很好地显示乳腺癌病灶，但是 18F-FDG PET 显像病灶的视觉对比更佳，而 11C-tyrosine 显像可见纤维囊性病变（囊肿、间质纤维化、增生性疾病等）内的摄取较低。

18F-FET 是另一类氨基酸类示踪剂，和 11C-MET 相比，二者生物学特性相似。由于 11C-MET 半衰期短（仅 20min），限制了其在临床上的应用，而 18F-FET 半衰期较长，即使没有加速器的医院也可以从别处购进使用，使得 18F-FET 成为 11C-MET 最具潜力的替代物。

临床研究表明，18F-FET 和 18F-FDG 有较好的互补性，不摄取 18F-FDG 的肿瘤，18F-FET 可显影，而 18F-FET 阴性的转移灶，18F-FDG 却显影，提示这两种显影剂联合应用，可提高肿瘤病灶的检出率。18F-FET 肿瘤与正常组织放射性比值高，图像清晰，特别对结、直肠癌和乳腺癌的诊断优于 18F-FDG。

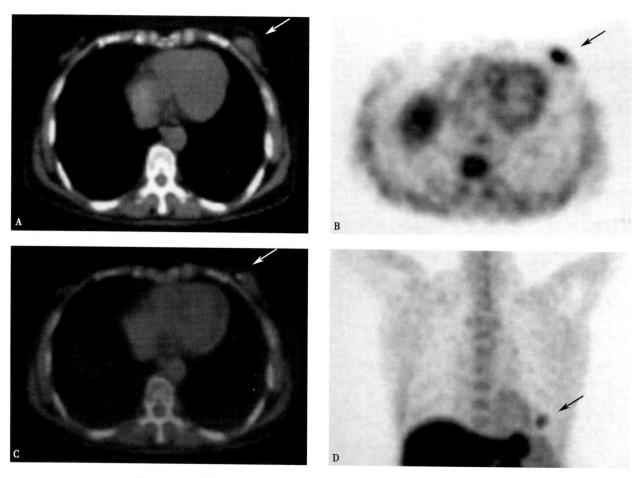

图 2-4-15　病人左乳外下象限肿块，11C-MET PET/CT 显像诊断为乳腺癌
A. CT 平扫示左侧乳腺外下象限软组织肿块影（箭头所示）；B. PET 图像左侧乳腺 11C-MET 高代谢灶（箭头所示）；C. PET/CT 融合图像，左侧乳腺 11C-MET 高代谢灶与软组织肿块位置匹配（箭头所示）；D. 胸部 PET 图像，左乳外下象限 11C-MET 高代谢灶，术后病理证实为左乳腺浸润性导管癌

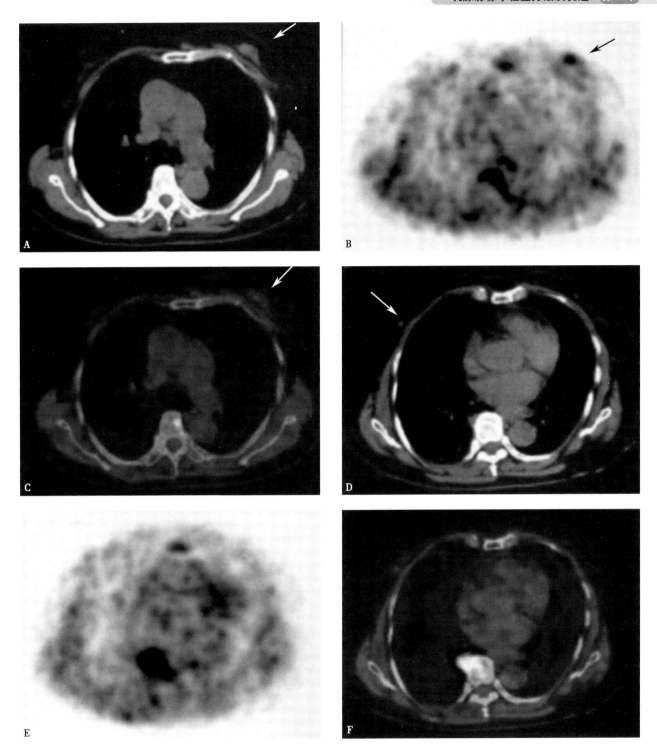

图 2-4-16　病人双侧乳腺肿块，¹¹C-MET PET/CT 显像诊断为左侧乳腺癌，右侧乳腺良性肿物

A～C. 显示左侧乳腺肿物，¹¹C-MET 代谢增高（箭头所示）；D～F. 显示右侧乳腺肿物（箭头所示），¹¹C-MET 代谢不高。手术后病理为双侧乳腺乳头状瘤病

三、细胞增殖类示踪剂 PET 显像

细胞增殖增加是肿瘤包括乳腺癌表达的标志，评估细胞增殖状态对于肿瘤的监测至关重要。目前，细胞增殖类探针最有前景的是 ¹⁸F 标记的 ¹⁸F- 胸腺嘧啶（¹⁸F-fluorothymidine，¹⁸F-FLT）。尽管 ¹⁸F-FLT 在肿瘤的摄取率低于 ¹⁸F-FDG，但是 ¹⁸F-FLT 不会在炎症中浓聚，而 ¹⁸F-FDG 在炎症中浓聚正是造成 ¹⁸F-FDG 假阳性结果的重要因素。¹⁸F-FLT 在脑组织内分布本底较低，有利于乳腺癌脑转移灶的检出及治疗疗效监测（图 2-4-19、图 2-4-20）。

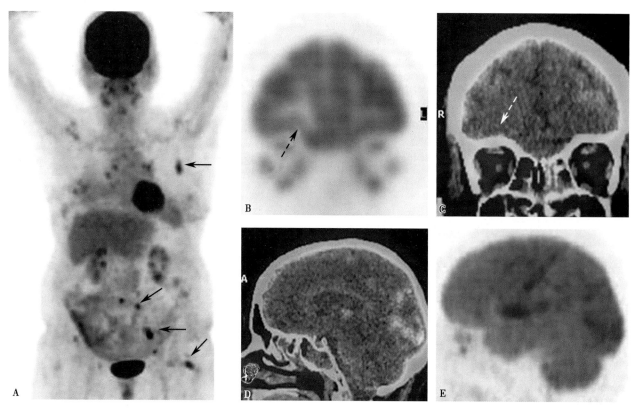

图 2-4-17　病人左侧乳腺浸润性导管癌

A. ¹⁸F-FDG MIP，显示左侧乳腺局限性高代谢灶和全身多发骨骼转移灶；B. PET 显示脑内右侧额叶局部代谢减低，同机 CT 显示局部脑水肿（冠状位）；C. PET/CT 融合图像（冠状位）；D、E. 示余脑实质未见明显异常代谢征象。可见 ¹⁸F-FDG 可清晰显示乳腺癌原发灶和骨及软组织转移灶，但对脑转移灶显示效果不佳

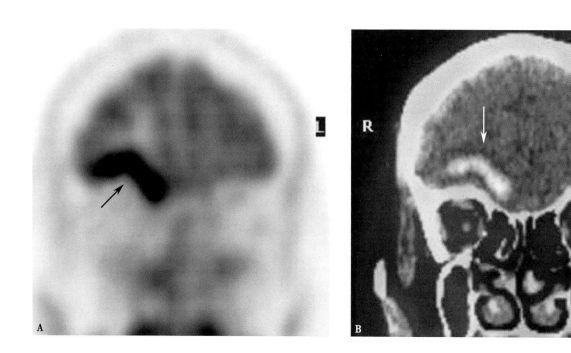

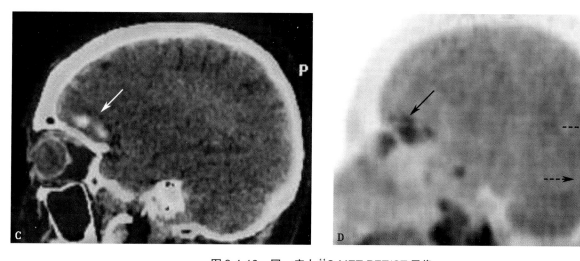

图 2-4-18　同一病人 ¹¹C-MET PET/CT 显像

A～C. 示沿大脑表面及右侧额叶相邻颅骨内板分布的放射性分布异常浓聚；D. 示双侧枕叶放射性分布异常浓聚

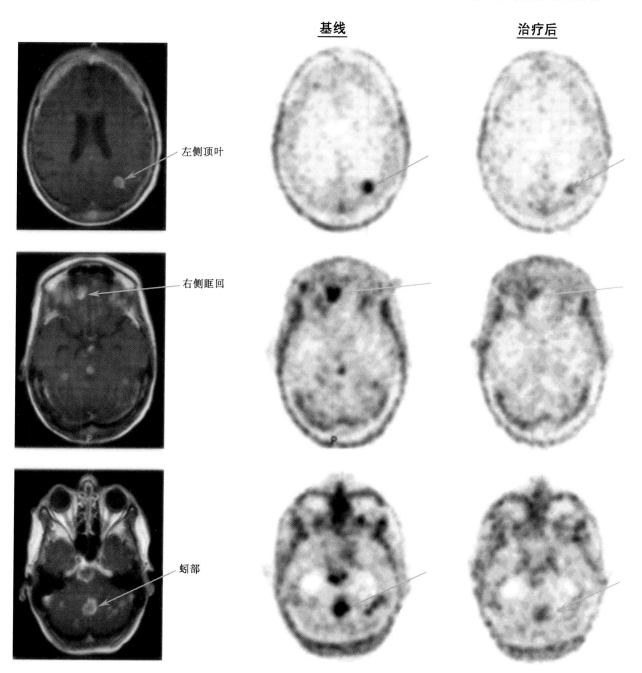

图 2-4-19　示乳腺癌多发脑转移治疗前后的 ¹⁸F-FLT 显像及治疗前 MRI，清晰显示治疗后病变活性受抑

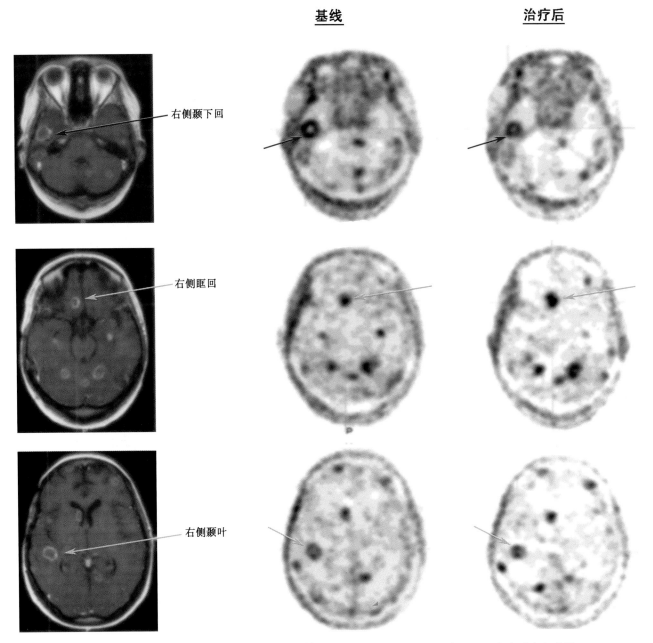

图 2-4-20　示乳腺癌多发脑转移治疗前后的 ^{18}F-FLT 显像及治疗前 MRI，清晰显示治疗后病变进展

四、受体显像

乳腺癌具有高度异质性，表现为不同个体之间、同一个体原发灶和转移灶之间、同一病灶不同时期，乃至同一病灶同一时期不同区域，其分子标志物表达都有差异，因此需要采取的应对治疗措施也不是完全相同。所以在对组织形态相同的乳腺癌病人，在治疗时也需要考虑给予病人不同的治疗方案，因为这些病人可能存在潜在的生物学差异。随着分子靶向治疗越来越成熟，乳腺癌基因表达谱和分子标志物检测越来越受重视。

受体显像是利用放射性核素标记相应配体，与肿瘤表面的相应受体特异性结合而显像，从而达到定位定性诊断的目的。

目前核素标记的受体包括雌激素受体（estrogen receptor，ER）、孕激素受体（PR）、人类表皮生长因子受体（human epidermal growth factor receptor，HER2）、血管内皮生长因子受体（vascular endothelial growth factor receptor，VEGF）、生长抑素受体（somatostatin receptor，SSRT）等。

（一）雌激素受体显像

ER 是乳腺癌发生、发展中重要分子生物学标志物。近 75% 的乳腺癌病人 ER 过度表达，大部分需行内分泌治疗，ER 表达水平可以预测内分泌治疗的效果。目前临床上检测 ER 水平主要靠肿瘤组织活检。16α-^{18}F-17β- 雌二醇(^{18}F-FES）作为雌二醇的衍生物，可以特异性地结合 ER，可被 PET/CT 探测以客观反映体内 ER 水平。^{18}F-FES PET/CT 显像与组织活检相比，可以无创量化全身 ER 表达水平，有望成为检测乳腺癌病人体内 ER 状态和表达水平的常规方法。

Gemignani 等通过对 48 例侵袭性乳腺癌病人分析指出，如果以 ^{18}F-FES 的 SUV＝1 为界定 ER 阳性和阴性的分界线，用 ^{18}F-FES PET/CT 评估 ER 的敏感性和特异性分别为 76% 和 100%。ER 状态可

作为判断预后的一项客观指标，通过测量 ^{18}F-FES SUV$_{max}$，在乳腺癌早期即可区分内分泌治疗是否有效。Mortimer 等认为组织活检和 ^{18}F-FES 测定 ER 均为阳性的病人对内分泌治疗均有效，组织活检测定 ER 阳性而 ^{18}F-FES 测定 ER 阴性病人则对内分泌治疗无效，认为 ^{18}F-FES 预测 ER 要比组织活检更加准确。他在后续系列研究中均表明 ^{18}F-FES SUV$_{max}$ 可以预测内分泌治疗的疗效，对于治疗有效的预测可达 34%～79%，无效的预测更准确，可达 81%～100%（图 2-4-21）。

尽管 ^{18}F-FES PET/CT 在乳腺癌的诊断、分期、

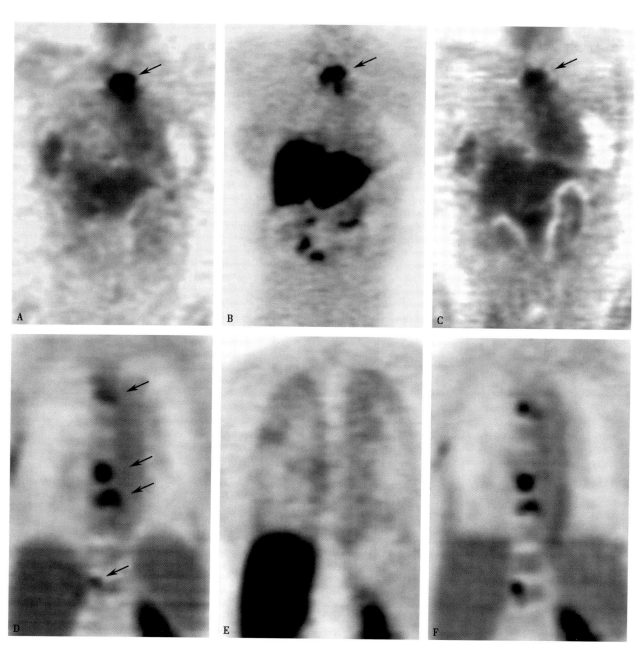

图 2-4-21　2 例 ^{18}F-FDG 和 ^{18}F-FES 联合应用预测乳腺癌对激素治疗的疗效

A～C. A 为乳腺癌纵隔转移病人 ^{18}F-FDG PET，B 为相对应的 ^{18}F-FES PET，提示病变 ER 高表达，C 为激素治疗之后 ^{18}F-FDG PET 复查，示治疗后活性明显受抑；D～E. 第 2 例，D 为 ^{18}F-FDG PET 示乳腺癌多发脊柱转移；E 为相对应的 ^{18}F-FES PET，提示病变 ER 表达水平不高；F 为激素治疗之后 ^{18}F-FDG PET 复查，示治疗后活性没有受抑

预测及评价疗效方面可以提供许多重要信息，但仍有诸多问题有待进一步解决，比如在预测疗效方面不够稳定；肝脏作为 ^{18}F-FES 的主要代谢器官有很高的摄取，对鉴别肝脏病灶较为困难。随着临床研究的不断深入，我们相信 ^{18}F-FES PET/CT 显像能为乳腺癌个性化治疗提供更大的帮助。

（二）孕激素受体显像

大约 70% 乳腺癌病人为雌激素依赖性乳腺癌，其 ER 表达为阳性，而在这部分病人中约有 50% 病人的孕激素呈高表达。因此，目前有多种针对孕激素受体的 PET 分子探针也被开发，其中 ^{18}F 标记的孕酮衍生物 ^{18}F-FFNP，能够特异性的与孕激素受体相结合并展现出较佳的显像效果，是一个具有极大发展前期的孕激素受体探针。因此，可以将 ^{18}F-FFNP 与 ER 探针 ^{18}F-FES 相结合，进一步提高诊断的准确率。

1. **生长抑素受体显像** 随着对生长抑素（somatostatin，SST）及其类似物研究的日趋深入，可利用放射性核素标记的 SST 类似物与肿瘤细胞表面的生长抑素受体（somatostatin receptor，SSTr）特异性结合的特点使肿瘤显像，从而达到定位定性诊断的目的。目前已经发现并克隆的 SSTR 亚型有 5 种，分别为 SSTR1～SSTR5，乳腺癌中以 SSTR2 最为常见。SSTR 示踪剂主要包括用于 SPECT 的 ^{111}In 标记的奥曲肽、蓝乐肽（lanreotide）、^{99m}Tc 标记的伐普肽（vapreotide）、地普奥肽（depreotide）等。由于 In 需要加速器生产，价格昂贵，使用不够方便（需注射示踪剂 24h 后才能采集显像），^{111}In-奥曲肽显像难以普遍推广，故用 ^{99m}Tc 标记的 SSTR 示踪剂更具实际应用价值，国内已研制用直接标记法标记的 ^{99m}Tc-奥曲肽药盒，国外较常用 ^{99m}Tc-depreotide 进行乳腺显像。

众多研究表明，奥曲肽受体显像诊断乳腺癌及腋窝淋巴结转移具有较高的特异性、灵敏度、准确性，术前显像能为乳腺癌手术方式的选择提供重要信息。SSTR 显像不仅对原发性乳腺癌有很好定性诊断作用，对晚期乳腺癌转移的探测亦有很高的敏感性和特异性，尤其对骨转移和肺转移，其敏感性较原发性乳腺癌的诊断明显增高，其原因可能是肺或骨转移的肿瘤细胞表面有更多的 SSTR。

2. **人表皮生长因子受体显像** 在肿瘤细胞的生长和分化中人表皮生长因子受体（HER2）起着重要的作用，大约有 20% 乳腺癌病人的 HER2 过表达。因此，监测 HER2 的表达水平对乳腺癌肿瘤的分子分型、分子靶向治疗以及疗效评估具有重要意义。

目前，^{64}Cu-曲妥珠单抗（^{64}Cu-DOTA-trastuzumab）、^{64}Cu-DOTA-ZHER2：477、^{89}Zr-曲妥珠单抗以及 ^{68}Ga-ABY-002 的 PET 探针已用于乳腺癌的检测（图 2-4-22、图 2-4-23）。

3. **胃泌素释放肽类** 胃泌素释放肽受体在多种肿瘤细胞中呈现高表达，而在正常组织中低表达或不表达。将蛙皮素（BBN）用核素 ^{68}Ga 进行标记后能够用于 GRPR 高表达乳腺癌的诊断，而进一步将 BBN 与整合素 $\alpha v \beta 3$ 的识别肽 RGD 进行偶联后得到的 ^{68}Ga-RGD-BBN 是一双靶点的乳腺癌 PET 探针，能够灵敏的用于任何一个对整合素 $\alpha v \beta 3$ 或胃泌素释放肽受体高表达肿瘤的检测。

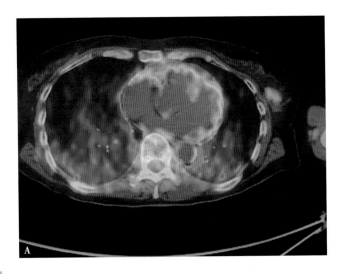

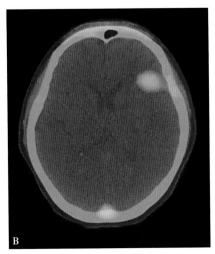

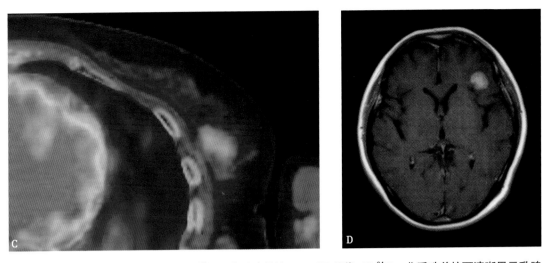

图 2-4-22　左侧 HER2 高表达乳腺癌 ^{64}Cu- 曲妥珠单抗 PET/CT 显像，示 ^{64}Cu- 曲妥珠单抗可清晰显示乳腺癌原发灶和脑转移灶

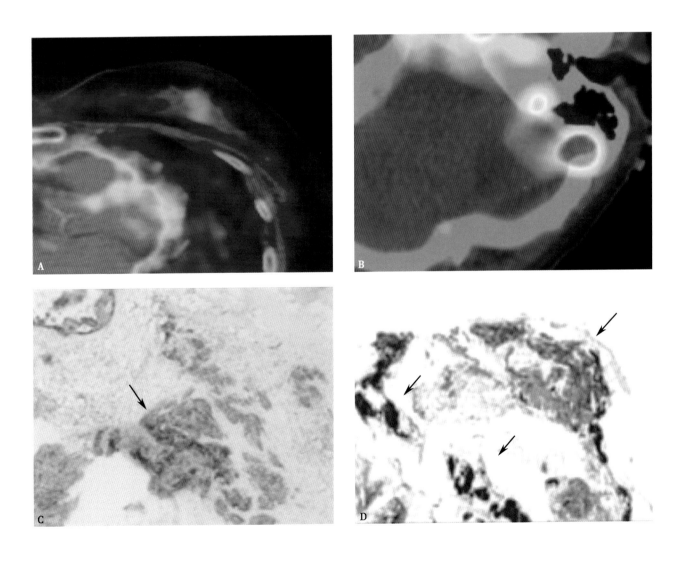

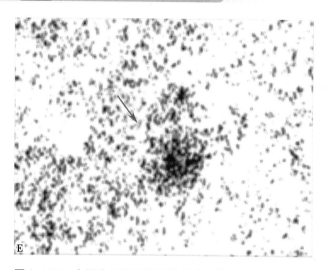
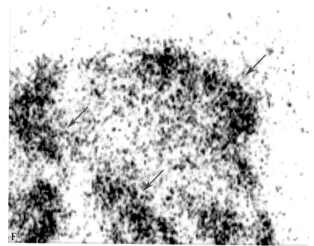

图 2-4-23 左图为 HER2 高表达乳腺癌 ^{64}Cu- 曲妥珠单抗 PET/CT 显像，右图示 HER2 高表达乳腺癌脑转移病灶，显示病灶放射性分布异常浓聚，免疫组织化学染色进一步确定 ^{64}Cu- 曲妥珠单抗摄取与乳腺癌组织内 HER2 表达水平呈正相关

（卜丽红）

第五节　锥光束乳腺CT

由于乳腺组织对放射线较为敏感，而常规 CT 检查的辐射剂量显著高于乳腺 X 线摄影，因此，目前不宜作为乳腺疾病的常规影像学检查手段。但 CT 检查对于检出乳腺癌的腋窝、内乳及纵隔淋巴结转移及肺、肝和骨转移仍有较高价值。

近年来科研人员研发了针对乳腺检查的锥光束乳腺CT（cone beam breast computed tomography，CBBCT），它由 X 线光源（A）、二维数字图像探测仪（B）和扫描架（C）组成（图 2-5-1），X 线光源和探测仪固定在扫描架上，在提取图像的过程中，X 线光源和探测仪围绕乳腺扫描一周，在 10s 内获得数百幅二维薄层乳腺原始图像，并以此为基础进行图像后处理，如最大密度投影和容积再现等。锥光束乳腺 CT 检查时病人俯卧于检查台上，单侧乳腺下垂于台面洞穴的扫描区域内（图 2-5-1），对于平扫难以检出或诊断困难的病变亦可行增强检查（图 2-5-2）。目前锥光束乳腺 CT 在乳腺良、恶性病变鉴别及诊断标准等方面有待于进一步探索研究和完善。

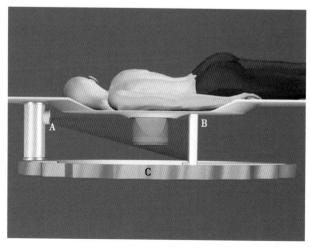

图 2-5-1　锥光束乳腺 CT 示意图

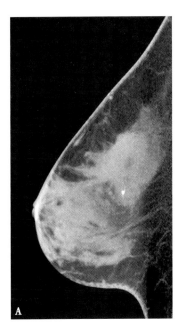 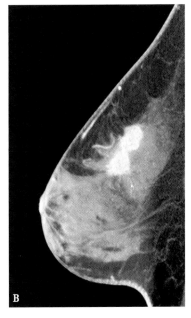 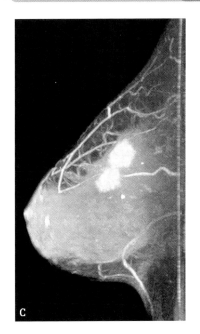

图 2-5-2　锥光束乳腺 CT 图像

A. 锥光束乳腺 CT 平扫图像；B. 锥光束乳腺 CT 增强图像；C. 锥光束乳腺 CT MIP 图像

（刘佩芳）

第六节　不同影像检查方法的临床应用及优选

乳腺癌已经成为全球范围内女性最常见的癌症，步入 21 世纪以来，我国乳腺癌的发病率逐年上升，严重影响了人民的工作和生活质量。影像学检查在乳腺癌筛查、早期诊断、治疗前分期、疗效评估、监测复发等方面发挥着重要作用。乳腺影像检查方法很多，常用的方法包括超声、乳腺 X 线摄影（FFDM、DBT 及 CESM）和 MRI。知晓各种影像检查方法的优缺点及临床适应证，合理利用综合影像检查方法，能够对乳腺病变进行精准的诊断和评估，指导临床制定规范化的治疗方案，现将各种检查方法优缺点分述如下：

一、乳腺超声检查

优势：①乳腺超声没有放射性，可以根据需要反复检查；②超声能清楚分辨层次，鉴别囊性（囊性结节内部为液体）与实性肿块的准确率可达 100%，能大致判断肿瘤的良恶性；③超声可引导穿刺活检；④超声还可以了解腋窝和锁骨上的淋巴结有没有转移。

劣势：超声对很多微小钙化灶及结构扭曲难以分辨清楚。

二、数字乳腺 X 线摄影

优势：①简单、方便、费用低及无创伤性；②对乳腺内钙化的显示较其他检查方法敏感；③软组织分辨率及空间分辨率均较高，在脂肪型及散在纤维腺体型病人中能发现大部分病灶，已成为乳腺癌的首选筛查方法；④乳腺 X 线摄影引导下可行钙化灶活检。

劣势：①全数字化乳腺 X 线成像（FFDM）为二维成像，如果病人乳腺腺体为不均匀致密型及致密型，增生腺体常掩盖瘤体，使得乳腺病灶难以清晰显示，造成较高比例的假阴性及假阳性；②如果乳房体积偏小、肿块又靠近胸壁，无法进入透视范围，导致检查不到，容易有遗漏；③有一定的放射性，不适宜频繁检查；④某些病人因加压板夹紧乳腺，造成一定不适。

三、数字乳腺断层融合 X 线摄影

优势：①数字乳腺断层融合 X 线摄影（DBT）由于其特殊的成像方式，可以减少腺体的重叠，从而提高乳腺病变的检出率；②可显著提高结构扭曲的检出比例；③减少召回率，减轻病人心理负担；④较超声和 FFDM 对乳腺病变的诊断具有更高的灵敏度和特异度。

劣势：①检查时间较 FFDM 延长、费用较高；

②辐射剂量较 FFDM 略增高；③对于乳腺极度致密型病人，DBT 对病灶的显示仍然困难。

四、对比增强能谱乳腺 X 线摄影

优势：①对比增强能谱乳腺 X 线摄影（CESM）检查引入造影剂，除可显示病灶形态外，可显示病灶血供情况，提高病灶的检出率及准确度；②去除了腺体的遮挡，可将病灶，尤其肿块的边缘显示更清晰，有助于术前手术方式的选择；③减少召回率，减轻病人心理负担；④较超声和 FFDM 对乳腺病变的诊断具有更高的灵敏度和特异度。

劣势：①检查时间较 FFDM 延长、费用较高；②因引入了含碘造影剂，存在碘过敏的风险；③剂量较 FFDM 增高。

五、乳腺 MRI

优势：①敏感度高，磁共振成像（MRI）是目前公认的对浸润性乳腺癌敏感性最高的一种影像学检查方法；②特异度高，MRI 在乳腺癌诊断的对特异度高于传统的 X 线摄影及彩超；③多平面成像及重建，乳腺 MRI 可进行多平面扫描或重建，可以更好地显示病灶的大小、形态、位置及浸润范围，为外科手术提供有价值的参考；④ MRI 的检查不需要压迫乳房，只需俯卧位，双侧乳房自然悬垂于乳腺线圈中央即可。

劣势：①高度敏感，但特异度较差，常常带来较高的假阳性率；②体内安装起搏器、外科金属夹子等铁磁性物质、患有幽闭恐惧症及造影剂过敏、不能俯卧位检查者都不适合做乳腺 MRI；③乳腺 MRI 检查耗时长、价格昂贵，不适合用于大范围的乳腺癌筛查。

综上所述，超声及数字乳腺 X 线摄影可作为乳腺病变筛查的首选组合；对于不均匀致密型及致密型腺体病人可选做 DBT 及 CESM；对于多灶性病变及乳腺癌新辅助化疗病人疗效评估首选 MRI 检查。

（彭卫军 汤 伟）

参 考 文 献

1. Nelson JS，Wells JR，Baker JA，et al. How does c-view image quality compare with conventional 2D FFDM? [J]. Med Phys，2016，43（5）：2538.

2. Mariscotti G，Durando M，Houssami N，et al. Comparison of synthetic mammography，reconstructed from digital breast tomosynthesis，and digital mammography：evaluation of lesion conspicuity and BI-RADS assessment categories. [J]. Breast Cancer Res Treat，2017，166（3）：765-773.

3. 李志，钱明理，汪登斌，等. 乳腺专用磁共振成像、乳腺 X 线摄影及超声检查对乳腺癌诊断价值的对照研究 [J]. 临床放射学杂志，2012，31（6）：794-799.

4. 赵永霞，秦维昌. 数字乳腺 X 线摄影的现状与进展 [J]. 中华放射学杂志，2007，41（12）：1421-1424.

5. 宁瑞平，王延林，陈巨坤. 1470 例乳腺 X 线摄影技术探讨 [J]. 中国医学影像学杂志，2003，11（4）：310-311.

6. 崔宝军，陈步东，胡志海，等. 全数字乳腺 X 线摄影规范化操作探讨 [J]. 临床和实验医学杂志，2011，10（9）：684-686.

7. Alakhras M，Bourne R，Rickard M，et al. Digital tomosynthesis：a new future for breast imaging[J]. Clin Radiol，2013，68（5）：e225-236.

8. Rose SL，Tidwell AL，Bujnoch LJ，et al. Implementation of breast tomosynthesis in a routine screening practice：an observational study[J]. AJR Am J Roentgenol，2013，200（6）：1401-1408.

9. Svahn TM，Houssami N，Sechopoulos I，et al. Review of radiation dose estimates in digital breast tomosynthesis relative to those in two-view full-field digital mammography[J]. Breast，2015，24（2）：93-99.

10. Thomassin-Naggara I，Perrot N，Dechoux S，et al. Added value of one-view breast tomosynthesis combined with digital mammography according to reader experience[J]. Eur J Radiol，2015，84（2）：235-241.

11. Elizalde A，Pina L，Etxano J，et al. Additional US or DBT after digital mammography：which one is the best combination[J]. Acta Radiol，2014，57（1）：13-18.

12. Bouwman RW，Diaz O，van Engen RE，et al. Phantoms for quality control procedures in digital breast tomosynthesis：dose assessment[J]. Phys Med Biol，2013，58（13）：4423-4438.

13. Mercado CL. BI-RADS update[J]. Radiol Clin North Am，2014，52（3）：481-487.

14. Leithner D，Wengert GJ，Helbich TH，et al. Clinical role of breast MRI now and going forward[J]. Clin Radiol，2018，73（8）：700-714.

15. Alakhras M，Bourne R，Rickard M，et al. Digital tomosynthesis：a new future for breast imaging[J]. Clin Radiol，2013，68（5）：225-236.

16. Mall S，Lewis S，Brennan P，et al. The role of digital breast tomosynthesis in the breast assessment clinic：a review[J]. J

Med Radiat Sci，2017，64（3）：203-211.

17. Hooley RJ，Durand MA，Philpotts LE. Advances in digital breast tomosynthesis[J]. AJR Am J Roentgenol，2017，208（2）：256-266.

18. Mercado CL. BI-RADS update[J]. Radiol Clin North Am，2014，52（3）：481-487.

19. Feng SS，Sechopoulos I. Clinical digital breast tomosynthesis system：dosimetric characterization[J]. Radiology，2012，263（1）：35-42.

20. Sechopoulos I. A review of breast tomosynthesis. Part I. The image acquisition process[J]. Med Phys，2013，40（1）：014301.

21. Cavagnetto F，Taccini G，Rosasco R，et al. 'In vivo' average glandular dose evaluation：one-to-one comparison between digital breast tomosynthesis and full-field digital mammography[J]. Radiat Prot Dosimetry，2013，157（1）：53-61.

22. Wallis MG，Moa E，Zanca F，et al. Two-view and single-view tomosynthesis versus full-field digital mammography：high-resolution X-ray imaging observer study[J]. Radiology，2012，262（3）：788-796.

23. Helvie MA. Digital mammography imaging：breast tomosynthesis and advanced applications[J]. Radiol Clin North Am，2010，48（5）：917-929.

24. Bernardi D，Ciatto S，Pellegrini M，et al. Application of breast tomosynthesis in screening：incremental effect on mammography acquisition and reading time[J]. Br J Radiol，2012，85（1020）：e1174-1178.

25. Gur D，Klym AH，King JL，et al. Impact of the New Density Reporting Laws：Radiologist Perceptions and Actual Behavior[J]. Acad Radiol，2015，22（6）：679-683.

26. Kul S，Oguz S，Eyuboglu I，et al. Can unenhanced breast MRI be used to decrease negative biopsy rates[J]. Diagn Interv Radiol，2015，21（4）：287-292.

27. Elverici E，Barca AN，Aktas H，et al. Nonpalpable BI-RADS 4 breast lesions：sonographic findings and pathology correlation[J]. Diagn Interv Radiol，2015，21（3）：189-194.

28. Kim MY，Choi N，Yang JH，et al. Background parenchymal enhancement on breast MRI and mammographic breast density：correlation with tumour characteristics[J]. Clin Radiol，2015，70（7）：706-710.

29. Raikhlin A，Curpen B，Warner E，et al. Breast MRI as an adjunct to mammography for breast cancer screening in high-risk patients：retrospective review[J]. AJR Am J Roentgenol，2015，204（4）：889-897.

30. Scoggins ME，Fox PS，Kuerer HM，et al. Correlation between sonographic findings and clinicopathologic and biologic features of pure ductal carcinoma in situ in 691 patients[J]. AJR Am J Roentgenol，2015，204（4）：878-888.

31. Kharuzhyk SA，Shimanets SV，Karman AV，et al. Use of BI-RADS to interpret magnetic resonance mammography for breast cancer[J]. Vestn Rentgenol Radiol，2014（4）：46-59.

32. Fallenberg EM，Dromain C，Diekmann F，et al. Contrast-enhanced spectral mammography versus MRI：Initial results in the detection of breast cancer and assessment of tumour size[J]. Eur Radiol，2014，24（1）：256-264.

33. Fallenberg EM，Dromain C，Diekmann F，et al. Contrast-enhanced spectral mammography：Does mammography provide additional clinical benefits or can some radiation exposure be avoided[J]. Breast Cancer Res Treat，2014，146（2）：371-381.

34. Lobbes MB，Lalji UC，Nelemans PJ，et al. The quality of tumor size assessment by contrast-enhanced spectral mammography and the benefit of additional breast MRI[J]. J Cancer，2015，6（2）：144-150.

35. Cheung YC，Lin YC，Wan YL，et al. Diagnostic performance of dual-energy contrast-enhanced subtracted mammography in dense breasts compared to mammography alone：interobserver blind-reading analysis[J]. Eur Radiol，2014，24（10）：2394-2403.

36. Luczynska E，Heinze-Paluchowska S，Dyczek S，et al. Contrast-enhanced spectral mammography：comparison with conventional mammography and histopathology in 152 women[J]. Korean J Radiol，2014，15（6）：689-696.

37. Jochelson MS，Dershaw DD，Sung JS，et al. Bilateral contrast-enhanced dual-energy digital mammography：feasibility and comparison with conventional digital mammography and MR imaging in women with known breast carcinoma[J]. Radiology，2013，266（3）：743-751.

38. Mohamed KR，Hussien HM，Wessam R，et al. Contrast-enhanced spectral mammography：Impact of the qualitative morphology descriptors on the diagnosis of breast lesions[J]. Eur J Radiol，2015，84（6）：1049-1055.

39. Daniaux M，De Zordo T，Santner W，et al. Dual-energy contrast-enhanced spectral mammography（CESM）[J]. Arch Gynecol Obstet，2015，292（4）：739-747.

40. Vachon CM，Pankratz VS，Scott CG，et al. The contributions of breast density and common genetic variation to breast cancer risk[J]. J Natl Cancer Inst，2015，107（5）：397.

41. 中国医师协会超声医师分会. 中国浅表器官超声检查指南 [M]. 北京：人民卫生出版社，2017：142-149.

42. 张建兴. 乳腺超声诊断学 [M]. 北京：人民卫生出版社，2012：9-13.

43. 姜玉新，王志刚. 医学超声影像学 [M]. 北京：人民卫生出版社，2013，396-397.

44. Balleyguier C，Ciolovan L，Ammari S，et al. Breast elastography：the technical process and its applications[J]. Diagn Interv Imaging，2013，94（5）：503-513.

45. Gkali CA，Chalazonitis AN，Feida E，et al. Breast Elastography：How We Do It[J]. Ultrasound Q，2015，31（4）：255-261.

46. 欧冰，吴嘉仪，周薪传，等. 多中心研究：弹性应变率比值对弹性评分法评估乳腺病灶良恶性的辅助价值探讨 [J]. 中华超声影像学杂志，2017，26（10）：867-871.

47. Li Q，Hu M，Chen Z，et al. Meta-Analysis：Contrast-Enhanced Ultrasound Versus Conventional Ultrasound for Differentiation of Benign and Malignant Breast Lesions[J]. Ultrasound Med Biol，2018，44（5）：919-929.

48. 朱庆莉，姜玉新. 超声造影在乳腺肿瘤诊断中的应用 [J]. 中国医学影像技术，2003，19（10）：1404-1406.

49. 中华医学会放射学分会乳腺专业委员会专家组. 乳腺磁共振检查及诊断规范专家共识 [J]. 肿瘤影像，2017，26（4）：241-249.

50. 中国抗癌协会乳腺癌专业委员会. 中国抗癌协会乳腺癌诊治指南与规范（2017 年版）[J]. 中国癌症杂志，2017，27（9）：695-760.

51. Miller BT，Abbott AM，Tuttle TM. The influence of preoperative MRI on breast cancer treatment[J]. Ann Surg Oncol，2012，19（2）：536-540.

52. Jochelson MS，Lebron L，Jacobs SS，et al. Detection of Internal Mammary Adenopathy in Patients with Breast Cancer by PET/CT and MRI[J]. AJR Am J Roentgenol，2015，205（4）：899-904.

53. Uematsu T，Kasami M，Watanabe J. Background enhancement of mammary glandular tissue on breast dynamic MRI：Imaging features and effect on assessment of breast cancer extent[J]. Breast cancer，2012，19（3）：259-265.

54. Kuhl C，Weigel S，Schrading S，et al. Prospective multicenter cohort study to refine management recommendations for women at elevated familial risk of breast cancer：the EVA trial[J]. J Clin Oncol，2010，28（9）：1450-1457.

55. Buck A，Wahl A，Eicher U，et al. Combined morphological and functional imaging with FDG PET/CT for restaging breast cancer：impact on patient management[J]. J Nucl Med，2003，44S：78-84.

56. Kalinyak JE，Berg WA，Schilling K，et al. Breast cancer detection using high-resolution breast PET compared to whole-body PET or PET/CT[J]. Eur J Nucl Med Mol Imaging，2014，41：260-275.

57. D'Souza MM1，Jaimini A，Tripathi M，et al. F-18 FDG and C-11 methionine PET/CT in intracranial dural metastases[J]. Clinical Nuclear Medicine，2012，37（2）：206-209.

58. Tamura K，Kurihara H，Yonemori K，et al. 64Cu-DOTA-Trastuzumab PET Imaging in Patients with HER2-Positive Breast Cancer[J]. J Nucl Med，2013；54：1869-1875.

59. Kurihara H，Hamada A，Yoshida M，et al. 64Cu-DOTA-trastuzumab PET imaging and HER2-specificity of brain metastases in HER2-positive breast cancer patients[J]. Ejnmmi Res，2015，5：8.

60. Quon A，Gambhir SS. FDG-PET and beyond：molecular breast cancer imaging[J]. J Clin Oncol，2005，23：1664-1673.

61. Pace L，Nicolai E，Luongo A，et al. Comparison of whole-body PET/CT and PET/MRI in breast cancer patients：lesion detection and quantitation of 18F-deoxyglucose uptake in lesions and in normal organ tissues[J]. Eur J Radiol，2014，83：289-296.

62. Buck A，Schirrmeister H，Kuhn T，et al. FDG uptake in breast cancer：correlation with biological and clinical prognostic parameters[J]. Eur J Nucl Med Mol Imaging，2002，29：1317-1323.

63. Salskov A，Tammisetti VS，Grierson J，et al. FLT：measuring tumor cell proliferation in vivo with positron emission tomography and 3-deoxy-3-[18F]fluorothymidine[J]. Semin Nucl Med，2007，37：429-439.

64. Gemignani ML，Patil S，Seshan VE，et al. Feasibility and predictability of perioperative PET and estrogen receptor ligand in patients with invasive breast cancer[J]. J Nucl Med，2013，54：1697-1702.

65. Mortimer JE，Bading JR，Colcher DM，et al. Functional imaging of human epidermal growth factor receptor 2-positive metastatic breast cancer using（64）CuDOTA-trastuzumab PET[J]. J Nucl Med，2014，55：23-29.

66. Gaykema SB，Brouwers AH，Lub-de Hooge MN，et al. 89Zr-bevacizumab PET imaging in primary breast cancer[J]. J Nucl Med，2013，54：1014-1018.

67. Chen X，Park R，Tohme M，et al. MicroPET and autoradiographic imaging of breast cancer av-Integrin Expression

Using 18F- and 64Cu-Labeled RGD Peptide[J]. Bioconjug Chem，2004，15：41-49.

68. 叶兆祥，伍尧泮，刘佩芳. 锥光束乳腺 CT 诊断图谱 [M]. 北京：人民卫生出版社，2017.

69. Michell MJ，Iqbal A，Wasan RK，et al. A comparison of the accuracy of film-screen mammography, full-field digital mammography, and digital breast tomosynthesis[J]. Clin Radiol，2012，67（10）：976-981.

70. Hooley RJ，Durand MA，Philpotts LE，et al. Advances in Digital Breast Tomosynthesis. [J]. AJR Am J Roentgenol，2017，208（2）：256-266.

71. Gilbert FJ，Tucker L，Young KC，et al. Digital breast tomosynthesis（DBT）: a review of the evidence for use as a screening tool[J]. Clin Radiol，2016，71（2）：141-150.

72. 王欣，杨剑敏. 乳腺癌的现代诊断方法及其评价 [J]. 中华肿瘤防治杂志，2006，13（3）：31-35.

73. Skaane P，Young K，Skjennald A，et al. Population-based mammography screening: comparison of screen-film and full-field digital mammography with soft-copy reading-OsloI study[J]. Radiology，2003，229：877-884.

74. Li L，Roth R，Germaine P，et al. Contrast-enhanced spectral mammography（CESM）versus breast magnetic resonance imaging（MRI）：A retrospective comparison in 66 breast lesions[J]. Diagn Interv Imaging，2017，98（2）：113-123.

75. Patel BK，Lobbes MBI，Lewin J. Contrast Enhanced Spectral Mammography：A Review[J]. Semin Ultrasound CT MR，2018，39（1）：70-79.

76. Fallenberg EM，Schmitzberger FF，Amer H，et al. Contrast-enhanced spectral mammography vs. mammography and MRI - clinical performance in a multi-reader evaluation[J]. Eur Radiol，2017，27（7）：2752-2764.

第三章　乳腺影像引导介入性诊断

第一节　乳腺导管造影

乳腺导管造影（galactography）是指将造影剂注入乳导管内再行 X 线拍片的检查方法，目的是用来评估乳头溢液的病因。1930 年 Ried 首次对单侧乳腺脓肿病人行碘油乳腺导管造影检查。1937 年，Hicken 对乳腺导管造影术进行了较为详细的研究，报道了正常、变异及病理所见。1964 年，Funderburk 改用水溶性碘作造影剂，获得良好效果，证实对乳头溢液病人为一安全、有效的诊断方法。1974 年，天津肿瘤医院报道乳腺导管造影的初步经验。1977 年内蒙古欧阳塘介绍了 70 例乳腺导管造影，详细介绍了操作体会及各类乳腺疾患的造影表现。

一、操作方法

先投照常规的 CC 及 MLO，如未发现可导致乳头异常溢液的明确原因，即可实施乳腺导管造影。造影时，病人可取仰卧位或坐位。仰卧位对病人比较舒适，并因重力作用，有利于乳腺后方导管的充盈。用 75% 乙醇拭净并常规消毒乳头区，轻挤患乳，使乳头有少量液体流出，辨认出溢液的导管口，然后轻轻捏起乳头，以轻柔的捻转动作将 27～30 号尖端已磨钝的颌下腺造影针，或腰麻用细塑料管，插入溢液的导管内，深约 1cm，外端连接双通或三通活塞，先用一端的空针作抽吸，若有液体抽出，证明插管正确位于溢液的导管，即可自三通另一端、含 2ml 或 3ml 造影剂的针管缓慢加压，将造影剂注入导管，至病人出现胀感时止。一般需注入 0.5～1ml，个别可达 2ml。注毕保留针头，或撤出针头后用 Plastubol 或其他胶膜将导管口封闭，以防止造影剂流出。迅速拍放大 CC 及 90°侧位（ML 或 LM）片，拍照时，只需对乳房轻度加压，避免过度压迫使造影剂溢出而影响造影效果。拍片满意后，去除封闭膜或撤除针头，令病人轻挤乳房，使造影剂尽量

排出。若用水溶性碘作造影剂，十余分钟后即可因乳腺组织内的吸收和自导管自然流出而使造影剂消失殆尽，不必挤捏患乳。造影完毕，敷上消毒纱布，并告知 1～2 天内溢液量可能会有所增加，不必惊慌，如出现乳腺炎症状，应立刻就诊。

导管造影应注意的其他事项：

1. 病变导管的选择必须正确。若误入正常导管，可造成假阴性的结果。若无把握，不妨多检查几支乳导管。回抽出液体，说明插管正确。

2. 随时注意勿将小气泡注入导管内，否则可造成假性充盈缺损，影响正确诊断。插管前应注意排出针头、塑料管及造影剂内混入的气泡。

3. 注射造影剂时最好先注射少量造影剂（0.2～0.4ml），确保针顶端位于乳导管内，再注入剩余造影剂，这是因为初始过多注入造影剂可能掩盖小病灶，特别是靠近乳头的病灶。

4. 若溢液较多，在注射造影剂前务必将溢液尽量抽尽，以免造影剂被溢液稀释而影响对比度。

5. 针头插入不宜过深，易刺破导管壁造成造影剂外溢而导致造影失败。若采用细塑料管插入，则较少发生此种情况。

6. 注射造影剂应缓慢，压力不宜过大，若注射时感到有阻力，且病人诉有痛感，或见造影剂反流溢出乳头，则表明造影剂已有外溢进入间质，应立即停止注射。

7. 如放射科医师插管失败，应请另一医师进行尝试。如 B 超下见到扩张的导管，不妨在 B 超引导下插管。如导管已被刺破，则应在 1～2 周后重新安排造影检查。

8. 对少数临床上无溢液而需作导管造影的病人，可根据病变的方位选择造影的导管口。例如病变位于外上方时，选择外上方的导管开口。为提高造影的阳性率，应多检查几支导管。

9. 造影剂可选择 40% 碘化油或 50% 水溶性碘

制剂。40% 碘化油具有良好对比，吸收、流出较慢，可比较从容地摄片，但亦有不少缺点。例如：它在腺泡内可长期潴留，个别甚至达 2 年之久，并可导致反应性肉芽肿；一旦因导管刺破而进入间质后很难排出；碘化油的黏稠度较高，注射时较费力，可导致针头移位，使造影失败；因黏稠度高，细小分支不易充盈；如溢液较多，由于水、油不融，碘油被分隔成小珠状，影响诊断等。故近年多采用水溶性碘作造影剂，它的黏稠度较低，较易注入，易与溢液融合不形成碘珠，细小的末梢分支导管亦能充分充盈，但对比度较碘化油略低。此外，亦有少数人使用阴性造影剂，如过滤后的空气、二氧化碳等，或先注入碘水，再注入空气，作双重对比造影。但由于乳导管比较细小，双重对比效果多不佳。

二、适应证

大多数妇女在乳腺或乳头用力挤压后，可能会出现少量溢液，通常并无临床意义，只有在体格检查时可重现乳头溢液且可对乳腺管进行插管时，才可进行乳腺导管造影。

三、禁忌证

1. 非血性或浆液血性的乳头溢液。
2. 双乳多支导管的任何性质的乳头溢液。
3. 妊娠的第 6 及第 9 个月期间可能出现良性的血性溢液，并可持续到绝经期，不必做乳腺导管造影。
4. 活动期乳腺炎，乳腺导管造影可导致炎症加重。
5. 对碘过敏病人。
6. 过度虚弱、焦虑、不能配合的病人。
7. 严重乳头内陷或乳头、乳晕区曾有手术史的病人，此时乳导管可能已被切断、变形。

四、并发症

乳腺导管造影是一简便、安全的方法，文献中尚无出现严重并发症的报道。它的潜在并发症可能有：

1. **操作过程中发生导管迷走神经反应**（vasovagal reactions） 虽罕见，但应注意在操作的全程中，医师勿离开病人，以便一旦发生即可及时处理。

2. **造影剂外渗**（extravasation） 多系导管被刺破后所致，造影剂多聚集在乳晕下区域，由于造影剂的量少，一般不会造成任何危害，0.5～1h 后即可完全被吸收。若使用碘化油作造影剂，则可能长期潴留并形成异物肉芽肿。

3. **炎症或乳腺炎** 如果注入过多的造影剂或注射时使用的压力过大，可引起乳腺炎，需进行抗生素治疗。

五、造影表现

从乳头开始为主导管、输乳窦，然后分支为 2 级导管，再逐步分支，由粗到细，直至腺泡。导管树形态自然柔软，一般主导管最粗管径平均 1.2～8mm，2 级导管平均管径约 0.93mm，3 级导管平均约 0.6mm。正常乳腺导管造影表现导管呈树枝状，各级导管分布自然，粗细均匀，无狭窄及充盈缺损，管壁光滑，呈根须样，分支逐渐变细。

乳头状瘤是造成乳头血性溢液的最常见的原因，它在 X 线摄影上可能阴性，但在乳腺导管造影上可表现为导管内一个或多个局限性圆、卵圆或分叶状充盈缺损，边缘光滑、锐利。由于它产生大量的分泌物，使乳头状瘤与乳头之间的导管有明显扩张，亦可造成导管扩张、扭曲及管壁不规则。偶尔，较大的肿瘤可完全堵塞导管，造成堵塞端杯口状充盈缺损及肿瘤与乳头之间导管扩张。其他良性病变，如肉芽肿、顶泌汗腺化生（apocrine metaplasia）等，亦可造成相似表现，难以鉴别。导管癌在乳腺导管造影片上表现为导管不规则充盈缺损、导管壁不规则、管腔不规狭窄、导管突然截断等。

六、造影技术的发展

对乳腺导管造影的临床价值仍存有争议。某些外科医师直接切除溢液的导管而不做术前乳腺导管造影，而另一些外科医师则愿做术前乳腺导管造影，将其作为"路标（road map）"，在术前明确病因及确定式式。必须指出，乳腺导管造影并非一完美的诊断手段，它的假阴性率及假阳性率约各占 20%。因此，导管造影中，如果未发现病灶，并不能排除癌症。然而，如果乳腺导管造影成功，则可能帮助确定病灶位置，有助于帮助外科医生更精确的定位恰当区域。

乳腺磁共振成像（MRI）没有电离辐射危害且具有良好的软组织分辨力，是一种乳腺癌检查最敏感的方法，其对乳头溢液评估中的作用正逐步发展。MRI 乳腺导管造影是一项不同于标准的乳腺 MRI 技术。在该技术中，使用了重 T_2WI 加权，增强含有液体结构的可视性。MRI 乳腺导管造影可提供一种三维影像，并可显示异常乳腺管和乳房内病变的精确形状和位置。MRI 乳腺导管造影分为间接造影及直接造影。间接造影是通过 3D 重 T_2 加权成像来显示病变导管及导管内的病变。然而，当导管内有出血或存在蛋白质性质的内容物时，扩张导管在 T_2WI 上显示为混杂低信号，不利于病灶显示。MRI 直接导管造影是通过向乳腺溢液导管内注入 0.1～1ml 磁共振造影剂（钆喷酸葡胺），然后进行 3D 重 T_2WI 加权成像、3D T_1WI 加权成像及 3D T_1 加权 FLASH 序列（fast low-angle shot，FLASH）。类似传统乳腺导管造影，MRI 乳腺导管造影亦可发现乳腺导管内的充盈缺损，堵塞及管壁不规则等病变。一项入组了 23 例病人（57 个病灶）的研究结果显示，MRI 间接造影对于病灶检出率为 42%，直接造影对病灶检出率为 100%。

无论是传统乳腺导管造影还是 MRI 乳腺导管造影，均只显示导管内及导管壁的病变，对于导管外的异常病灶及不伴随导管扩张的病灶无法显示。研究显示，结合 MRI 导管造影及动态增强检查有助于提高病灶检出率，两者融合图像能够很好地评估病灶的范围。

（王丽君　汪登斌）

第二节　X 线引导下术前定位

一、适应证

对于临床触诊阴性的可疑病灶（BI-RADS 分类为 4 类及以上，通常需要取得病理学诊断结果），当没有条件进行影像学引导下活检时，可选择影像学引导下钩丝定位、再行即刻手术切除活检；在乳腺 X 线摄影上显示最佳的可疑病灶，应当选择乳腺 X 线摄影引导下进行。

经皮穿刺活检（percutaneous needle biopsy），又称最小损伤乳腺活检（minimal invasive breast biopsy），对具有适应证的病人仍然是首先建议介入性诊断方法，无论从减少损伤，还是从卫生经济学角度都较手术切除活检具有优势，但在实践中由于活检设备、具有资质的医师短缺等客观限制，选择影像学引导下钩丝定位后再行即刻手术切除活检可视为一种折中的方法，尤其对于触诊阴性的病灶，经钩丝定位后手术切除活检、相较无定位的象限切除术，在减少创伤、保持乳腺外形方面依然对病人有利。

二、禁忌证

有出血倾向的病人；穿刺局部区域皮肤感染者等。

三、并发症

穿刺本身基本无并发症，部分病人可能伴少量出血；个别病人由于术前禁食、情绪紧张等因素可能在穿刺过程中出现低血糖反应，甚至昏厥。

四、器械

除了乳腺 X 线摄影机，尚需要以下器具和药品：

（1）一次性消毒用品一套。

（2）5ml 注射器一副。

（3）无菌手套一副。

（4）无菌纱布适量。

（5）5ml 利多卡因一支。

（6）定位钩丝一副。

五、操作过程

（1）进行患侧乳腺的头尾位、标准侧位摄片，根据图像初步判断病灶位置及进针线路（图 3-2-1）。

（2）将加压板置换为窗口式或镂孔式，并进行侧位或头尾位摄片，根据图像上病变的坐标位置，确定具体进针位置和线路。

（3）进行相关操作前，行局部皮肤消毒，注射利多卡因局部麻醉。

（4）一边操作一边与病人交谈以减少病人紧张和焦虑情绪，使其更好地配合完成定位。

（5）在加压的情况下按照病灶坐标将针刺入后，行 X 线摄影，以观察针与病灶的位置关系，一般应保证针尖刺入病灶区域，随后行另一垂直体位摄影，以观察针尖深度是否合适，稍调整针尖位置（退出或推进），使针尖位于病灶区域（图 3-2-1）。

注：以上步骤（1）～（5）如在带有三维立体定位系统的乳腺 X 线摄影机上进行，选定摄片体位并压迫后，系统对病灶行左右分别倾角 15° 的投照后自动计算进针深度，故只需在一个投照位置进针、并使穿刺针针尖到达预定坐标（通常为病灶中心），无需再行垂直位置重新压迫投照确定进针深度。

（6）定位针达到预定深度、定位准确后，退出套管、释放钩丝（即将套针与其内的钩丝做相向运动，钩丝向病灶内推进而套针向外缓慢拔出），最后再行摄影以确认钩丝位于病灶区，一般以钩丝与病灶中心距离≤1cm 认为定位成功（图 3-2-1）。

（7）消毒纱布覆盖在皮肤上的钩丝尾部并用胶布加压包扎固定后，送外科行即刻切除活检，外科医生可根据留在体内的导丝及阅读定位图像进行手

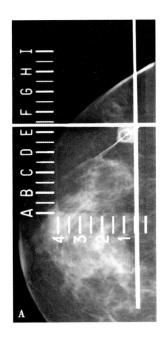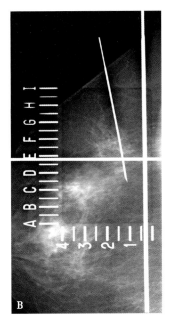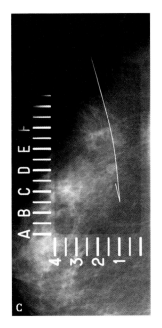

图 3-2-1 经皮穿刺活检

A. 头尾位确定病灶坐标、穿刺进针后摄片确认；B. 内外侧位摄片、调整进针深度、摄片确认针尖位于病灶区；C. 退出套管、释放钩丝并摄片确认

术、切除可疑病灶区域。

（8）外科切除带钩丝标本在送病理行快速切片组织学检查之前，常规行标本摄片（乳腺 X 线摄影），一方面观察可疑病灶是否完整切除、以杜绝手术失败（如发现标本中无拟切除的病灶、或病变边缘紧邻切缘，须及时向手术医师、病理科医师提出），另一方面可发现标本中最可疑区域的位置、提示病理科医师关注。

（罗 冉 汪登斌）

第三节 X 线立体定位穿刺活检

一、细针抽吸活检

1. 适应证 细针抽吸活检（fine needle aspiration biopsy，FNAB）操作简便、创伤较小、不易形成血肿，报告迅速，尤其适用于可疑囊性病灶的快速诊断，一般多在超声引导下进行操作，病灶较大、触诊明确者甚至可触诊下进行；同时，FNAB 取材少、对（细胞）病理学诊断水平要求较高，标本不足率、假阴性略较高，且无法区分原位癌与浸润性癌，FNAB 应用受限。条件允许时建议首选针穿活检；囊性病灶、腋下淋巴结可首选 FNAB，一般多在超声引导下进行，极少首选乳腺 X 线引导下 FNAB。

2. 禁忌证 有出血倾向的病人；穿刺局部区域皮肤感染。

3. 并发症 偶有局部血肿。

4. 操作过程

（1）对触诊阴性的病灶，乳腺 X 线摄影机二维定位方式与前述乳腺术前穿刺定位相同。

（2）针尖到达预定位置后，套上装有生理盐水的 50ml 针筒，深浅约 5mm 来回抽动穿刺针，并同时用力抽吸，反复十余次后，保持负压拔出穿刺针，局部皮肤用消毒纱棉覆盖。

（3）穿刺针针尖处吸出物涂玻片两张立即送病理科行细胞学检查。穿刺针反复用 10ml 生理盐水冲洗，冲洗液放入干净试管内送病理科离心后行细胞学检查。

（4）对触诊阳性的病灶，可在常规消毒后直接穿刺抽吸送检；注意可移动的肿块应适当固定后穿刺。

二、针穿活检

1. 适应证 触诊阴性，且在乳腺 X 线摄影显示最佳的可疑病灶（多为可疑微钙化、结构扭曲等），应选择乳腺 X 线引导下活检；针穿活检（core needle biopsy，CNB）可获得较充分的病灶组织、假阴性率低，且可以进行病理切片分级、判断是否浸润，条件允许时建议首选 CNB；但 CNB 损伤较大、活检切取的组织总量较多，应注意避免或减小局部血肿，同时 CNB 存在一定针道种植的风险，设计进针方案时宜考虑针道尽量短、且在手术可能切除的范围内。

CNB 可采用真空辅助抽吸（vaccum-assisted

biopsy)设备，有助于在活检中获取更多组织。

2. 禁忌证 有出血倾向的病人；穿刺局部区域皮肤感染。

3. 并发症 CNB在乳腺病变方面的并发症、后遗症均少见，少数可能发生的情况为：

（1）局部出血及血肿形成：只在使用较粗活检针或同一部位多次穿刺时出现，所以在不影响诊断的前提下，应尽量减少穿刺次数；

（2）感染：严格遵守无菌操作规范，感染应可完全避免；

（3）针道种植：理论上恶性肿瘤在CNB过程中存在针道种植的风险，因此设计活检进针策略时应尽量使得针道在手术切除范围内，如果活检病理结果为恶性，应在1周内手术或采取其他治疗手段、减少或避免发生转移的机会。

4. 设备与器械 数字化乳腺X线摄影检查设备，俯卧式数字化立体定位活检床系统或其他立体定位系统，活检针或真空辅助活检系统等。

5. 操作步骤（图3-3-1）

（1）复习病人以前的诊断性乳腺X线图像，并于活检当日首先分别拍摄患侧乳腺标准侧位和头尾位以确定病灶位置；

（2）使用活检定位系统前，当日需进行质量保证（quality assurance，QA）校准测试，以确定活检系统准备就绪，然后在主机上安装活检定位装置；可选择病人坐位或俯卧位进行活检。由于CNB创伤相对较大、操作时间相对长，考虑到病人易耐受等因素，推荐在活检床上采用俯卧位进行操作；患侧乳腺悬垂于活检床洞眼中，使用专用矩形加压框压迫乳腺，预估视野包括病变部位；

（3）随后摄片确认病灶位于视野内，称初步定位

像（scout），再分别行±15°投照，选取病灶中心处为目标点，系统自动计算出病灶坐标（x、y、z三轴）、进针深度；

（4）机架恢复至拟进针方位状态，对穿刺点皮肤消毒、局部麻醉，皮肤作1cm左右切口，将乳腺专用活检针安装到穿刺架上，经切开的皮肤切口穿刺至目标病灶；发射活检针实施病灶旋切取材，活检枪发射前、发射后均进行±15°摄影，以确保定位准确、取材位置正确；

（5）取材过程中可进行一圈12个位点的旋切、获得12条组织条；原则是获得满足诊断需求的足量组织，尽量减少创伤；

（6）在标本送病理科检查前，对取得的标本进行摄影、观察是否将可疑病灶切下，并确认病灶位于标本内；完成活检术前，对病人病灶区摄影，以确定可疑病灶已切除或部分切除；

（7）活检手术结束后，穿刺点压迫防止出血，加压包扎、必要时使用胸带。

注意事项：

（1）谨慎选择病人，除影像表现外，病灶位置、乳腺大小可能影响定位活检效果：乳房过小、使活检针发射后有击穿乳房的危险；病灶过于贴近胸壁使得乳腺病灶不易准确压迫定位，有时也不易固定乳腺位置、影响定位；有时病灶过浅、紧邻皮下，而活检针刀槽有一定长度，当活检针抵达病灶中心时可能活检针切口仍露在乳房之外，无法形成负压、活检将失败；

（2）一般1cm左右的病灶能全部切除，但影像学显示的病灶完全切除不能代表病理病灶的完全切除、也无法保证组织切缘阴性，因此CNB适合作为诊断手段，而不适用于恶性肿块的切除。

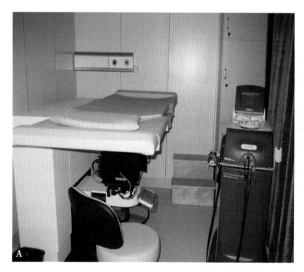
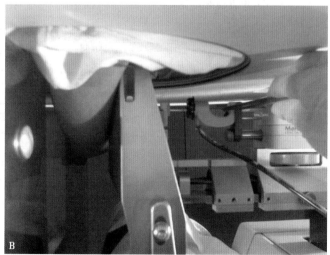

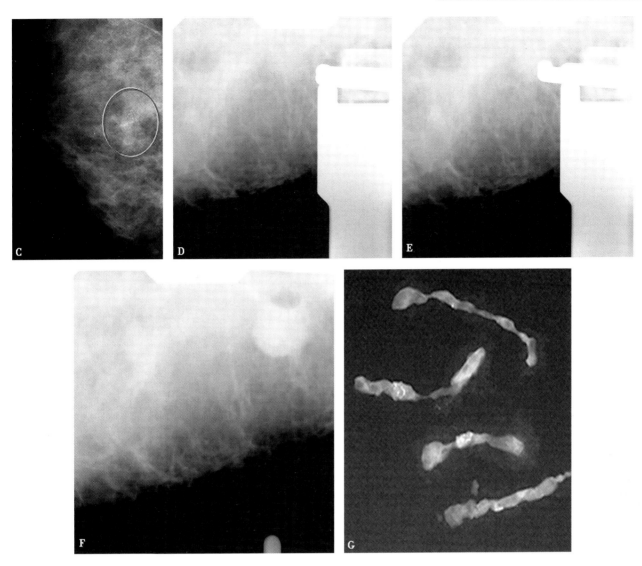

图 3-3-1 乳腺针穿活检操作步骤

A. 俯卧式乳腺 X 线三维立体定位活检床；B. 俯卧位、患侧乳房加压固定；C. 乳腺可疑病灶，成簇无定形钙化；D. 摄片确认活检针针尖达到病灶区域；E. 行粗针活检中、摄片示局部小血肿形成；F. 活检完成，摄片确认钙化灶基本切除、局部血肿形成；G. 标本摄片示标本内含钙化灶

（罗　冉　汪登斌）

第四节　超声引导介入性诊断

一、超声引导下穿刺活检

超声引导下穿刺活检的主要取材方法有细针抽吸活检（fine needle aspiration biopsy，FNAB）和针穿活检（core needle biopsy，CNB），后者能更好地区分乳腺病变的良恶性，使用广泛。超声引导乳腺经皮穿刺活检创伤小、操作迅速、并发症少，尤其可实时观察穿刺针的位置、多方位准确取材，因此对各种部位的乳腺病变、腋窝区病变均可进行安全的操作及精确的取材。

（一）适应证

1. 超声发现不可触及的可疑乳腺占位性病变。

2. 可触及的较大实质性肿块，临床怀疑恶性需明确诊断者。

3. 对成分混杂的病变（可能含有坏死组织）或含钙化等质地硬韧的病变。

4. 超声提示乳腺 BI-RADS 4 类及以上，需要明确诊断者。

5. 乳腺 X 线摄影或乳腺 MRI 提示可疑乳腺恶性病变者。

6. 超声提示乳腺良性肿瘤，旋切或消融治疗前需明确诊断者。

7. 不适宜接触 X 线的病人。

（二）禁忌证

1. 绝对禁忌证

（1）有明显的出血倾向及凝血功能障碍的病人。

（2）严重心肺疾患、严重恶病质不能耐受穿刺者。

（3）意识障碍不能配合诊疗的病人。

（4）疑为乳腺血管瘤的病人。

2. 相对禁忌证

（1）乳腺内置有假体。

（2）女性月经期间。

（3）女性妊娠期间。

（4）局部皮肤感染。

（三）术前准备

1. 术前查血常规、凝血功能、传染病指标（至少包括乙型肝炎、丙型肝炎、梅毒、艾滋病等）。

2. 停用抗凝药 5～10 天；术前 1 天清洁身体。

3. 术前向病人及家属交代病情，详细报告术中、术后可能出现的并发症及处理方法，令其签署"超声引导下穿刺活检知情同意书"。

4. 备齐急救药品及物品。

5. 穿刺物品包括无菌穿刺包、无菌手套、2% 利多卡因、标本固定液、穿刺针（如：14G、16G、18G、22G 或真空辅助旋切针）等。

（四）操作方法

1. 超声引导下细针抽吸活检（图 3-4-1、图 3-4-2）

（1）根据乳腺肿块显示的最佳切面，调整病人体位，充分暴露患侧乳腺，以肿块位置相对较为固定为宜。

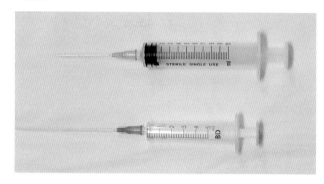

图 3-4-1 超声引导下细针抽吸活检针

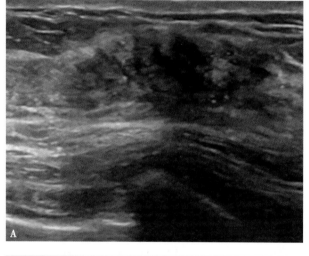
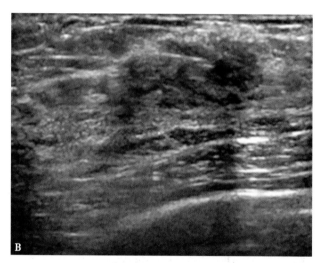
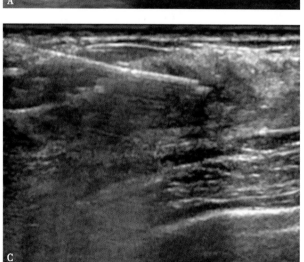
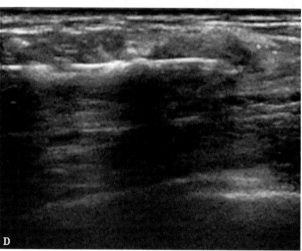

图 3-4-2 超声引导下细针抽吸活检操作
A. 穿刺前乳腺病灶声像图；B. 穿刺针进至肿块旁；C. 穿刺针进入肿块内；D. 变换方向后穿刺抽吸

（2）明确针吸肿块的部位、大小、硬度、深度等。

（3）常规消毒、铺巾，无菌隔离套包裹探头后扫查病灶并确定穿刺入路。

（4）用2%利多卡因行局部麻醉。

（5）取材工具为10ml或5ml一次性注射器配7号针头。病人取坐位或仰卧位，消毒皮肤后，操作者用左手固定肿块，以便引导针头刺入皮肤。在确定针头抵达肿块后，拔出针芯在结节内沿不同针道来回提插10余次。如果细胞量不够，可以适当负压抽吸，在确定针头抵达肿块后向后拉针芯1～2ml造成负压，在保持负压下进行针吸取样，变换方向以尽可能地吸取不同部位的细胞，取出穿刺针前应松开针芯去除负压，然后取出穿刺针。

（6）将吸出物涂于载玻片上或离心液体取沉渣，然后送细胞学检查。

（7）穿刺结束后，按压穿刺部位15～20min止血，观察病人有无不适。

2. 超声引导下针穿活检（图3-4-3、图3-4-4）

（1）根据乳腺肿块显示的最佳切面，调整病人体位，充分暴露患侧乳腺，以肿块位置相对较为固定为宜。

（2）仔细扫查肿块及周围组织，测量病灶大小，明确距皮肤及胸腔距离，检查病灶及周围组织血管分布情况及血流信号丰富程度，选择穿刺入路并确定穿刺角度及射程。

（3）常规消毒、铺巾，无菌隔离套包裹探头后再次扫查病灶并确定穿刺入路。

（4）用2%利多卡因行局部麻醉。

（5）根据病灶大小及进针路径调整针槽长度备用；操作者清楚显示目标后固定探头，穿刺针沿声束平面进针至病灶前缘，确定避开血管及重要组织结构后，激发穿刺枪、迅速退针，用纱布按压止血，此过程应实时超声观察并记录。

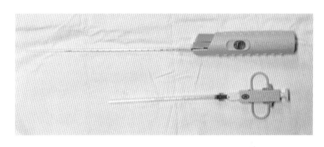

图3-4-3　超声引导下针穿活检针

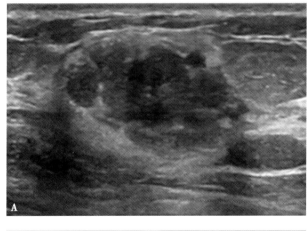

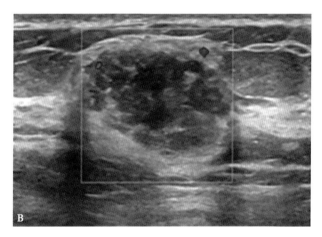

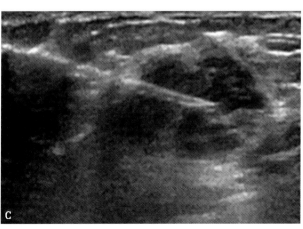

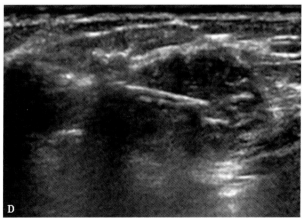

图3-4-4　超声引导下针穿活检操作
A. 乳腺肿物二维声像图；B. 彩色多普勒超声显示肿物边缘少许血流信号；C. 穿刺针进入肿块内；D. 变换方向后再次活检

（6）推出针槽内组织，放置到滤纸条，并浸入标本固定液中，视组织完整情况取材1～3条，送病理检查。

（7）穿刺结束后，按压穿刺部位15～20min止血，观察病人有无不适；如为真空辅助旋切术后，须将旋切区内积血挤出，然后加压包扎。

（五）并发症

1. 早期并发症

（1）疼痛、感染、发热、出血等，尤以出血最常见。

（2）气胸、胸膜反应、呼吸急促、呼吸困难、迷走反射、休克等麻醉意外。

（3）血压波动明显、心率变化、心律失常、心脏骤停。

（4）血管、神经及邻近组织器官损伤。

2. 晚期并发症

（1）伤口愈合延迟或不愈合。

（2）肿瘤针道转移。

（3）肿瘤破裂、出血等须转外科急诊手术。

（4）乳腺导管损伤，引起乳汁分泌不畅。

二、超声引导下导丝定位

超声引导下导丝定位操作简单、耗时短、无放射

损伤、病人耐受性好、成功率高，使用广泛（图3-4-5、图3-4-6）。

（一）适应证

适用于所有超声所能显示的病灶。

（二）禁忌证

1. 女性月经期间。

2. 女性妊娠期间。

3. 局部皮肤感染。

（三）术前准备

1. 术前查血常规、凝血功能、传染病指标（至少包括乙型肝炎、丙型肝炎、梅毒、艾滋病等）。

2. 停用抗凝药5～10天；术前1天清洁身体。

3. 术前向病人及家属交代病情，详细报告术中、术后可能出现的并发症及处理方法，令其签署"超声引导下定位知情同意书"。

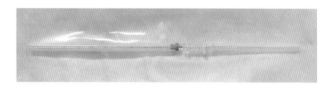

图3-4-5 超声引导下穿刺定位针

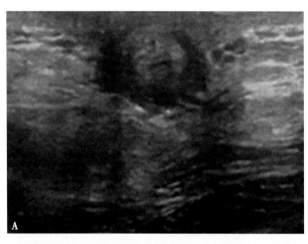

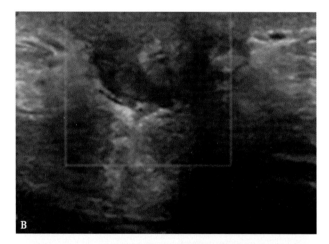

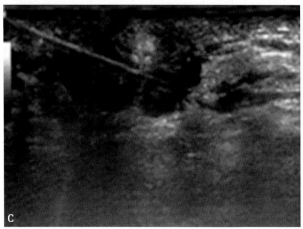

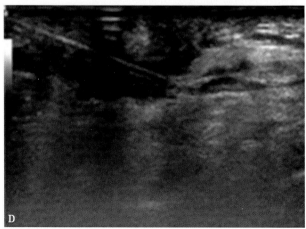

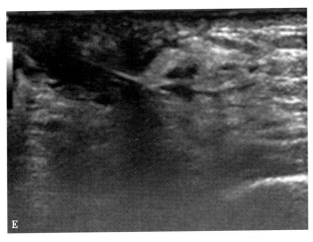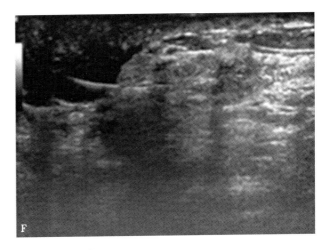

图 3-4-6　超声引导下穿刺定位操作

A. 乳腺肿物二维声像图；B. 彩色多普勒超声显示肿物边缘少许血流信号；C～F. 定位针进入乳腺肿块定位过程

4. 备齐急救药品及物品。

5. 定位物品包括无菌穿刺包、无菌手套、2% 利多卡因、定位针等。

（四）操作方法

1. 根据乳腺肿块显示的最佳切面，调整病人体位，充分暴露患侧乳腺，以肿块位置相对较为固定为宜。

2. 仔细扫查肿块及周围组织，测量病灶大小，明确距皮肤及胸腔距离，检查病灶及周围组织血管分布情况及血流信号丰富程度，选择穿刺入路。

3. 常规消毒、铺巾，无菌隔离套包裹探头后再次扫查病灶并确定穿刺入路。

4. 用 2% 利多卡因行局部麻醉。

5. 在超声引导下将定位针缓慢推进，当针尖处于理想位置后向前推出定位导丝，通过提拉评价导丝位置，确保定位准确，同时轻柔、缓慢退出定位针鞘，将导丝在体表反折并用纱布覆盖，胶布固定，以免因乳房移动、皮肤收缩致导丝脱落。

6. 导丝放置之后应快速进行手术，两者间隔时间不宜太长，以免导丝移位造成定位不准确。

（五）并发症

1. 疼痛、出血等，尤以出血最常见。

2. 气胸、胸膜反应、呼吸急促、呼吸困难、迷走反射、休克等麻醉意外。

3. 血压波动明显、心率变化、心律失常、心脏骤停。

4. 血管、神经及邻近组织器官损伤。

（牛丽娟　王　勇　郭倩倩）

第五节　MRI 引导下穿刺定位及活检

一、适应证

适用于触诊阴性、只于 MRI 上显示的可疑病灶（BI-RADS 分类为 4 类及以上）；根据操作简便、经济的原则，对于超声（包括第二眼超声）、乳腺 X 线摄影可见的病灶，一般优先选择于超声或乳腺 X 线引导下进行。

二、禁忌证

重度全身性疾病不能耐受介入操作者、严重出血性疾病者；其他乳腺 MRI 检查禁忌证（体内有起搏器、外科金属夹子等铁磁性物质及其他不得接近强磁场者；幽闭恐惧症者；具有对任何钆螯合物过敏史者；严重肝肾功能不全、危重、昏迷及其他不适宜较长时间检查的病人；妊娠期妇女慎用）。

三、操作过程

见图 3-5-1、图 3-5-2。

（1）与诊断性乳腺 MRI 检查相同，嘱病人取俯卧位，将乳腺置于专用乳腺线圈内，根据术前乳腺 MRI 所示病灶位置将患侧乳房置于固定装置内合适的位置。

（2）利用挡板及格栅压迫乳房至适宜，且病人可耐受的程度，仅允许对乳腺进行适度挤压，压迫不足会造成穿刺过程中组织移位，过强的挤压会影响病变的强化，并改变乳腺的正常解剖结构。

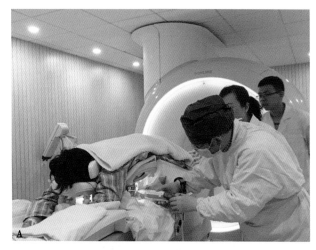
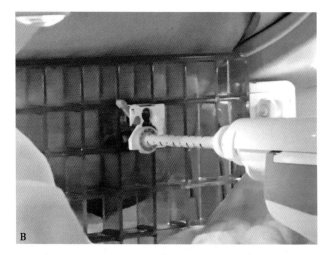
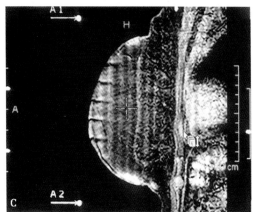
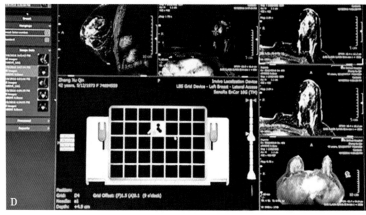
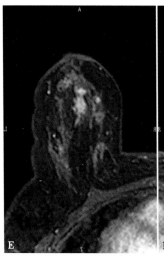
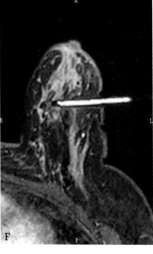
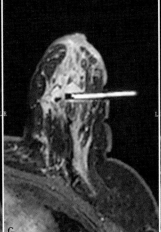
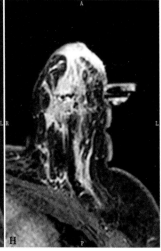

图 3-5-1　乳腺 MRI 引导下穿刺活检操作过程

A. 病人取俯卧位，左乳夹板固定后拟外侧进针；B. 左乳固定中，定位块置于格栅上拟进针点；C. 穿刺活检辅助软件帮助确认格栅位置；D. 采集增强图像后在穿刺活检辅助软件上确认病灶位置（十字星处），软件计算出进针点、进针深度等参数；E～H. 示进针及活检过程，E. 压迫后确认病灶，为乳头水平不规则强化肿块、边缘不规则；F. 进针并活检、病灶部分切除，退针、置入荧光棒扫描确认；G. 继续活检后，退针、置入荧光棒再次扫描确认，病灶基本切除，局部血肿形成；H. 退出套管针及荧光棒，再次扫描确认

（3）采集图像以确认压迫格栅上的方格及定位标志均在成像范围内，确保乳房的位置合适。

（4）注射造影剂后再次扫描，获得乳腺增强图像，在增强图像上确定病灶位置。

（5）建议配备穿刺活检辅助软件，在软件上确认病灶后，可直接获得进针点位置、进针深度等参数；如无软件，可将 1 颗维生素 E 胶囊固定于体表垂直对应病变处，然后行增强扫描，依靠病变与维生素 E 胶囊的关系可以确定进针点，或以乳头中心层面为参考点，依靠病灶与乳头的位置关系确定进针点；

测量病灶到皮肤的垂直距离为进针深度。

（6）确认进针点位置后，对局部皮肤进行消毒，并进行皮下浸润麻醉，若为病灶活检则通常须先用手术刀在皮肤表面做 0.5～1.0cm 左右切口、便于套管针刺入。

（7）穿刺进针，在未达到目标进针深度前可再进行扫描，观察是否需要调整进针方向或深度。

（8）扫描确认穿刺准确到达病灶位置后，拔出套管、释放定位钩丝；若为活检，即可行发射活检枪

（针），进行病灶旋切活检，取材及放置定位标记后，再次行 MRI 检查，以确认活检取得病变组织、定位标记位于活检区内；活检标本常规固定，并送病理科进行检查。

（9）释放压迫板，嘱病人下 MRI 检查床后用消毒纱布对患侧乳房进行加压包扎；若为钩丝定位、纱布须妥善覆盖钩针尾部，并嘱病人避免大幅动作以免意外牵拉钩丝造成移位。

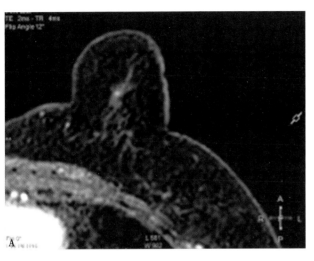
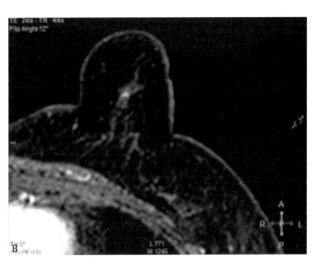
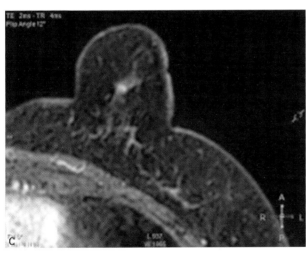
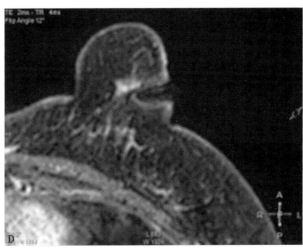
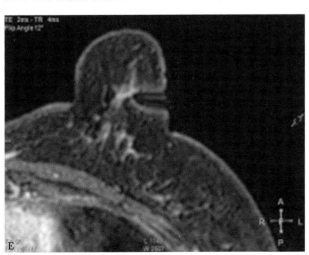
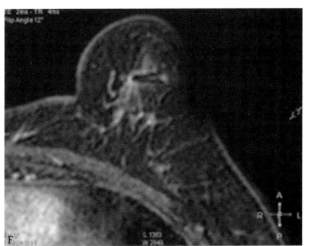

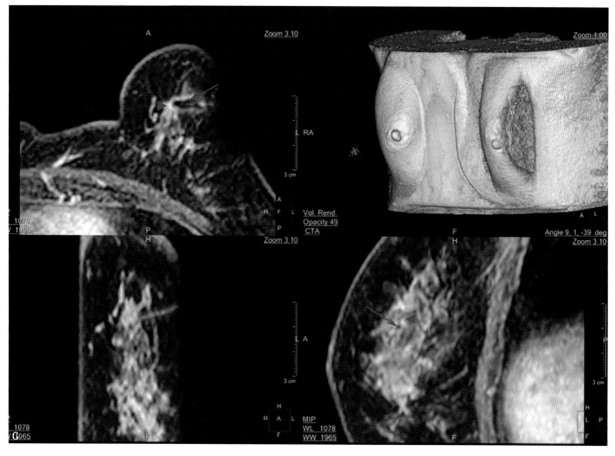

图 3-5-2　乳腺 MRI 引导下穿刺活检操作过程

A～C. 增强后病灶显示、强化程度逐渐增强。A. 病灶显示欠清；B. 病灶增强逐渐明显；C. 病灶显示较清晰；D. 穿刺进针，扫描确认后发现进针角度相对病灶略有偏移；E. 微调进针角度后再次扫描确认，进针角度准确、针尖接近病灶；F. 继续进针到达预定深度，退出套管针、解除压迫后再次确认扫描，针尖位于病灶位置、定位准确；G. 三维重建，显示病灶与定位钩丝三维关系（箭头：病灶，箭：定位钩丝）

四、注意事项

（1）严格掌握适应证，只有在乳腺 X 线摄影和超声（包括第二眼超声）下不能发现的可疑恶性病变，才建议行 MRI 引导下乳腺病灶穿刺定位及活检；MRI 引导下活检对病灶固定要求较高、活检刀槽有一定长度，因此不是所有病灶都适用，乳晕后区及靠近胸壁或皮肤的病灶可能不适合进行 MRI 引导下活检，只能进行钩丝定位，需要对术前 MRI 图像进行预判、通过压迫固定后图像最终确定方案。

（2）MRI 定位下活检推荐在 1.5T 及以上的 MRI 设备引导下进行，采样设备的安置和样本的回收都必须位于 MRI 机房外；MRI 定位下活检采用的穿刺针均需采用可以在磁场中使用的非磁性材料。

（3）采用由网格压迫器械、成像线圈和导向设备组成立体定位导向系统，将乳腺固定在合适的位置；通常是采用外侧位穿刺进针的方式，也可通过内侧穿刺进针，以方便操作、进针距离短者为宜。

（4）建议使用增强横断位薄层（1mm 层厚左右）扫描，方便在操作过程中进行矢状位、冠状位重建帮助确认病灶位置；由于乳房压迫后病灶位置、形态均可能较术前诊断性 MRI 有改变，必须由有经验的医师仔细对比确认拟处理的病灶。

（5）由于患侧乳房受压迫、造影剂流入可能减慢，如果增强早期病灶显示不清，可重复扫描，直至确认病灶；确认后抓紧时间操作，增强晚期由于乳腺背景强化逐渐增强、可能掩盖病灶；在造影剂流出之前，必须抓紧时间完成操作。

（6）如放置定位钩丝，建议释放钩丝后进行三维重建，向外科手术医师提示钩丝与病灶的关系，通常在放置钩丝后立即进行手术。

（7）活检须取材足量、保证病理诊断；操作者应判断病理结果与影像表现是否一致，对不一致的病灶有必要进行再次活检或切除，病理诊断良性者应短期（6 个月后）随访 MRI 确保排除假阴性。

（罗　冉　汪登斌　张玉珍）

参 考 文 献

1. Kuehn T，Bauerfeind I，Fehm T，et al. Sentinel-lymph-node biopsy in patients with breast cancer before and after neoadjuvant chemotherapy（SENTINA）：a prospective，multicentre cohort study[J]. Lancet Oncol，2013，14（7）：609-618.

2. Zhou JY，Tang J，Wang ZL，et al. Accuracy of 16/18G core needle biopsy for ultrasound-visible breast lesions[J]. World J Surg Oncol，2014，12：7.

3. Bianchi S，Bendinelli B，Saladino V，et al. Non-malignant breast papillary lesions - b3 diagnosed on ultrasound-guided 14-gauge needle core biopsy：analysis of 114 cases from a single institution and review of the literature[J]. Pathol Oncol Res，2015，21（3）：535-546.

4. Rakha EA，Shaaban AM，Haider SA，et al. Outcome of pure mucocele-like lesions diagnosed on breast core biopsy[J]. Histopathology，2013，62（6）：894-898.

5. Suh Y J，Kim MJ，Kim EK，et al. Comparison of the underestimation rate in cases with ductal carcinoma in situ at ultrasound-guided core biopsy：14-gauge automated coreneedle biopsy vs 8-or 11-gauge vacuum-assisted biopsy[J]. Br J Radiol，2012，85（1016）：e349-e356.

6. 中国医师协会超声医师分会. 中国介入超声临床应用指南 [M]. 北京：人民卫生出版社，2017：35-40.

7. 中国抗癌协会乳腺癌专业委员会. 中国抗癌协会乳腺癌诊治指南与规范（2017 年版）[J]. 中国癌症杂志，2017，27（9）：695-759.

8. 周纯武. 中华临床医学影像学·乳腺分册 [M]. 北京：北京大学医学出版社，2016.

9. Hirose M，Nobusawa H，Gokan T. MR ductography：comparison with conventional ductography as a diagnostic method in patients with nipple discharge[J]. Radiographics，2007，27 supp1：S183-S196.

10. Schwab SA，Uder M，Schulz-Wendtland R，et al. Direct MR Galactography：Feasibility Study[J]. Radiology，2008；249（1）：54-61.

11. Mahoney M C，Newell M S. Breast intervention：how I do it[J]. Radiology，2013，268（1）：12-24.

12. Gombos E C，Jagadeesan J，Richman D M，et al. Magnetic Resonance Imaging-Guided Breast Interventions：Role in Biopsy Targeting and Lumpectomies[J]. Magnetic Resonance Imaging Clinics of North America，2015，23（4）：547-561.

第四章　正常乳腺的解剖和组织学表现

第一节　乳腺胚胎发育

一、乳腺的正常胚胎发育过程

乳腺的胚胎发育开始于妊娠第4周末,但自第6周起胚胎发育才比较显著。其正常发育过程主要包括四个阶段。

(一)第一阶段

在胚胎第6周(长约11.5mm)时,在胚胎身体腋部前面到下面腹股沟前面出现两条原始表皮增厚,形成长嵴,称为乳线(milk line)。此线上端起自上肢芽的根部,下端止于下肢芽的根部。在乳线上会有6～8对的组织突起,成为乳腺的始基,具体来讲,在乳线上1/3处的外胚叶细胞呈局部增殖,形成四五层移行上皮细胞(transitional cell)的乳腺始基,此种发育直到胚胎长到21mm时为止。

(二)第二阶段

在胚胎第9周时(长约26mm)时,除胸前区第5肋间一对乳腺始基继续发育外,其余的乳线嵴渐行萎缩消退。胸前区乳腺始基的外胚叶细胞呈基底细胞状,并增殖成团块状,形成乳头芽(nipple bud),与下方的细胞性及血管性间胚细胞(mesenchyme)有一膜分隔。当胚胎长成32～36mm时,乳头芽表面的上皮细胞逐渐分化,数目增加。一些最表面的细胞开始剥落,其他一些细胞则接近成鳞状细胞样。其周围的间胚细胞则继续增殖,将乳腺始基周围的上皮外推、抬起,形成乳头凹(nipple pouch),其附近间质逐步分化为脂肪和纤维结缔组织。

(三)第三阶段

当胚胎发育到第3个月末(长约54～78mm)时,乳头芽继续发育增大,表面的鳞状细胞伸入到乳头芽,形成一个较大的核心。随后,当胚胎长到78～98mm时,核心周围的基底细胞向下生长,形成乳腺芽(mammary buds),它进一步延伸形成索状物,即输乳管原基,日后即演变成永久性的乳腺管(mammary ducts)。此种变化一直延续到胚胎长270mm时,此时,乳头凹的鳞状上皮逐渐角化、脱落,而形成一空洞,乳腺管即开口于此。乳腺管芽(the buds of mammary ducts)则继续向下生长,侵入到下方的结缔组织中,并成管腔化(canalized),逐渐成为输乳管(milk channels),并开口于乳头凹的孔洞处。

(四)第四阶段

在胚胎发育到第6个月(长约335mm)时,输乳管原基进一步增殖及分支,形成15～20个实性上皮索,伸入表皮内。到胎儿9个月时,实性上皮索有管腔形成,即为初期乳腺导管。导管末端出现原始小叶,初始为几个细胞团,无腺状排列。同时,乳腺下结缔组织不断增殖,使乳头逐渐外突,乳头周围皮肤色素沉着加深扩大,渐渐形成乳晕。至此,胎儿期乳腺基本发育,而原始乳腺小叶继续维持,直到出生后青春期才形成末端乳管和腺泡。在此期间男女性并无差别。男性乳腺虽也随年龄增加而胀大,但终身保持在始基状态。女性则随着以后内分泌的变化而进一步发育和成熟,一般在月经前3～5年,乳腺开始进一步发育,表现为乳晕颜色变深、乳头变大、乳腺组织增厚及外凸等,至13岁时已基本全部发育。

二、乳腺的胚胎发育异常

(一)副乳(多乳房症)

在乳腺胚胎发育到第9周时,除胸前区第5肋间一对乳腺始基继续发育外,其余的乳线嵴渐行萎缩消退,如果这些始基没有退化或者没有完全退化,出生后沿乳线则可以出现额外的乳头或乳房面,称为副乳(accessory breast),这是胚胎发育过程中的一种异常表现(图4-1-1、图4-1-2)。

副乳的发生率为1%～5%,最常见的发生部位位于腋窝前缘,即乳腺尾叶上外侧。根据副乳的形

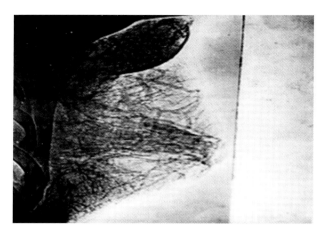

图 4-1-1　正常副乳腺

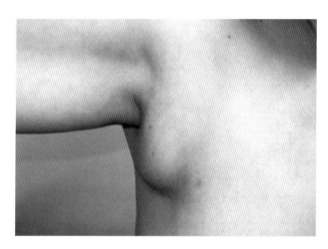

图 4-1-2　正常副乳腺

态和结构分为两种类型：①完全型，副乳与正常乳腺一样，具有完整的腺体、乳腺和乳头，但是，体积较正常乳腺小。②不完全型，只有腺体存在，不具有完整的乳晕和乳头。

（二）先天性乳头凹陷

在胚胎第 2 周时，在正常发育情况下，乳头周围组织增殖，将乳芽周围的上皮向外推移，形成乳头凹陷。此后，乳头下结缔组织增殖，乳头逐渐外突形成正常乳头。先天性乳头凹陷（congenital crater nipple）是由于乳头凹陷没有完全消失的痕迹，乳腺导管短而发育不全，是乳头凹陷的一个重要因素。可以是单侧，也可以为双侧。

（三）迷离乳腺

迷离乳腺（aberrant breast）是指乳腺位于胚胎期乳线之外的部位，为胚胎细胞异位所致，是一种少见的胚胎发育异常疾病，可以位于肩胛区、胸部、腹部中线或颈部等处。

（四）无乳头症

在胚胎期，乳头芽没有形成，出生后乳头没有发育，即形成无乳头症（athelia）。对无乳头症病人，可以有乳房而无乳头，有时也可以无乳晕。

第二节　正常乳腺解剖和组织学表现

一、乳腺外部形态

乳腺（breast）是人类最大的皮肤腺体，位于胸骨两侧的胸大肌表面、胸前壁浅筋膜内、前锯肌、腹外斜肌筋膜及腹直肌前鞘上端的浅层。

（一）具体位置

对不同年龄的妇女，乳腺位置存在一定差异。

1. **成人乳腺**　上界在 2～3 前肋，下达 6～7 前肋，内侧缘在胸骨旁，外侧缘直至腋窝前线，并可向上突入到腋窝内，称之为乳腺的腋尾部（Spence 腋尾）。

2. **青年女性乳腺**　乳头位于第 4 或第 5 肋间水平，锁骨中线外 1～2cm 处。

3. **中年女性乳腺**　乳头位于第 6 肋间水平，锁骨中线外 1～2cm 处。

（二）乳腺形态

成年未孕女性的乳腺多呈圆锥形或半球形；已生育及哺乳后妇女的乳腺多趋于下垂而稍见扁平；绝经期后的老年妇女乳腺趋向萎缩，体积缩小，且松软。妊娠和哺乳期乳腺增生，乳房明显增大，停止哺乳以后，乳腺萎缩，乳房变小。乳腺是好存积脂肪的器官，因此，妇女的胖瘦对乳腺体积影响颇大。

（三）乳腺分区

临床上，以乳头为中心人为地勾画垂直线和水平线，再绕乳晕外作环形线，将乳腺分为 5 个区，即：外上象限、内上象限、外下象限、内下象限和乳晕中央区（图 4-2-1）。乳腺的外上象限组织往往较其他区域丰厚，因此，此区域的乳腺癌发生率较其他区域要高。

（四）乳头

乳头（nipple）位于乳晕的中央，一般呈筒状或圆锥状。年轻未生育的妇女，乳头大致位于第 4～5 前肋间处，表面颜色一般呈粉红色或棕色。乳头顶端有 15～25 个小孔，为输乳孔，下与输乳管相连。乳头由致密结缔组织和平滑肌构成，平滑肌呈环形或放射状排列，起括约肌作用，当机械刺激或神经信号来临时，平滑肌挤压输乳管，可以使乳汁从乳头流出。

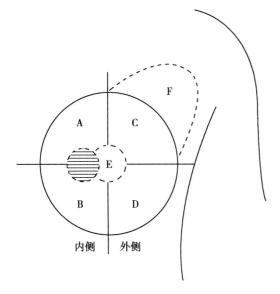

图 4-2-1　乳腺分区示意图
A. 内上象限；B. 内下象限；C. 外上象限；D. 外下象限；
E. 乳腺中央区；F. 乳腺尾叶

（五）乳晕

乳晕（areola of breast）为乳头周围皮肤色素沉着较深的环形区，其直径为 3～6cm，乳晕的颜色随着年龄增长有变化，青春期呈玫瑰红色，妊娠期、哺乳期颜色加深，呈深褐色。一般乳晕较小而乳头较大者，多见于乳腺发育较差的妇女；反之，乳晕较大而乳头较小者，乳腺发育多较良好。乳晕处有散在针尖大小的小丘（5～12 个），称为乳晕腺或 Morgagni 小结，属于皮脂腺。妊娠及哺乳期女性的乳晕腺特别发达，它们可分泌脂性物质润滑、保护乳头。

（六）皮肤和皮下脂肪

乳腺皮肤（skin）的厚度一般为 0.5～2mm，有时透过皮肤可以见到皮下浅静脉。皮下脂肪（subcutaneous fat）厚度随着年龄及胖瘦不同而各异，年轻致密型乳腺皮下脂肪层较薄，肥胖女性的乳腺则皮下脂肪层较厚。

二、乳腺的内部结构

在内部组织结构上，乳腺主要由输乳管、乳叶、乳小叶、腺泡以及位于它们之间的间质（脂肪组织、纤维组织、血管及淋巴管等）几部分所构成（图 4-2-2）。成人乳腺内共有 15～20 支乳管系统，它们起自乳头皮肤开口部，向乳房内部呈放射状延伸。

在输乳管开口部有 2～3 个皮脂腺，然后为较窄的管腔，长约 0.5cm，再往下为梭形膨大部分，称为壶腹部。壶腹部以下为大输乳管，它以树枝状分出许多分支，成为中、小输乳管，最后为末端乳管，遂与腺泡相通。多数腺泡（可有 10～100 个）汇集成为乳腺小叶，乳腺小叶是乳腺解剖的一个结构单元，它由若干腺泡和与之相连的末梢导管汇集而成（图 4-2-3）。乳腺小叶数目、大小因发育、妊娠、哺乳及月经周期的变化而不同。年轻女性的乳腺小叶数量较多，体积较大；而绝经后女性的乳腺小叶数量减少，体积明显减少。

自输乳管开口部至壶腹部，均覆有数层鳞状上皮，自壶腹以下，大输乳管中有小部分为移行上皮，其后各级输乳管皆为单层柱状上皮，至腺泡时可呈立方状。在各输乳管和腺泡之间则充填有各种结缔组织。

乳腺腺体周围的脂肪组织称为脂肪囊或乳腺脂肪体，其体积大小决定了乳腺外形的大小，脂肪囊厚度可因年龄、生育和肥胖等原因而发生变化。

乳腺的筋膜：乳腺组织位于皮下浅筋膜浅层（superficial layer of fascia）与皮下筋膜深层（deep layer of superficial fascia）之间。浅筋膜浅层纤维与皮肤之间有网状束带相连，称之为乳腺悬吊韧带（mammary gland suspensory ligaments）。由于此韧带于 1845 年由 Astley Cooper 首先详细描述，故又名 Cooper 韧带。在浅筋膜深层与胸大肌筋膜之间，组织疏松呈空隙状，称为乳腺后间隙。

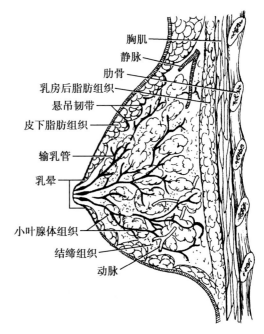

图 4-2-2　正常乳腺解剖示意图

胸肌
静脉
肋骨
乳房后脂肪组织
悬吊韧带
皮下脂肪组织
输乳管
乳晕
小叶腺体组织
结缔组织
动脉

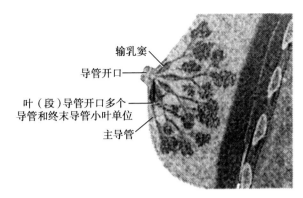

输乳窦
导管开口
叶（段）导管开口多个
导管和终末导管小叶单位
主导管

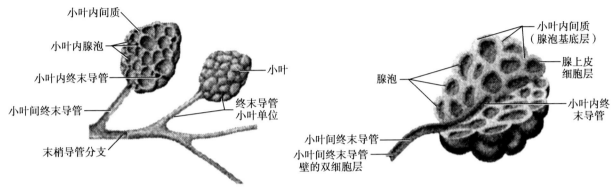

小叶内间质
小叶内腺泡
小叶内终末导管
小叶间终末导管
末梢导管分支

小叶
终末导管
小叶单位

小叶内间质
（腺泡基底层）
腺上皮
细胞层
小叶内终
末导管

腺泡
小叶间终末导管
小叶间终末导管
壁的双细胞层

图 4-2-3　终末导管小叶单位（TDLU）解剖示意图

三、乳腺的血液供应

（一）乳腺的动脉血供

主要来自三部分：内乳动脉（internal mammary artery）分支、腋动脉（axillary artery）分支和肋间动脉（intercostal arteries）分支。

1. 内乳动脉分支　自锁骨下动脉发出，分出 1～4 穿支（perforating branches），主要供应乳腺的内侧。此穿支经胸骨旁相应的肋间隙穿出，穿过胸大肌而达乳腺内侧缘，其中，以第 1～2 肋间穿支比较粗大。

2. 腋动脉分支　其分支从内到外依次为：胸最上动脉支、胸肩峰动脉的胸肌支和胸外侧动脉支（亦称外乳动脉，external mammary artery），主要供应乳腺外侧部的血供。

3. 肋间动脉分支　肋间动脉起源于胸主动脉，第 3～5 肋间动脉从各相应的肋间穿出，与内乳动脉和胸外侧动脉分支相吻合，主要供应乳腺后部的血供。

（二）乳腺的静脉引流

可分浅层与深层两种。浅层者位于皮下与浅筋膜的浅层之间，前者向胸骨旁走行，注入内乳静脉；后者则向锁骨上窝引流，注入下颈部的浅静脉，而后注入颈前静脉。具体路径如下：

1. 浅静脉的走行有横向与纵向　横向静脉向胸骨旁引流，穿过胸肌进入内乳静脉；纵向静脉向上行走，注入颈根部的浅静脉，再注入颈前静脉。乳头周围有静脉吻合环（Haller 环），形成包围乳腺的静脉支，最后进入腋静脉和乳腺静脉。

2. 深层静脉则有三组

（1）内乳静脉穿行支，多与动脉伴行，是乳腺内最大的静脉，尤其是在上方三个肋间者。此组静脉随后注入同侧的无名静脉。癌栓亦可经此路径到达肺脏，故为乳腺癌肺转移的第一个途径。

（2）引流至腋静脉组，此组静脉的粗细及分布可有变异，自腋静脉再经锁骨下静脉、无名静脉而到达肺，为乳腺癌转移至肺的另一途径。

（3）乳腺静脉直接引流入肋间静脉，此组静脉也很重要，因为它与脊椎静脉相通，最后进入奇静脉，癌栓可经此途径造成脊椎、颅骨、盆骨、脊髓等处的转移。另外，此组静脉血流亦可注入奇静脉，再经上腔静脉而到达肺部，故为乳腺癌肺转移的又一途径。

四、乳腺的淋巴引流

（一）乳腺内部淋巴回流

乳腺内部的淋巴管极其丰富，起始于腺泡周围的毛细淋巴间隙，引流方向与乳管系统排列相同，由腺泡开始沿各级乳管引流达乳晕下，组成乳晕下淋巴丛。其后即向乳腺周围引流，主要引流到腋窝部淋巴结；乳腺内侧淋巴部则主要引流到内乳淋巴组，少数可引流到锁骨上淋巴组。

乳腺的淋巴引流亦可分成深浅两组：

1. **浅组淋巴网** 收集皮下淋巴液，汇集至乳晕下淋巴丛，再引流至腋下淋巴结，亦可向对侧乳腺和／或对侧腋下淋巴结引流。乳腺癌累及浅层淋巴管时，汇流受阻，可以发生淋巴水肿，使皮肤出现"橘皮样"外观。

2. **深组淋巴网** 主要引流至腋窝外侧组淋巴结，再到锁骨上淋巴结。乳腺内侧的癌常引流至内乳区淋巴结，然后到纵隔淋巴结；乳腺下方区域的癌多数转移至腋窝淋巴结，少部分可通过腹直肌及其前鞘到达膈肌和腹腔。

（二）乳腺外部淋巴回流

1. **腋窝淋巴结** 是乳腺癌最常见的转移部位。据统计，约75%的乳腺淋巴液引流至腋窝淋巴结。一般可分为6群或组，即：①乳腺外侧群，位于胸大肌外侧缘深面；②中央群，位于腋窝中央的脂肪组织中；③胸肌间群，位于胸大、小肌之间；④腋静脉群，分布于腋静脉外侧周围；⑤锁骨下群，为腋窝淋巴结最内侧的一群；⑥肩胛下群，位于肩胛下脉管周围。但从实用角度，一般分为三组，即：①胸小肌外侧淋巴结，亦称外侧组；②胸小肌后面淋巴结，简称后组；③胸小肌内侧淋巴结，亦称内侧组或内乳淋巴结，分布于相应的肋间隙之中（图4-2-4）。

2. **内乳淋巴结** 位于胸骨两侧的肋软骨间隙后方，与内乳动脉伴行，一般由4～9个淋巴结组成。如果乳腺癌出现内乳淋巴结转移，一般提示乳腺癌预后不良。乳腺中央部及内侧部的淋巴管流向内

侧，穿过胸大肌，汇流于内乳淋巴结（图4-2-4）。除此之外，内乳淋巴结还接受上腹壁深层组织、肝脏上部及前胸壁深部的淋巴结引流，注入颈内静脉和锁骨下静脉的交界处，右侧内乳淋巴结的淋巴液可以引流至胸导管。

3. **锁骨上淋巴结** 位于胸锁乳突肌下端外侧缘下及锁骨后缘，属于颈深淋巴结的最下群，位置较深，不易触及。

4. **膈下淋巴结** 乳腺内侧及下部淋巴管及内乳淋巴结链通过深筋膜淋巴管、腹直肌筋膜淋巴管与膈下淋巴结沟通，乳腺癌往往通过此途径转移至肝脏和腹腔。

5. **肋间后淋巴结** 位于脊柱旁、肋骨颈附近，当乳腺癌侵犯胸壁时，乳腺或胸壁的淋巴液可沿伴随肋间血管穿支的淋巴管汇入肋间后淋巴结，然后，通过淋巴导管或胸导管及锁骨上淋巴结引流至血管内。

第三节 生理因素对乳腺结构的影响

自出生后，乳腺的发育经历初生期、青春期、月经期、妊娠期、哺乳期和老年期等不同阶段，在各个不同阶段，机体的内分泌激素水平差异很大，受其影响，乳腺结构则发生不同的变化，此变化可在影像学上不同程度地表现出来。

一、初生期

初生儿由于受母体性腺和胎盘所产生的性激素的影响，乳腺有一定程度发育和生理性活动。无论男女，在生后三四天，即可见乳腺暂时性增大，约60%的初生儿在两侧乳头下可触及直径约一至数厘米的腺体组织，并可挤出乳汁样分泌物，经1～3周后"肿胀"才逐渐消失。此后则进入一个较长的相对静止期。

男性幼年期乳腺的静止状态较女性完全，女性幼年期的乳腺时常见到乳管上皮增生的残余改变。此种静止状态一直持续到青春期。10岁左右的女孩，下丘脑和脑垂体的激素分泌量逐渐增加，刺激卵泡进一步发育，并分泌少量性激素，为青春期的发育做好准备。

二、青春期

青春期乳腺是人一生中乳腺发育最重要的时期，此期男女乳腺发育有明显区别，自性变化开始，

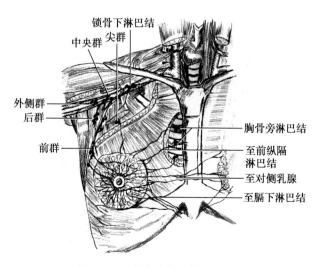

图 4-2-4　乳房的淋巴管与淋巴结

到性成熟为止，历时 3～5 年。

女性的下丘脑和脑垂体分泌促性腺激素的量增加，作用加强，卵巢增大，卵泡细胞对促性腺激素的敏感性提高，卵泡进一步发育并产生雌激素。在雌激素的作用下，内外生殖器出现明显发育增大，其他女性征象也同时出现。乳腺、乳头及乳晕于青春期逐渐增大，约在第一年末，在乳头下可触知盘形"肿块"，乳头和乳晕的着色也逐渐加深，以后乳腺渐隆起，发育成均匀的半圆形。乳头及乳晕亦相应地增大，但乳晕大小与乳房发育的关系比乳头更为密切。组织学上，乳房增大主要是由于纤维间质增生及脂肪积存，同时有乳管分支的延长及扩张。乳管的内层细胞增加，在乳管末端出现基底细胞团，形成腺泡芽（lobular buds）。随着脂肪存积量的增加，使乳房与胸肌及皮肤分隔开。上述改变持续至月经来潮及排卵为止。

男性乳腺的青春期变化较女性迟缓，并且，反应也比女性轻微而不规则，期限亦短。乳腺的青春期改变约在 12～14 岁，此时约 70% 的男孩出现两侧乳房稍突出，在乳头下可触知组扣大的腺体，较硬，有轻度触痛，乳头可甚敏感，尤在寒冷季节时为重。有时一侧较另一侧为重，偶见只限于一侧者。此种改变一般在一年至一年半即退化而消失。若男性乳腺继续增大或持续增大超过一年半的时间，应考虑为异常，称为男乳肥大症。显微镜下，男乳青春期的改变类似于初生期者，即乳管有轻度延展，管腔增宽，上皮细胞则增高而呈柱状，在部分增宽的乳管中可见少量分泌物。同时，乳管周围结缔组织增多，毛细血管数目增加。至 16 岁或 17 岁时出现退化改变，此时乳管上皮萎缩，管腔狭窄或闭塞，周围结缔组织呈胶原变性。

三、月经期

乳腺随月经周期的不同而有所变化。当月经来潮前，乳腺常增大、发胀、变硬，触之有小结节感，并常伴有疼痛或触痛。经潮后，乳腺即变软及变小，疼痛及触痛减轻或消失。

在月经周期中，乳腺的组织学变化，各家所见不同，原因在于：第一，同一乳腺的不同部位在月经周期的组织学变化中可有很大差异，由于难以获得正常人类经期完整的乳腺标本，故造成各家观察上的差异；第二，很难有完全规则的月经周期，故观察者在估计经期时难免有出入，而所获标本也因经期不同而有出入。

但总的来说，成人乳腺随着卵巢的周期活动，和子宫内膜一样，在雌激素和孕激素的作用下，发生周期性变化，一般分为三个阶段：增生期、分泌期和月经期。

（一）增生期

在月经周期的前半期，雌激素水平逐步提高，此期特征为乳腺导管上皮增生、伸展和管腔增大，管腔周围的结缔组织水肿，淋巴细胞浸润，血管增多，组织充血。

（二）分泌期

在月经来潮前 3～4 天，小叶内导管上皮细胞肥大。很多妇女的乳腺有沉重、肿胀、压痛或疼痛感觉，与月经前乳腺导管上皮增生、小叶内腺泡上皮肥大、管腔周围的结缔组织水肿、淋巴细胞浸润、血管增多和组织充血有关。

（三）月经期

此过程也称为退化复原期，起自月经来潮之日或经前不久，相当于月经期和月经期后，并延续到月经后的第 7 天或第 8 天为止。特征为末端乳管及小叶上皮萎缩、脱落、管腔消失和分泌物消失。管周纤维间质紧缩，趋向于玻璃样变，并可见少许游走细胞及淋巴细胞浸润减少。乳管及水肿结缔组织内的水分皆被吸收，故乳房变软、缩小。但此期反应可不均匀，部分乳腺组织内可无上述的退化复原改变。

乳腺检查的最佳时间为月经来潮后的一周左右，此时期乳腺导管与腺上皮萎缩，间质充血水肿消失，乳腺组织变软，容易对于乳腺疾病做出正确的判断。

四、妊娠期

在妊娠后五六周，乳房开始增大，直到妊娠中期，乳房增大最快。表浅静脉开始扩张。当乳腺明显增大时，皮肤有时可出现白纹。乳头及乳晕亦相应增大，表皮增厚，着色加深，Montgomery 腺体明显突出。有的女性在妊娠 3 个月后可挤出初乳。

组织学上，主要分为 3 个阶段：①在妊娠的最初 3 个月，发生末端乳管的新萌芽（sprout）及上皮增生，邻近结缔组织中出现游走细胞及幼稚成纤维细胞。有些新生的乳管侵入到邻近脂肪组织。乳管上皮活跃，呈小椭圆形，多见核分裂，甚至失去基底膜或导致管腔闭塞。②在妊娠的中 3 个月，增生的末端乳管集合成较大的乳腺小叶，其管腔扩张，形成腺泡，被覆以立方上皮，并有细胞内脂肪小滴。

腺泡可含有少量分泌物。周围结缔组织仍保持疏松，可见淋巴细胞浸润。③到妊娠的最后3个月，腺泡呈进行性扩张，分泌物量亦增加。小叶间结缔组织受挤压而减少，多数管周纤维组织亦消失，毛细血管则渐增多，并出现扩张和充血。乳管及小叶系统皆有扩张。多数腺泡被覆一层矮立方形细胞，伴有分泌颗粒，某些腺泡高度扩张，提示泌乳开始。但各区域变化程度存在差异，有些地方可见少许小的增生上皮细胞巢，偶可堵塞乳管。

五、哺乳期

虽然在妊娠中期即可自乳头挤出初乳，但真正泌乳多在产后三四日开始。自产后至泌乳前，乳房显著胀痛，一旦哺乳，症状顿消。泌乳量因人而异，对同一人，亦可一侧多而另一侧不足。

授乳期中，乳腺小叶及其导管有两个功能：即分泌和贮存乳汁。分泌发生在被覆于扩张腺泡的上皮细胞中，这些腺泡聚集成无数的小叶，被覆有一层分泌上皮细胞，这些细胞的形态不一，立方形或柱状，核在基底或顶端，胞质苍白、颗粒状及有折射，但分泌小体（secretory body）占主要部分。乳腺小叶被致密结缔组织带分隔，在结缔组织内可见较大血管。扩张的乳管系统则作为储存器。

泌乳终止后改变各有不同。分娩后若不授乳，则数天后即可出现退化改变；若授乳，泌乳期限也不同，一般在第九或第十个月后分泌减少，趋向退化。退化改变顺序一般为：腺泡碎裂、萎陷；分泌颗粒从上皮细胞内消失；腺泡壁及基底膜破裂，形成大而不规则的腺腔（acinar space）；乳管萎陷、狭窄；乳腺小叶内及其周围出现淋巴细胞浸润及吞噬细胞；乳管周围及小叶周围结缔组织再生，并有末端乳管增生及重新形成乳管幼芽。

断乳后的乳房常呈松软或下垂状，原因在于退化期中的结缔组织再生不足以弥补泌乳期中被吸收的间质数量所致。上述退化改变所需的时间因人而异，一般在数日内即恢复到妊娠前状态，个别部分可见残余的泌乳，甚至延续数年之久。

六、绝经期

临近绝经期的妇女，乳腺小叶和腺泡开始出现退化，由边缘向乳头部进展。虽然，此时乳房可因脂肪沉着反而增大，但腺体组织则渐减少，纤维组织变得日益致密且玻璃样变性。乳管及其主要分支仍保留，但乳腺小叶缩小、萎陷，偶仍有腺泡样

（acinar-like）结构存在。整个绝经期前后乳腺的退化改变，大致可分为三个阶段：

（一）第一期

乳腺小叶和腺泡虽是随着性成熟而最晚出现的结构，却是最早发生退化者。反复妊娠可使腺小叶充分发育，未产妇乳腺小叶的大小及数目可出现衰退及不规则改变。30～40岁之间临床正常的乳房中，33%在镜下可见腺小叶不规则，包括：末端乳管区无包膜的上皮增生；腺泡样结构的囊状扩张以及乳管上皮化生成大汗腺样细胞。这些乳腺小叶的不规则是退化的最早表现形式。

（二）第二期

此期乳腺退化的特征是乳腺小叶成分的缩小及消失、乳管狭窄、管周围纤维组织显著增加且致密。40～45岁的妇女（平均约44.6岁）即呈现此期改变，但生育多寡及绝经早晚可影响这些变化的出现时间。

（三）第三期

见于46～50岁的妇女。此时大多数正处于绝经期或已绝经。主要变化有乳管上皮趋于扁平，乳管呈囊状扩张，乳腺小叶痕迹已消失，但少数仍可存在。间质有玻璃样变，脂肪组织量增加。

七、老年期

此期为乳腺退化、萎缩的最后阶段，见于50岁以后的妇女，女性绝经后，由于机体内分泌的变化，乳腺结构也发生相应变化，乳管周围的纤维组织增多，有的还出现钙化，小乳管和血管逐渐硬化而闭塞，乳房内仅仅充满了纤维和脂肪组织。肥胖者以脂肪居多；瘦者以纤维组织居多，乳房瘦小而干瘪。

（李相生　周纯武）

参 考 文 献

1. 徐恩多. 局部解剖学 [M]. 4 版. 北京：人民卫生出版社，1998.
2. 周纯武. 中华临床医学影像学（乳腺分册）[M]. 北京：北京大学医学出版社，2016.
3. 杜红文，张蕴. 乳腺疾病影像诊断学 [M]. 西安：陕西科学技术出版社，2003.
4. 左文述，徐忠信，刘奇. 现代乳腺肿瘤学 [M]. 济南：山东科学技术出版社，1995.
5. 刘士远，陈起航，吴宁. 实用胸部影像诊断学 [M]. 北京：人民军医出版社，2012.

6. 鲍润贤. 中华影像医学·乳腺卷 [M]. 北京：人民卫生出版社，2002.

7. 罗娅红. 乳腺影像诊断学 [M]. 沈阳：辽宁科学技术出版社，2016.

8. Moore RD，Chapnick R，Schoenberg MD. Lymph nodes-associated with carcinoma of the breast[J]. Cancer，1960，13（5）：545-549.

第五章 正常乳腺影像学表现

第一节 正常乳腺X线表现

正常乳腺除乳头、皮肤外，主要由乳导管、腺泡及间质（脂肪、纤维结缔组织、动脉、静脉、淋巴管、神经及平滑肌）三部分组成。三者的组成比例，随年龄、经产情况、乳房发育、营养、月经周期、妊娠、哺乳以及内分泌状态等多种因素的影响而有所不同。所以"正常乳腺影像学表现"只是相对而言，指大多数该年龄段所具有的影像学表现。诊断病变时，除注意双侧对比外，尚需密切结合年龄、生育史、临床症状及体检所见等。

一、正常乳腺的一般X线表现

正常乳腺在X线片上呈圆锥形（图5-1-1），底坐落在胸壁，尖为乳头。各解剖结构在质量优良且有足够脂肪衬托的X线片上均可清晰辨认，依次叙述如下。

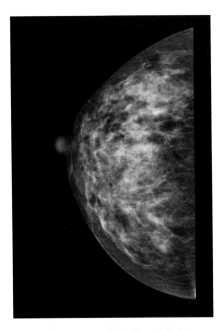

图5-1-1 正常乳腺X线表现
头尾位上正常乳腺呈圆锥形

（一）乳头

乳头位于锥形乳房的顶端和乳晕的中央。它的大小随年龄、乳房发育及经产情况而异。年轻、乳房发育良好及未生育者，乳头较小。乳头因受平滑肌控制，在X线片上可能呈勃起状态、扁平形或甚至稍有内陷，无任何病理意义。乳头阴影的密度应是均匀一致的，两侧大小相等，但在顶端因有乳导管的开口，可能显示轮廓不整齐，或有小的切迹。在乳头的其他边缘，也可由于皮脂腺开口处的裂隙或表皮皱褶而显示不光滑，特别是在大乳头的乳房中更是如此。

（二）乳晕

乳晕呈盘状，位于乳头四周，其大小亦随年龄、乳房发育及生产情况而异。乳头内、外、上、下的乳晕与乳头是等距离的。在X线片上，乳晕区的皮肤厚度约0.1~0.5cm，比乳房其他部分的皮肤稍厚，而与乳房下方反褶处的皮肤厚度大致相同或略厚。但在组织学上，它们之间的厚度是一致的，这可能与X线投影时非真正切线位有关。乳晕区的增厚可能是渐增性的，或为突然增厚。乳晕表面因有Montgomery腺，有时可见微小的突起。

（三）皮肤

皮肤覆盖在整个乳房表面，呈线样阴影，厚度均匀一致，但在下后方邻近胸壁反褶处的皮肤可略厚于其他处。皮肤的厚度因人而异。皮肤细腻及大乳房病人皮肤较薄。此外，老年病人因皮肤随年龄渐萎缩，故亦显示较薄。一般正常皮肤的厚度约在0.05~0.15cm。在X线诊断中，确定皮肤有无病理性增厚或萎缩，最好是以同侧乳晕或乳房下方反褶处皮肤为基准，或与对侧同部位作比较。即乳晕与下方反褶处的皮肤应是最厚的（或乳晕稍厚于下方反褶处）。其他处皮肤若厚于这两处，则应视为异常。另外，除乳晕及下方反褶处外，其他处的皮肤厚度应均匀一致，任何局限的变薄或增厚，都应考虑有病理改变。

上述乳头、乳晕和皮肤的显影，钼靶 X 线片要比干板 X 线片显示略为清晰和锐利。

（四）皮下脂肪层

皮下脂肪层介于皮肤与浅筋膜浅层之间，此层厚度随年龄及胖瘦而异。肥胖病人乳房脂肪沉积较多，此层也相应增厚，青春期或处女型乳房此层较薄，但一般平均厚度至少在 1cm 以上。X 线上，此层因含有丰富脂肪，故表现为高度透亮阴影，其中可有少许纤细而密度较淡之线样阴影，交织成网状，此为脂肪组织间的纤维间隔和小血管影。乳房皮下表浅的静脉亦常投影在此层中，特别是在乳房上半部的皮下脂肪层中，绝大多数能见到静脉阴影。此外，在此层中尚能见到或粗或细的悬吊韧带阴影。

当病人渐趋老年，整个乳腺萎缩而为脂肪组织所取代时，皮下脂肪层即与乳腺内脂肪组织影混为一体，此层即消失而不再能辨认。

（五）悬吊韧带

悬吊韧带的发育因人而异。发育差者，X 线片上看不到悬吊韧带阴影，或在皮下脂肪层中见到纤细的线条状阴影，前端指向乳头方向。发育良好的悬吊韧带则表现为狭长的三角形阴影，三角形的基底坐落在浅筋膜的浅层上，尖指向乳头方向，即上半部乳房的悬吊韧带向前下方走行，下部则向前上走行，正位片上外侧悬吊韧带向前内方向走行，内侧则向前外走行。某一悬吊韧带的增密、增粗或走行方向异常应考虑有病理意义，可能由增生、炎症或癌瘤的侵犯而造成。

（六）浅筋膜浅层

组织学上，整个乳腺组织被包裹在浅筋膜浅层和深层之间。X 线片上，在部分病例中，于皮下脂肪层与乳腺组织之间可见到一连续而纤细的线样阴影，即为浅筋膜浅层。此线样阴影有时呈锯齿状，齿尖部即为悬吊韧带附着处。

（七）乳导管

正常人有 15～20 支乳导管，开口于乳头，以放射状向乳腺深部走行，在走行过程中犹似支气管树一样分支复分支，最后终止于腺泡。但在 X 线片上，并非每支乳导管均能见到。X 线片上多能见到大乳导管阴影，它起自乳头下方，呈 3～5 条线样阴影，放射状向乳腺深部走行，经 2～3cm 后，因分支变细而显影不清。它亦可表现为均匀密度的扇形阴影而无法辨认出各支导管阴影。各分支乳导管可向各个方向走行，当与 X 线呈切线方向时在 X 线片上呈线

样阴影，但与纤维组织构成的线样阴影难以鉴别，故被统称为"乳腺小梁（trabeculae）"。X 线上可见到的乳导管数目、粗细等与年龄有关，中年以后一般皆能显影，在老年脂肪型乳房中显影最为清晰，数目亦最多。乳导管在 X 线片上应为纤细而密度均匀的线样阴影，若出现密度增高、增宽、粗糙等改变，应视为有病理意义，常见于导管扩张症、大导管乳头状瘤病或为乳腺癌的一个间接征象（即导管征）。

（八）腺体

每一支乳管系统构成乳腺的叶（lobes），故每侧乳房有 15～20 个乳叶，每一乳叶又包含有许多小叶（lobules），小叶内含有众多的腺泡（acini），在各叶与各小叶之间则有以纤维组织为主的间质。X 线上的所谓腺体影像（glandular configuration），实质上是由许多小叶及其周围纤维组织间质融合而成的片状致密阴影，其边缘多较模糊。年轻妇女中因腺体及结缔组织多较丰富，故多数表现为整个乳房呈致密阴影，缺乏层次对比。随着年龄增加，腺体萎缩，纤维组织减少，并由脂肪组织取代，整个乳房显示较为透亮，层次及对比亦较为清晰。乳腺外上方的腺体常最后萎缩，每可见残留的长条形致密影，直至绝经期前后。到老年时，腺体影像在 X 线片上可完全消失，整个乳房表现为仅由脂肪、"小梁"（残留的结缔组织与乳导管）及血管所组成。

（九）乳后脂肪线

乳后脂肪线位于乳腺组织和胸壁之间而与胸壁平行。在乳腺干板片上，多数病例可见到此透亮线，宽约 0.5～2mm，向上可追溯到腋部。在乳腺 X 线片中，则显示率较低。深位乳腺癌病人，若有肿瘤附近此透亮线的局限闭塞，则代表癌瘤已侵犯胸壁。

（十）血管

X 线片上在乳腺上部的皮下脂肪层中多能见到静脉阴影。静脉的粗细因人而异，但一般两侧大致等粗。未婚妇女，静脉多较细小；生育及哺乳后，静脉增粗。乳腺动脉在 X 线片上多不易见到，特别是在致密型的乳腺中。在老年脂肪型乳腺中，血管影显示最为清晰，有时可见到迂曲走行的动脉阴影。当乳腺动脉壁发生钙化时，则可清晰辨认出动脉的走行。放射科医师阅片时应注意两侧乳房血运的比较，若一侧有血运增加，应仔细搜索是否有癌瘤存在。

二、各种生理因素对乳腺 X 线表现的影响

在第四章第三节中曾经叙述了各种生理因素对

乳腺结构的影响,此种结构上的变化亦可能反映在X线片上。

(一)年龄对X线表现的影响

青春期的乳房因含有丰富的腺体组织和结缔组织,而脂肪组织却较少,故X线片上表现为大片均匀致密阴影,缺乏对比。部分病例在致密的腺体阴影之间可掺杂少许透亮的脂肪岛阴影。皮下脂肪层多较薄,血管影也较稀、细。悬吊韧带阴影较少而纤细,或缺如,少数可能显示增粗。乳导管影多数看不到,少数可呈现为扇形阴影(图5-1-2)。

除随着年龄的增长,皮下脂肪层可渐增厚、脂肪岛也略增多外,此种致密表现的乳房可持续相当长时期,直至妊娠、哺乳以后,乳腺结构才发生变化。若病人终生不育,此种X线表现可一直保持到绝经期前后。

妇女在经历妊娠哺乳以后,或在绝经期前后,腺体及纤维组织发生退化萎缩,渐被脂肪组织替代,此时乳房的大部或全部均为透亮的脂肪组织成分,在此透亮的背景上,可清楚看到"乳腺小梁"及血管阴影。但终生未育的妇女,此种腺体及纤维组织退化、萎缩,并有脂肪组织置换的正常演化过程,可能并不完全,因而在X线片上尚可看到有粟粒至绿豆大小、边缘模糊不清的斑点状致密阴影,或局限于乳晕下或外上方,或较弥漫地分布于乳房的大部。在组织学上,此斑点状致密影是由残存的乳管或腺泡以及它们周围的纤维组织所形成。

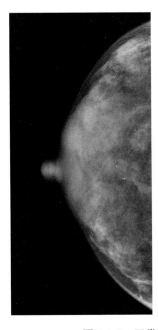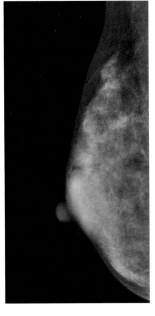

图5-1-2　正常青春期妇女乳腺
头尾位及内外斜位示乳腺具有丰富的纤维腺体组织

(二)月经周期对X线表现的影响

虽然临床症状、体征及乳腺组织学方面可能随着妇女的月经周期而有所变化,但在X线片上,此种变化常难以反映出来。月经来潮前,乳房体积可因乳房内水分潴留而实际上有所增大。但在投照时因压迫轻重不同而造成大小上的人为差异可远胜于此。月经前后乳腺内脂肪组织与纤维腺体组织(fibroglandular tissue)之间的组成比例,多无明显改变,故月经前后的X线表现亦大致相同。

但在少数上皮细胞及乳管周围结缔组织显著增生的病例中,经期前可见纤维腺体的致密影增多,密度亦增高,并在经后一周内又逐渐复原。

(三)妊娠和哺乳对X线表现的影响

从妊娠的第5~6周开始,乳房即开始逐渐增大,密度增高,此乃乳管及上皮细胞高度增生所致。X线上,高度致密的腺体组织逐渐占据整个乳房,透亮的脂肪岛日益减少或甚至完全消失,皮下脂肪层亦趋变薄,遂使整个乳房失去对比,乳腺小梁已不能再辨认,或仅见少许增粗而边缘模糊的小梁阴影。

哺乳期虽然整个乳腺仍比较致密,但透亮区可逐渐再出现,特别当授乳终了即时摄片,可看到乳腺结构比较稀松,不如妊娠末期那样致密,可辨认出小梁阴影。此外,在哺乳期中因乳管明显扩张,贮存乳汁,X线上即可见到粗大的主乳管及分支乳管,有时呈"竹节"状外形。

上述妊娠及哺乳期的X线变化,在多产妇中不如初产或少产妇那样明显,且变化的开始时间亦较初产妇要晚。

三、正常乳腺的X线分型

由于正常乳腺的X线表现个体差异较大,缺乏恒定的X线形式,故一些作者试图将其分为若干类型。1960年,Ingleby将正常乳腺分为4型:未成熟型、腺体型、退化型和萎缩型。20世纪70年代,Wolfe根据大量资料,将乳腺分为5型,即N1型、P1型、P2型、DY型和QDY型。N1型相当于脂肪型,乳腺内全部或几乎全部由脂肪组织构成,在透亮的脂肪背景上可清晰看到由纤维组织构成的"乳腺小梁"和血管影。较年轻的妇女有时可见少许较致密的纤维腺体组织残留。据Wolf统计,30岁以上妇女,41.4%呈此型表现。P1型指乳腺主要由脂肪组织构成,但在乳晕下、外上象限和/或其他部位可见念珠状或索条状导管增生像。Wolf认为,此种影像乃由扩张的导管及导管周围增生的结缔组织所形成。它的边缘较模糊，大小1～4mm，分布范围不超过全乳的1/4。在30岁以上妇女中，约26%呈此型表现。P2型与P1型表现大致相同，只是分布范围较广，超过全乳的1/4，甚至遍布全乳。P2型在30岁以上妇女中亦占约26%。未曾生育过的妇女，到老年时多呈P1或P2型表现。DY型表现为乳腺内有大片致密区，占乳腺大部或甚至全部，致密区之间夹杂有少许透亮脂肪。30岁以上妇女约7%呈此型表现。组织学上，此型常有韧带样纤维增生（desmoplasia）、腺病、小叶增生或囊性增生等。QDY型的表现与DY型相同，只是年龄在40岁以下。随年龄增长、生育与哺乳后，QDY型可转化为其他类型。Wolfe通过许多病例长期随访后认为，P2及DY型乳腺属乳腺癌的高危人群，癌的发生率比N1及P1型妇女高37倍。在随访中发现乳腺实质的类型在妇女的一生中可有改变，如N1型变为P1型，DY型变为P2型、P1型或N1型等。随年龄增长，P1型及P2型例数有意义地增加，N1型例数稍有增加，而DY型例数则有意义地减少。50岁以后，乳腺实质的类型则比较固定，极少再有改变。

Willings（1978年）参照wolfe分型法，对143名妇女的X线片和组织切片进行对照研究。研究表明：X线片上线状致密影是由于导管周围及小叶周围的纤维化；结节状致密影是由于终末导管小叶单位的病灶，特别是被称为A型不典型小叶；融合性致密影是具有多支终末导管小叶单位病灶的弥漫纤维化，特别是A型高度不典型小叶。因而，Wolfe分型中的N1型表示为正常导管、小叶及基质；P2型类似P1型，但有更为严重的纤维化及更多的终末导管、小叶单位局灶性病损，特别是不同程度的A型不典型小叶；DY型显示最明显的融合性纤维化，以及最多数目、最大级别的A型不典型小叶。

然而，Wolfe的分型法及P2型、DY型的高乳腺癌发生率的观点未能被广大学者所接受。近年，美国及欧洲等普遍接受BI-RADS推出的分型法。2003年第4版乳腺X线BI-RADS系统中将乳腺实质的构成分为4型：①脂肪型：乳腺几全由脂肪组织组成，腺体占全乳的25%以下；②少量腺体型：有散在纤维腺体致密影（fiber glandular densities），其量占全乳的25%～50%；③多量腺体型：乳腺内有众多的不均质致密影（heterogeneously dense），致密的腺体影占全乳的51%～75%，此类型乳腺可能会影响到小肿块的检出；④致密型：腺体组织占全乳的75%以上，此型乳腺会明显降低乳腺病变检出的敏感性。从第1型到第4型，乳腺X线诊断的敏感性将依次降低，故在书写X线诊断报告时，应先注明其类型，以便临床医师对X线诊断的可信度有所理解。其缺点是观察者间的一致性欠佳。2013年第5版X线BI-RADS根据乳腺构成的纤维腺体组织密度高低和分布范围将乳腺实质分为四种类型（图5-1-3～图5-1-6）：a型（脂肪型），双乳几乎均为脂肪；b型（散在纤维腺体型），纤维腺体密度小区域

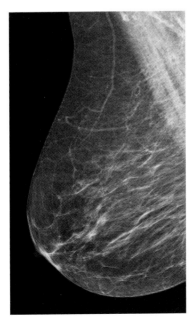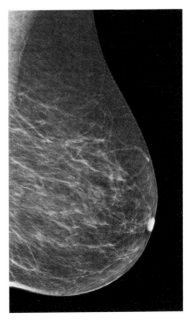

图5-1-3 a型乳腺实质
内外斜位，双侧乳腺几乎均为脂肪

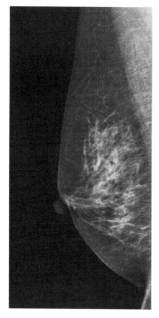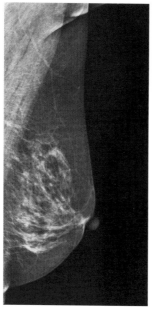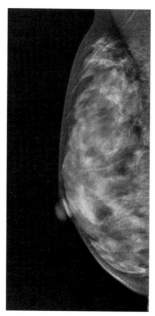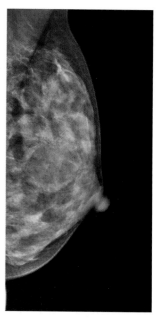

图 5-1-4　b 型乳腺实质
内外斜位，双侧乳腺实质呈散在纤维腺体型

图 5-1-6　d 型乳腺实质
内外斜位，双侧乳腺实质呈极度致密型

（李二妮　周纯武）

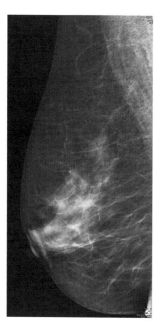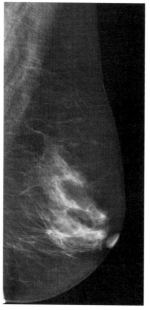

图 5-1-5　c 型乳腺实质
内外斜位，双侧乳腺实质呈不均匀致密型

性分散存在；c 型（不均匀致密型），双乳不均匀性致密，可掩盖小肿块，分为弥漫和局限两种情况，局限致密可发生在单侧乳腺；d 型（极度致密型），双乳极度致密，使乳腺 X 线敏感性降低。该分类方法较第4 版减弱了对乳腺纤维腺体组织的量化，而突出纤维腺体的密度对 X 线诊断敏感性的影响。

第二节　正常乳腺超声表现

成人正常乳腺由皮肤、皮下脂肪和腺体构成，腺体和脂肪的比例因个体和年龄的差异而不同，随着性成熟期到老年期的变化，乳腺腺体逐渐萎缩纤维化，脂肪组织相对增多。乳腺腺体位于浅筋膜和深筋膜之间，被纤维组织分割成 15～20 个腺叶，每个腺叶汇聚成一个输乳管并向乳头集中，最后形成5～10 个主乳管开口于乳头。每个输乳管引流区域为一个腺叶，包括 20～40 个腺小叶。终末导管小叶单位（terminal ductal lobular unit, TDLU）是乳腺的基本功能单位，每个终末导管引流一个单独的腺小叶。终末导管由小叶外部分和小叶内部分组成，腺小叶由小叶内终末导管和腺泡组成，腺泡由单层上皮细胞和外层扁平肌上皮构成。TDLU 是许多良、恶性病变发生部位。

一、正常乳腺声像图表现

（一）皮肤层

正常乳腺声像图由皮肤、皮下脂肪、腺体层、乳腺后间隙和胸壁组成（图 5-2-1、图 5-2-2）。皮肤呈一增强的弧形光带，厚 2～3mm，边界光滑、整齐。

（二）皮下脂肪

呈片状低回声，其边界不甚清楚，但有时可见三角形高回声光条，为 Cooper 韧带（图 5-2-1）。

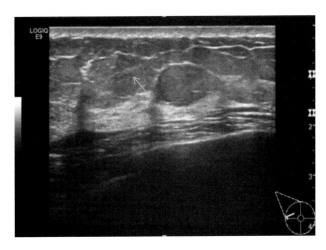

图 5-2-1 正常乳腺声像图

（箭头所指为 Cooper 韧带）

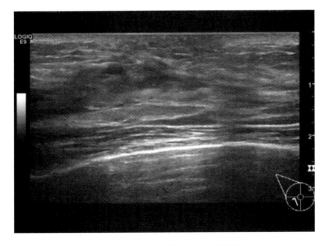

图 5-2-2 妊娠期乳腺声像图

（三）腺体层

包括乳腺腺叶和乳腺导管，呈低或等回声的圆形或椭圆形，排列不整但大小相似，随着年龄的增加腺体层回声逐渐增强变薄。腺体组织周围的脂肪、纤维组织呈高回声。

（四）乳腺导管

在乳头旁放射状切面易于显示，正常有 15～20 支乳导管，开口于乳头。乳窦是正常导管最宽的部分，约有 3mm，位于乳头下。

（五）乳腺后间隙

在浅筋膜深层和胸筋膜间的潜在间隙，呈线状或带状弱回声，含有脂肪组织，通常比皮下脂肪层薄。

二、不同生理时期正常乳腺的超声声像图表现

乳腺的大小差异较大，尚无统一正常值标准。超声检查是应根据被检查者的年龄、所处的生理期，如青春期、性成熟期、妊娠期、哺乳期及绝经期，加以判断。同时应双侧对比，判断是否存在异常。

（一）青春期及未生育女性

乳腺导管及周围间质增生，乳管扩大由分支形成众多腺体小叶。腺体层增厚，脂肪组织少。

（二）性成熟期及已生育女性

腺体层回声逐渐增强，大多表现为强弱相间，分布均匀。随着年龄的增加，皮下脂肪层逐渐增厚，腺体层回声增强并变薄。

（三）妊娠期女性

由于腺泡和导管显著增生，腺体层明显增厚。

（四）哺乳期女性

乳腺实质回声弥漫性增强，皮下脂肪变薄，可见扩张的乳导管，管壁薄而光滑，内可见乳汁样回声。腺体内血管增多，增粗。

（五）绝经期及老年期女性

腺体萎缩变薄，结缔组织增生，腺体回声增强，皮下脂肪层明显增厚。

（牛丽娟 王 勇 刘 琛）

第三节 正常乳腺 MRI 表现

乳腺 MRI 表现因所用脉冲序列不同而有所差别。

1. **脂肪组织** 乳腺脂肪组织包括皮下脂肪层及腺体间的脂肪组织，通常在 T_1WI 及 T_2WI 上均呈高信号，在脂肪抑制序列上呈低信号，增强后几乎无强化。

2. **乳腺纤维腺体组织** 乳腺纤维腺体组织是乳腺皮下浅筋膜、乳腺悬吊韧带、各级乳导管、腺泡、乳腺叶间与乳腺小叶内纤维结缔组织、血管壁与淋巴管壁等的统称。通常在 T_1WI 上纤维和腺体组织区分不开，纤维腺体组织表现为较低或中等信号，与同层肌肉组织信号大致相仿。在 T_2WI 上腺体组织表现为中等信号（高于肌肉，低于液体和脂肪）。在 T_2WI 脂肪抑制序列图像上腺体组织表现为中等或较高信号。按照 2013 年最新版乳腺影像报告与数据系统（breast imaging and reporting data system，BI-RADS），即 BI-RADS 5.0，依据乳腺内脂肪与纤维腺体组织组成的比例与分布不同，将乳腺实质分为四种类型（图 5-3-1）：脂肪型、散在纤维腺体型、不均匀致密型及致密型。乳腺实质类型不同，MRI 表现亦有所差异，致密型乳腺的腺体组织占乳腺的大部或全部，在 T_1WI 及 T_2WI 上表现为一致性的较低及中等信号，周围是高信号的脂肪层；脂肪型乳腺主要由高信号的脂肪组织构成，残留的部分索条状乳腺小梁在 T_1WI 和 T_2WI 上均表现为低及中等

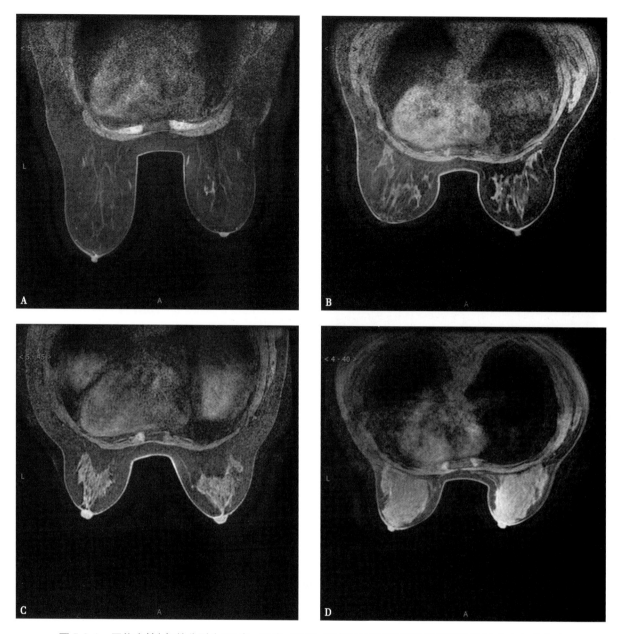

图 5-3-1　四位女性(年龄分别为 67 岁、49 岁、67 岁、38 岁)的 T₁WI 脂肪抑制图像显示乳腺实质类型

A. 脂肪型;B. 少量纤维腺体型;C. 不均匀致密型;D. 致密型

信号;中间混合型(指散在纤维腺体型和不均匀致密型)乳腺的表现介于脂肪型与致密型之间,在高信号的脂肪组织中夹杂有斑片状的中等信号腺体组织。建议在乳腺 T₁WI 抑脂或不抑脂图像上评估乳腺实质类型。

乳腺背景实质强化(background parenchymal enhancement,BPE)是指 MRI 增强图像上乳腺纤维腺体组织的强化。近年来,BPE 愈发受到关注,在最新版 BI-RADS 5.0 MRI 中被独立描述,在乳腺 MRI 报告中应描述 BPE 等级。依据纤维纤体组织强化范围,将 BPE 分为四等级(图 5-3-2):极少(或几乎无)强化、轻度强化、中等度强化及重度(或明显)强化。BPE 的级别评估应在乳腺增强早期图像(注

射造影剂后约 90s)上评估,BPE 在乳腺多期增强图像上表现为渐进性的强化,其强化强度及范围会渐进性增加。BPE 级别与乳腺纤维腺体组织类型无必然相关性,致密型乳腺可以表现为轻度甚至极少 BPE,散在纤维腺体组织可以表现为重度 BPE。BPE 在不同的女性以及同一女性的不同时间段会有所不同,受生理性及多种医源性因素影响。影响 BPE 的生理性影响因素主要包括:年龄、月经状态及周期、哺乳状态等;常见影响 BPE 的医源性因素包括:输卵管 - 卵巢切除术、放射治疗、内分泌治疗及化疗等。影像科医生应对影像 BPE 的诸多因素及其在 MRI 上的表现应有充分的了解。如月经状态及月经周期不同,激素水平呈现不同水平和周期

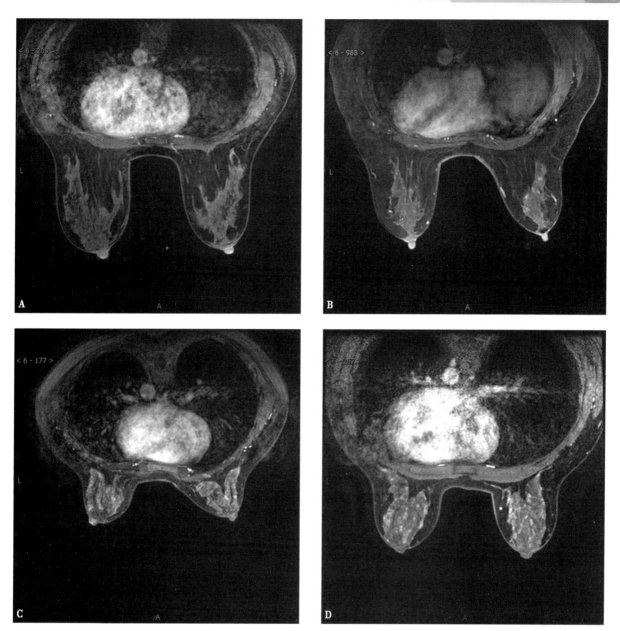

图 5-3-2 四位女性（年龄分别为 40 岁、42 岁、40 岁、45 岁）的 T₁WI 脂肪抑制多期动态增强早期图像显示乳腺背景实质强化等级

A. 几乎无强化；B. 轻度强化；C. 中等度强化；D. 明显强化

性变化，均对乳腺 BPE 有一定影响。绝经前女性乳腺 BPE 显著高于绝经后女性，月经周期第 2 周乳腺 BPE 最低，在月经周期第 3、4 周呈现上升趋势，故对于绝经前女性，其乳腺 MRI 检查最好在月经周期第 7～14 天之间进行。人们对于 BPE 的认识目前尚不全面和深刻，是一动态发展的过程。

3. **皮肤和乳头** 增强后乳腺皮肤可呈程度不一渐进性强化，皮肤厚度大致均匀，乳晕区处皮肤较厚，可达 0.5cm，其余处乳腺皮肤厚度为 0.05～0.10cm。乳头亦呈轻至中等程度渐进性强化表现，双侧大致对称。

4. **其他** 乳腺 MRI 还可以显示乳腺部分供血及引流血管、胸肌、胸骨、肋骨、腋窝及淋巴结。乳腺血管影在 T₁WI 上表现为等信号，在 T₂WI 脂肪抑制图像上可表现为流空信号（血流速度快）或高信号（血流速度慢的静脉血管），MRI 增强图像上，可从横轴位、冠状位及矢状位多个角度清晰显示乳腺的供血动脉及引流静脉。

妊娠期及哺乳期妇女的乳腺 MRI 表现因其乳腺纤维腺体组织的特殊改变而有相应的 MRI 表现。

（张仁知 周纯武）

参 考 文 献

1. Alikhassi A，Esmaili Gourabi H，Baikpour M. Comparison of inter- and intra-observer variability of breast density assessments using the fourth and fifth editions of Breast Imaging Reporting and Data System[J]. Eur J Radiol Open，2018，5：67-72.

2. Astley SM，Harkness EF，Sergeant JC，et al. A comparison of five methods of measuring mammographic density: a case-control study[J]. Breast Cancer Res，2018，20：10.

3. Damases CN，Hogg P，McEntee MF. Intercountry analysis of breast density classification using visual grading[J]. Br J Radiol，2017，90（1076）：20170064.

4. Guo R，Lu G，Qin B，et al. Ultrasound Imaging Technologies for Breast Cancer Detection and Management：A Review[J]. Ultrasound Med Biol，2018. 44（1）：37-70.

5. Zhang W，Xiao X，Xu X，et al. Non-Mass Breast Lesions on Ultrasound：Feature Exploration and Multimode Ultrasonic Diagnosis[J]. Ultrasound Med Biol，2018，44（8）：1703-1711.

6. Yongfeng Z，Ping Z，Wengang L，et al. Application of a Novel Microvascular Imaging Technique in Breast Lesion Evaluation[J]. Ultrasound Med Biol，2016，42（9）：2097-2105.

7. Li X，Li Y，Zhu Y，et al. Association between enhancement patterns and parameters of contrast-enhanced ultrasound and microvessel distribution in breast cancer[J]. Oncol Lett，2018，15（4）：5643-5649.

8. Wang Y，Fan W，Zhao S，et al. Qualitative，quantitative and combination score systems in differential diagnosis of breast lesions by contrast-enhanced ultrasound[J]. Eur J Radiol，2016，85（1）：48-54.

9. 吴恩惠. 中华影像医学·超声诊断学卷 [M]. 北京：人民卫生出版社，2011.

10. 鲍润贤. 中华影像医学·乳腺卷 [M]. 2 版. 北京：人民卫生出版社，2010.

11. American College of Radiology（ACR）. ACR BI-RADS@-Magnetic Resonance Imaging[M]. 5th ed. Breast Imaging Reporting and Data System，2013：26-108.

第六章 乳腺基本病变的影像学表现

第一节 乳腺基本病变的X线表现

一、肿块

肿块（mass）可见于良性及恶性病变。对于肿块的分析包括以下几方面：

1. 形状（shape） 肿块的形状分为圆形、卵圆形和不规则形（图6-1-1），按此顺序，良性病变的可能性依次递减，而癌的可能性依次递增。

2. 边缘（margin） 边缘特征可以是边缘光滑清晰（well-circumscribed）（图6-1-2A）、模糊（obscured）、小分叶（microlobulated）（图6-1-2B）、边缘不清楚（indistinct 或 ill-defined）（图6-1-3）、毛刺（spiculated）（图6-1-2C）。肿块边缘清晰、锐利、光滑者多属良性病变；而小分叶、毛刺多为恶性征象。边缘模糊这一表现可以是肿块本身特征（图6-1-3），亦可能是病变与邻近纤维腺体组织等结构重叠所致而无法对病变边缘做出评价，也称为"遮蔽状"（图6-1-4），此时需进一步检查如行肿物局部压迫点片或超声检查有助于判断。

3. 密度（density） 依据与周围或对侧相同容积的正常乳腺组织密度进行比较，分为高密度、等密度、低密度（图6-1-5）和含脂肪密度（图6-1-6）。一般良性病变呈等或低密度；而恶性病变密度多较高，但少数乳腺癌亦可呈等或低密度。含脂肪密度肿块绝大多数为良性病变，如错构瘤、脂肪瘤、积乳囊肿和油脂性囊肿等。

4. 大小（size） 肿物大小对良、恶性的鉴别并无意义，但当临床检查测量的肿块大于X线所示时，则恶性可能性较大，这是因为临床测量时常将肿块周围的浸润、纤维组织增生、肿瘤周围的水肿以及皮肤组织等都包含在肿物大小内。X线和临床触诊测量肿块大小的差异程度取决于肿块边缘特征，通常肿块边缘有明显毛刺或浸润时差异较大，而肿块边缘光滑锐利者相差较少。

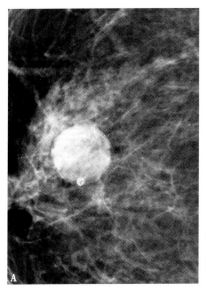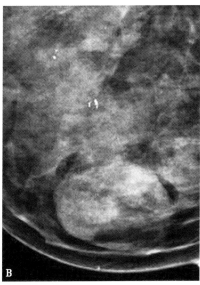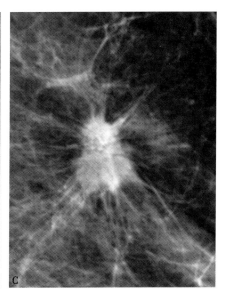

图6-1-1 肿块

A. 圆形（囊肿）；B. 卵圆形（纤维腺瘤）；C. 不规则形（浸润性导管癌）

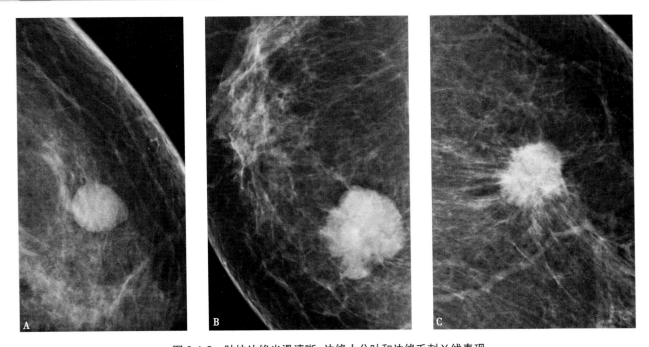

图 6-1-2　肿块边缘光滑清晰、边缘小分叶和边缘毛刺 X 线表现
A. 肿块边缘光滑清晰（纤维腺瘤）；B. 肿块边缘小分叶（浸润性导管癌）；C. 肿块边缘毛刺（浸润性导管癌）

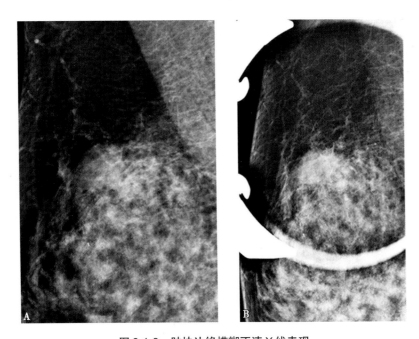

图 6-1-3　肿块边缘模糊不清 X 线表现
A. 右乳内外斜位显示肿块边缘模糊不清；B. 肿物局部加压摄影后仍显示肿块
边缘模糊不清（浸润性导管癌）

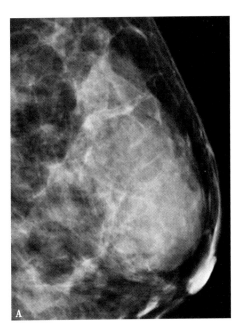
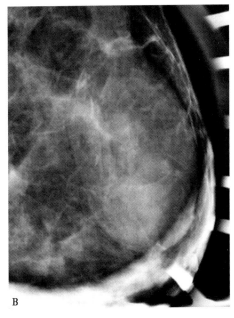

图 6-1-4　肿块边缘呈"遮蔽状"X 线表现

A. 左乳常规内外斜位显示肿块大部分边缘不清；B. 肿物局部加压摄影后显示肿物边缘光滑、清晰（纤维腺瘤）

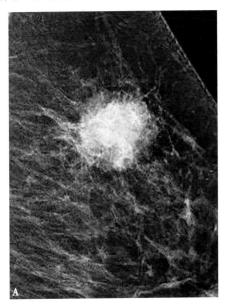
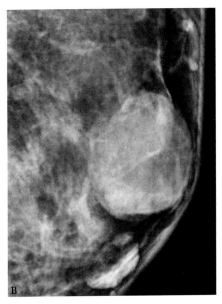

图 6-1-5　高密度、等密度和低密度肿块 X 线表现

A. 高密度肿块（浸润性导管癌）；B. 等密度肿块（纤维腺瘤）；C. 低密度肿块（囊肿）

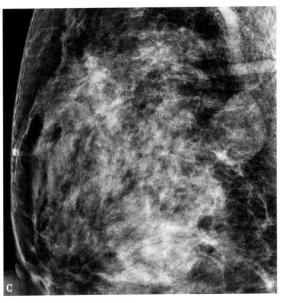

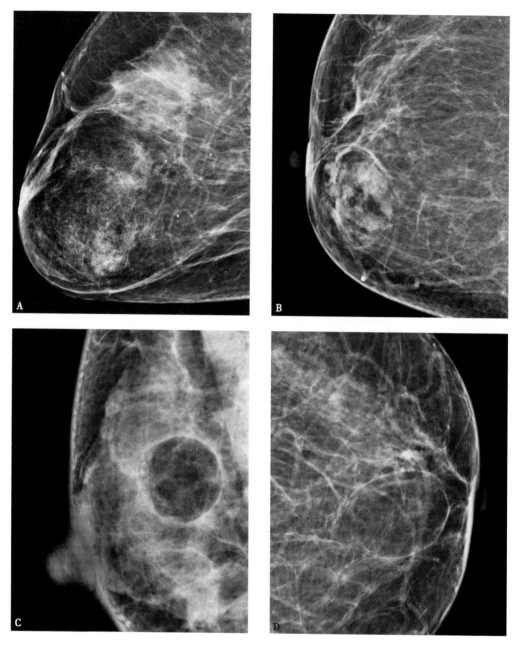

图 6-1-6　不同病理类型含脂肪密度肿块 X 线表现
A、B. 不同病例，均显示肿块表现为混杂密度，病理证实为错构瘤；C. 肿物呈脂肪密度，壁较厚，边缘光滑，病理证实为积乳囊肿；D. 肿物呈脂肪密度，可见纤细、光滑的边缘，病理证实为脂肪瘤

二、钙化

　　乳腺良、恶性病变均可出现钙化（calcification）（图 6-1-7）。通常良性病变的钙化多较粗大，形态可呈颗粒状、爆米花样、粗棒状、蛋壳样、新月形或环形，密度较高，分布比较分散；而恶性病变的钙化形态多呈细小砂粒状、线样或线样分支状，大小不等，浓淡不一，分布上常密集成簇或呈线性及段性走行。钙化可单独存在，也可位于肿块内。钙化的大小、形态和分布是鉴别乳腺良、恶性病变的重要依据。对于大多数临床触诊阴性的乳腺癌而言，X 线上多

依据钙化而做出诊断。通常由于典型良性钙化多粗大，较恶性钙化更易被发现，而恶性钙化常细小，日常工作中需借助放大镜观察。

　　依据美国放射学院 2003 年第 4 版 BI-RADS 标准，将乳腺钙化表现类型分为典型良性、中间性和高度可疑恶性三类，2013 年第 5 版 BI-RADS 将中间性和高度可疑恶性钙化归为一类。

　　典型良性钙化包括①皮肤钙化：其典型表现呈中心透亮改变，不典型者可在切线位观察（图 6-1-8A）。②血管钙化：呈管状或平行轨道状表现（图 6-1-8B）。③粗颗粒状或爆米花样钙化：此种钙化直径通常大于

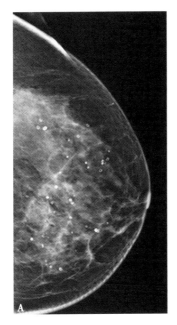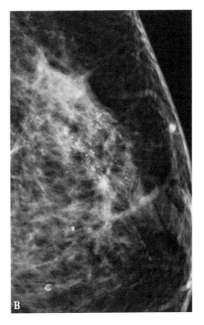

图 6-1-7 乳腺良、恶性钙化 X 线表现
A.乳腺良性钙化 X 线表现,乳腺内多发大小不等粗颗粒状钙化,部分呈中空状,密度较高,分布上比较分散;B.乳腺恶性钙化(乳腺癌)X 线表现,乳腺内多发细小多形性钙化

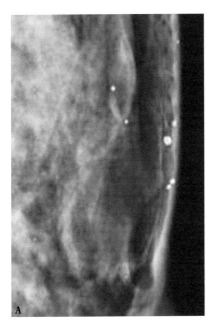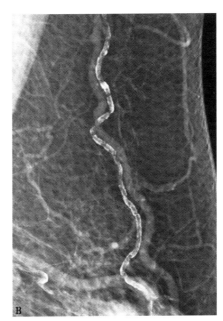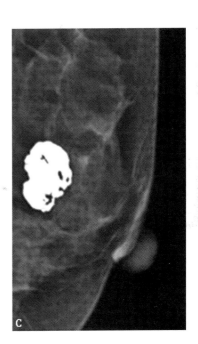

图 6-1-8 乳腺皮肤钙化、血管钙化、粗大爆米花样钙化 X 线表现
A.皮肤钙化;B.呈管状或平行轨道状表现的血管钙化;C.退化型纤维腺瘤的粗大爆米花样钙化

2~3mm,常为退化型纤维腺瘤钙化表现(图 6-1-8C)。④粗杆状钙化:此种钙化常伴随于导管扩张症,呈不连续、光滑的杆状,沿导管走行分布,指向乳头,偶可呈分支状(图 6-1-9),直径通常大于或等于 1mm。若钙化只发生于导管壁则中心可呈透亮改变;若钙化发生于扩张的导管腔则呈一致性高密度。分泌性钙化常发生在双侧乳腺且在 60 岁以上妇女。⑤圆点状钙化:此种钙化表现为多发、大小不一、散在分布(图 6-1-10A),小于 1mm 者常为乳腺腺泡内形成的钙化,小于 0.5mm 者可称其为针尖样钙化,如为孤立的、成簇的针尖样钙化应密切随访或活检。⑥中空状钙化:大小可从 1mm 到 1cm 或更大,呈光滑的圆形或卵圆形,中央透亮,其壁厚于蛋壳样或环形钙化类型。常见于脂肪坏死和导管内分泌物碎片的钙化(图 6-1-10B)。⑦蛋壳样或环形钙化:环壁很薄,通常小于 1mm。常见于囊肿(图 6-1-10C)。

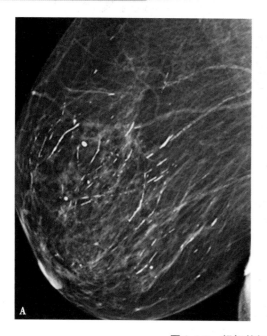
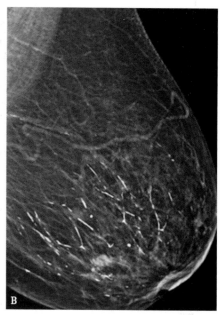

图 6-1-9　粗杆状钙化 X 线表现

A、B 分别为同一病例双侧乳腺导管扩张症,粗杆状钙化呈不连续、光滑的杆状,沿导管走行分布,指向乳头,部分呈分支状

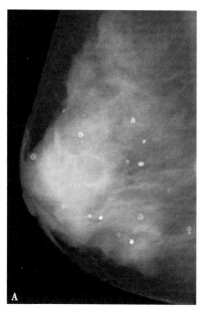
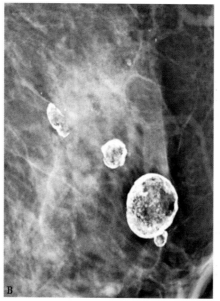
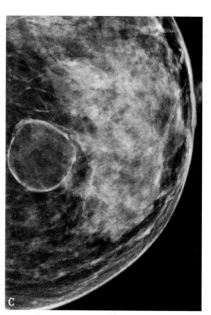

图 6-1-10　圆点状钙化、中空状钙化、蛋壳样或环形钙化 X 线表现

A. 圆点状钙化;B. 中空状钙化;C. 蛋壳样或环形钙化

⑧钙乳沉着性钙化:多为发生在乳腺大囊或小囊内沉淀物钙化。在头尾位片表现不典型,可为绒毛状、圆形或无定形;在标准侧位上表现清楚,依据囊肿形态可呈半月形、新月形、弧形(凹面向上)或线形(图 6-1-11)。此种钙化的特征是在不同的投照位置上钙化的形态有明显变化。⑨缝线钙化:为钙质沉积在缝合线上所致(图 6-1-12A),呈线形或管形,常可见到缝线结。⑩营养不良性钙化:常发生在放疗或外伤后的乳腺内(图 6-1-12B)。形状不规则、粗

糙,多大于 0.5mm,通常呈中空状。2013 年第 5 版 BI-RADS 将中空状、蛋壳样或环形钙化均归为边缘环状钙化。

中间性(不能定性)的钙化包括①无定形或模糊的钙化:此种钙化非常小或模糊而不能确定其形态学类型。这种钙化如呈弥漫散在分布常被诊为良性,如为成簇、区域性、线性或段性分布则应行活检(图 6-1-13);②粗糙不均质钙化:此种钙化不规则且显著,易于发现,常大于 0.5mm,趋向融合。这种钙

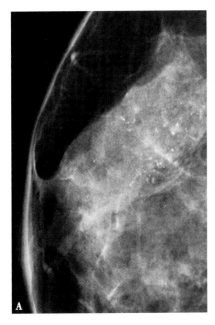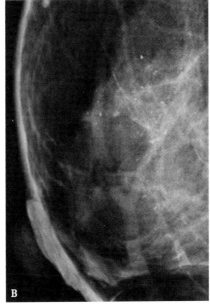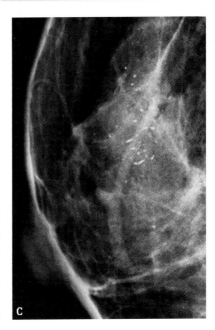

图 6-1-11　钙乳沉着性钙化 X 线表现

A～C 分别为右乳头尾位、内外斜位和侧位 X 线片,在不同的投照位置上钙化的形态不同,常规头尾位和内外斜位表现不典型,在标准侧位片上显示清晰,呈半月形、新月形、弧形(凹面向上)或线形

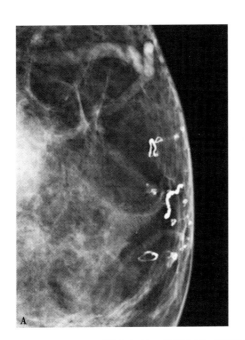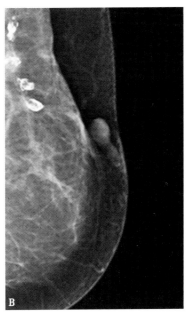

图 6-1-12　缝线钙化、营养不良性钙化 X 线表现

A. 缝线钙化;B. 营养不良性钙化(病人行保乳术后及放疗后)

化既可出现在恶性病变,也可出现在纤维化、纤维腺瘤或外伤区域(图 6-1-14)。

高度可疑恶性的钙化包括:①细小多形性钙化:此种钙化较无定形钙化更可疑,其大小和形状不一,直径常小于 0.5mm(图 6-1-15A);②线样或线样分支状钙化:外形细而不规则,常不连续,宽度小于 0.5mm,多为导管腔内钙化(图 6-1-15B)。

依据钙化分布表现分为①弥漫性分布:指钙化随机分布于整个乳腺。如点状和无定形的钙化呈此种类型分布通常为良性,特别是当双侧弥漫性分布更提示为良性;②区域性分布:指较大范围内分布的钙化,通常大于 2cm³,与导管走行不一致。如钙化分布于单一象限的大部分区域或多个象限,恶性可能性较小,但尚需结合钙化的形态综合考虑;③成簇分布:指在 1cm³ 乳腺体积内,至少有 5 枚钙化;④段样分布:常提示病变源于一支或数支导管

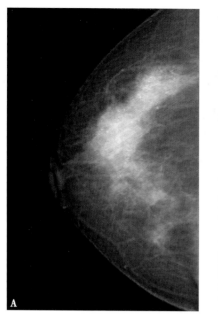
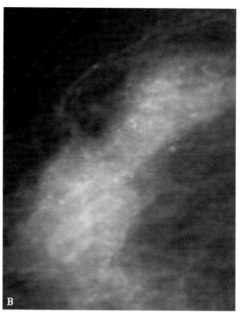

图 6-1-13 无定形、模糊钙化 X 线表现
A、B. 分别为同一病人头尾位和局部放大显示模糊、无定形钙化,呈段性分布(浸润性导管癌)

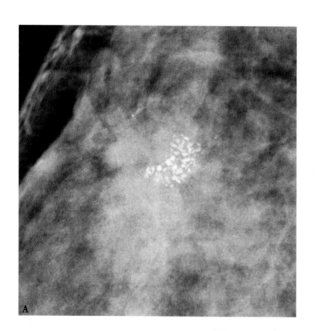
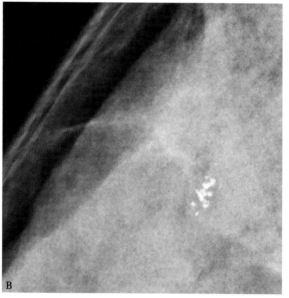

图 6-1-14 粗糙不均质钙化 X 线表现
A. 成簇分布的粗糙不均质钙化(浸润性导管癌);B. 成簇分布的粗糙不均质钙化(纤维腺瘤趋向伴钙化)

及其分支且病变广泛或多灶,尽管良性分泌性病变也可表现为段样分布的钙化,但如钙化的形态不呈特征性良性钙化时,此种分布的钙化多为恶性可能性较大;⑤线样分布:钙化呈线样走行分布,这种钙化分布提示为导管腔内钙化,且恶性可能性较大。

三、结构扭曲

结构扭曲(architectural distortion)是指乳腺局部结构紊乱、变形、失常,但无明确肿块,包括从某点发出的放射状条索或毛刺,或是乳腺实质边缘的收缩或变形(图 6-1-16)。结构扭曲可见于乳腺癌,也可见于良性病变,如慢性炎症、脂肪坏死、手术后瘢痕、放疗后改变等,应注意鉴别。此征象易与乳腺内正常重叠的纤维结构相混淆,需在两个投照体位上均显示时方能判定。对于结构扭曲,如病人无手术或放疗病史,应建议活检以除外乳腺癌。

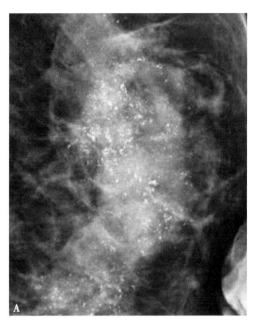
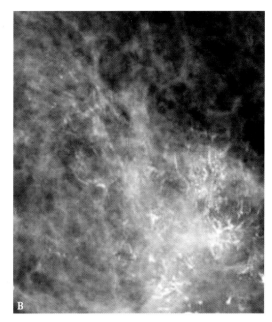

图 6-1-15 高度可疑恶性钙化 X 线表现

A. 细小多形性钙化（浸润性导管癌）；B. 线样及线样分支状钙化（浸润性导管癌）

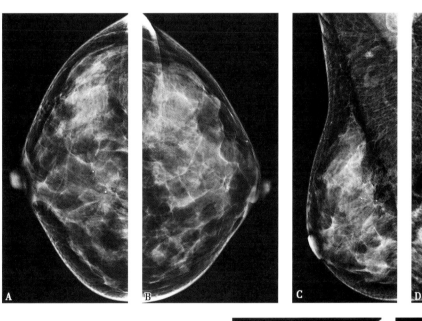

图 6-1-16 右乳结构扭曲 X 线表现

A、B. 右乳及左乳 X 线头尾位；C、D. 右乳及左乳 X 线内外斜位；E、F. 右乳头尾位及内外斜位 DBT。显示右乳稍内上方局限结构紊乱、纠集，以 DBT 片显示明显（白箭）。病理诊断：放射状瘢痕

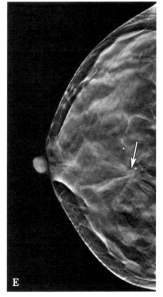
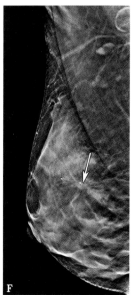

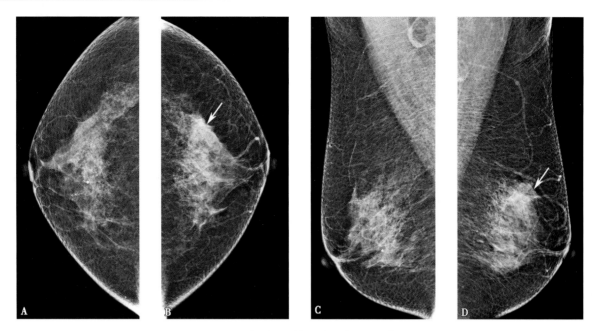

图 6-1-17 左乳局限性不对称致密 X 线表现

A、B. 右乳及左乳 X 线头尾位；C、D. 右乳及左乳 X 线内外斜位。双乳对比显示左乳外上方局限性不对称致密（白箭）。病理诊断：乳腺癌

四、局限性不对称致密

与以前 X 线片比较，发现一新出现的局限致密区或两侧乳腺对比有局限性不对称致密（focal asymmetrical density）（图 6-1-17），特别是当致密区呈进行性密度增高或扩大时，应考虑乳腺癌可能，需行活检。

五、皮肤增厚、回缩

皮肤增厚、回缩（skin thickening, skin retraction）多见于恶性肿瘤，但也可为手术后瘢痕或炎症性病变。由于肿瘤经浅筋膜浅层及皮下脂肪层而直接侵犯皮肤，或由于血供增加、静脉淤血及淋巴回流障碍等原因造成皮肤增厚，皮肤局限性增厚并向肿瘤方向回缩，即形成酒窝征（dimpling sign）（图 6-1-18）。

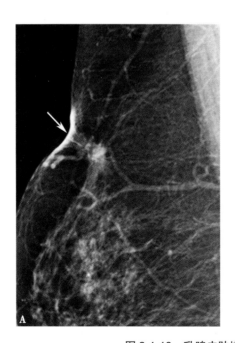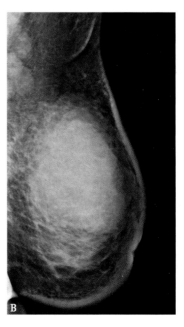

图 6-1-18 乳腺皮肤增厚 X 线表现

A. 乳腺皮肤局限增厚、凹陷，酒窝征（白箭）（乳腺癌）；B. 乳腺皮肤广泛增厚（乳腺癌）

六、乳头内陷

乳头后方的癌瘤与乳头间有浸润时，可导致乳头内陷（nipple retraction）、内陷，即漏斗征（funnel sign）（图 6-1-19），但也可见于先天性乳头发育不良。判断乳头是否有内陷，必须在标准的头尾位或侧位上观察，即乳头应处于切线位。

七、腋下淋巴结肿大

淋巴结肿大（adenopathy）可为癌瘤转移所致，

也可为炎症所致，病理性淋巴结一般呈圆形或不规则形，密度增高，低密度的淋巴结门结构消失、实变（图 6-1-20）。

八、乳腺导管改变

乳腺导管造影可显示乳导管异常改变，包括导管扩张、截断、充盈缺损、受压移位、走行僵直、破坏、分支减少及排列紊乱等（图 6-1-21）。

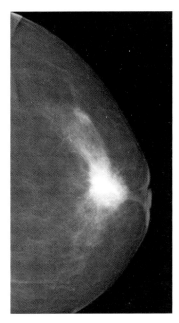

图 6-1-19 乳头内陷、漏斗征 X 线表现（乳腺癌）

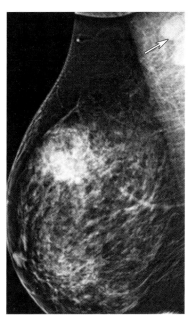

图 6-1-20 右侧乳腺癌伴右腋下淋巴结转移（白箭）X 线表现

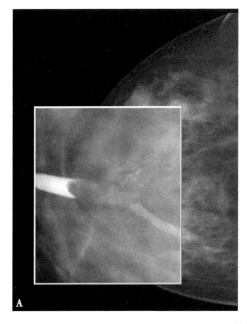
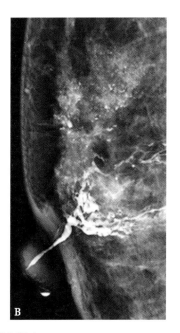

图 6-1-21 乳腺导管造影检查

A. 乳腺大导管扩张、充盈缺损（大导管乳头状瘤）；B. 乳腺导管走行紊乱、分支减少、破坏，并可见多发细小钙化（乳腺癌）

（刘佩芳 赵玉梅）

第二节 乳腺基本病变的超声表现

一、良性病变超声表现

（一）形态

大多呈圆形或椭圆形，少数呈分叶状或扁平状，与皮肤平行，边界清楚，形态规则，包膜回声完整。

（二）内部回声

呈囊性无回声或均匀的中低回声，少数回声粗糙不均匀。

（三）钙化灶

良性病变内有时可见粗颗粒状钙化。

（四）后方回声

后方回声增强，侧方声影明显。

（五）彩色多普勒表现

可探及以周边型为主血流信号，实性肿物体积较大者血流信号较丰富，从周边向肿瘤内部呈环绕状走行分布，血流信号分级：多为 0～Ⅰ级（详见后述）。

（六）频谱多普勒表现

一般为低阻力血管，多数 $RI < 0.7$，$PI > 1.3$。据文献报道：以 $RI \leqslant 0.7$ 作为纤维腺瘤的诊断标准，与癌鉴别诊断准确率为 86.6%。

（七）导管扩张

导管的良性病变大多表现为导管扩张或导管增粗。管壁光滑，管腔内为无回声暗区或低弱回声区。有些病变可见扩张导管内有乳头状中等实性回声结节，一般无明显的细点状钙化。

见图 6-2-1～图 6-2-14。

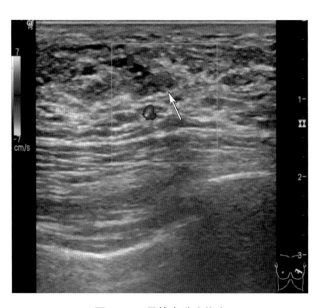

图 6-2-1 导管内乳头状瘤

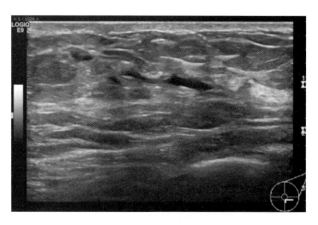

图 6-2-2 乳腺导管扩张症

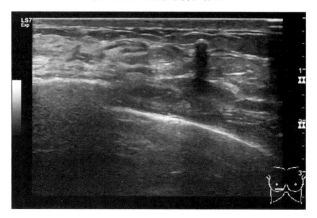

图 6-2-3 乳腺粗大钙化

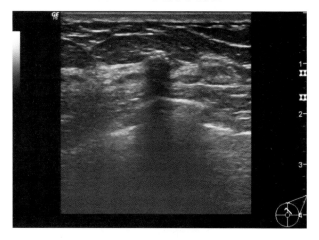

图 6-2-4 乳腺粗大钙化

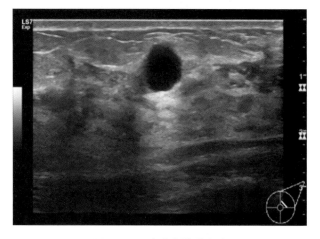

图 6-2-5 乳腺囊性增生病

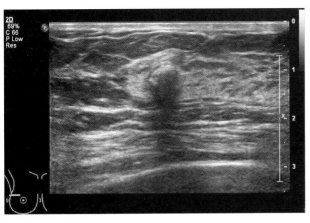

图 6-2-6 乳腺粗大钙化

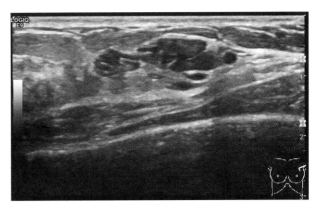

图 6-2-10 乳腺积乳囊肿

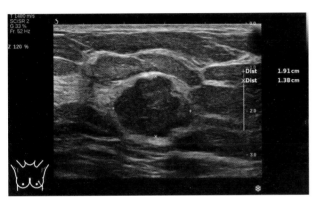

图 6-2-7 大分叶,纤维腺瘤

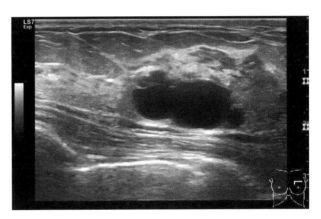

图 6-2-11 乳腺囊肿

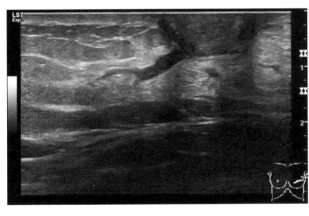

图 6-2-8 导管扩张,连接乳头

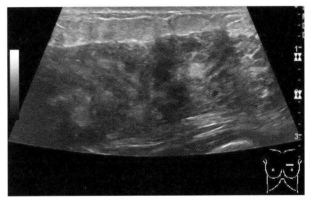

图 6-2-12 乳腺炎

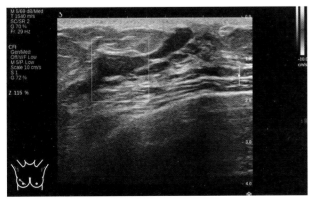

图 6-2-9 导管扩张伴沉积物

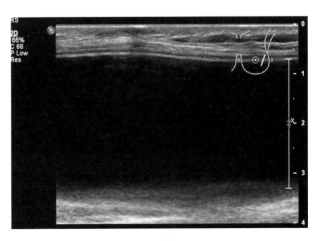

图 6-2-13 乳腺癌术后假体植入

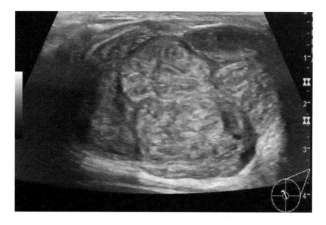

图 6-2-14　良性叶状瘤

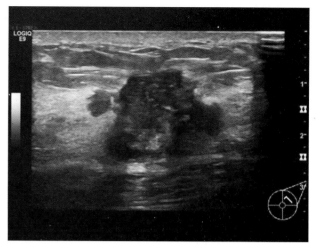

图 6-2-15　浸润性导管癌

二、恶性病变超声表现

乳腺癌的组织类型、生长方式、大体形态以及周围组织反应，在声像图上形成各种不同征象。膨胀性生长较明显的癌灶多呈团块状，浸润性生长占优势的癌灶多呈不规则锯齿状或蟹足状。

乳腺癌超声声像图的主要表现（图 6-2-15～图 6-2-35）：

（一）形态

边界不整，界限不清，形态不规则，可表现为凹凸不平或有角状凸起，呈锯齿状或蟹足状，微分叶，无包膜，肿块向周围组织或皮肤浸润性生长。

（二）内部回声

严格地说，不少乳腺癌灶属于程度不同的混合型癌，加之瘤体内主质和间质分布不均，纤维组织变性，含有坏死灶及出血灶，因而内部回声不均匀。以癌细胞成分为主，则回声较低，以纤维组织成分为主，则回声较强。发生出血坏死时出现不规则无回声区。

（三）钙化灶

超声检查在低回声的背景衬托下，可见到细点状的强回声钙化灶，呈细点状或簇状分布，通常认为直径小于 2mm 的钙化灶为微小钙化灶。在不同类型的乳腺癌中，钙化灶的大小和数量有一定的差异，浸润性导管癌的钙化灶检出率高于其他类型癌。随着超声探头空间分辨率的提高，超声越来越多的应用于扫描含有微小钙化灶的区域，来寻找浸润性乳腺癌。有些在乳房软组织内而不是在肿块内发现的簇状分布的"微小钙化灶"，很可能是超声斑点的伪像。

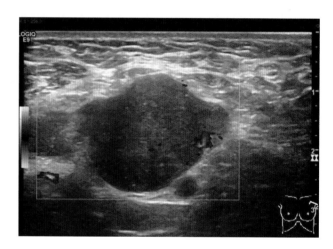

图 6-2-16　乳腺癌腋窝淋巴结转移

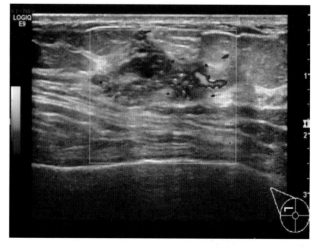

图 6-2-17　浸润性导管癌伴砂粒样钙化

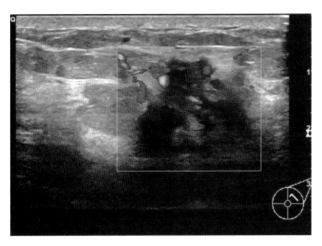

图 6-2-18　浸润性导管癌

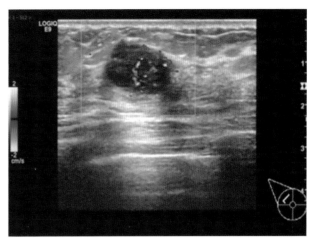

图 6-2-21　浸润性导管癌

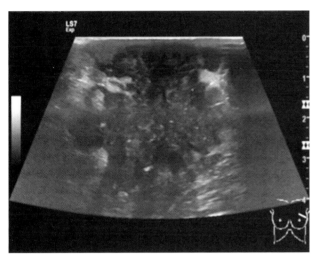

图 6-2-19　浸润性小叶癌

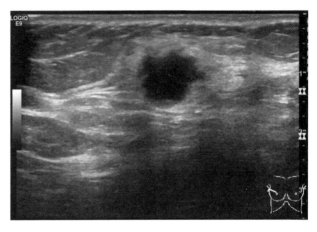

图 6-2-22　浸润性导管癌

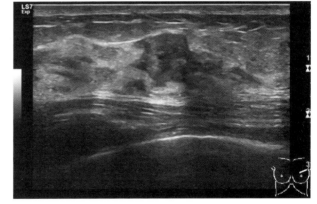

图 6-2-23　导管原位癌

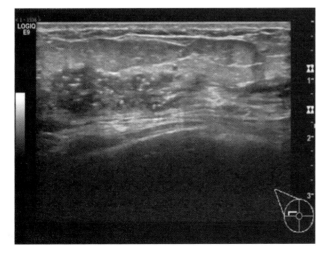

图 6-2-20　导管原位癌

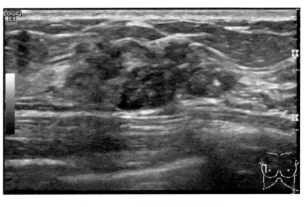

图 6-2-24　乳腺癌伴点状钙化

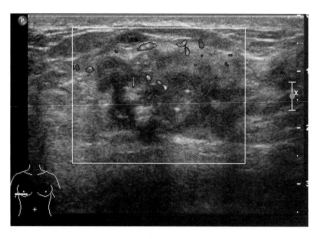

图 6-2-25　乳腺癌内见点条状血流信号

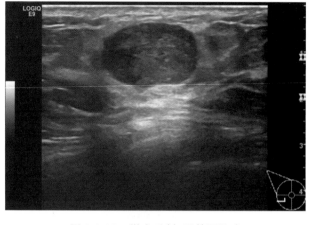

图 6-2-29　微小毛刺，导管原位癌

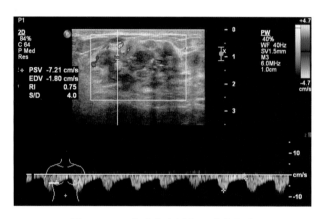

图 6-2-26　乳腺癌内见高阻动脉血流

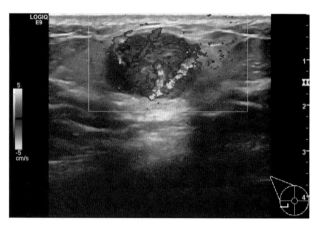

图 6-2-30　乳腺癌内丰富杂乱血流

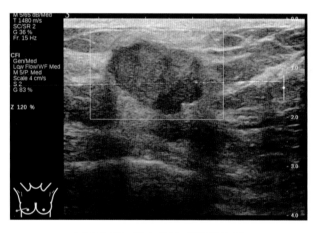

图 6-2-27　微小毛刺，导管原位癌

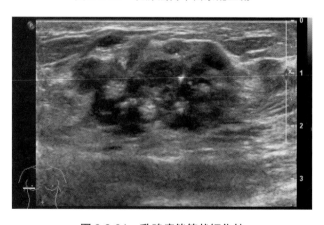

图 6-2-31　乳腺癌伴簇状钙化灶

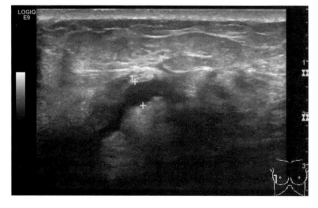

图 6-2-28　乳腺癌伴导管扩张，走行迂曲，粗细不均

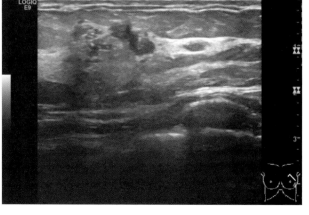

图 6-2-32　乳腺癌伴泥沙样钙化

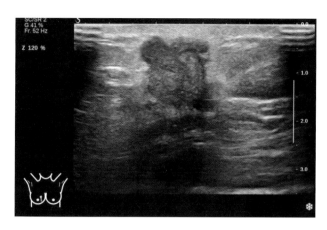

图 6-2-33　乳腺癌

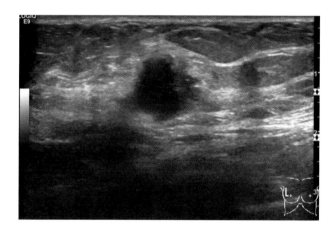

图 6-2-34　乳腺癌

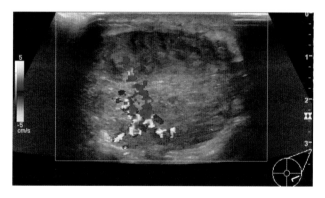

图 6-2-35　乳腺癌内丰富杂乱血流

（四）边界回声

癌细胞在瘤体边缘沿结缔组织和脂肪组织间隙向外浸润蔓延，主要通过两种方式引起结缔组织反应：①活性结缔组织在瘤体周围形成炎症性水肿，形成不规则、厚薄不均的强回声带，即恶性晕。表现为部分肿块的前、侧壁可见不规则厚薄不均的强回声带包绕。②结缔组织增生，增生的纤维组织常发生玻璃样变，收缩牵引邻近组织，造成纹理结构变形。多数肿瘤后方回声杂乱、减低或消失，呈衰

减暗区。后方衰减程度取决于病灶内纤维组织的多少，纤维组织含量高，后方回声衰减明显。

（五）彩色多普勒血流显像

彩色多普勒血流显像（color Doppler flow imaging, CDFI）显示肿块内血流增多，血流信号分级：多为 Ⅱ～Ⅲ 级（详见后述内容）。

（六）继发性改变

在原发癌灶附近有大量微小淋巴管，进入淋巴管内的癌细胞常在管内形成癌栓，造成淋巴管阻塞，淋巴液回流障碍，从而引起皮肤淋巴管扩张和水肿，表现为皮肤层增厚，回声增强，皮下组织间隙水肿。当肿瘤位置较深，位于腺体深面，则表现乳腺后间隙变薄或消失，或肌层不规则增厚等继发性改变。

三、血流信号的半定量分析

恶性肿瘤组织能释放肿瘤血管生成因子，刺激肿瘤及邻近组织产生大量新生血管，形成紊乱血管吻合和动静脉交通，这是彩色多普勒血流显像应用于肿瘤鉴别诊断的病理学基础。血流信号丰富程度的分级依照 Adler 半定量分级：

1. 0 级（absent）　未见血流信号。

2. Ⅰ 级（minimal）　少量血流信号，可见 1～2 处点状或棒状血流信号。

3. Ⅱ 级（moderate）　中量血流，可见 3～4 处点状血流或一条长度超过或接近肿块半径的血管。

4. Ⅲ 级（marked）　丰富血流，可见 3 条以上血管或血管相互连通，交织成网状。

多数文献报道：乳腺恶性肿瘤血流信号以 Ⅱ～Ⅲ 级为主，良性肿瘤以 0～Ⅰ 级为主，血流信号丰富程度等级越高，恶性肿瘤所占的比例越大。但血流信号丰富程度还与肿瘤的大小有关，随着肿瘤的增大，其血供也会相应增加，即使是良性肿瘤也会出现较丰富的血流信号。

四、血流动力学指标

乳腺肿块的血流动力学指标的定量分析，如 RI、PI 等，反映肿瘤血管动静脉瘘等病理改变。各家报道结果不一，多数认为 RI > 0.75，PI > 1.6 为恶性肿瘤诊断的参考标准。但良恶性之间有很大程度的重叠，对良恶性的鉴别价值存在争议。

五、血流形态学指标

从组织形态学上来看，肿瘤血管缺乏正常的树状分支结构，而往往走行迂曲，内径粗细不一，外形

不规则，有时伴有管腔狭窄和阻塞，这种变化往往累及整个血管树，包括滋养动脉、毛细血管和静脉。相比于目前常用于鉴别肿瘤性质的彩色多普勒及能量多普勒等血流形态学指标评价，新型超微血管成像技术可以观察病变的微血管分布情况，评价其诊断效果。与彩色多普勒及能量多普勒相比，新型超微血管成像技术能检测到更多的血流信号和微血管细节。

六、良、恶性病变声像图的鉴别

乳腺良、恶性病变的超声鉴别诊断标准目前尚无统一的结论，综合国内外报道，提出九点鉴别点（表6-2-1）。

七、超声新技术的发展

（一）超声造影

恶性肿瘤的新生血管与良性肿瘤的血管在形态学和血流动力学上完全不同，因此，肿瘤血管的特征对良恶性病变的鉴别具有重要意义，超声造影的增强模式和灌注参数与微血管密度（microvascular density，MVD）与微血管分布有关，微血管密度已经被越来越多的学者当做一种评价肿瘤血管生成的参考标准，是乳腺癌的独立预后因素，在一定程度上与乳腺癌组织学分级和增殖活性相关，其中血管内皮生长因子（VEGF）在血管新生中起到了关键作用。

彩色和能量多普勒超声检查对于直径＜0.1mm的微血管和流速＜1mm/s的低速血流检测效果欠佳，而超声造影技术的发展使得超声检测微血管成为可能，超声造影技术通过改变组织超声特性（背向散射系数、衰减系数、声速及非线性效应等）产生效果，由于不依赖多普勒效应，所以不受频移和方向的影响。

利用造影剂使后散射增强，超声检查对低流量、低速血流的显示能力增强，可显著提高对病变组织微循环灌注水平的检测能力，动态观察肿瘤的血流灌注情况。

1. 超声造影对乳腺良恶性病变的诊断价值（图6-2-36～图6-2-39） 超声造影的图像分析包括定性分析和定量分析（表6-2-2）。定性分析主要包括：①增强模式（快增强、慢增强）；②强化是否均匀；③达峰时强化区域是否超过二维超声所测量的范围；④肿瘤边界强化类型；⑤肿瘤边界强化是否清晰；⑥达峰时增强强度。

定量分析主要是通过分析时间-信号强度曲线

表6-2-1 乳腺良、恶性病变的超声鉴别诊断

	良性	恶性
边缘及轮廓	整齐、光滑	不整、粗糙
包膜	有	无
内部回声	无回声或均质回声	分布不均、衰减
后壁回声	整齐、增强、清晰	不整、减弱、不清晰
肿物后回声	正常或增强	多有衰减
侧方声影	有	罕见
皮肤浸润	无	有
组织浸润	无	有
血供及动脉频谱	多有不丰富0～Ⅰ级低速低阻血流	多有较丰富Ⅱ～Ⅲ级高速高阻血流

表6-2-2 超声造影的图像分析

		恶性肿瘤	良性肿瘤
定性分析	增强模式	快进慢出	慢进快出
	增强均匀度	不均匀	均匀或无增强
	达峰时强化范围	超出灰阶超声测量范围	未超出灰阶超声测量范围
	边界强化类型	放射状不规则强化	规则强化
	边界强化是否清晰	不清晰	清晰
	达峰时增强程度	高增强	等或弱强化，少数高增强
定量分析	峰值强度	高	低
	相对峰值强度	强	弱
	相对时间-信号强度曲线下面积	大	小
	相对强化开始时间	早	晚
	微血管密度	明显增加	增加不明显

（time-intensity curve，TIC）计算峰值强度，进而鉴别良恶性肿瘤中意义最为重要，此外的相对参数还包括：相对峰值强度、相对曲线下面积和相对强化开始时间。另外，还需要注意微血管显像（microvascular imaging）以量化整个病变的血管异质性。总体而言，对于良性病变，中心部分相对于周围部分的血管活动显著增加，但对于纤维腺瘤，特别是上皮增生活跃者，微血管密度较大，有可能导致良、恶性病灶增强程度无显著差异。然而，对于恶性病变，整体病灶新生血管分布不均，形成紊乱网状结构，中心区血管稀少或无血管，边缘区血管密集，部分周围区血管粗大、迂曲、扩张，易发生液化坏死，这些病理基础造成造影时病灶不均匀增强（包括边缘增强），增强时

病灶边界不清,可呈周边放射状增强和不均匀增强。

恶性肿瘤内部微血管分布广泛、紊乱,血管形态畸形,可有动静脉瘘,因此造影剂进入病灶时灌注迅速,病灶区域呈现组织的快速增强,血管畸形导致造影剂聚集较多,对比相邻的正常组织呈现高增强的特征,同时杂乱的血管分布往往导致静脉回流不畅,表现为造影剂消退缓慢,时间 - 信号强度曲线中表现为病灶曲线在造影剂消退时间段增强强度值远高于正常乳腺组织,提示造影剂滞留可能。此外,恶性病灶大部分呈非均匀增强,分析可能由于

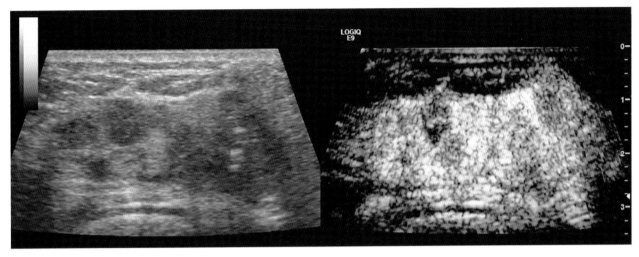

图 6-2-36　乳腺癌

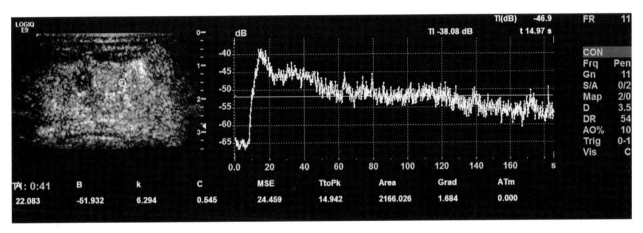

图 6-2-37　乳腺癌　快进慢出

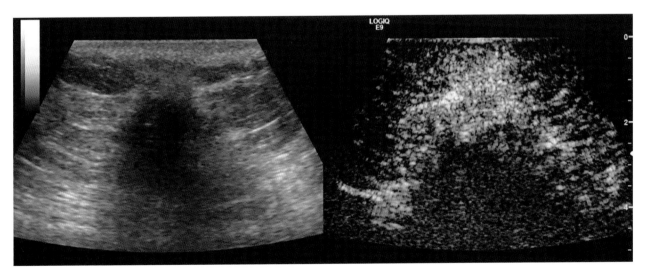

图 6-2-38　乳腺癌

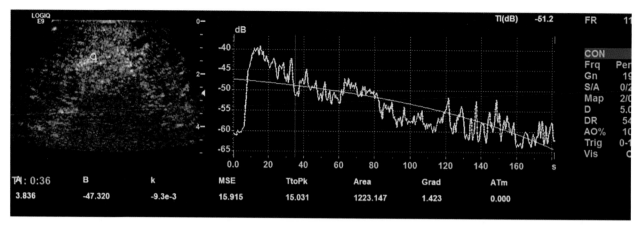

图 6-2-39 乳腺癌 快进慢出

恶性病灶生长迅速,中心血供不足导致癌巢的玻璃变性或坏死或微循环自身分布不均等。而良性肿瘤的血管是来自乳腺正常血管或正常血管的增生、增粗,病灶内不存在异常血管网或动静脉瘘,血流流速流量相对较慢、较少,在曲线表现为上升支呈缓升型,又因其存在正常的静脉回流系统,在曲线上表现为下降支速降,呈速降型。

2. 超声造影评估乳腺癌新辅助化疗的价值 新辅助化疗已成为局部晚期乳腺癌治疗的常规方案。其中肿瘤血管的新生在肿瘤组织生长和转移的过程中起到决定性作用。在行新辅助化疗之前,二维超声可以较准确测量肿瘤的体积,但在治疗之后,由于缺氧坏死,大量肿瘤细胞胶原化及纤维化,使得部分肿瘤在治疗后并不表现为宏观体积缩小,这种情况下,使用二维超声不能准确评估肿瘤的新辅助化疗效果。多普勒超声被用于评估肿瘤组织的血供情况,然而多普勒超声只能显示流速较快以及管径大于 0.1mm 血管的血流信号,并且不能对血液灌溉进行量化。所以通过低机械指数的超声造影可以提供肿瘤微循环特征的信息。在超声造影图像上,经过治疗的肿瘤组织,其血流灌溉指数、最大灌溉强度以及微血管密度会有明显下降,并且会出现造影剂填充缺损和填充速度下降,为乳腺癌新辅助化疗疗效评价提供数据支持。

(二)弹性成像技术

癌组织与正常乳腺组织相比,质地坚硬,并且在疾病早期就会出现硬化。早在 20 世纪 90 年代,弹性成像就已经应用于超声诊断。目前弹性成像系统不仅可以通过组织硬度不同鉴别良恶性病变,而且还有评估乳腺癌化疗后效果的潜力,超声弹性成像不仅可以诊断乳腺肿瘤性病变,而且还可以评估乳腺非肿瘤性病变。

超声弹性成像是一种检测组织弹性(硬度)的成像技术。第一个实用设备于 2003 年发布,许多制造商提供各种商业系统,这些系统基于以下两种美国弹性成像技术:应变式弹性成像(strain elastography,SE)和剪切波弹性成像(shear wave elastography,SWE),其中 SE 的图像来源于外力(人工按压、呼吸、心跳及低频超声脉冲)压缩下的相对组织位移,而 SWE 的图像是测量超声脉冲激发产生剪切波的速度产生的。超声弹性成像对乳房肿块进行评估可以增加传统二维超声在鉴别良性和恶性乳腺肿块中的特异性。根据 Krouskop 等人的研究,乳腺组织弹性系数从大到小排列为浸润性导管癌 > 导管内原位癌 > 乳腺纤维组织 > 正常乳腺组织 > 脂肪组织。乳房肿块的美国弹性成像特征已被纳入 2013 版乳腺影像报告与数据系统(BI-RADS)。

1. 应变弹性成像 当超声换能器按压乳房组织时,硬的病变比周围的软背景受到的应变小,组织中的相对应变以黑白图像显示。在 SE 中,因为弹性图上的恶性病变看起来比二维超声图像上的病灶范围大,所以要将弹性图上的病变大小或面积与二维超声图像上的相应病变进行比较。目前国内外多参照日本 Tsukuba 大学提出的 5 分评估法对乳腺组织进行弹性评分。其标准见表 6-2-3。

表 6-2-3 弹性评分标准

评分	弹性评分标准
1	测量区域弹性与周围组织无差别
2	测量区域弹性系数部分较正常组织增高
3	测量区域弹性系数部分正常组织更高
4	测量区域总体为硬灶,弹性系数远高于周围组织
5	弹性系数增加的病变组织范围超过灰阶超声测量范围

评分为1～3分者提示组织硬度相对较小而考虑为良性病变,4～5分提示组织硬度较大而考虑为恶性病变。

另外,弹性成像应变率(病灶硬度与脂肪组织硬度的比值)已经作为常规指标应用于临床,将弹性成像技术量化,采用具体数值克服了以往评分方法的主观性,现国内普遍接受的乳腺整体应变率比值参照智慧等总结的3.08作为鉴别诊断乳腺良恶性病灶的界点。

2. 剪切波弹性成像 使用SWE,声辐射力产生横向的剪切波,并且这些波在硬组织中比在软组织中传播得更快,剪切波的速度与杨氏模量E相关。杨氏模量E定义为外界压力σ和组织应变ε的比值,即E =σ/ε。被测组织的硬度和剪切波在该组织中的传播速度C之间的关系为E = 3ρC²(ρ 表示组织密度,kg/m³)。目前剪切波弹性成像方面主要的研究集中于如何提高成像的速度和在超声脉冲剂量小的情况下改善成像质量,获取显示感兴趣区(region of interest,ROI)中的每个像素的剪切波速度(m/s)或弹性(千帕,kPa)的颜色编码图像。

通常,范围从0(深蓝色,柔软)到+180kPa(红色,硬)的色标用于乳房病变。到目前为止,已经研究了各种定性和定量的SWE参数,最有用的SWE特征是最大弹性的颜色评估,它与最大弹性值(kPa)相关。SWE上的最大弹性颜色可以分为三类:深蓝色和浅蓝色(代表柔软弹性)作为阴性;绿色和橙色(中间弹性)作为模棱两可;红色(硬弹性)作为阳性。恶性肿瘤的阳性预测值随着弹性的增加而增加。

3. 弹性成像的应用价值

(1)活检或短期随访的选择:具有柔软弹性的BI-RADS 4a类(低度恶性肿瘤)质量可以降级为3类(可能是良性的),减少不必要的活组织检查但不会显著降低敏感性。对于乳腺病变,在SE上的得分为1或2,SWE的最大弹性颜色≤浅蓝色或最大弹性≤80kPa采取较为激进策略(活检),SE上的得分为1,深蓝色的最大弹性颜色为SWE的最大弹性≤30kPa采取较为保守策略(短期随访)。

在二维超声检查中,界限分明的恶性病灶可被错误分类为BI-RADS 3类(良性病变),导致误诊,延误治疗,因此有人提出硬弹性(SE上评分为4或5,红色最大弹性颜色或SWE上最大弹性≥160kPa)作为恶性指征。然而,对BI-RADS 3类病灶升类可能会引起争议,所以需要慎重。

(2)长期随访或短期随访的选择:BI-RADS 3类被定义为具有椭圆形外接形状和边缘的乳房肿块,具有小于2%的恶性率。在美国筛查时,大约20%的女性出现BI-RADS 3类病变,导致大多数病例不必要的短期随访。具有非常柔软弹性的BI-RADS 3类病灶(SE上的得分为1或深蓝色的最大弹性颜色或SWE上的最大弹性≤20kPa)可以安全地降级为2类(良性),从而减少不必要的短期随访,减少病人的精神和经济负担。

(3)增加诊断信心:对于二维超声诊断BI-RADS 4a类病灶,硬弹性可增加对恶性肿瘤的怀疑,将其升类为BI-RADS 类别4b或更高。在SE或SWE上获得的阳性或阴性弹性成像结果可影响乳房肿块的BI-RADS 类别。但对于呈现模棱两可的弹性成像结果的乳房肿块,诊断应依从二维超声诊断结果。

4. 注意事项及操作方法 为了获得足够的数据,探头应垂直放置在皮肤上,以便使用轻微的压力正确压缩组织。众所周知,SWE 具有高度可重复性,对操作者的依赖性较小;但是,诸如探针压缩或移动等技术错误也可能导致不准确的结果。应使用大量的耦合剂,并调整ROI的范围以排除皮肤和胸壁层以减少伪影。即使使用适当的技术进行弹性成像,图像质量也会受到内在因素的影响,例如病变大小、病变深度或乳房厚度。在SE上,病变部位深浅、体积大小以及乳房厚度与图像质量显著相关。在SWE上,病灶体积越大,结果的假阳性率越高;而病灶体积越小,假阴性率越高。高质量的弹性成像图像可以通过ROI中的高信噪比调节。

5. 局限性 进行超声弹性成像时需要设置弹性框(elasticity box),必须包括全部病灶组织和足够多的周围组织,最好是从正常组织开始测量,但当肿瘤组织范围过大时,则不易进行弹性成像检查。

6. 小结 弹性成像临床适应证包括:①在灰阶超声上评估乳腺病灶硬度,辅助良恶性鉴别诊断;②应用于BI-RADS 3类和4a类的升降类,减少不必要的穿刺;③乳腺癌新辅助化疗疗效的评价;④乳腺非肿块区域硬度异常的发现和评估。对于有必要进行升降类的病灶(3类或4a类),将剪切波的速度设置为5m/s(80kPa),二维超声联合SWE可以在不影响诊断敏感性情况下,将诊断特异性从61.1%提高到78.5%。当SWE的最大弹性值≤20kPa的BI-RADS 3类病灶可以避免不必要的短期随访。

对于囊性病灶要特别注意:①囊性病灶的内容物为非黏液性时,由于其不传播剪切波,表现为无彩色填充,表现为黑色区域,不宜进行弹性成像;②囊性病灶的内容物为黏液性时,剪切波传播,弹性成像表现为软组织区。

应用弹性成像对 BI-RADS 3 类或者 4a 类病例进行升降类是合理的。如果 BI-RADS 3 类的病例具有恶性弹性特征,病灶可进行升类;如果灰阶超声或其他影像学提示 BI-RADS 2 类(如脂肪坏死或囊肿),不用弹性成像进行升类(图 6-2-40~图 6-2-44)。

(三)自动乳腺全容积成像

自动乳腺全容积成像(automated breast volume scanning,ABVS)是一种新的全容积扫查系统,可以任意平面重建图像,使病灶更加逼真、直观,既可以通过脱机后台工作进行回顾性分析,同时又保留了常规超声实时的特点。该系统具有一键启动和锁定装置,能根据病人乳房大小自动调节深度、频率、聚焦的范围及总增益,大大简化了工作流程。此外,该系统扫描过程中采用了先进的空间复合技术和动态组织对比增强技术,创新性地应用了脂肪组织成

像和弹性成像等技术,扫描完成后采用了专有的后处理算法,包括混响去除方法、自适应的乳头阴影减少工具及增益校正算法,最大限度提高了诊断信息的质量。

ABVS 特有的三维断层采集技术可获得层厚 0.5mm 的连续扫查图像,从皮肤到深层的胸大肌、胸小肌各个层面均能显示。通过冠状面不仅可以观察整个乳腺,还可以清晰显示病灶的位置及病灶对周围腺体组织的侵犯程度,自动读取病灶距皮肤和乳头的距离。

ABVS 能准确诊断乳腺肿块的良恶性,结合 BI-RADS 分级进行综合评估,其诊断效能优于常规超声检查,ABVS 与二维灰阶超声相比,其扫查时间较常规超声少,二者在乳腺病变检出率、准确率方面相当。但 ABVS 最大的优点是能够覆盖全乳,尤其是四区扫查法能有效减少腺体边缘及乳头后方病变的漏诊。而二维灰阶超声扫查范围局限,容易漏诊,

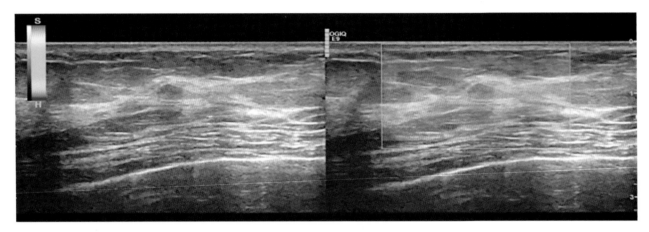

图 6-2-40 良性结节,组织弹性较软

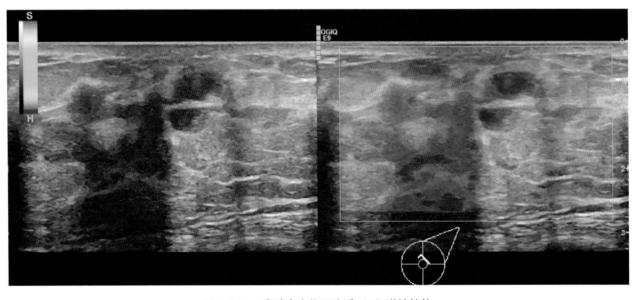

图 6-2-41 囊肿内容物不均质,组织弹性较软

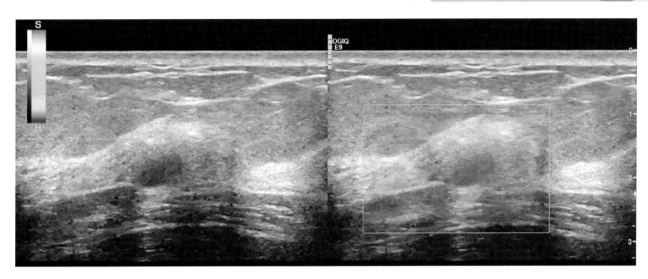

图 6-2-42　良性结节，组织弹性较软

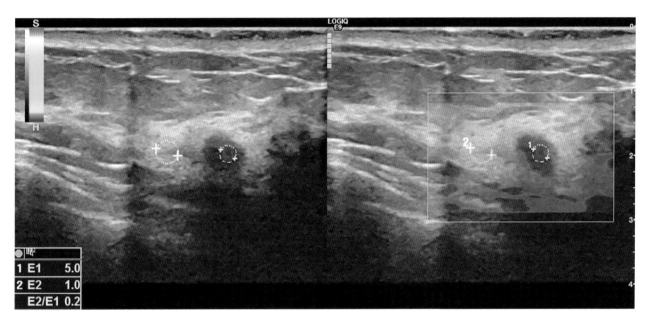

图 6-2-43　恶性结节，组织弹性与周围组织相比较硬

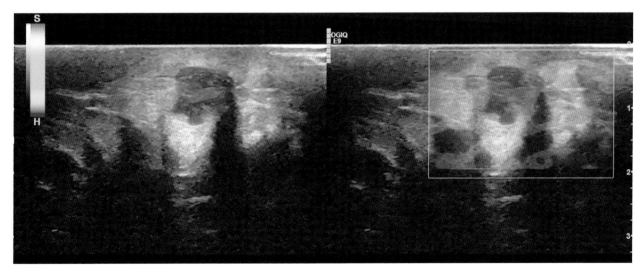

图 6-2-44　恶性结节，组织弹性较硬

且 ABVS 有效解决了由于个人操作手法熟练程度及经验不同而导致的图像存留无法标准化、可重复性差的问题。此外，尤为重要的是，ABVS 能够显示冠状面图像，该层面被称为"外科视野"，有利于外科医师术前对病变范围进行精确评估并制定手术方案。

ABVS 的冠状面出现"汇聚征"是乳腺癌的特征性表现，肿瘤向周围组织浸润生长，癌细胞沿间质浸润周围组织，牵拉周围腺体，以低回声结节为中心，周边呈低回声、等回声或高回声的放射条索现象，而对于良性肿物，其膨胀性生长，故无此现象。

另外，由于乳腺癌新生血管功能不全，管壁较薄，易导致局部出血，使得含铁血黄素沉着，局部钙离子增加，易形成微钙化，这是乳腺癌的一种重要影像学征象，但多依赖于钼靶检查。而 ABVS 的冠状面成像对乳腺病灶微钙化的显示能力与钼靶相仿。

ABVS 最重要的局限性在于其无法观察病变的血流分布和血流动力学情况，无法评价病变的弹性，在一定程度上降低了其良恶性的鉴别能力。另外，ABVS 不能显示腋窝组织的情况，不利于对乳腺病变的完整评价。对于 D 罩杯以上的女性，ABVS 较难完整显示整个乳房，有必要视情况增加扫描区域。此外，人为因素的影响较为明显，应对操作人员进行规范化培训。

（四）三维超声

利用计算机积技术采集一系列的二维图像并重建，从而增加时间维度，通过多角度、多切面对病灶进行重建，可以立体地展示各组织结构、血管的解剖特征和空间关系，有助于鉴别良恶性病变及邻近乳房实质。良性病变明显地取代相邻的正常结构，而恶性病变是侵入乳房实质。

（五）萤火虫技术

是一种全新的数字化背景清除技术及回声增强算法的钙化增强成像技术，可显著提升微钙化点的亮度，可以消除成像中的伪钙化点。

（牛丽娟　王　勇　刘　琛）

第三节　乳腺基本病变的 MRI 表现

通常，对乳腺病变的 MRI 检查分析应包括形态学表现、信号强度和内部结构，尤其是动态增强后强化分布方式和血流动力学表现特征，如增强后早期强化率和时间 - 信号强度曲线类型等。如行 DWI 和 ¹H-MRS 检查，还可对乳腺病变的表观扩散系数（apparent diffusion coefficient，ADC）值和总胆碱化合物进行测量和分析。

一、形态学表现

通常平扫 T_1WI 有利于观察乳腺脂肪和纤维腺体的解剖分布情况，而 T_2WI 则能较好地识别液体成分，如囊肿和扩张的导管。但单纯乳腺 MRI 平扫检查除能鉴别病变的囊、实性外，在病变的检出及定性诊断方面与 X 线检查相比并无显著优势，故应常规行 MRI 增强检查。依据美国放射学院的 BI-RADS MRI 诊断规范，乳腺异常强化被定义为其信号强度高于正常乳腺实质。对异常强化病变的形态学观察和分析应在高分辨率动态增强检查的早期时相，以免由于病变内造影剂廓清或周围腺体组织的渐进性强化而影响观察。乳腺异常强化的形态学表现可为灶性、肿块和非肿块病变（图 6-3-1）。

1. **灶性强化**　为小斑点状强化灶，难以描述其形态和边缘特征，无明确的占位效应，通常小于 5mm（图 6-3-1A）。灶性强化也可为多发，呈斑点状散布于乳腺正常纤维腺体或脂肪内，多为偶然发现的强化灶。灶性强化可为腺体组织灶性增生性改变，如两侧呈对称性分布则提示可能为良性或与激素水平相关，但通常多属于乳腺背景强化表现。特别需提出的是，乳腺实质背景强化明显，通常导致 MRI 诊断困难，特别对较小的乳腺癌可能导致其漏诊，影像医生的工作重点是如何正确判断在此基础上有无可疑乳腺癌的恶性征象。

2. **肿块**　为呈立体结构异常强化的占位性病变（图 6-3-1B、图 6-3-2、图 6-3-3）。对乳腺肿块病变的形态学分析与 X 线检查相似，通常提示恶性的表现包括形态不规则，呈星芒状或蟹足样，边缘不光滑或毛刺；反之，形态规则、边缘清晰则多提示为良性。然而，较小的病变和少数病变可表现不典型。

3. **非肿块**　如增强后既非灶性强化又非肿块强化，则称为非肿块强化（图 6-3-1C）。其中导管性强化（指向乳头方向的线样强化，可有分支）或段性强化（呈三角形或锥形强化，尖端指向乳头，与导管或其分支走行一致）多提示恶性病变（图 6-3-4），特别是导管原位癌（ductal carcinoma in situ，DCIS）。区域性强化（非导管系统分布的大范围强化）、多发区域性强化（两个或以上的区域性强化）或弥漫性强化（遍布于整个乳腺的广泛散在强化）多发生在绝经前妇女（表现随月经周期不同而不同）和绝经后应用激素替代治疗的女性，如两侧呈对称性表现多提示为良性增生性改变。

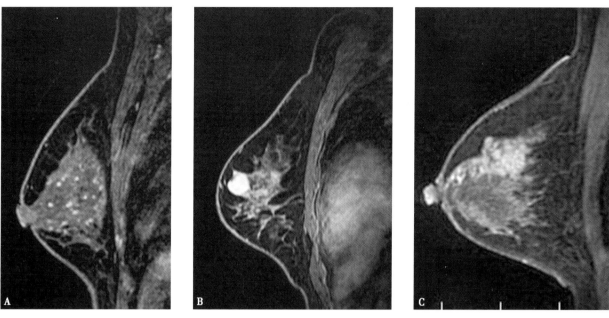

图 6-3-1　乳腺灶性、肿块、非肿块强化 MRI 表现
A. 乳腺多发灶性强化；B. 乳腺肿块强化；C. 乳腺非肿块强化

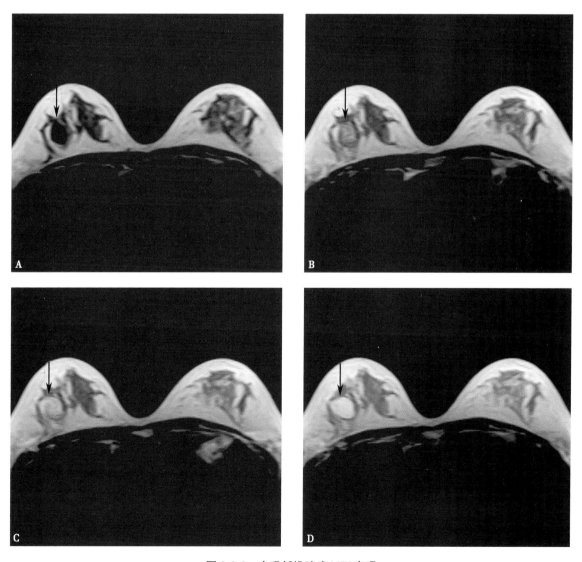

图 6-3-2　右乳纤维腺瘤 MRI 表现
A～D. 分别为横断面 MRI 动态增强前和增强后 1.5min、3min、7.5min。动态增强检查显示病变（黑箭）轮廓清晰，信号强度随时间延迟呈渐进性增加，强化方式由中心向外围扩散，呈离心样强化，边缘光滑

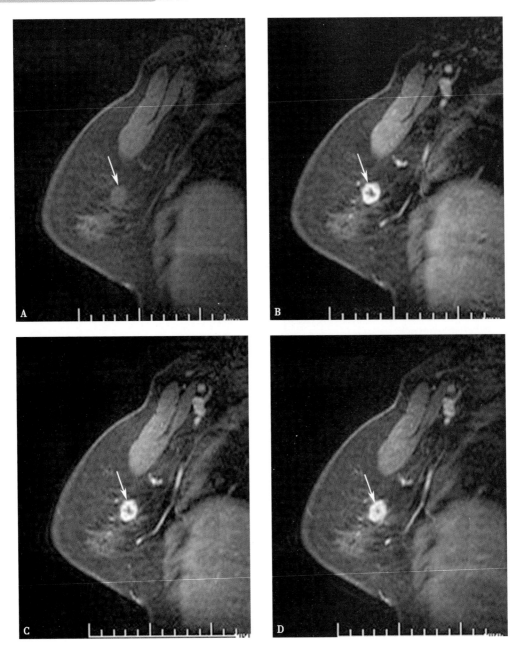

图 6-3-3　右乳癌 MRI 表现

A～D. 分别为右乳矢状面 MRI 动态增强前和增强后 1min、2min、8min。右乳肿物（白箭）边缘呈小分叶，动态增强检查显示早期肿物呈不均匀强化且以边缘强化明显，随时间延迟，肿物强化方式由边缘环形强化向中心渗透而呈向心样强化

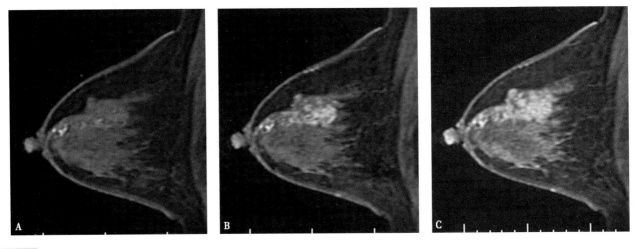

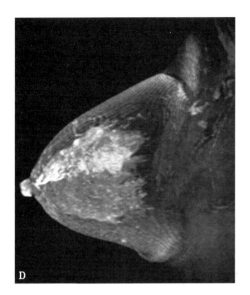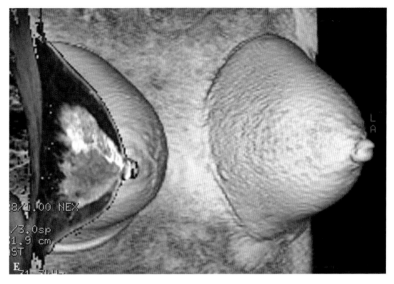

图 6-3-4　右乳腺导管原位癌 MRI 表现

A～C. 分别为右乳矢状面 MRI 动态增强前和增强后 1min、8min；D. MIP 图；E. VR 图。显示右乳中上方段性分布异常强化，尖端指向乳头

二、信号强度及内部结构

平扫 T_1WI 上乳腺病变多呈低或中等信号；T_2WI 上信号强度则依其细胞、胶原纤维成分及含水量不同而异，通常胶原纤维成分含量多的病变信号强度低，而细胞及含水量多的病变信号强度高。一般良性病变内部信号多较均匀，但部分纤维腺瘤和叶状肿瘤内部可有胶原纤维形成的分隔，其在 T_2WI 上表现为低或中等信号强度（图 6-3-5）；恶性病变内部可有坏死、液化、囊变、纤维化或出血，而于 T_2WI 则表现为高、中、低混杂信号。动态增强检查，良性病变的强化多均匀一致或呈弥漫斑片样强化，表现为肿块的良性病变强化方式多由中心向外围扩散，呈离心样强化（图 6-3-2），或为均匀渐进性强化；而表现为肿块的恶性病变强化多不均匀或呈边缘环形强化，强化方式多由边缘强化向中心渗透，呈向心样强化（图 6-3-3），而表现为非肿块的恶性病变，多呈沿导管方向走行分布的导管性或段性强化（图 6-3-4）。

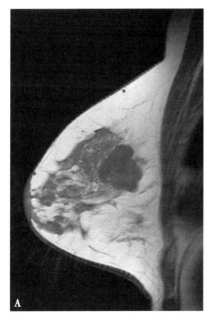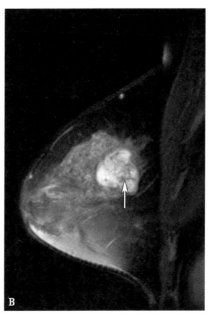

图 6-3-5　低信号分隔（白箭）MRI 表现（纤维腺瘤）

A. MRI 平扫矢状面 T_1WI；B. MRI 平扫矢状面脂肪抑制 T_2WI

三、动态增强后血流动力学表现

包括评价增强后病变的早期强化率和时间 - 信号强度曲线类型等。关于早期强化率，因所用设备和序列而不同，目前尚缺乏统一标准。对于异常强化病变的时间 - 信号强度曲线的分析包括两个阶段，第一阶段为早期时相（通常指注射造影剂后2min内），其信号强度变化可分为缓慢、中等或快速增高；第二阶段为延迟时相（通常指注射造影剂2min后），其变化决定了曲线形态。通常将动态增强曲线分为三型：①渐增型，在整个动态观察时间内，病变信号强度表现为缓慢持续增加；②平台型，注药后于动态增强早期时相，信号强度达到最高峰，在延迟期信号强度无明显变化；③流出型，病变于动态增强早期时相，信号强度达到最高峰，其后减低。一般而言，渐增型曲线多提示良性病变（可能性为83%～94%）；流出型曲线常提示恶性病变（可能性约为87%）；平台型曲线可为恶性也可为良性病变（恶性可能性约为64%）。

四、MRI 弥散及磁共振波谱

乳腺的 DWI 和 ¹H-MRS 检查为磁共振鉴别乳腺良、恶性病变提供了另外有价值的信息。DWI 检查能够检测出与组织内水分子运动受限有关的早期病变，并有助于乳腺良、恶性病变的鉴别。通常恶性肿瘤在 DWI 上呈高信号，ADC 值较低；良性病变的 DWI 信号相对较低，ADC 值较高。值得注意的是，部分乳腺病变于 DWI 上呈高信号，但所测得的 ADC 值较高，因此要考虑到在 DWI 上部分病变呈高信号为 T₂ 透射效应（T₂ shine through effect）所致，而并非扩散能力降低。弥散加权成像不需要增强，检查时间短，但其空间分辨率和解剖图像质量不如增强检查。MRS 是检测活体内代谢和生化成分的一种无创伤性技术，能显示良、恶性肿瘤之间的代谢物差异。在 ¹H-MRS 上，大多数乳腺癌可检出胆碱峰，仅有少数良性病变可出现胆碱峰。动态增强 MRI 结合 DWI 和 ¹H-MRS 检查可明显提高乳腺良、恶性病变诊断的准确性，亦可用于评估乳腺癌新辅助化疗疗效。

五、其他相关征象

乳腺其他相关征象包括乳头凹陷、皮肤增厚、乳腺水肿、淋巴结肿大（图 6-3-6、图 6-3-7）、胸肌受累等，这些征象可见于乳腺癌、炎症性病变等。

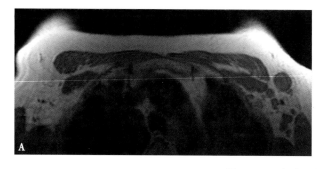
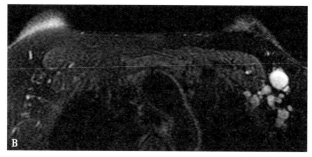

图 6-3-6 左腋下淋巴结转移 MRI 表现
A. MRI 平扫横断面 T₁WI；B. MRI 平扫横断面脂肪抑制 T₂WI

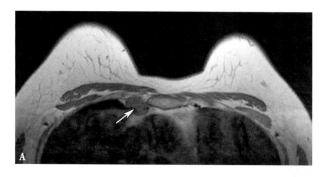
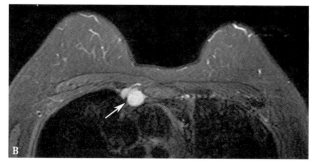

图 6-3-7 内乳淋巴结肿大 MRI 表现
A. MRI 平扫横断面 T₁WI；B. MRI 平扫横断面脂肪抑制 T₂WI

（赵玉梅 刘佩芳）

参 考 文 献

1. 刘佩芳. 乳腺影像诊断必读 [M]. 2 版. 北京：人民军医出版社，2018.

2. 张璟，姜玉新，戴晴，等. 实时灰阶超声造影增强模式在乳腺良、恶性病灶诊断中的应用 [J]. 中国医学科学院学报，2008，（1）：49-53.

3. 曾锦树，陈世良，许翔，等. 超声造影在乳腺良恶性病灶鉴别诊断中的应用 [J]. 中国超声医学杂志，2013，（6）：500-503.

4. 张润，刘双艳，李伶俐，等. 乳腺超声造影与彩色多普勒超声在乳腺肿瘤良恶性诊断中应用 [J]. 临床军医杂志，2018，（6）：648-649.

5. 贾晓菲，闫国珍. 乳腺疾病超声影像学研究新技术及新进展 [J]. 中华临床医师杂志（电子版），2013，（3）：1192-1195.

6. Seo M，Ahn HS，Park SH，et al. Comparison and Combination of Strain and Shear Wave Elastography of Breast Masses for Differentiation of Benign and Malignant Lesions by Quantitative Assessment: Preliminary Study[J]. J Ultrasound Med，2018，37（1）：99-109.

7. Ma Y，Li G，Li J，et al. The Diagnostic Value of Superb Microvascular Imaging（SMI）in Detecting Blood Flow Signals of Breast Lesions: A Preliminary Study Comparing SMI to Color Doppler Flow Imaging[J]. Medicine（Baltimore），2015，94（36）：e1502.

8. Li X，Li Y，Zhu Y，et al. Association between enhancement patterns and parameters of contrast-enhanced ultrasound and microvessel distribution in breast cancer[J]. Oncology Letters，2018，15（4）：5643-5649.

9. Nykanen A，Arponen O，Sutela A，et al. Is there a role for contrast-enhanced ultrasound in the detection and biopsy of MRI only visible breast lesions? [J]. Radiology and Oncology，2017，51（4）：386-392.

10. Lehotska V，Rauova K，Vanovcanova L. Pitfalls of Contrast Enhanced Ultrasound（CEUS）in determination of breast tumor biological dignity[J]. Neoplasma，2018，65（1）：124-131.

11. Park J，Woo OH，Shin HS，et al. Diagnostic performance and color overlay pattern in shear wave elastography（SWE）for palpable breast mass[J]. European Journal of Radiology，2015，84（10）：1943-1948.

12. Hu Q，Wang XY，Zhu SY，et al. Meta-analysis of contrast-enhanced ultrasound for the differentiation of benign and malignant breast lesions[J]. Acta Radiol，2015，56（1）：25-33.

13. Liu H，Jiang Y，Dai Q，et al. Peripheral enhancement of breast cancers on contrast-enhanced ultrasound: correlation with microvessel density and vascular endothelial growth factor expression[J]. Ultrasound Med Biol，2014，40（2）：293-299.

14. Tozaki M，Isobe S，Yamaguchi M，et al. Optimal scanning technique to cover the whole breast using an automated breast volume scanner[J]. Jpn J Radiol，2010，28（4）：325-328.

15. Tozaki M，Fukuma E. Accuracy of determining preoperative cancer extent measured by automated breast ultrasonography[J]. Jpn J Radiol，2010，28（10）：771-773.

16. Hollenhorst M，Hansen C，Hüttebräuker N，et al. Ultrasound computed tomography in breast imaging: first clinical results of a custom-made scanner[J]. Ultraschall Med，2010，31（6）：604-609.

17. Chen T，Gao H，Guo W，et al. A novel application of the Automated Breast Volume Scanner（ABVS）in the diagnosis of soft tissue tumors[J]. Clin Imaging，2015，39（3）：401-407.

18. Isobe S，Tozaki M，Yamaguchi M，et al. Detectability of breast lesions under the nipple using an automated breast volume scanner: comparison with handheld ultrasonography[J]. Jpn J Radiol，2011，29（5）：361-365.

第七章 乳腺影像诊断报告的规范化书写

第一节 乳腺 X 线报告规范

乳腺影像报告与数据系统（breast imaging reporting and data system，BI-RADS）是第一个影像专用的标准化术语系统，它从影像报告结构、影像术语两大方面来规范乳腺影像报告书写，不仅有效地减少了对于乳腺影像解读和处理建议的沟通误解，更使得收集同行评审和影像检查的质控数据成为可能，这些都有利于提高乳腺诊疗质量。

美国放射学院（American College of Radiology，ACR）于 1993 年出版了第 1 版 BI-RADS，内容包括报告结构构成、乳腺 X 线征象描述、最终评估分类、相关处理建议的指南。第 1 版 BI-RADS 还定义了筛查性与诊断性乳腺 X 线之间的区别。1995 年和 1998 年 ACR 发布了更新版本。2003 年 BI-RADS 第 4 版出版，除原有的乳腺 X 线部分之外，新增了第 1 版乳腺超声与乳腺 MRI 部分；同时，为了方便与临床及病理医师进一步沟通，将 BI-RADS 4 进一步细分为 4A（低度恶性可能）、4B（介于 4A 和 4C 间）和 4C（高度恶性可能）。

目前使用的最近版本是 2013 年版 BI-RADS（即第 5 版乳腺 X 线 BI-RADS、第 2 版超声 BI-RADS 与第 2 版乳腺 MRI BI-RADS），它更加注重不同的检查方法间术语的统一，同时乳腺密度得到了更多的关注并对乳腺密度的评估分类做了一定修订。

最新版的 ACR BI-RADS 乳腺 X 线摄影部分包括三个章节（section）和两个附录：

第一部分：乳腺 X 线摄影的术语词典（Breast Imaging Lexicon — Mammography）

第二部分：报告系统（Reporting System）

第三部分：使用指南（Guidance）

附录 A：乳腺 X 线摄影体位（Mammographic Views）

附录 B：乳腺 X 线摄影术语分类总结表格（Mammography Lexicon Classification Form）

一、乳腺 X 线摄影术语词典

（一）乳腺构成（breast composition）

亦称乳腺密度（breast density），根据乳腺 X 线摄影片上纤维腺体组织所占的比例将乳腺构成分为四类，为了不与 BI-RADS 评估类别混淆，第 5 版中乳腺构成的类别以 a、b、c 和 d 来表示。新版的 BI-RADS 乳腺构成分类中不再规定纤维腺体组织的百分比，这样做乳腺密度的分类和描述主要是为了反映致密纤维腺组织的遮蔽效应，因为 BI-RADS 委员会认为在临床上，乳腺密度对于乳腺 X 线摄影敏感性的影响远大于其对于乳腺癌风险的预测作用。

a. 乳腺内几乎全是脂肪组织（the breasts are almost entirely fatty）。

b. 乳腺内散在的纤维腺体密度影（there are scattered areas of fibroglandular density）。

c. 乳腺组织不均匀致密，可能会遮蔽小肿块（the breasts are heterogeneously dense，which may obscure small masses）。

d. 乳腺组织极其致密，可能会使乳腺 X 线摄影的敏感性减低（the breasts are extremely dense，which lowers the sensitivity of mammography）。

国内亦有简称为脂肪型、少量腺体型、多量腺体型和致密型（图 7-1-1）。

（二）影像表现（fingdings）

新版 BI-RADS 列出了八类乳腺病变，其中主要的征象包括肿块、钙化、结构扭曲和不对称。

1. **肿块（mass）** 肿块在两个体位均可见，具有三维立体特征，可看到全部或部分外凸的边缘，中心密度比外周高。如果仅在一张体位上被发现高密度影，应归入"不对称性改变 / 病变"。需从以下四个方面观察肿块影：大小、形态、边缘和密度。以边缘征象对判断肿块的性质最为重要。

（1）形态（shape）：分三种，卵圆形（oval）、圆形（round）和不规则形（irregular）（图7-1-2A）。不规则形要除外恶性可能，前三种形态要结合其他征象综合考虑。

（2）边缘（margin）："边缘"征象包括以下五种，清晰、遮蔽、小分叶、模糊和毛刺状边缘。边缘清晰（circumscribed）是指超过75%的肿块边界与周围正常组织分界清晰、锐利，剩下的边缘可被周围腺体遮盖，但无恶性证据。遮蔽状（obscured）是指肿块被其上方或邻近的正常组织遮盖而无法对肿块边缘做进一步判断，一般用在报告者认为这个肿块的边界是清晰的，仅仅是被周围腺体遮住的情况下。如果征象不够明确，应尽量少用这个描述，可通过局部加压摄影来清晰显示边缘征象后作出判断，以免误诊。小分叶边缘（microlobulated）是指边缘呈小波浪状改变，此描述一般也用于描述可疑病灶。模糊边缘（indistinct）是由于肿块与周围纤维腺体组织无明确分界，且不是由于周围腺体遮盖所致；此征象多用于提示可疑病灶。毛刺状边缘（spiculated）可见从肿块边缘发出的放射状线影。小分叶、模糊和毛刺状边缘常为恶性征象（图7-1-2B）。对鉴别"遮蔽"和"模糊"有时会有一定困难，但却非常重

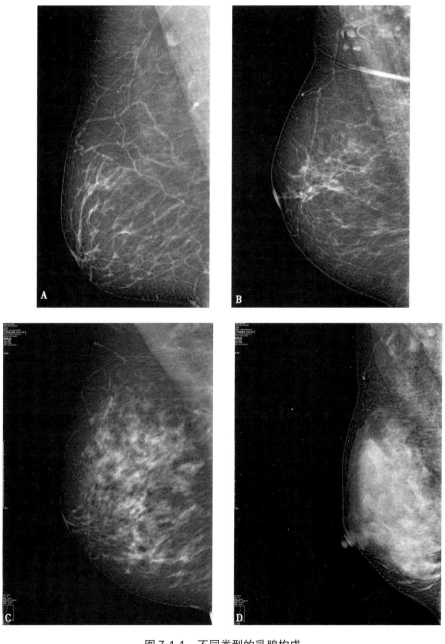

图7-1-1 不同类型的乳腺构成

A. 乳腺内几乎全是脂肪组织（脂肪型）；B. 乳腺内少量腺体实质分布（少量腺体型）；C. 乳腺内有不均匀致密腺体实质；D. 腺体组织均匀致密（致密型）

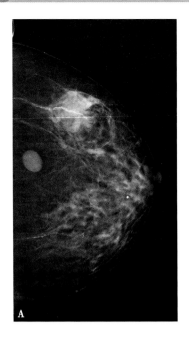
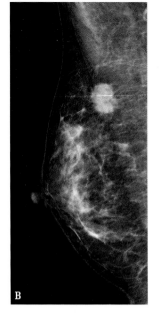
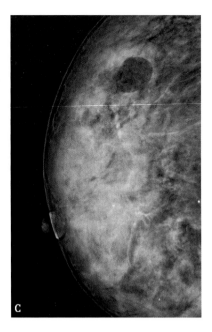

图 7-1-2 乳腺肿块

A. 乳腺 X 线摄影左乳 CC 片显示外侧近中线区偏后部边缘清晰的椭圆形等密度肿块,病理证实为囊肿;外侧区(近腺体外缘区)中后部另见形态不规则、边缘不清的稍高密度肿块,病理证实为浸润性癌;B. 乳腺 X 线摄影右乳 MLO 片显示右乳外上偏后部高密度、毛刺状边缘的肿块,病理证实为浸润性癌;C. 乳腺内脂肪密度肿块,病理证实为脂肪瘤

要,前者多为良性改变,而后者是恶性征象。如果不能肯定病灶的边缘征象,通过局部加压摄影、辗平摄影技术对显示边缘特征有帮助。

(3)密度(density):密度是通过肿块与其周围相同体积的乳腺组织相比,分为高、等、低(不包括脂肪密度)和脂肪密度四种描述。大多数乳腺癌呈高或等密度;乳腺癌不含脂肪密度,脂肪密度为良性表现(图 7-1-2C)。

2. 钙化(calcification) 钙化的分析主要从钙化的形态和分布特征着手。新版首先列出了 9 类典型的良性钙化,然后列出了可疑钙化的 4 类形态特点和钙化的 5 种分布特点。

(1)典型良性钙化:典型良性钙化包括以下九种表现。

1)皮肤钙化:较粗大,典型者呈中心透亮改变,不典型者可借助切线投照予以鉴别。

2)血管钙化:呈管状或轨道状(图 7-1-3)。

3)粗糙或爆米花样钙化(coarse or "popcorn-like"):直径常大于 2~3mm,为纤维腺瘤钙化的特征表现(图 7-1-4)。

4)粗棒状钙化(large rod-like):连续呈棒杆状,偶可见分支,直径通常大于 0.5mm,可能呈中央透亮改变,边缘光整,沿着导管分布,聚向乳头,常为双侧乳腺分布,多见于分泌性病变(图 7-1-5)。

5)圆形和点状钙化(round punctate):小于 1mm,甚至 0.5mm,常位于小叶腺泡中,簇状分布者要引起警惕(图 7-1-6)。

6)环形钙化(rim):旧称"蛋壳样钙化、中空样钙化"(eggshell or lucent-centered)。环壁较薄(常小于 1mm)的钙化,多见于脂肪坏死或囊肿;环壁较厚

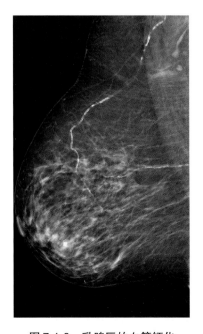

图 7-1-3 乳腺区的血管钙化

82 岁女性的乳腺 X 线摄影,MLO 片显示乳腺上部的两根大血管有明显血管壁钙化,呈"轨道征"表现

的钙化,常见于脂肪坏死、导管内钙化的残骸,偶可见于纤维腺瘤。

7)营养不良性钙化:常在放疗后或外伤后的乳腺内见到,钙化形态不规则,多大于 0.5mm,呈中空状改变。

8)钙乳:为囊肿内钙化,在头足轴位(CC)表现不明显,为绒毛状或不定形状,在 90° 侧位上边界明确,根据囊肿形态的不同而表现为半月形、新月形、曲线形或线形,形态随体位而发生变化是这类钙化的特点。

9)缝线钙化:是由于钙质沉积在缝线材料上所致,尤其在放疗后常见,典型者为线形或管形,绳结样改变常可见到(图 7-1-7)。

(2)可疑钙化的形态特点

1)不定形钙化(amorphous):旧称模糊钙化(indistinct),形态上常小而模糊,无典型特征,弥漫性分布常为良性表现,而簇状分布、区域性分布、线样和段样分布(分布特征见以下描述)需提请临床活检。

2)粗糙不均质钙化(coarse heterogeneous calcifications):多大于 0.5mm,形态不规则可能为恶性改

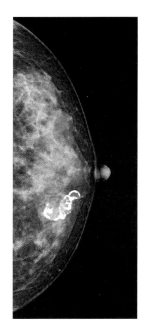

图 7-1-4 爆米花样钙化

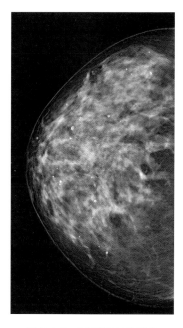

图 7-1-6 圆形和点状钙化
右乳散在多发小圆形和小点状良性钙化灶

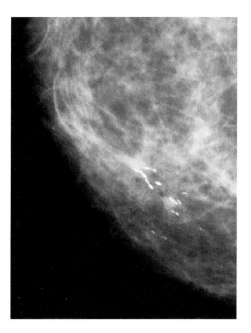

图 7-1-5 粗棒状钙化
右乳内侧粗棒状钙化连续分布

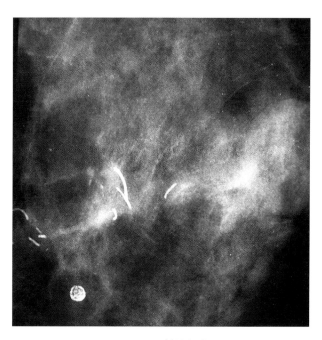

图 7-1-7 缝线钙化
左乳内缝线样钙化可见绳结样改变

变,也可出现在良性纤维化、纤维腺瘤和外伤后的乳腺中,需结合分布情况考虑。

3)细小多形性钙化(fine pleomorphic):大小形态不一,直径常小于0.5mm。(图7-1-8)

4)细线样或细线样分支状钙化(fine linear or fine-linear branching):细而不规则的线样,常不连续,直径小于0.5mm,这些征象提示钙化是从被乳腺癌侵犯的导管腔内形成的(图7-1-9)。

(3)钙化的分布:钙化分布包括以下五种分布方式。

1)弥漫性(diffuse):旧称散在分布(scattered),指钙化随意分散在整个乳腺,如果钙化相对均质,

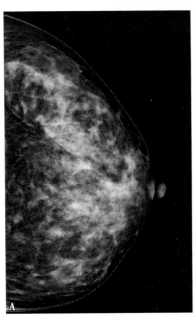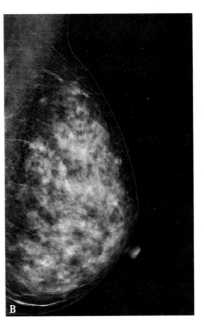

图7-1-8　团簇状分布的细小多形性钙化

乳腺X线摄影左乳CC片(A图)与MLO(B图)显示:左乳内下密集微细钙化簇,钙化灶大小、密度、形态不一。病理证实为以中级别导管原位癌形象为主的浸润性癌

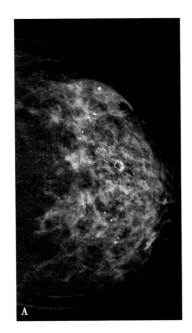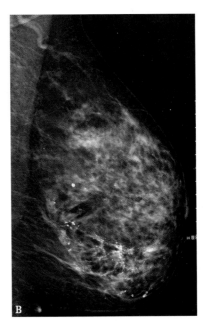

图7-1-9　节段性分布的细线分支样钙化

乳腺X线摄影左乳CC片(A图)与MLO(B图)显示:左乳散在多发小环型良性钙化,外下近中心区中部多量细线分支样钙化,呈节段性分布。病理证实为浸润性癌并高级别导管原位癌

且为双侧性分布时,多为良性改变。但当形态多形性的钙化弥漫分布,尤其是在一侧乳腺内弥漫分布时,恶性改变也不能完全排除。

2)区域状分布(regional):是指较大范围内(>2cm)分布的钙化,常超过一个象限的范围,但又不能用导管样分布来描写,这种钙化分布的性质需结合钙化形态综合考虑。

3)团簇状分布(grouped):旧称簇状(clustered),是指至少有5枚钙化占据在一个较小的空间内(<2cm),良恶性病变都可以有这样的表现,要结合钙化的形态综合分析(图7-1-8)。

4)线样分布(linear):钙化排列成线形,可见分支点,提示源于一支导管,多为恶性改变。

5)段样分布(segmental):常提示病变来源于一个导管及其分支,也可能发生在一叶或一个段叶上的多灶性癌,尽管良性分泌性病变也会有段样分布的钙化,但如果钙化的形态不是特征性良性时,首先考虑其为恶性(图7-1-9)。

3. 结构扭曲(architentural distortion) 是指腺体实质正常结构被扭曲,但无明确的肿块可见,包括从一点发出的放射状影和局灶性收缩,或者在腺体实质边缘轮廓的扭曲(图7-1-10)。结构扭曲也可以是一种伴随征象,即可为肿块、不对称致密或钙化的伴随征象。如果没有局部手术和外伤史,结构扭曲可能是恶性或良性放射状瘢痕的征象,应提请临床切除活检,因为穿刺活检,即便是空心针活检所得的组织对这类病变的正确诊断可能都是不够的。

4. 不对称(asymmetries) 新版BI-RADS中共有四种类型不对称:

(1)不对称(asymmetry):两侧乳腺正常纤维腺体实质分布不对称(通常仅一个体位可见,其边缘轮廓是凹面的,其内常间杂脂肪组织。多数来源于腺体实质在不同体位和投照角度下的重叠伪影。

(2)大范围不对称(global asymmetry):此术语的规范中文翻译尚有争议,有翻译为"整体不对称",亦有人译为"宽域性不对称"。该征象强调的是表现为范围较大,至少达一个象限的大团状致密影。这个征象需与对侧乳腺组织比较方能作出判断,常代表了正常变异,或为激素替代治疗后的结果。常常表现为一个较大的团状腺体组织,密度较正常乳腺组织高或可见较明显的导管,无局灶性肿块形成,无结构扭曲,无伴随钙化。一般情况下,这个征象无临床意义,但当与临床触及的不对称相吻合时,则可能提示为病变。

(3)局灶性不对称(focal asymmetry):不能用其他形状精确描述的致密改变,且较前面所提及的"大范围不对称"征象的范围要小。这个征象在两个投照位置均显示,但缺少真性肿块特有的突出边缘改变。它可能代表的是一个正常的腺体岛,尤其当其中含有脂肪时。但由于其缺乏特征性的良性征象,往往需要对其做进一步检查,由此可能会显示一个真性肿块或明显的结构扭曲改变(图7-1-11)。

(4)进展性不对称(developing asymmetry):对比既往影像学检查,有新发的、变大或更明显的局限性不对称,称为进展性不对称。约15%的进展性不对称最终证实为恶性病变。此征象并不常见,一旦发现,需要召回或活检。

5. 乳内淋巴结 最常见部位是外上象限,但偶尔也可出现在其他区域。正常淋巴结的典型表现为肾形,可见有淋巴结门脂肪所致的透亮切迹,常小于1cm。当淋巴结较大,但其大部分被脂肪替代时,仍为良性改变,有时一个淋巴结由于明显的脂肪替代看上去像多个圆形结节影。

6. 皮肤病变 如果在两个投照体位上都显示,并与乳腺组织相重叠,则可能会被误认为乳腺内病变,通过置放标记并将皮肤病变转至切线位可帮助鉴别。

7. 孤立性导管扩张 乳头后方的管状或分支样结构可能代表扩张或增粗的导管。此种征象少见,如果不同时伴有其他可疑的临床或影像征象,其意义不大。

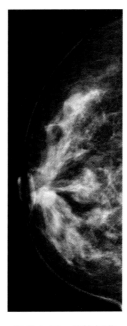

图7-1-10 结构扭曲
右乳中部结构扭曲呈放射状影改变,但中心没有肿块影可见

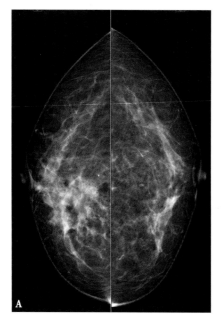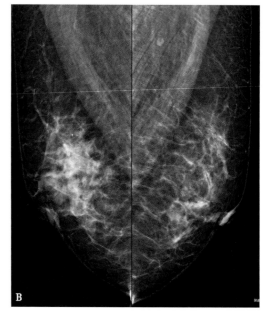

图 7-1-11　局灶性不对称

乳腺 X 线摄影双乳 CC 片（A 图）与 MLO（B 图）显示：右乳内上近中线区中后部小团片状不对称性腺体密度影分布，病理证实为腺病样改变

8. 相关征象　常与肿块或钙化或结构扭曲征象并存，也可为不伴有其他异常征象的单独改变。包括以下几种情况：

（1）皮肤凹陷：皮肤被拉到非正常位置处。

（2）乳头凹陷：乳头向内收缩或内陷。

（3）皮肤增厚：分局限性或弥漫性。

（4）小梁增厚：乳腺纤维间隔增厚。

（5）腋下淋巴结肿大：对肿大的无脂肪替换的淋巴结需描述，但乳腺 X 线片对肿大淋巴结的评价不可靠。

（6）结构扭曲：可以是一个单独征象，也可以作为一个合并征象。

（7）钙化：可以是一个单独征象，也可以作为一个合并征象。

（三）病变位置（location of lesion）

对于病灶位置的描述，鼓励同时采用钟面定位和象限定位两种方法（病人面对检查者的方向），这样还能避免左右侧混淆的可能（比如 1 点钟对于左侧乳腺的外上象限区域，但对于右侧乳腺则是内上象限区域）。

对于位置的描述，包括：

1. 侧别（laterity）　左侧或右侧。

2. 位置（quadrant and clockface）　象限定位包括外上象限、外下象限、内上象限和内下象限四个区域。中央区（central）是指各个投照体位上直接位于乳头 - 乳晕复合体后的区域；乳晕后区（retroareolar）是指靠近乳头的乳房前 1/3 的中央区；腋尾区（axillary tail）是指靠近腋窝区的乳腺外上象限部分。

四个象限定位分区常与钟面定位结合使用，但后面三个位置区域（即中央区、乳晕后区和腋尾区）不要求额外的钟面定位。

3. 深度（depth）　前 1/3、中 1/3、后 1/3。乳晕下区、中央区和尾叶区不要求深度定位，乳晕后区和中央区均位于乳头乳晕后方，前者指乳头乳晕后方的浅部区域，后者指乳头乳晕后方的深部区域。

4.（病变）至乳头距离（distance from the nippl）。

二、报告系统

（一）报告结构

报告系统应力求简洁并完整包括下列几个组成部分：

1. 检查指征（indication for examination）　本次检查原因（无症状筛查、筛查后召回或诊断性检查等等）；

2. 对乳房整体组成情况的简要描述（succinct description of the overall breast composition）　即前述的乳腺密度分类。

3. 清楚地描述任何重要的影像征象（clear description of any important findings）。

4. 与先前检查的比较（comparison to previous examination）。

5. 评估（assessment）　即对本次乳腺 X 线摄影

检查的总体印象进行评估分类,这是 FDA 的强制要求,但 FDA 要求的评估意见中不包括处理建议。

6. **处理(management)** 如有影像学异常发现,在无临床禁忌的情况下,影像科医师建议是否活检。

(二)评估分类与处理建议

1. **评估不完全** 需要进一步的影像学评估或者与既往检查对比。

0 级:需要其他影像检查进一步评估或与前片比较。常在普查情况下应用,在完全的影像学检查后以及与前片比较后则很少用。推荐的其他影像检查方法包括点压摄影、放大摄影、补充投照体位摄影、彩色多普勒超声及磁共振成像等。

2. **评估完全** 最终的评估分类。

(1)1 类:阴性。无异常发现。

(2)2 类:良性发现。包括钙化的纤维腺瘤、多发的分泌性钙化、含脂肪的病变(脂性囊肿、脂肪瘤、输乳管囊肿及混合密度的错构瘤)、乳腺内淋巴结、血管钙化、植入体、有手术史的结构扭曲等。总的来说并无恶性的 X 线征象。

(3)3 类:可能是良性发现,建议短期随访。有很高的良性可能性,期望此病变在短期(小于 1 年,一般为 6 个月)随访中稳定或缩小来证实判断。这一级的恶性率一般小于 2%。无钙化边界清晰密度不高的肿块、局灶性不对称且临床触诊相应部位未见异常、成簇圆形和 / 或点状钙化,这三种征象被认为良性改变可能大。对这一级的处理,首先乳腺 X 线摄影短期随访(6 个月患侧),再 6 个月(双侧,以后均双侧)、再 12 个月随访至 2 年甚至更长稳定来证实判断。2~3 年的稳定可将原先的 3 级判读(可能良性)定为 2 级判读(良性)。这一分级用在完全的影像评价之后,一般不建议用在首次普查中;对临床扪及肿块的评价用这一分级也不合适;对可能是良性的病变在随访中出现增大,应建议活检而不是继续随访。

(4)4 类:可疑异常,要考虑活检。这一类包括了一大类需临床干预的病变,此类病变无特征性的乳腺癌形态学改变,但有恶性的可能性。这一级别再继续分成 4A、4B、4C 三个亚级,临床医师和病人可根据其不同的恶性可能性对病变的处理做出最后决定。

4A:包括了一组需活检但恶性可能性较低的病变。对活检或细胞学检查为良性的结果比较可以信赖,可以常规随访或半年后随访。将可扪及肿块的、X 线表现为边缘清晰,而超声提示可能为纤维腺瘤的实质性肿块、可扪及肿块的复杂囊肿和脓肿均归为这一亚级。

4B:中度恶性可能。放射科医师和病理科医师对这组病变穿刺活检结果达成共识很重要。对边界部分清晰、部分浸润的肿块穿刺为纤维腺瘤或脂肪坏死的可以接受,并予随访。而对穿刺结果为乳头状瘤的则需要取活检予以进一步确认。有一部分这样的病例对切取活检后的组织病理学会成为导管原位癌,甚至浸润性导管癌,也就是穿刺证实的乳头状瘤有一定程度的低估。

4C:更进一步怀疑为恶性,但还未达到 5 级那样典型的一组病变。形态不规则、边缘浸润的实质性肿块和成簇分布的细小多形性钙化可归在这一亚级中。对影像判读为 4 级的,不管哪个亚级,在有良性的病理结果后均应定期随访。

(5)5 类:高度怀疑恶性,临床应采取适当措施(几乎肯定的恶性)。这一类病变有高度的恶性可能性。检出恶性的可能性≥95%。形态不规则星芒状边缘的高密度肿块、段样和线样分布的细小线样和分支状钙化、不规则星芒状边缘肿块伴多形性钙化均应归在这一类中。如果有两个或两个以上征象伴发,主要有其中的一个征象提示为恶性,则就应将其归在这一级别中。

(6)6 类:已活检证实为恶性,应采取适当措施。这一分类用在病理已证实为恶性但还未进行彻底治疗的影像评价上。主要是评价先前活检后的影像改变,或监测手术前新辅助化疗的影像改变。

(杨 帆)

第二节 乳腺超声报告规范

本章节参照美国放射学院 2013 年公布的乳腺影像报告与数据系统(Breast Imaging Reporting And Data System,BI-RADS)的超声部分,并结合平时工作的体会,对一些超声征象描述予以展开。

一次规范的超声检查应该包括以下方面:明确乳腺检查原因,明确乳腺超声检查的范围和技术方法,简洁描述整体乳房背景,清晰描述发现的病变,对比既往检查,参考相关临床资料、钼靶及磁共振结果,撰写报告,做出结果评估及给出进一步建议。

一、检查原因

在撰写超声报告前应首先简单注明检查原因,最常见的原因为临床触及固定的乳房肿块、钼靶或磁共振检查结果异常、引导介入治疗及妊娠、哺乳期乳腺的常规检查，同时也包括临床高危女性（如有乳腺癌家族史等）无法或不愿进行磁共振检查，而行常规钼靶检查的一项补充检查。利用超声检查弥补对于致密型乳腺以及无明确临床症状的女性钼靶检出的不足，并且超声的扫查较为全面，提高了此类病人乳腺癌的检出率。

二、超声扫查范围及技术方法

明确乳腺检查原因后，需要说明超声检查的范围及所使用的技术方法，例如，检查是针对某一病变进行的，还是作为补充筛查进行。检查方法也包括多种，常规超声、弹性成像（具体模式，如应变式弹性成像等）、自动乳腺全容积成像技术等，或者是否使用乳腺计算机辅助诊断（computer aided diagnosis，CAD）。其中，某些新技术手段（如自动乳腺全容积成像技术）可以显示整个乳房的冠状面、横切面和矢状面，其冠状面与磁共振冠状面相似，可以更加全面地进行乳腺扫查，但这些研究的报告系统还在继续发展，尚未完善。在某些情况下，也需要在报告中描述检查过程中病人的体位（仰卧位或侧卧位），如病人自述病灶（或腺体增厚区）为坐位下最明显，即需要在坐位时检查。要求每个乳房至少有5张图像，每个象限各有一张，另一个为乳晕区域，同时要扫查同侧腋窝。

三、腺体分型

超声声像图所显示的乳腺组织回声特点，有助于判断乳腺的腺体类型，进而判断病灶隐藏在正常乳腺组织中的可能性大小。对于体积较大的病灶自然容易发现，但对于体积较小的病灶，特别是在乳腺腺体致密的病人中，超声检出小病灶的能力下降，无论是超声医师还是临床医师意识到这一点至关重要。在超声中，乳腺的腺体组成是由内部回声决定的，脂肪组织回声呈低回声，而均匀纤维腺体组织呈现较高回声。根据腺体回声分布情况，国际上分为以下3种腺体分型：

1. **均匀脂肪型**　表现为均匀的脂肪回声；

2. **均匀纤维-腺体型**　为脂肪层的薄层低回声下存在清晰均匀的腺体组织高回声或可见均匀分布的低回声小叶结构被Cooper韧带分开；

3. **不均质型**　腺体内可见多个岛状回声增强或减低区，或后方伴声衰减类型，或某些情况下无法辨别其内回声是否为病变回声，对于诊断造成影响

的类型（图7-2-1～图7-2-3）。

根据不同的腺体分型特点，并且通过仔细的超声检查，有助于区分、鉴别肿物与正常乳腺组织。目前更深层次的研究发现，年龄、体内激素水平及生理周期等因素影响着乳腺背景回声，而正如乳腺密度的增加会降低乳腺钼靶检测小结节的灵敏度一

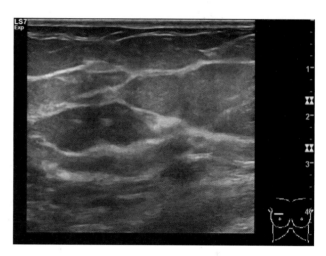

图7-2-1　均匀脂肪型乳腺超声声像图
表现为均匀的脂肪回声

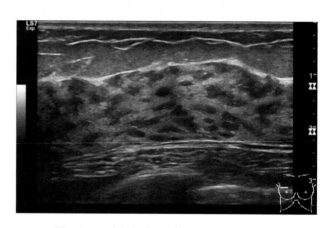

图7-2-2　均匀纤维-腺体型乳腺超声声像图
表现为脂肪层的薄层低回声下存在清晰均匀的腺体组织高回声或可见均匀分布的低回声小叶结构被Cooper韧带分开

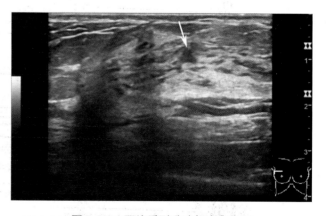

图7-2-3　不均质型乳腺超声声像图
表现为腺体内可见多个岛状回声增强或减低区（箭头所指处），后方伴声衰减

样,乳腺的不均匀背景回声也可能会影响乳腺超声对病变检测的灵敏度,因此报告乳腺背景回声类型对于病变发现与诊断至关重要。

四、病灶定位

一个明确的病灶存在于乳腺内的位置影响着乳腺病变的进一步治疗及随诊,病灶位置的描述即需要使用一致和可重复的规范,特别是对于随诊观察以及需要穿刺活检的病人。

1. **哪一侧** 左侧或右侧。

2. **部位** 钟点方位及距乳头距离。

3. **体位** 病人取仰卧位,进行钟面定位或与象限定位相结合,共分为四个象限(外上、外下、内下及内上象限),仍有部分区域不要求钟面定位,即乳晕下区(位于乳头乳晕后方的深部及浅部区域)和腋尾区,并且新版指南中加入了如上象限、下象限、内象限、外象限以及中央区此类描述,常规被用于钼靶,也可用于磁共振和超声的病变位置描述。

4. **深度** 腺体内,脂肪层内还是皮下,当多个肿块或异常位于同一扫描区域时,测量皮肤到肿块中心或肿块前部的距离,即肿块的深度,可能有助于区分不同的病变,这一方法对于肿块的定位穿刺活检也具有重要意义。其中乳晕下区、腋尾区不要求深度定位。

五、特点描述

乳腺病变的主要超声征象包括肿块形态、边界及生长方向,并同时要注意周围组织的变化,例如周边组织发生纠集、扭曲及回声改变。除此之外肿物内部回声特点、后方回声特点、超声技术手段(如彩色多普勒或弹性成像等)均可为诊断提供帮助,需描述其各自阳性特征。对于部分特殊病变,如复杂性囊肿、簇状分布的小囊肿、乳腺内的淋巴结及乳腺内的异物成分(如假体)等,均应该简单予以描述。

1. **病灶大小测量** 对于病灶大小测量至少包括两个径线,测量三个径线则更佳,特别是当与既往单发或多发病变相对比时。超声初次报告病变时,首先需要记录其最长径大小,然后测量与之垂直的径线,最后测量与之正交的水平径。对于多发单纯囊肿无需每个结节均报告,仅需定位及测量双侧乳腺中各自最大的囊肿即可。非常重要的一点是,对于图像的选取,需要分别选取带有测量图标及不带有测量图标的超声图像,因为对于部分恶性病变,特别是体积比较小的病变,测量图标可以遮挡病变

边界信息,从而影响诊断。

在超声报告中,当双侧乳腺具有多发实性良性结节时,可选择描述几个结节的大小、位置及形态,以免仅记录其中一个的大小给病人造成困扰。

2. **形态** 形态分三种:圆形、卵圆形和不规则形。其中卵圆形包括大分叶及小分叶,不规则形常为恶性表现,仍要结合其他征象综合考虑(图7-2-4~图7-2-7)。

3. **生长方向** 包括两种,与皮肤相平行(横径大于纵径),与皮肤非平行(纵径大于或等于横径),后者可为恶性表现,但对于硬化性腺病等病变,虽可表现为纵横比大于1(与皮肤垂直),但为良性病变,因此亦要结合其他征象同时进行诊断(图7-2-8、图7-2-9)。

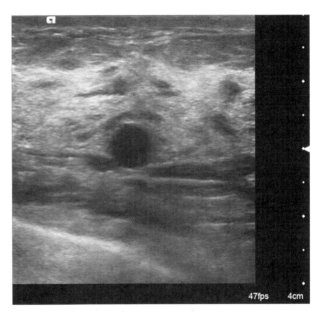

图7-2-4 纤维腺瘤(圆形)
超声表现为圆形、边界清晰的低回声

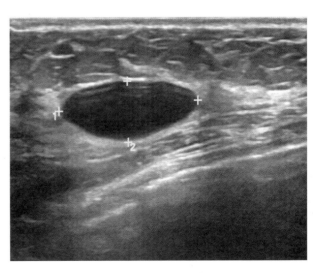

图7-2-5 单纯囊肿(椭圆形)
超声表现为椭圆形、边界清晰的无回声

4. 边缘征象 包括清晰、不清晰两种，其中边界不清晰又可分为边缘模糊、成角、小分叶、毛刺。边缘清晰是指整个肿块边界与周围正常组织分界清晰、锐利；边缘模糊是指肿块的任何部位与周围正常组织之间均无明显边界；成角指肿物部分或全部边缘都有尖角，通常形成锐角；小分叶边缘是指病变边缘呈小波浪状且边界不清晰改变，呈一扇形；而毛刺状边缘为病变边缘呈尖锐的线样突出。成角、小分叶、毛刺状边缘常为恶性征象。而部分纤维腺瘤及腺病常表现为边界模糊，亦常被误认为恶性表现而归为 4 类（图 7-2-10～图 7-2-13）。

5. 病变周围组织特征 可分为与周围组织与病灶交界清晰且周边组织回声正常，以及周边晕环形成两种。前者为病灶和周围组织之间有清晰界限，或者是无任何厚度的清晰回声边缘；后者为肿块与周围组织之间没有明显的分界，周围组织由各种类型回声过渡区连接。高回声晕环为恶性病变的较典型表现，为肿瘤组织周边浸润以及肿瘤快速生长所造成的周边炎症反应带形成（图 7-2-14）。

6. 内部回声特点 乳腺病灶的回声特点分为无回声、高回声、低回声、等回声及混合回声。无回声指病灶内无回声分布，常为单纯囊肿的特征性表现；

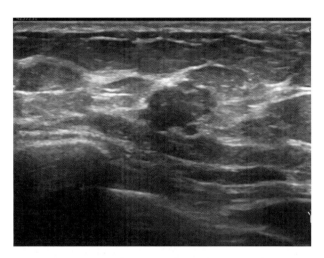

图 7-2-6 纤维腺瘤（小分叶）
超声表现为小分叶状、边界清晰的低回声

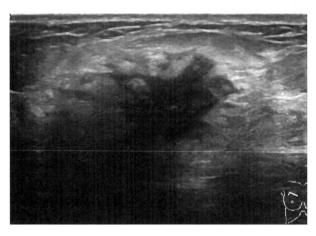

图 7-2-7 浸润性导管癌（形态不规则）
超声表现为形态不规则、边界不清晰的低回声

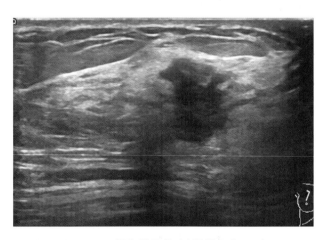

图 7-2-9 浸润性导管癌（纵横比大于 1）
超声表现为与皮肤垂直生长，形态不规则、边界欠清的低回声

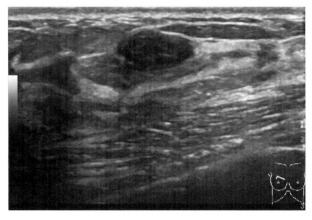

图 7-2-8 纤维腺瘤（纵横比小于 1）
超声表现为与皮肤相平行生长，呈椭圆形、边界清晰的低回声

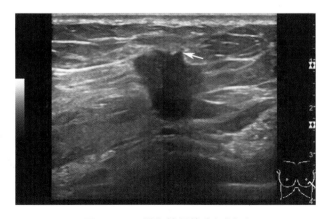

图 7-2-10 浸润性导管癌（成角）
超声表现为形态不规则、边界欠清的低回声，箭头所示为边缘呈锐角

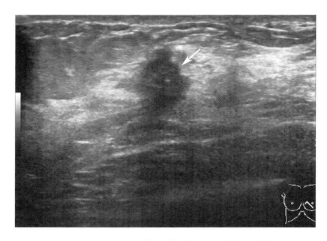

图 7-2-11 浸润性导管癌（小分叶状边缘）
超声表现为与皮肤垂直生长，形态不规则的低回声，箭头所示部分边缘可见小分叶状不清晰边界

高回声为较脂肪回声高或等同于腺体纤维组织回声；混合回声为病灶内的回声既有无回声成分，又有其他回声存在（图 7-2-15）；低回声指低于脂肪回声；等回声定义为与脂肪具有相同的回声特性（也可为复杂的囊肿或纤维腺瘤）。

7. **后方回声特点** 分为无后方回声、后方回声增强、后方回声衰减（侧方声影除外），也有病变表现为后两者混合。后方回声特点可以反映病变内部组织成分的不同，其中良恶性病变均可见后方回声衰减（图 7-2-16、图 7-2-17）。

8. **周边组织变化** 包括周围导管改变、Cooper 韧带的变化、周围组织水肿（图 7-2-18）、结构扭曲、皮肤增厚或皮肤不规则皱缩改变。导管改变包括

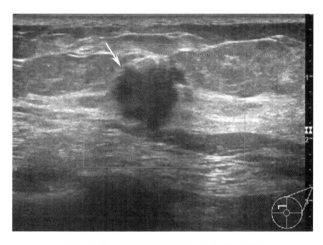

图 7-2-12 浸润性导管癌（毛刺状边缘）
超声表现为形态不规则、边界不清的低回声，箭头所示为毛刺样改变

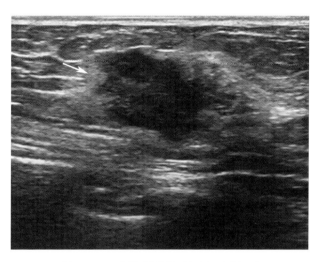

图 7-2-14 浸润性导管癌（高回声晕环）
超声表现为形态不规则、边界不清的低回声，箭头所示为周边高回声晕环

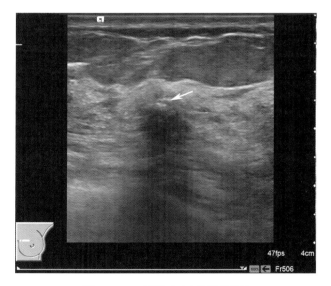

图 7-2-13 纤维腺瘤（边界模糊）
此例超声表现为边界模糊的低回声，箭头所示为低回声前方粗大钙化

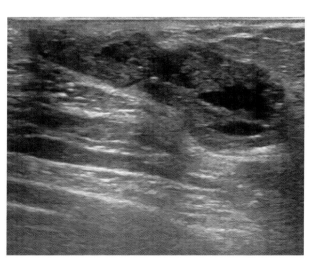

图 7-2-15 浸润性导管癌（混合回声）
超声表现为形态不规则、边界部分不清的混合回声，内可见低回声及无回声

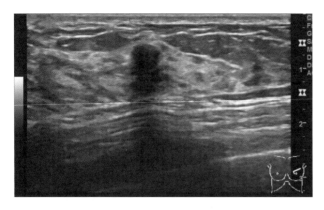

图 7-2-16 纤维腺瘤（后方回声衰减）

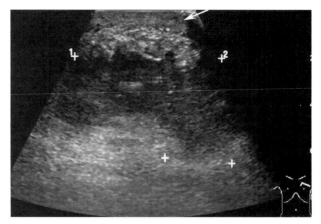

图 7-2-18 浸润性导管癌（周围组织水肿）

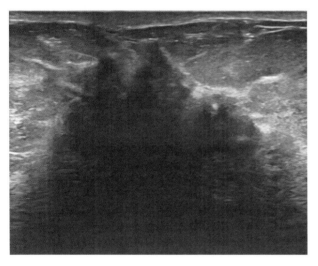

图 7-2-17 浸润性导管癌（后方回声衰减）

导管扩张及异常分支；Cooper 韧带的变化包括其增厚或明显被拉直；周围组织水肿主要体现在周围组织回声增强，并且内部可见细线样低回声，呈网格样改变；正常解剖层次被破坏，并且出现局灶性或弥漫性皮肤增厚（除了乳晕周围和乳房下部，正常皮肤厚度不超过 2mm），皮肤表面可呈橘皮样凹陷。该征象均可见于恶性肿瘤。

9. **钙化灶** 对于钙化灶，超声显示能力欠佳，但对于肿块内部的钙化灶则可清晰显示。钙化灶分为粗大钙化、肿物周边的微小钙化及肿物内部的微小钙化。粗大钙化为≥0.5mm 的钙化，而微小钙化为 <0.5mm 无声影的小强回声灶（图 7-2-19）。肿瘤内部的微小钙化是恶性肿瘤的典型特点，也是超声检查较容易发现的恶性特征。

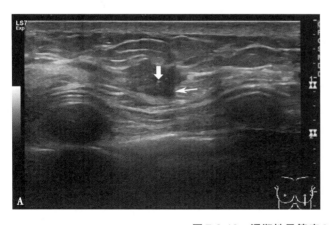

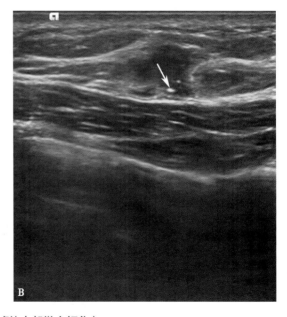

图 7-2-19 浸润性导管癌 2 例（内部微小钙化）
A 图中粗箭头所示为微小钙化灶，细箭头所示为边缘成角；B 图中细箭头所示为病变内部的微小钙化灶

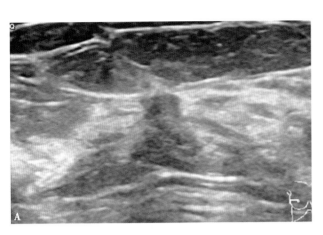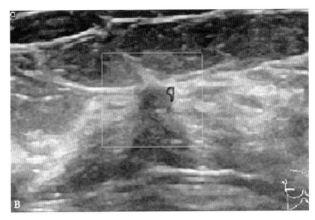

图 7-2-20　浸润性导管癌（周边少许血流）

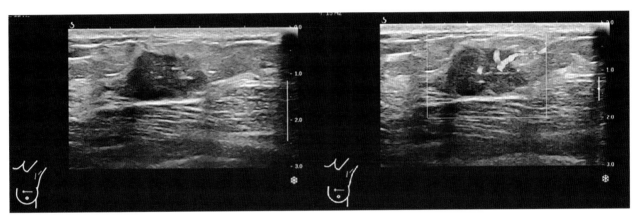

图 7-2-21　浸润性导管癌（内部丰富血流）

10. **血流情况**　分为未评估、内部血流、周边血流及周围血流明显增加四种情况。恶性肿瘤通过分泌血管生成因子刺激新血管生长。新生血管不同于原生血管，其毛细血管密度高，分支混乱，并且有血管袢和动静脉分流形成，并且对于较大恶性肿瘤，内部血流丰富是其特征性表现，同时，内部血流阻力指数较高也是恶性肿瘤的特征性表现，可以与部分血流丰富的良性病变相鉴别（图 7-2-20、图 7-2-21），对于血流的观察，超声造影较彩色多普勒显示更全面，不仅可以显示粗大血管特征，还可以进行内部微血管情况的评估。

11. **非肿物样病变**　如某些无具体肿物但以弥漫或局部钙化为主要改变的病变，也包括无具体肿物的导管扩张（图 7-2-22）或局部高回声带，均需给予描述。

12. **特殊病变**　特殊病变是指需要独特诊断方法或具有特殊超声特点的病变。其包括：

（1）簇状微小囊肿：指簇状分布的、直径小于 2～3mm 的微小无回声病灶，中间间隔较薄（小于 0.5mm），其内无实性成分。

（2）复杂囊肿：肿物内可见均匀低回声，可见液-液平面或液体内可见碎片成分，可随体位改变而移动。

（3）皮肤肿物或皮内肿物：这些肿块临床表现明显，可能包括皮脂腺瘤或表皮囊肿、瘢痕瘤、痣和神经纤维瘤。

（4）乳腺内异物：包括标记夹、线圈、电线、导管套管、硅胶和与创伤有关的金属或玻璃。

（5）乳腺内淋巴结：一般位于外上象限，淋巴结

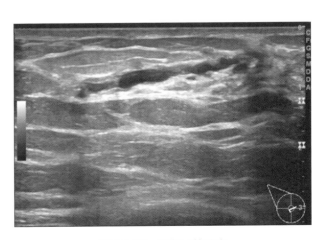

图 7-2-22　局部导管扩张

呈肾形，门结构为高回声，周边可见低回声皮质区。

（6）腋窝淋巴结：其表现可同乳腺内淋巴结。

除上述病变外，还加入了例如硅胶假体破裂、脓肿、新血肿、不明原因水肿等情况的描述，因为这些情况均影响到进一步的处理方案，选择保守治疗或手术治疗。

13. 弹性成像　在2013年新版ACR BI-RADS指南中，弹性成像的硬度检查也被列入记录内容之内，检查方法包括应变式弹性成像（strain elastography, SE）及剪切波弹性成像（shear wave elastography, SWE），新版规范了弹性成像的描述性术语为"软""中等"和"硬"三个级别，并强调了弹性学的特征的指导意义并没有超过形态、形状、边缘和方向的主要特征。弹性成像中，硬度大为恶性病变的特征表现，但由于良恶性病变在硬度方面存在交叉，该检查仅为病变是否需要超声引导下穿刺提供辅助指导意见。

六、分类

目前的乳腺BI-RADS分类对于乳腺病变的诊断及评估具有重要的指导意义，并且可以方便超声与临床医师的交流，2013年ACR公布的BI-RADS分类特点如下：

0类：需要其他影像检查进一步评估或与前次超声检查结果比较。

当然，超声检查具有实时性，只有在无法立即进行超声检查（仪器或个人因素），或者病人不能或不愿意继续等待检查完成时可做出此类诊断。而不应该用于超声发现病变，需要MRI进一步诊断的病变中。对于超声扫查为良性结节或扫查阴性的病人，我们需要与前次超声检查结果进行对比，从而根据判断进行重新分级。并且如果超声诊断定义为0类，那么需要在30天内跟踪随访，或再次检查，并在30天内给出最终分类。

推荐的其他影像检查方法包括钼靶、磁共振成像等，也包括超声新技术，如弹性成像或超声造影、自动乳腺容积成像技术等，并不包括重复超声检查。

1类：阴性，影像学评估为正常乳腺，恶性概率约为0%，可继续常规筛查。

2类：良性病灶，恶性概率为0%，包括单发或多发单纯囊肿、乳腺内淋巴结、术后的局限性积液、乳腺假体以及持续至少2～3年无变化的复杂囊肿及纤维腺瘤，总的来说无超声恶性征象。此类可继续常规筛查。

3类：可能良性病灶，恶性概率一般<2%，当超声医师无法确定该病灶为良性（2类）或无法发现其典型恶性征象（4类），则判断为3类。高可信度证据表明，对于边界清晰、形态为圆形或椭圆形、平行方向生长的实性结节（如纤维腺瘤），以及孤立存在的复杂囊肿，短期（6个月）的超声随访为该类结节的合理处理方法。建议在短期（6个月）随访中进行监测，若6个月后再次进行超声评估仍被认为是3类，那么建议随访周期可延长至1年，2～3年后该病变依旧无变化，且无任何恶性征象，则可将原先的3类判读（可能良性）定为2类判读（良性），这一分级用在完全的影像评价之后，一般不建议用在首次的普查中。对于倾向于良性的实体肿物，6个月内最长径线增长超过20%，则需要穿刺活检，1～2mm内为测量误差允许范围。

4类：可疑恶性（恶性概率为>2%且<95%），需要行病理活检（如细针抽吸细胞学检查、空芯针穿刺活检、手术活检）。这一类病变包括了3类病变（<2%恶性可能）与5类病变（≥95%恶性可能）之间的所有可能恶性的类型，再继续分成4A、4B、4C三个亚类，临床医师和病人可根据其不同的恶性可能性对病变的处理做出最后决定。

4A：低度可疑恶性（恶性概率为>2%且≤10%），此类病变若获得良性的活检或细胞学检查结果后，应进行6个月（对于初次检查病人）或常规随访，并将临床可扪及肿块的、超声表现为边缘模糊而提示可能为纤维腺瘤的实质性肿块和可扪及肿块的复杂囊肿和脓肿均归为这一亚类。

4B：中度可疑恶性（恶性概率为>10%且≤50%），属于这个分类的病灶超声检查特点与病理结果紧密相关。对边界部分清晰、部分浸润的肿块穿刺为纤维腺瘤或脂肪坏死的可以接受随访，而对穿刺结果为乳头状瘤的则需要进一步切取活检予以确认，有一部分乳头状瘤的切取活检后的组织病理结果可为导管原位癌，甚至浸润性导管癌，也表明穿刺证实的乳头状瘤有一定程度的低估。

4C：恶性可能大（恶性概率为>50%且<95%），但不及5类具有多种典型的恶性特征。此类包括边界不清或部分不清、形态不规则实质性肿块或新出现内部簇状细小多形性钙化。该级病灶很可能会是恶性的结果。

对超声检查判读为4类的，不管哪个亚类，在得到良性的病理结果后均应定期随访。而对影像检查诊断为4C类、病理穿刺为良性结果的，则应对病理结果做进一步的评价以明确诊断。

5 类：高度提示恶性肿瘤（恶性概率为≥95%），需要穿刺活检。5 类的一些典型病变或征象包括，毛刺、成角（锯齿）、小分叶状边缘、微钙化、厚壁声晕、纵横比大于 1、后场衰减等。5 类建议在无禁忌证的情况下先行活检，如穿刺活检或手术切除活检，然后行临床处理。当超声表现与穿刺结果不一致时，此类可提示再次穿刺。

6 类：已经活检证实为恶性结节。主要用于术前评估，这一分类用在病理已证实为恶性但还未进行彻底治疗的影像评价上。包括是否有除该恶性病灶以外需关注的异常病变、对比活检前后的病灶表现，或术前新辅助化疗后的影像改变。

七、印象与结论

1. 对比既往检查（前次超声结果、钼靶或磁共振检查） 如果此次超声检查需同时行超声造影检查，那么需要与前次超声结果、钼靶或磁共振检查结果相对应，明确病灶位置，并与各项检查时的体位相对应，以免误诊。如果超声检查结果与临床体检、钼靶或磁共振检查一致，则可在报告中说明。若为新生结节，则需要详细记录。若为随访病变，需要写明与前次对比的结果及变化。

2. 撰写报告 详细记录超声表现，并且当同时进行两种或两种以上超声技术检查时，要记录每种检查的异常之处以及各自可能的恶性征象，并且最终进行 BI-RADS 分级。

3. 结果评估及建议 每一份报告都应对下一步行动提出明确的建议。可能包括常规间隔筛查、对于良性结节的随访和监测、需要穿刺活检或临床的处理。如果需要影像学引导的介入治疗，则也需要写明。

当然，除影像检查相关特点之外，临床病史、危险因素也应该纳入诊断参考。如果已经明确病变的活检结果，应将其特点描述与活检结果一起记录下来。同时，对于钼靶检测及临床体检存在分歧及不同位置的病灶，应该给出一份综合考虑了这两种检查的超声报告，清楚地体现出基于恶性肿瘤的最高可能性和适当的管理建议的最终评估。

与此同时，超声造影作为超声新技术手段，因其可反映肿瘤内部微血管分布情况，对于某些微小病变，特别是 BI-RADS 分类为 3 类及 4 类的病变，ACRBI-RADS 分类标准中并未提出相应的诊断细节，对具有 1～2 项可疑恶性特征的病变难以做出明

确分类时，超声造影可以通过造影后大小的变化以及增强模式特点对此类病变进一步分类。相关研究显示，乳腺恶性肿瘤的超声造影常呈体积较二维超声增大，并且具有粗大供血动脉及"太阳征"等造影表现，其可进一步提升 BI-RADS 分类的准确性。同时计算机辅助诊断也是目前乳腺病变超声诊断的研究热点，相关文献显示，对于二维超声下超声医师误诊为 3 类的恶性病变，其可以提升该病变分类，提高诊断准确率，前景广阔。

（牛丽娟　王　勇　谷立爽）

第三节　乳腺MRI报告规范

由于正常乳腺组织增生在月经周期的分泌期最为显著，所以为了避免这种与性激素相关的生理性增生对病变检出和诊断的干扰，推荐 MRI 检查尽量安排在月经周期的第 7～10 天进行，但对于已确诊乳腺癌的病人可不做此要求。MRI 对病变形态学的描述在增强图像上进行，并结合动态增强曲线类型进行综合分析。目前 2013 版 MRI BI-RADS 分类并未详述病灶 T_2WI 及 DWI 图像特点，但 T_2WI 及 DWI 这两个平扫系列对于良恶性鉴别诊断有较大的意义，因此我们也建议在报告中详述病灶 T_2WI 及 DWI 的特点。一份乳腺 MRI 报告主要包括以下几个部分：

1. 检查指征 简要描述检查的适应证、临床异常发现、既往活检病史、激素状态。

2. MRI 技术 标记体表标记物位置。详细描述 MRI 检查过程中的技术细节及系列参数等。造影剂名称、剂量及注射方式等。后处理技术如 MPR，时间-信号强度曲线及减影等后处理技术。

3. 乳房结构的简要描述 描述纤维腺体的含量，背景实质强化水平，是否有假体。

4. 清晰地描述任何重要的发现。

5. 与既往检查的比较 既往 MRI 检查日期及其他影像检查日期。

6. 评估 在乳腺 MRI 报告的总结部分给出一个评估分类。

7. 处理 针对检查的病人所给出恰当的处理建议。

乳腺报告示例见病例 1（图 7-3-1～图 7-3-4）。

1. 检查部位名称 双侧乳腺 MRI 平扫＋增强＋三维重建。

2. 检查方法 平扫：横断面 STIR，DWI（b=800），层厚 4mm、层间距 1mm；动态增强采用 Vibrant 序

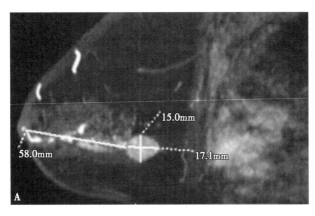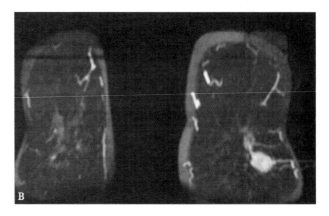

图 7-3-1　乳腺报告示例 1

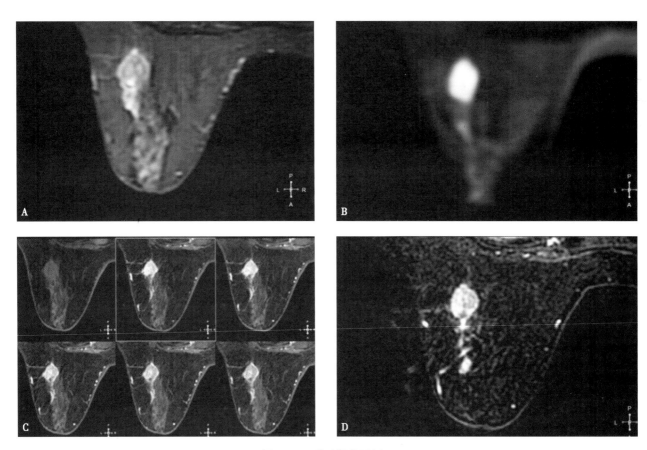

图 7-3-2　乳腺报告示例 2

列, 在注射 Gd-DTPA(0.1mmol/kg)之前及之后连续无间隔采集 1 次及 5 次, 每次扫描时间 54s, 层厚 1.2mm, 获得多期减影图像; 图像后处理包括 MIP、MPR、ADC 及 TIC 测量。

末次月经时间: 已绝经。

检查指征: 左乳触及肿块。

3. **放射学表现**　平扫 + 增强: 双乳各序列图像抑脂佳, 无移动伪影。双乳表面皮肤光整, 皮肤及乳晕未见明显增厚, 乳头无凹陷, 皮下层次清晰, 双乳大致对称。双侧乳腺(a. 几乎全部为脂肪, b. 由散在的纤维腺体组成, c. 由不均质的纤维腺体和脂肪构成, d. 大部分由纤维腺体构成), 双侧乳腺实质背景强化呈(a. 轻微, b. 轻度, c. 中度, d. 明显)型, 双乳内见散在点状、条片状、结节状强化, 双乳强化对称。左乳外下象限 4 点钟距乳头 5.8cm 位置见一类圆形异常信号结节影, 边缘不规则, 大小约 $1.5cm \times 1.7cm$, T_1WI 呈低信号, STIR 呈等信号, DWI 呈高信号, ADC 值为 $1.14 \times 10^{-3}mm^2/s$, 增强呈边缘强化, 早期快速强化, 延迟期呈流出型。该病灶前下方见导管扩张, T_1 平扫呈高信号, 分支状, 增强呈线样及分支样强化。增强图像病灶周围血管明显增多增粗。双侧腋窝内未见明显异常肿大淋巴结。

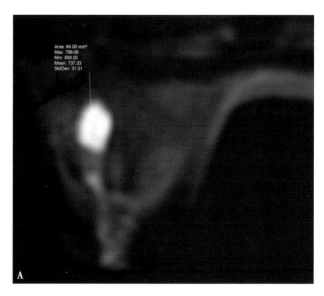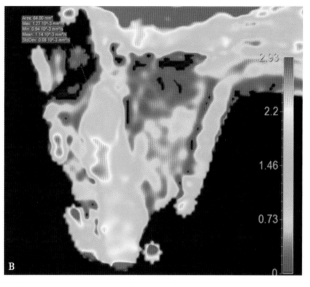

图 7-3-3　乳腺报告示例 3

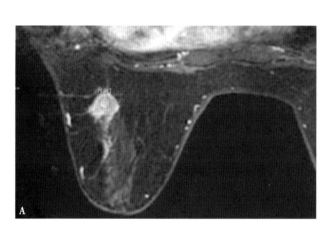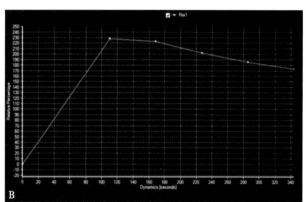

图 7-3-4　乳腺报告示例 4

4. 放射学诊断　左乳外下导管扩张伴左乳外下肿块，拟 BI-RADS 4 类，考虑恶性乳头状病变，建议穿刺活检；双乳腺病，拟 BI-RADS 2 类；请结合临床及其他检查，随访复查。

关于结构化 MRI 报告的具体需要描述细节，详述如下：

一、适应证

1. 评价乳腺 X 线摄影或超声上的可疑异常，进行病变良、恶性鉴别。

2. 判断已知恶性病变的累及范围。

3. 监测新辅助化疗疗效。

4. 寻找腋窝淋巴结转移病人的原发病灶。

5. 有可疑临床或其他肿瘤复发的影像征象。

6. 评估植入假体病人的假体和检出乳腺癌。

7. 评估肿块切除术后切缘阳性病人的残留病灶。

8. 高危人群乳腺癌筛查。

9. 新近诊断的乳腺癌病人对侧乳腺的筛查。

10. 引导乳腺病灶活检。

二、纤维腺体组织量

一般在抑脂或不抑脂 T_1 加权系列上评估纤维腺体组织含量。

1. 几乎全部为脂肪。

2. 散在分布的纤维腺体组织。

3. 不均匀分布的纤维腺体组织。

4. 致密纤维腺体组织。

三、背景实质强化

在明显强化型乳腺，由于病灶容易被掩盖在增强的实质中，诊断的敏感性和阴性预测值将明显下降。因此，在诊断报告需描述乳腺实质背景强化程度。乳腺背景实质强化指的是乳腺纤维腺体的正常强化，一般在动态增强 90s 图像上进行评估。乳腺背景实质强化分为四个水平：极少、轻度、中度及重度。乳腺背景实质强化对称指双侧乳腺均出现强化。乳腺背景实质强化不对称指一侧乳房强化强于对侧。必须谨慎评估强化的不对称性，因为这可能反映某些病理过程。

四、病灶定位与大小测定

1. 定位　描述病人病灶所在的象限，钟点位置，距乳头的距离。中央、乳晕区及腋尾部等描述词可能用来代替象限位置，此时不用再注明钟面位置。

2. 大小　测量病变的三维最大直径。

五、形态学特征

形态包括点状强化、肿块和非肿块强化。

1. 形态

（1）点状强化：一般直径 5mm 以内，由于太小而无法判定其边缘、形态及内部强化特点。多发点状强化为背景实质强化的一种类型，2013 年版 BI-RADS 已经删去该术语。点状强化和肿块是连续统一的，随着 MRI 分辨率的提高，更多的点状强化将被判定为肿块。

（2）肿块：肿块是指具三维空间占位效应的病变。对这类病变应从形态、边缘和内部强化三个方面进行观察描述，一般在增强后的早期图像上进行，晚期因病灶本身的廓清及周围腺体组织的进行性强化而降低两者的对比度，致使病变遗漏。

1）形态：肿块形态有卵圆形（包括分叶状）、圆形和不规则形。一般圆形及卵圆形见于良性病变，而不规则形见于恶性病变。

2）边缘：分为清晰及不清晰 2 种。边缘清晰指边界明确，病变与周围组织有明显区别。MRI 描述为边缘清晰的肿块，其全部边界必须都是清楚的，只要病变边缘某一部分是不清晰的就应该将其归为不清晰。边缘不清晰包括不规则及毛刺状边缘。边缘呈锯齿状或凹凸不平，常提示可疑病变。毛刺状指边缘有以肿块为中心的放射状细线。边缘征象对肿块样强化性质的鉴别有较大意义，尽管有一定的例外，但通常情况下毛刺状及不规则边缘肿块被认为是恶性病变，光整边缘常提示良性病变。对边缘的评价尤其依赖空间分辨率，因为有时不规则边缘肿块在空间分辨率不高的图像上表现为边缘相对光整。

3）内部强化特征：分以下四种类型，均匀强化、不均匀强化、边缘强化及内部暗分隔。

均匀强化是指增强后肿块表现为均匀一致的高信号，提示为良性，但是空间分辨率可能会限制对小病灶的判断。不均质强化是指增强后肿块内部信号强度不同。边缘强化指肿块边缘强化更明显，边缘强化内部可为液性成分也可为实性成分。边缘强化伴清晰边缘及内部液性成分（液性成分 T_2WI 呈高信号），多见于炎性囊肿。边缘强化伴不规则边缘及内部实性成分（实性成分 T_2WI 多呈等或稍低信号），多见于乳腺癌。内部暗分隔，指肿块内部无增强的暗线，多见于纤维腺瘤。

（3）非肿块强化：如果强化既不是点状亦不是肿块性强化，则认为是非肿块强化，其强化范围很小或很广泛，其内部强化特征与周围正常组织的背景强化明显不同。非肿块强化内部强化成分常与多发点状或片状正常腺体组织或脂肪相间存在。对这类病变应从分布及内部强化特征以进行分析。非肿块强化病变可以与肿块病变同时存在。对一个表现为恶性的肿块样病变，其旁伴随的非肿块样强化区域往往提示同时伴有的导管原位癌。

1）分布：非肿块强化分为局灶、线样、段样、区域、多区域及弥漫分布强化。

局灶分布：指局限于较小区域性的非肿块强化，常腺体 1/4 象限。

线样分布：指强化灶分布排成一条线，不一定是直线，可伴有分支。

段样分布：指尖端指向乳头的三角形或锥形分布，常提示强化位于导管内或导管周围以及其分支，多提示恶性。

区域分布：指占据超过 1 个导管系统，这种分布常用来描述强化占据乳房较大一部分，至少一个象限。

多区域：指强化在整个乳房内随机分布。

2）内部强化特征：非肿块样强化的内部强化特征可分为均匀、不均匀、集簇状及成簇环状。

均匀强化指内部强化均匀一致。

不均匀强化指强化不一的区域夹杂有正常的腺体和脂肪。

集簇状强化强调大小不等、形态不一的小结节样强化集中分布，这些强化小结节可线样分布，也可局灶、区域及弥漫分布，多提示恶性，需要活检。

成簇环形强化：指聚集在导管周围的细环形强化，该强化类型代表了导管周围基质的强化，可见于 DCIS，也可见于导管扩张症及一些纤维囊性乳腺病。

六、动态增强特征

动态增强曲线：描述注射造影剂增强过程中病变的强化特征。具体方法为在强化病灶的可疑区域放置感兴趣区，运用动力学技术可分析病变的动态增强曲线类型。感兴趣区应大于三个体素，同时应确保病人在扫描过程中始终保持不动，以避免造成伪动态结果。信号强度的增加由信号强度基底值的相对值算得：

$$[(SI后-SI前)/SI前]×100\%$$

SI前=信号强度基底值（即增强前信号强度）

SI后=增强后信号强度

乳腺病灶增强特征分为早期及延迟期强化。早期指的2min内或曲线开始变化前的强化模式，根据信号增强幅度分三种类型：缓慢（最初2min内信号强度增加<50%）、中等（最初2min内信号强度增加50%～100%）及快速（最初2min内信号强度增加>50%）。延迟期指2min后曲线开始变化后的强化类型，根据信号变化幅度，分三种类型：上升型（信号强度随时间增加>10%）、平台型（信号强度轻度升高后保持不变，曲线呈水平形）及流出型（信号强度达到顶点后下降>10%）。

总体上，良性病变表现为上升型，恶性病变常为流出型，平台型曲线既可为良性病变，也可为恶性病变，从统计学的角度分析，两者常无差异。通常，病灶某个点或某个区域的动态曲线类型并不能反映病灶的整体增强特点。我们需要对比各期增强特点，观察病灶的整体强化特点，如渐进向中心填充式强化，或者表现为中心快速强化，快速流出，延迟期边缘强化等整体强化趋势，有助于乳腺病变的良恶性鉴别及分子分型预测。

七、非强化征象、相关发现及含脂肪病变

除了对病灶强化类型进行描述外，还需对一些其他表现评估。非强化征象包括如下：T_1WI平扫导管样高信号，囊肿，术后积液，治疗后皮肤增厚和条索增厚，不强化肿块，结构扭曲，异物、定位夹等导致的信号缺失。相关发现包括：乳头回缩、乳头受侵、皮肤回缩、皮肤增厚、皮肤受侵、腋窝淋巴结肿大、胸肌受侵、胸壁受侵、结构扭曲。含脂肪病变包括：淋巴结、脂肪坏死、错构瘤、术后含脂肪的血肿。

八、评估与处理

0类：不完整的评估，指没有获得可以充分诊断的图像，只有在进一步给出其他影像或临床评估后才能够区分病灶的良恶性。

1类：阴性。无特殊，仅需描述正常乳腺的构成及背景实质强化类型。

2类：良性发现。描述正常乳腺的构成及背景实质强化类型及良性病变的表现。

3级：良性可能大。0<恶性可能性≤2%，建议短期随访。有很高的良性可能性，期望此病变在短期随访中无太大变化，放射科医师需随访并验证这个病变的稳定性。由于短期随访的有效性，使得判断更为准确。短期随访的时间可以为3个月。

4类：可疑恶性，2%<恶性可能性≤95%，这是一类用于不具有典型恶性征象的发现，但又足够可疑需要用活检证实。

5类：高度怀疑恶性。恶性可能性>95%，建议影像定位下穿刺活检取得组织学诊断，根据组织病理结果进一步选择合理的处理方式。

6级：已活检证实为恶性，应采取适当措施。如果成功切除术或根治术（切缘无肿瘤）后，不应再评估为6类。

（王丽君　汪登斌）

参 考 文 献

1. Burnside ES, Sickles EA, Bassett LW, et al. The ACR BI-RADS® Experience: Learning From History[J]. Journal of the American College of Radiology, 2009, 6(12): 851-860.

2. Spak DA, Plaxco JS, Santiago L, et al. BI-RADS® fifth edition: A summary of changes[J]. Diagnostic and Interventional Imaging, 2017, 98(3): 179-190.

3. D'Orsi C, Sickles EA, Mendelson EB, et al. Breast Imaging Reporting and Data System: ACR BI-RADS Breast Imaging Atlas[M]. 5th ed. Reston, VA: American College of Radiology, 2013.

4. Ko KH, Jung HK, Kim I. Analysis of background parenchymal echogenicity on breast ultrasound: Correlation with mammographic breast density and background parenchymal enhancement on magnetic resonance imaging[J]. Medicine (Baltimore), 2017, 96(33): e7850.

5. Kim WH, Lee SH, Chang JM, et al. Background echotexture classification in breast ultrasound: inter-observer agreement study[J]. Acta Radiol, 2017, 58(12): 1427-1433.

6. Kim JY, Jung EJ, Park T, et al. Prognostic importance of ultrasound BI-RADS classification in breast cancer patients[J].

Jpn J Clin Oncol，2015，45（5）：411-415.

7. Mercado CL. BI-RADS update[J]. Radiol Clin North Am，2014，52（3）：481-487.

8. Taskin F，Koseoglu K，Ozbas S，et al. Sonographic features of histopathologically benign solid breast lesions that have been classified as BI-RADS 4 on sonography[J]. Journal of Clinical Ultrasound，2012，40（5）：261-265.

9. Sedgwick EL，Ebuoma L，Hamame A，et al. BI-RADS update for breast cancer caregivers[J]. Breast Cancer Research and Treatment，2015，150（2）：243-254.

10. Thomassin-Naggara I，Tardivon A，Chopier J. Standardized diagnosis and reporting of breast cancer[J]. Diagnostic and Interventional Imaging，2014，95（7-8）：759-766.

11. Qiao M，Hu Y，Guo Y，et al. Breast Tumor Classification Based on a Computerized Breast Imaging Reporting and Data System Feature System[J]. J Ultrasound Med，2018，37（2）：403-415.

12. Shikhman R，Keppke AL. Breast，Imaging，Reporting and Data System（BI RADS）[M]. Treasure Island（FL）：StatPearls Publishing LLC，2018.

13. Gupta K，Kumaresan M，Venkatesan B，et al. Sonographic features of invasive ductal breast carcinomas predictive of malignancy grade[J]. The Indian Journal of Radiology & Imaging，2018，28（1）：123-131.

14. Elverici E，Barca AN，Aktas H，et al. Nonpalpable BI-RADS 4 breast lesions：sonographic findings and pathology correlation[J]. Diagnostic and Interventional Radiology，2015，21（3）：189-194.

15. Park CS，Kim SH，Jung NY，et al. Interobserver variability of ultrasound elastography and the ultrasound BI-RADS lexicon of breast lesions[J]. Breast Cancer，2015，22（2）：153-160.

16. Gokalp G，Topal U，Kizilkaya E. Power Doppler sonography：anything to add to BI-RADS US in solid breast masses? [J]. Eur J Radiol，2009，70（1）：77-85.

17. Zhang JX，Cai LS，Chen L，et al. CEUS helps to rerate small breast tumors of BI-RADS category 3 and category 4[J]. Biomed Res Int，2014，2014：572532.

18. Butler R，Lavin P，Tucker F，et al. Optoacoustic Breast Imaging：Imaging-Pathology Correlation of Optoacoustic Features in Benign and Malignant Breast Masses[J]. AJR Am J Roentgenol，2018：1-16.

19. Xiao X，Dong L，Jiang Q，et al. Incorporating Contrast-Enhanced Ultrasound into the BI-RADS Scoring System Improves Accuracy in Breast Tumor Diagnosis：A Preliminary Study in China[J]. Ultrasound in Medicine & Biology，2016，42（11）：2630-2638.

20. Moon WK，Lo CM，Chang JM，et al. Quantitative ultrasound analysis for classification of BI-RADS category 3 breast masses[J]. Journal of Digital Imaging，2013，26（6）：1091-1098.

21. Morris EA，Comstock CE，Lee CH，et al. ACR BI-RADS magnetic resonance imaging. In：ACR BI-RADS® Atlas，Breast Imaging Reporting and Data System[M]. Reston，VA：American College of Radiology，2013.

22. 中华医学会放射学分会乳腺学组. 乳腺 MRI 检查共识 [J]. 中华放射学杂志，2014，48（9）：723-725.

第八章 乳腺良性病变及良性肿瘤

第一节 乳腺炎性病变

一、急性乳腺炎

【概述】

急性乳腺炎（acute mastitis）多见于初产妇的产后第3～4周。病原菌常为金黄色葡萄球菌，少数为链球菌感染。主要感染途径有两种：①细菌自擦破或皲裂的乳头进入，沿淋巴管蔓延至乳腺的间质内，引起化脓性蜂窝织炎；②细菌自乳头侵入后沿乳管至乳腺小叶，在滞积的乳汁中迅速繁殖，导致急性炎症。

【临床及病理特点】

急性乳腺炎病人常有典型症状及体征。可有寒战，发热，患乳肿大，表面皮肤发红、发热，并有跳痛及触痛，常可合并有同侧腋窝淋巴结肿大、压痛。炎症区可很快发生坏死、液化而形成乳腺脓肿。脓肿可向外溃破，亦可穿入乳管，使脓液经乳管、乳头排出。实验室检查常可有白细胞总数及中性粒细胞数升高。

急性乳腺炎一般不做乳腺的活检或切除手术，仅少数病人合并其他肿瘤或病变时，做乳房切除术。早期界面不清楚，暗红、灰白色相间，质地软，有炎性渗出物或脓性流出，晚期可形成界限清楚的脓肿。镜下基本表现为软组织急性化脓性炎。早期乳腺小叶结构存在，乳腺及导管内乳汁淤积，大量中性粒细胞浸润。病变发展，局部组织坏死，小叶结构破坏，形成大小不一的脓肿灶，并液化。病变进一步进展，小脓肿互相融合，形成乳腺脓肿。随着炎症局限，组织细胞聚集，成纤维细胞及新生血管增生，最后形成纤维瘢痕。

【影像学表现】

急性乳腺炎病人很少需行 X 线检查，这是因为病人常具有典型的临床表现，外科医师凭此即可作出正确诊断。此外，在乳腺 X 线投照中常需对乳房施加一定压迫，当有急性炎症时，常使病人难以耐受此种压迫。压迫可增加病人的痛苦，并可能会促使炎症扩散、加重。故对急性乳腺炎病人应尽量避免行 X 线检查。在少数病人中，为区别急性乳腺炎与炎性乳腺癌而必须进行 X 线摄影时，只可轻施压迫，或采用免压增加千伏投照。MRI 和 / 或 CT 检查虽较昂贵，但可免除压迫之苦，是鉴别急性乳腺炎和炎性乳腺癌的首选检查方法。

X 线上，急性乳腺炎常累及乳腺的某一区段或全乳，表现为片状致密浸润阴影，边界模糊。患处表面的皮下脂肪层可显示混浊，并出现粗大的网状结构。皮肤亦显示有水肿、增厚。患乳血运亦常显示增加（图 8-1-1）。经抗生素治疗后，上述 X 线征象可迅速消失而恢复至正常表现。

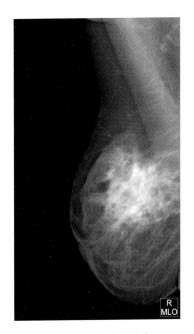

图 8-1-1 急性乳腺炎

乳腺上方中后部局限致密浸润，乳晕区脂肪层混浊，皮肤增厚，乳头凹陷

【诊断要点】

1. 多发生于哺乳期妇女。

2. 患乳多有红、肿、热、痛等典型的临床症状及体征。

3. X线上累及范围广,达区段甚至全乳;片状密度增高影,小梁增粗、皮肤增厚;抗炎治疗后可迅速消失。

【鉴别诊断】

无论临床上或X线上,急性乳腺炎须与炎性乳腺癌鉴别。炎性乳腺癌常为乳腺中央区的密度增高,乳晕亦常因水肿而增厚,皮肤增厚则常在乳房的下部最明显,而不像急性炎症那样局限在感染区表面。经1~2周抗生素治疗后,急性炎症可很快消散,而炎性乳腺癌病人X线上无多大变化。

二、慢性乳腺炎和乳腺脓肿

【概述】

多数慢性乳腺炎(chronic mastitis)和乳腺脓肿(adscess of breast)是由于急性炎症的治疗不及时或治疗不当而发生坏死、液化后形成,也可能是由于低毒力细菌感染的结果。少数乳腺脓肿则来自感染性囊肿。

【临床及病理特点】

慢性乳腺炎临床上起病慢,病程长,不易痊愈。常表现为乳房肿块,触诊质地较硬,边界不清,有压痛,局部皮肤可没有典型的红、肿、热、痛症状,发热、寒战等全身症状也可不明显。

乳腺脓肿表现为乳腺单个或多个结节或包块,质软,部位较浅者可有波动感。表浅脓肿可穿破乳管自乳头流出脓液,或自行向外溃破形成瘘道。深部脓肿可向深部穿至乳房与胸肌间的疏松组织中,形成乳房后脓肿。

肉眼见单个或多个囊腔包块,囊壁一般较厚,囊内为稠脓性物。镜下病变中心为坏死物、分泌物,大量中性粒细胞浸润,周围包绕增生的成纤维细胞、小血管构成的炎性肉芽组织。随炎症消退,坏死物吸收,肉芽组织逐步纤维化,局部形成质地较硬的纤维瘢痕。

【影像学表现】

X线上,慢性乳腺炎的初期表现类似较局限的急性乳腺炎,病变区呈致密浸润,边缘模糊。皮肤增厚则较急性乳腺炎时局限而轻微。患乳血运也仅有轻度增加(图8-1-2)。

以后炎症可日趋局限,边缘则渐变清晰。患处

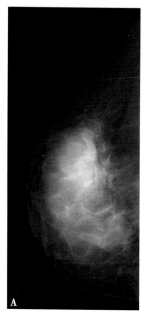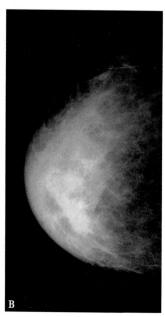

图8-1-2 慢性乳腺炎

A. 乳晕周围皮肤增厚,脂肪层混浊,实质大片浸润;B. 皮肤广泛增厚,实质大片浸润

的中央密度较高,周围因水肿而密度较淡。血运亦可逐渐恢复正常(图8-1-3、图8-1-4)。

有些病例可有较大范围的累及,并有多数大小不等的脓腔形成,增生的纤维组织围绕透亮的脓腔后,可形成类似蜂窝状表现,皮肤亦可有较广泛的累及(图8-1-5)。脓肿破溃后可造成皮肤窦道,X线上可见有局限的缺损区。亦可因纤维瘢痕而造成皮肤增厚,凹陷(酒窝征)等改变。

少数慢性乳腺炎无脓肿形成而呈现为慢性肉芽肿改变(图8-1-6、图8-1-7)。X线上表现为一结节性病变,边缘也可伴有长短不等的纤细毛刺阴影,而酷似乳腺癌的表现。乳导管造影时,造影剂可进入脓腔,形成不规则斑片状阴影,脓腔周围的乳导管则可因炎性纤维粘连而表现为不规则扭曲、变形,以及狭窄、扩张、移位等改变(图8-1-8、图8-1-9)。

【诊断要点】

1. 部分病例可无典型的红、肿、热、痛症状;部分脓肿破溃形成瘘道。

2. 影像表现多样,缺乏特异性,可表现为大片密度增高影,皮肤增厚,也可表现为肿块或不对称致密浸润影,需密切结合临床,全面分析。

【鉴别诊断】

慢性乳腺炎呈浸润性表现时须与浸润型乳腺结核及炎性乳腺癌鉴别。一般结核比较局限,无血运增加,临床也无皮肤红、肿、热、痛等表现。炎症性

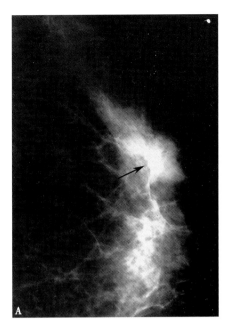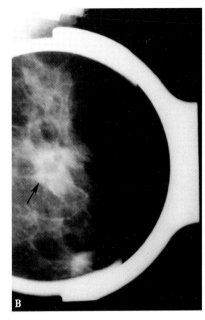

图 8-1-3　慢性乳腺炎
A. 局限性致密,结构不良;B. 局部加压后,呈不规则浸润

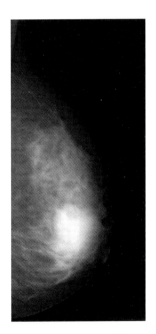

图 8-1-4　慢性乳腺炎实质内团块状致密浸润

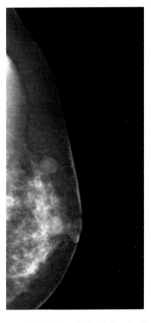

图 8-1-5　慢性炎症伴灶性小脓肿形成,乳腺内多发结节,外上皮肤增厚

乳腺癌则比慢性炎症更广泛,抗生素治疗后短期复查亦无显著效果。

慢性乳腺炎而有多发脓肿形成后,在 X 线上难与干酪型乳腺结核和真菌感染鉴别,主要须依靠临床上窦道分泌物的性质来加以区别。

慢性炎症性肉芽肿无论在临床及 X 线上均难以与乳腺癌相鉴别。但在乳导管造影上,两者表现不同。

三、乳腺结核

【概述】

乳腺结核(tuberculosis of the breast)比较少见。据国外资料统计,约占全部乳腺病变的 0.6%～1.7%。国内发病率稍高,占 2.8% 左右。

乳腺结核可分原发性和继发性两种。前者指身体别处未发现结核病灶,后者则指乳腺结核系别处结核迁移所致。

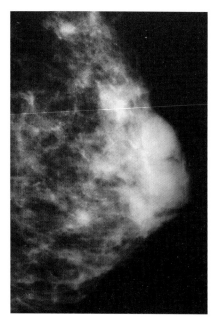

图 8-1-6 慢性乳腺炎,呈现为结节样

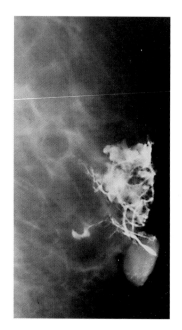

图 8-1-8 慢性乳腺炎,导管造影形成不规则"造影剂湖"

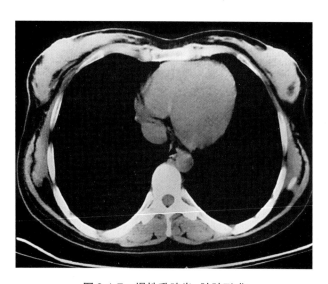

图 8-1-7 慢性乳腺炎,脓肿形成

CT 平扫示左乳外侧部分边缘较清楚的低密度区,边缘呈稍高密度影

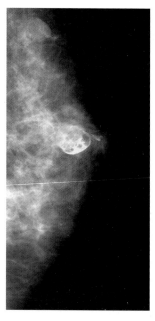

图 8-1-9 慢性炎症伴灶性小脓肿形成

导管造影显示主导管远端膨胀,造影剂进入脓腔,形成不规则斑片影

【临床及病理特点】

乳腺结核可见于任何年龄,但绝大多数在30～50岁。据天津医科大学肿瘤医院40余例统计,多数年龄在40岁以上,平均年龄为42.4岁。乳腺肿块常为首发症状,始时不痛,少数可有刺痛或隐痛。病程进展缓慢,甚至可时大时小,以后逐渐累及皮肤发生水肿、粘连,乳头也可内陷。数月后,肿块内发生干酪样变而变软,形成寒性脓肿。脓肿可穿破皮肤而成一或多个窦道,也可能经乳头溢出脓液。约1/3病例有同侧腋窝淋巴结增大。

乳腺结核的感染途径包括以下五种:①结核菌经乳头沿导管进入乳房;②结核菌通过乳头或皮肤破损处进入乳房;③血源性感染;④经淋巴性感染,这也是一比较常见的感染途径,它可以从胸内结核灶(如肺、胸膜、气管支气管淋巴结或胸骨旁淋巴结的结核)逆行通过淋巴管扩散至乳腺,亦可能先有腋窝淋巴结结核再沿淋巴管逆行至乳腺；⑤由邻近结核病灶（如胸壁、胸膜、肋骨、肩关节等），直接蔓延至乳腺。

病变光镜下分布没有一定的规律性，通常可见比较典型的结核性肉芽肿。有时仅在浸润的炎症细胞中见有上皮样细胞及不典型的干酪样坏死。抗酸染色可有结核杆菌。

【影像学表现】

据天津医科大学肿瘤医院资料，乳腺结核在 X 线上可有三种类型表现。

1. 浸润型 病变早期，主要为渗出性改变。X 线上表现为一局限浸润阴影，密度较淡，边界模糊。可累及浅筋膜浅层，造成该处增厚、致密（图 8-1-10～图 8-1-12）。

2. 结节型 最常见。呈圆、卵圆或分叶状肿物，多数直径在 2～3cm 之间，结节边缘光滑、整齐、锐利，部分病例因有病灶周围纤维组织增生而产生毛刺，易被误认为癌。约 1/3 病例在结节内可见钙化，呈细砂状，或为少数较大颗粒钙化。少数可有皮肤增厚、乳头内陷等改变（图 8-1-13～图 8-1-16）。

3. 干酪型 此型多属晚期病变，临床上常有反复破溃流脓史。X 线上病变范围多数广泛，呈片状浸润，浸润区内有多数不规则透亮区，系病灶坏死、液化所致。皮肤常有破溃及透亮区，常合并有乳头内陷（图 8-1-17、图 8-1-18）。

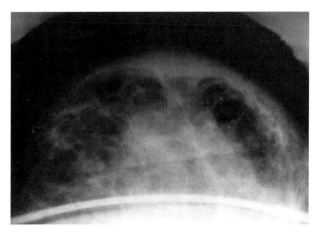

图 8-1-11 乳腺结核浸润型 X 线表现
乳腺结核，浸润型，实质内不规则浸润，广泛皮肤增厚。术后病理：乳腺结核

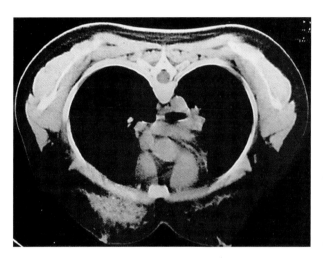

图 8-1-12 乳腺结核浸润型 CT 表现
乳腺结核，CT 俯卧位平扫，右乳片状不规则浸润，边缘模糊，乳头皮肤正常，与胸大肌有粘连。术后病理：乳腺结核

偶尔结核可能与癌并发。关于两者之间关系有三种可能：①两者并存而并无因果关系，可同时发生，或一先一后；②癌发生在先，因癌瘤造成的组织破坏有利于结核分枝杆菌的生长；③结核在先，因结核的长期慢性炎症刺激而导致癌。X 线上可能显示下述三种情况之一：①同时见到癌性肿块和良性肿块阴影；②仅有癌灶阴影而结核病灶被遮蔽；③主要表现为一良性肿块，但在部分边缘出现浸润、毛刺或其他恶性征象（图 8-1-19）。

【诊断要点】

1. 密切结合临床病史、体征 乳腺结核常继发于其他部位的结核，病程缓慢，初期无触痛。

2. 乳腺结核在 X 线上可分为浸润型、结节型、干酪型，对应不同的影像表现。

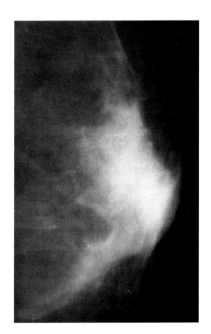

图 8-1-10 乳腺结核浸润型 X 线表现
乳腺结核，浸润型，浸润上方见浅筋膜浅层增厚。术后病理：乳腺结核

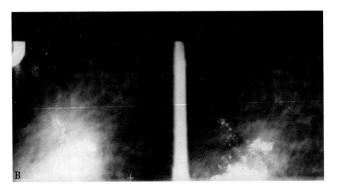

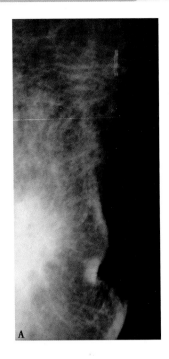

图 8-1-13 副乳结核结节型 X 线表现
A. 结节型,伴毛刺,皮肤增厚粘连;B. 局部点片,显示大量细砂粒状钙化及片状融合钙化。术后病理:副乳结核

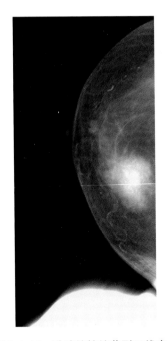

图 8-1-14 乳腺结核结节型 X 线表现
乳腺结核,结节型,呈分叶状,边缘模糊浸润。术后病理:乳腺结核

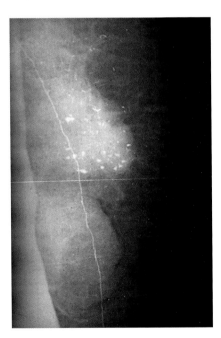

图 8-1-15 乳腺结核结节型 X 线表现
乳腺结核,多发结节,其中一结节伴粗颗粒钙化。术后病理:乳腺结核

【鉴别诊断】

浸润型乳腺结核与慢性乳腺炎在 X 线上不易区别,主要靠临床病史及体征。但一般早期的浸润型结核并不累及皮肤,而乳腺炎多有皮肤水肿、增厚。

结节型病人若边缘光滑整齐则难与良性肿瘤特别是纤维腺瘤鉴别。但一般纤维腺瘤多见于年轻妇女。若结节边缘有毛刺时则较难与乳腺癌鉴别。

干酪型者从 X 线角度亦很难与乳腺慢性炎症、脓肿以及真菌感染相鉴别,主要应依靠临床病史及脓液的性质来鉴别。

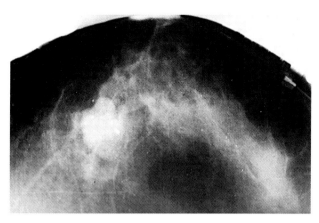

图 8-1-16　乳腺结核结节型 X 线表现
乳腺结核，结节型，分叶状，伴钙化。术后病理：乳腺结核

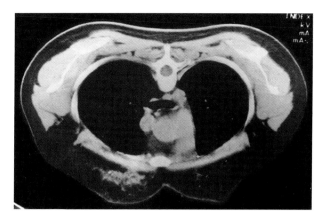

图 8-1-18　乳腺结核干酪型 CT 表现
乳腺结核 CT 俯卧位平扫，右乳腺片状不规则高密度区内见多个砂粒样钙化，与胸大肌有粘连。术后病理：乳腺结核

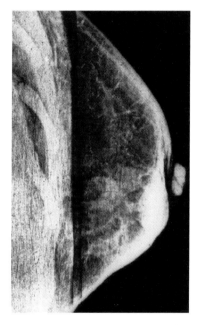

图 8-1-17　乳腺结核干酪型 X 线表现
乳腺结核，干酪型，浸润区内有不规则透亮之干酪坏死灶，皮肤明显增厚。术后病理：乳腺结核

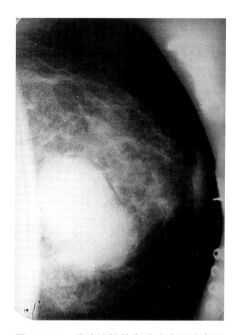

图 8-1-19　乳腺结核并发乳腺癌 X 线表现
乳腺结核，结节型，呈分叶状，大部分边缘光滑整齐，部分模糊、浸润。术后病理：乳腺结核并发乳腺癌

四、浆细胞性乳腺炎

【概述】

浆细胞性乳腺炎（plasma cell mastitis），又名乳管扩张症（mammary ductal ectasia），其是乳管扩张症的一个晚期表现。文献中，个别作者也有称为"静脉曲张样肿瘤（varicocele tumor, Bloodgood）""粉刺性乳腺炎（comedomastitis, DocKerty）""闭塞性乳腺炎（mastitis obliterans, Payne）"等。发病原因可能与乳腺退缩障碍有关。

本病并不少见，据 Frantz 研究尸检材料，高达

25% 左右有乳管扩张症，但其中仅一小部分有临床症状和体征。

【临床及病理特点】

病变多发生在中、晚年的经产妇，并可双侧发病。据天津医科大学肿瘤医院 1973 年以后的材料，最年轻 36 岁，最大 50 多岁，平均年龄 44.1 岁。据 Haaggensen 报道，平均年龄 52 岁。

临床上，绝大多数病人可摸到肿块。肿块多位于乳头或乳晕下方，或在乳晕附近。肿物或硬或硬软不一，边界清或不清，可伴有隐痛或刺痛。生长比较缓慢。

乳头溢液可为病人最早出现的症状，可伴有肿块，或为唯一症状。溢液可为黄色、棕色或血性，可间歇性地发生。

由于反复的炎性反应及纤维增生，可使附近皮肤水肿、增厚，出现酒窝征、压痛，以及乳头内陷等。同侧腋窝淋巴结亦可能肿大。

肉眼观，在乳头或乳晕下方可见3～4支或更多的乳管扩张，直径达3～5mm或更粗，似囊状，内含细胞残屑及脂肪物质。在早期常不引起临床症状及体征。

当病变进展，乳导管的扩张向分支导管扩展、延伸，囊壁（即乳管壁）亦因纤维组织增生及炎症细胞浸润而明显增厚，囊腔内仍含浓稠颗粒状脂酸结晶。

至后期，萎缩的乳管上皮破裂，具有刺激性的脂酸结晶溢出，造成管壁及管周的炎性反应，即所谓的浆细胞乳腺炎阶段。

【影像学表现】

浆细胞性乳腺炎的X线表现亦随病变早晚而异。

早期，病变表现为乳管扩张症，主要位于乳头或乳晕下区，或在乳晕附近。大乳管呈蚯蚓状扩张，宽约0.3～0.5cm，甚者可达1～2cm或更宽，周围有纤细的囊壁。扩张的管腔内含有脂肪物质而显示高度透亮。正面观时，则表现为薄壁透亮的蜂窝样阴影（图8-1-20）。

当病变后期有炎性反应时，X线上则表现为乳晕下密度均匀或不均的浸润阴影，边缘模糊而无明确的境界，也可能伴有火焰状或丝状凸起。皮肤可因水肿、炎症而显示轻度增厚。乳头可因纤维增生牵拉而内陷（图8-1-21～图8-1-24）。

在扩张导管内的细胞残屑或黏稠脂酸结晶中，有时可发生钙化。X线上表现为砂粒状或圆形钙化，大致沿乳导管走行方向稀疏分布。若管壁发生钙化，则呈平行短棒状。

乳导管造影对本病有很大的诊断价值。造影时可见数支大乳管呈中度或高度扩张，扩张明显者可略呈扭曲走行。当扩张的管壁内充满黏稠分泌物时，可造成不规则形态的充盈缺损，此时应注意与乳头状瘤或气泡造成的充盈缺损鉴别（图8-1-25）。

【诊断要点】

1. 临床多发生在中、晚年的经产妇，发病早期多有乳头溢液，可触及乳晕下包块。

2. 乳管造影时可见数支大乳管呈中度或高度扩张。

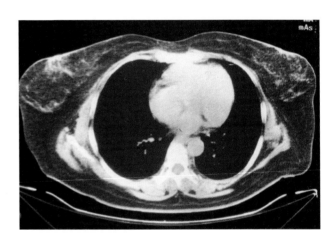

图8-1-21 浆细胞性乳腺炎CT表现

浆细胞性乳腺炎，CT平扫示双乳腺区不规则小片状密度增高影，形态不一，右乳晕下最明显，并呈索条状向周围分布。术后病理：浆细胞性乳腺炎

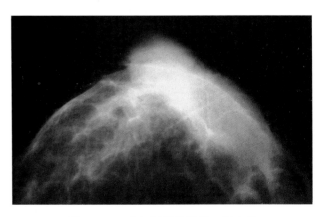

图8-1-22 浆细胞性乳腺炎X线表现

浆细胞性乳腺炎，沿着导管向外条带状致密浸润。术后病理：浆细胞性乳腺炎

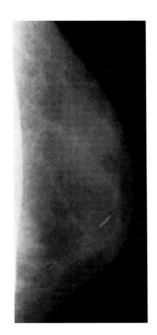

图8-1-20 乳腺导管扩张症X线表现

乳腺导管扩张症，显示乳头后方高度扩张的大导管。术后病理：乳腺导管扩张症

【鉴别诊断】

本病在 X 线上与一般炎症的表现相似，难以鉴别，但其部位特殊，均位于乳晕下方，并可双侧对称发病。

在乳导管造影片上，本症有时与导管内乳头状瘤相似。但一般本病常侵犯多支乳管，而乳头状瘤通常仅单支乳管受累，且常合并有乳导管杯口状中断或光滑圆形充盈缺损。与气泡的鉴别是气泡造成的充盈缺损光滑整齐，皆呈圆形透亮。

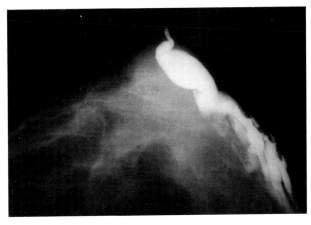

图 8-1-25　浆细胞性乳腺炎乳管造影 X 线表现

导管造影显示主导管及分支导管明显扩张。术后病理：浆细胞性乳腺炎

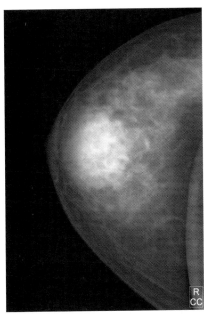

图 8-1-23　浆细胞性乳腺炎 X 线表现

浆细胞性乳腺炎，乳晕下团块状致密浸润，脂肪层清晰，乳晕区皮肤增厚。术后病理：浆细胞性乳腺炎

五、肉芽肿性乳腺炎

【概述】

肉芽肿性乳腺炎（granulomatous mastitis，GLM）是一种少见的乳腺慢性炎症性疾病，1972 年由 Kessler 首先报道，病名得到多数学者的认可。以前有人称作特发性肉芽肿性乳腺炎、乳腺肉芽肿或肉芽肿性小叶炎等，临床诊断困难，由于临床表现及影像学与癌类似，易误诊为乳腺癌。其病因不清，可能与自身免疫性因素有关。

【临床及病理特点】

肉芽肿性乳腺炎多发生于育龄妇女，文献报道发病年龄为 22～44 岁，中位年龄 33.1 岁，病人绝大多数为经产妇，以口服避孕药的人群较多见。

多数病人临床症状为乳腺肿块，疼痛，常单侧乳腺受累，多发生在乳腺的外周部。可伴皮肤红肿、破溃、窦道形成，部分病变久不愈合，红肿破溃此起彼伏。可出现同侧腋窝淋巴结肿大。

肉芽肿性乳腺炎镜下主要表现为乳腺终末导管小叶单位为中心的慢性化脓性肉芽肿性炎，病灶大小、数量不一。炎症轻者小叶中可见导管和腺泡成分，终末导管扩张，腔内空虚或含有坏死物，导管及腺泡上皮可萎缩，炎症重者上皮成分破坏或消失。病变融合者，小叶结构消失，形成大片状和 / 或结节状慢性化脓性肉芽肿性病灶，并可形成脓肿、皮肤溃破及窦道。

【影像学表现】

（一）乳腺 X 线摄影

肉芽肿性乳腺炎 X 线图像上主要征象为局限不对称密度、不规则形态结节或肿块以及全乳弥漫肿

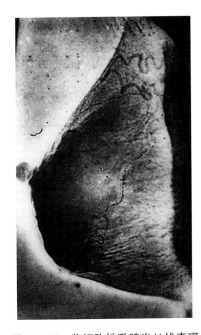

图 8-1-24　浆细胞性乳腺炎 X 线表现

浆细胞性乳腺炎，乳晕下致密浸润，边缘模糊不清，并可见动脉壁钙化及静脉迂曲。术后病理：浆细胞性乳腺炎

胀。①局限不对称密度：表现为结节样或多发小簇状结节密度，边界模糊（图8-1-26）。②肿块样病变：形态不规则，边界模糊，周围见棘状突起或毛刺，与乳腺癌鉴别困难，少数小的结节样病变在致密乳腺中显示受限或与乳腺增生结节相似。③乳房弥漫肿胀：全乳密度增高，乳房增大，此类不宜进行乳腺X线检查，可选用其他手段，如超声、MRI等。同时伴有其他次要征象，如皮肤水肿、增厚；乳头内陷；腋下淋巴结肿大等。钙化少见。

（二）乳腺超声

根据肉芽肿性乳腺炎超声声像图表现与病理对照分析，可将其分为肿块型、片状低回声型和弥散型，上述各型是疾病发展或转归的不同时期的表现，各分型间相互转化。①肿块型：常为起病初期改变，表现为边界模糊、不规则形肿块，内部不均匀低回声或低无混合回声，中等血流信号。②片状低回声型：边界不清的片状低回声区，位于腺体内，也可向皮下延伸，中等血流信号多见，可伴局部皮肤破溃。③弥散型：局部未见明显肿块，亦无正常腺体显示，仅表现为弥散低回声，常累及多个象限，可并发脓肿形成，病变内及边缘血流丰富（图8-1-27～图8-1-29）。

（三）乳腺MRI

肉芽肿性乳腺炎平扫表现为以长 T_1、长 T_2 信号为主混杂信号区，自乳头向后按节段、锥形分布，最大病变可占据半个乳房，边界模糊，动态增强扫描显示渐进性、不均匀强化病变中心伴多发环形强化；

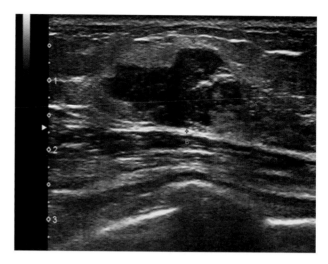

图8-1-27 肉芽肿性乳腺炎超声表现
肉芽肿性乳腺炎，超声显示不规则形肿块，部分边界不清、内呈低回声。术后病理：肉芽肿性乳腺炎

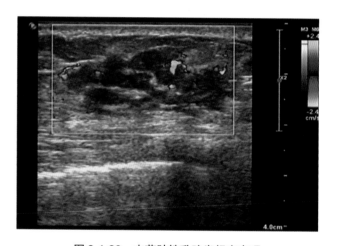

图8-1-28 肉芽肿性乳腺炎超声表现
肉芽肿性乳腺炎，超声显示片状低回声区，边界模糊、内伴弱回声区、中等血流信号。术后病理：肉芽肿性乳腺炎

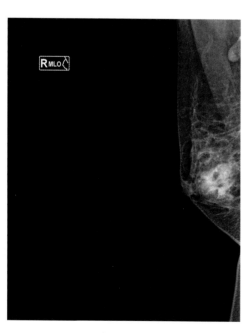

图8-1-26 肉芽肿性乳腺炎X线表现
肉芽肿性乳腺炎，X线摄影显示右乳下象限局限不对称密度、边界模糊。术后病理：肉芽肿性乳腺炎

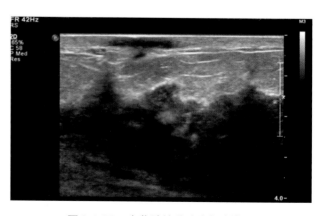

图8-1-29 肉芽肿性乳腺炎超声表现
肉芽肿性乳腺炎，超声显示腺体弥散低回声区，边界模糊、内伴弱回声区及点状回声。术后病理：肉芽肿性乳腺炎

动态增强 MRI 的时间 - 信号强度曲线多表现为 I 型（持续上升型）和 II 型（平台型）。也可表现为边界清楚、形态不规则长 T_1、略长 T_2 的斑片状不均匀信号灶，增强扫描显示为轻度强化，时间 - 信号强度曲线表现为平台型。

磁共振影像表现特点与病理对照研究结果表明，不均匀强化病变中心伴多发环形强化病变表示肉芽肿性乳腺炎内出现坏死及脓肿形成；而表现为边界清楚、形态不规则、轻度不均匀强化的病变则以纤维组织增生为主，未见脓肿形成或极小坏死不能在 MRI 图像上得以显示。

【诊断要点】

1. 经产妇乳腺突发疼痛及乳腺肿块，抗感染治疗无效。

2. 乳管超声常表现为边缘模糊不规则低回声肿块或片状低回声，可见中等程度血流；乳腺磁共振增强多表现为不均匀强化病灶、中心多发环形强化灶。

【鉴别诊断】

肉芽肿性乳腺炎肿块型酷似乳腺癌，易造成误诊。但乳腺癌肿块边缘的角状突起常常细而尖，而肉芽肿性乳腺炎角状边缘多较粗钝；肉芽肿性乳腺炎肿块内散在分布囊状区，而乳腺癌肿块内较少见。本病易误诊为其他类型乳腺炎。

（张　伟　王慧颖　许　东）

第二节　乳腺增生

一、概述

乳腺增生（hyperplasia of breast）是乳腺组成结构（乳腺实质和间质）在雌、孕激素周期性地刺激作用下增生与复旧（退化）的过程，其本质并不仅仅指增生。乳腺增生是生理过程中，或在某些激素分泌失调情况下，表现出乳腺组织成分的大小和数量构成比例及形态上的周期性变化，是一组临床综合征。乳腺增生并非炎症性或肿瘤性疾病，甚至其大多数情况下都是代表乳腺组织对激素的生理性反应，而不是真正的疾病。仅有少部分可能属于疾病，其中极少数出现非典型增生，可再发展成原位癌，甚至最终演变成为浸润性乳腺癌。注意，这个过程并非线性进展，随时可以在浸润性乳腺癌之前的任一环节停下来，所以不能把一般乳腺增生视作癌前期病变。

（一）产生原因

乳腺增生性改变的产生与脑垂体和卵巢分泌激

素作用有关。月经周期内乳腺有周期性的变化，雌激素主要使乳腺导管和间质增生，孕激素使乳腺腺泡增生。尤其是当体内激素比例失去平衡，雌激素水平升高与孕激素比例失调，乳腺组织增生与复旧失衡，就可能出现乳腺增生改变的相关病理改变和临床症状、体征。有人观察 133 例乳腺增生，具有两个共同点：在卵泡期和月经前期雌激素分泌显著增高；排卵期雌激素含量显著低于正常人。应该引起注意的是，某些可能最终发展成浸润性乳腺癌的良性病变（如乳腺导管内增生性病变）的病因学与浸润性乳腺癌基本相同，即与乳腺浸润癌发展有关的因素同样是它们发生的危险因素，包括生育方式、内源性激素变化、遗传因素、营养状态、外源性激素的应用及其他特殊环境的暴露（如持续或反复过量的辐射）等。

（二）命名及其病理学分类

病理诊断标准及分类，相当长时间未取得一致意见，故命名较为混乱。如 Cheatle 和 Cutler 将乳腺增生划分为脱落性上皮增殖和囊性脱落性上皮增殖两大类；Geschickter 分为乳痛病、腺病及囊性病三类；Cole 和 Rossiter 提出分为腺纤维增生、良性主质增生（包括腺病）、癌前增生及囊性病四类；Hodge 分为生理性增生、纤维腺体增生、硬化性腺病及囊性增生四类；Bonser 等以腺小叶之增生变化为基本，分为小叶硬化、小叶囊性硬化、小叶囊性退行性张力囊肿及上皮瘤样增生症等。在国内，张天泽按上皮增生程度，将乳腺增生划分四类：即 I 类为轻度增生，II 类为中、高度增生，III 类为瘤样增生，IV 类为增生兼间变。童国璋则将乳腺增生称之为乳腺小叶增殖症，下分五种类型：第一型为小叶数增多，间质纤维组织增生，但无囊肿；第二型为小叶数增多，小导管及末端导管扩张形成微囊；第三型为肉眼见大小不等囊肿形成；第四型为腺病过渡型，导管周围间质高度纤维化；第五型为纤维腺瘤过渡型。近年，国外文献广泛使用乳腺纤维囊性改变（fibrocystic change）或良性乳腺结构不良（benign mammary dysplasia）术语应用于临床；国内临床医生则喜欢使用乳腺小叶增生、乳腺囊性增生症或乳腺增生病。总体讲，国内部分学者有片面强调增生，忽略复旧或组织退化的倾向。所谓乳腺小叶增生甚至连组织病理改变的解剖部位都没有表述完整，以偏概全。乳腺增生组织学改变非常复杂，不能用一简单的术语表达。甚至世界卫生组织（WHO）在乳腺肿瘤病理学分类（2003年版）中，就已经放弃使用乳腺纤维囊性改变或良性乳腺结构不良的提法,分别归入不同的病理类别。

除了中央型导管乳头状瘤(大导管乳头状瘤)发生在终末导管之前的大导管以外,其他的乳腺增生与浸润性导管癌发生的部位一样,均出现在终末导管小叶单位(terminal ductal lobular unit, TDLU)内。TDLU 的范围,包括乳腺小叶外的终末导管、小叶内的终末导管及小叶内的腺泡结构。注意其范围比小叶范围要大。以下将新旧病理学分类列出要点,以资对照学习。

1. 1981 年 WHO 制定的乳腺肿瘤病理学分类 良性乳腺结构不良 / 乳腺纤维囊性改变(mammary dysplasia/fibrocystic changes)被分成了:

导管增生(ductal hyperplasia),包含非典型导管增生(atypical ductal hyperplasia)。

小叶增生(lobular hyperplasia),包含非典型小叶增生(atypical lobular hyperplasia)。

腺病(adenosis),包括:硬化性腺病(sclerosing adenosis)、腺病瘤(adenosis tumor)、微腺性腺病(microglandular adenosis)和腺管型腺病(tubular adenosis)。

囊肿病(cysts)。

纤维腺瘤样增生(fibroadenomatoid hyperplasia)。

放射状硬化性病变 / 放射状瘢痕(radial sclerosing lesion / Radial scar)。

2. 2003 年和 2012 年 WHO 先后制定的两个版本乳腺肿瘤病理学分类均有改变。取消 1981 年原分类中的良性乳腺结构不良或乳腺纤维囊性改变的提法,所属的各种病理改变分别划归到不同的项目下。新的分类,反映了完全良性的病理类型,也反映了部分组织结构从良性到恶性逐步发展的过程。

(1)列出"良性上皮增生"一项,包括普通腺病及其变型、放射状瘢痕 / 复合性硬化性病变和腺瘤(管状腺瘤、泌乳腺瘤、大汗腺腺瘤、多形性腺瘤和盲管状腺瘤)。腺病早期阶段小叶结构完整,类似于传统的"小叶增生",由此可见病理上所谓小叶增生代表的内容非常有限,与国内临床医生习惯使用的所谓的"小叶增生"概念不同。进一步发展,腺病分界不清,表现为无明显特点的纤维性或囊性乳腺组织。放射状瘢痕及复合性硬化性病变在良性上皮增生中单列,也是全新的做法。新提导管腺瘤定义为界限清楚的良性腺体增生,位于导管腔内,其同义词是硬化性乳突状瘤。

(2)新增肌上皮病变,并独立列项,与上皮性肿瘤并列。包括肌上皮增生(管内性和管周性),以及肌上皮的良、恶性肿瘤。

(3)新分类中导管内增生性病变(intraductal proliferative lesion)涉及乳腺癌病理诊断中的难点,故单列介绍。其定义是:导管内增生性病变是一组细胞学和组织学多样性的增生,典型者发生自终末导管小叶单位(TDLU),并局限于乳腺导管小叶系统。它们伴随着后来发展为浸润癌风险度的增高,尽管这种风险增高的程度差异极大。导管内增生性病变具体内涵成分包括两方面。

1)传统的成分:普通性导管增生(usual ductal hyperplasia, UDH)、不典型性导管增生(atypical ductal hyperplasia, ADH)、导管原位癌(ductal carcinoma in situ, DCIS)。DCIS 一词包括一组在表现模式、组织病理形态、生物学特征和发展为浸润癌风险等方面高度异质性的病变。

2)新增的成分:包括一些缺乏腔内突起、不能按已有诊断标准进行诊断的病变,如平坦型上皮不典型性(flat epithelial atypia),以往曾称为贴壁型癌(clinging carcinoma),近来被称为不典型囊性小叶(atypical cystic lobules)、具有明显顶突和分泌的不典型柱状变(atypical columnar alteration with prominent atpical snouts and secretion)。

导管内增生性病变建议用导管上皮内肿瘤 / 瘤变(ductal intraepithelial neoplasia, DIN)代替传统命名,导管原位癌归入导管内增生性病变范围内,仅对浸润性肿瘤使用癌(carcinoma)字。

(4)导管内乳突状肿瘤可发生于乳头到 TDLU 导管系统内的任何部位,其中,周围型导管乳突状瘤(既往称为导管乳头状瘤病)发生在 TDLU,常为多发,属于原分类乳腺结构不良中的一种病理表现。导管内乳突状肿瘤分为良性、非典型性和恶性。

(5)新版本中所谓的小叶原位癌已经重新定义归于小叶肿瘤,是指发生于 TDLU 的异型上皮增生,通过长期随访,仅在少数妇女中发展成为浸润性导管癌或浸润性小叶癌,因此,Haagensen(1978)首先提出小叶原位癌应归为癌前期病变而非乳腺癌。

(三)乳腺增生与乳腺癌的关系

乳腺增生性改变与乳腺癌在临床表现上和发病机制上有相似之处,乳腺增生与乳腺癌的关系是一个复杂的问题,从以下几方面来认识两者的关系。

(1)乳腺增生与乳腺癌在发病因素上有相似的特征:乳腺增生与乳腺癌虽然属两种不同性质的改变,但两者均可由内分泌失调触发,而且都与雌激素水平过高有关。在流行病学方面,两者都与精神因素、婚育胎产哺乳因素有关。乳腺增生性改变的发病危险因素也是乳腺癌的发病危险因素，这说明在发病机制上有相似之处。

（2）乳腺增生与乳腺癌在临床表现上有相似之处，常常相互误诊：乳腺增生与乳腺癌在临床表现上都可扪及肿块，乳腺肿块是诊断乳腺纤维囊性改变的依据之一；绝大多数乳腺癌病人也是以乳腺肿块为首发症状，因而两者在诊断上常常相互误诊。特别是乳癌病人中约 1/5 的病人临床表现不典型，更增加了误诊的因素。譬如有些乳腺癌的肿块边界清楚或比较清楚；有些乳腺癌的肿块活动度好；还有些乳腺癌的肿块呈多发。这些表现符合乳腺增生的特征，所以在临床上，临床表现不典型的乳腺癌常常被误诊为乳腺增生。有人统计临床误诊率在 12%～16%。临床上，把乳腺癌诊为乳腺增生是乳腺癌误诊的主要原因。

（3）乳腺增生与乳腺癌发生部位具有一致性，大多发生在乳腺终末导管小叶单位（TDLU）。

（4）乳腺增生与乳腺癌可以相伴发生，乳腺增生可掩盖乳腺癌的征象。

（5）某些类型的乳腺增生是乳腺癌的癌前病变。如 Dupont 等根据乳癌探测计划（BCDDP）在五个中心的结果发现：与没有增生改变的妇女比较，具有非典型增生的妇女乳腺癌危险度是 4.3，有乳腺增生但不具有非典型增生的妇女乳腺癌危险度是 1.3。

上述方面，似乎都说明了乳腺增生与乳腺癌有关系。然而，乳腺增生是一大类生理与病理改变的综合征，从临床实际工作看，其大部分改变终生都是良性的。所以笼统地说乳腺增生与乳腺癌有关系或无关系都是不妥当的。虽然从理论上讲，任何癌肿都是细胞增生的最终结果，是细胞增生在量变的基础上发生的质变。它经历了轻度增生—高度增生—非典型增生—细胞突变—原位癌—浸润性乳腺癌的线性进展（linear progression）过程。仅从这个意义上看，乳腺增生性改变可以发展为乳腺癌。但是，由于增生的发展不是一个永不停止的过程，多数增生细胞发展到一定程度后不再继续发展，停滞在某一阶段，同时，即使发展到乳腺癌前不典型增生病变，只要没有变成浸润性癌，仍然是可逆的。所以，笼统地把乳腺增生看作乳腺癌的癌前病变是不够科学的。这只能给病人带来精神上巨大的恐惧和不安，这种恐惧不安的不良心理感受又构成了促进和加速乳腺癌发生的危险因素。事实上，只有乳腺增生性改变发展呈不典型增生后的极小部分能发展成乳腺癌。

（四）放射诊断医师注意事项

在乳腺增生的影像诊断中，放射科医生首先应注意下列几个问题：

1. 乳腺增生的影像学诊断应密切结合临床资料，如病人年龄、临床症状及体征、生育史及月经情况等。因为同样的影像表现，如为一年轻、临床阴性的女性，则很可能是一正常的致密型乳房；若为中、老年曾生育过的病人，则可能提示有增生。又如多数斑点状阴影若发生在未曾生育过的妇女，则很可能是属于正常致密型乳腺，否则可能有增生。某些妇女在经前有生理性的乳腺增生改变，即所谓乳痛症，经后、闭经后或妊娠、哺乳后症状与体征可自行缓解。

2. 由于经前期乳腺组织失去激素的支持，会出现组织水肿，加重乳腺 X 线摄影对致密组织的显示难度，甚至掩盖其中病变。所以，最好在月经开始后 7～10 天进行影像学检查，此时乳腺组织已经复旧，相对组织致密度最低。

3. 诊断乳腺增生的临床意义，最重要的不是为了去治疗乳腺增生本身，而是因为乳腺增生与乳腺癌的临床表现和影像学改变有部分重叠，容易混淆，造成相互误诊，在两者中正确区分乳腺增生，诊断出乳腺癌才是我们真正重要的任务，故阅读图像时要特别仔细搜寻有无可疑的癌灶及其他恶性征象。

4. 乳腺增生的组织病理成分具有多样性，乳腺影像学手段尚不能分辨其中具体的组织细节，难以像病理组织学一样作出具体的细微诊断，所以影像学诊断可能较笼统而粗略，如将多种改变均归入乳腺纤维囊性改变。为了避免漏诊乳腺癌，建议认真学习乳腺影像报告与数据系统（BI-RADS），按照影像征象提出诊断和进一步处理意见，即乳腺增生可根据征象分别定为 BI-RADS 1～3 类，需结合其他影像学检查时可暂定为 0 类，如果需要病理活检则定为 4 类。

（五）放射学对乳腺增生的分类

目前，尚无确切的放射学诊断标准。借鉴 2003 年 WHO 制定的新的乳腺肿瘤病理学分类中关于乳腺增生的描述，结合影像学特点，本书前一版本曾将乳腺增生分为放射科医师可以辨别的乳腺纤维囊性改变（普通腺病、肌上皮增生、未形成肿块的导管内增生性病变和微小囊肿病）、乳腺单纯囊肿、硬化性腺病（包含部分导管上皮增生性改变）、放射状瘢痕，本节将继承这一分类，并适当增加 MRI 方面的内容。

二、乳腺纤维囊性改变

【临床特点】

乳腺纤维囊性改变（fibrocystic changes）是乳腺增生中最常见的表现。乳腺腺体、导管上皮和乳腺基质的增生和复旧，包括普通腺病、肌上皮增生、未形成肿块的导管内增生性病变和囊肿病等。常见于30～50岁的妇女，发生率为30%～90%。

常常出现与月经周期相关的乳腺胀痛不适。多为双侧乳腺，亦可单侧乳腺不适。多数人在月经前期症状加重，月经来潮后症状减轻甚至消失。但是，年龄较大的部分人症状与月经周期相关性减弱。在症状明显时，临床可扪及乳腺局部疼痛，并乳腺组织增厚（lump）。少数病例乳腺内可能触及境界不清、质韧的肿块（mass），伴有疼痛或不伴疼痛。上皮增生出现较大囊肿时，扪诊可有柔韧感，月经前期增大变硬，伴有痛感，月经后减小变软，痛感消失。少数病例可以出现非乳汁性乳头溢液、乳头回缩及皮肤凹陷。这些临床表现大多为非特异性，并不能区分乳腺纤维囊性改变中的具体病理改变程度和类别。

值得注意的是，与月经关系不密切的症状和体征，尤其是年龄稍长的人，部分病例亦可能是乳腺癌的临床表现。

【影像检查技术与优选】

常规检查方法是乳腺X线摄影，尤其是可以观察其中出现的良性钙化。但是对于乳腺构成分类为d类的乳腺或小于35岁的女性，超声检查则成为首选。当有可疑病灶则可进一步检查MRI，了解其中组织的含水量和含纤维量，增强扫描还可了解组织血供，了解细胞外间隙造影剂分布及流入流出情况，结合弥散加权成像可进一步了解组织中水分子弥散快慢，是否有扩散受限，从而发现其他具有临床价值的占位性病变并判断其良恶性性质。

【影像学表现】

乳腺纤维囊性改变作为临床概念使用，其乳腺影像表现千差万别。诊断目的及重点是发现和鉴别乳腺癌。乳腺纤维囊性改变视其病理类型和发展程度不同可有不同的乳腺影像表现：

1. 乳腺X线可没有任何异常征象显示。但是，在较致密的乳腺中采用磁共振成像（MRI）或彩色多普勒超声，亦可能发现其中的增生改变（图8-2-1）。

2. X线显示双乳弥漫性密度增高，呈不均匀片状影，边缘模糊，以乳腺中央区和外上象限最常见（图8-2-2）。超声检查可见其回声不均，经前期可伴有导管内液体潴留。MRI表现乳腺实质为片状影，T_1WI信号较低，T_2WI信号不均匀增高提示含水量增高，DWI信号呈等信号或略高信号，水分子扩散未见受限，动态增强扫描可有轻中度强化，时间-信号强度曲线多数表现为持续缓升型，常可以在增强图像上发现灶点强化影（focus），一般直径不超过5mm，在其他序列图像上未见显示（图8-2-3）。

3. 双乳X线摄影亦可显示以乳头后区为中心沿导管走行方向向乳腺深部弥漫分布，直径4～10mm，呈串珠状影，部分致密相互重叠形成片状影（图8-2-4）。

4. 有退化的乳腺或脂肪较丰富的乳腺也可在X

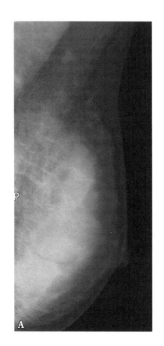

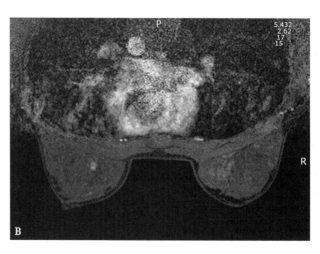

图8-2-1　致密乳腺，X线摄影和MRI比较
A. X线摄影MLO，左乳致密，未见异常。B. MRI增强扫描，发现左乳多发灶点强化改变，为乳腺组织灶性增生表现

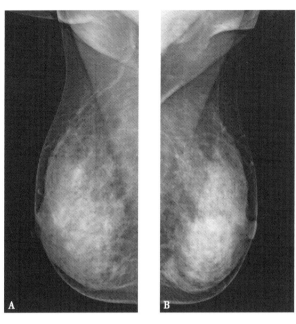

图 8-2-2 36 岁，双乳反复经前期疼痛，乳腺纤维囊性改变，乳腺摄影显示双乳弥漫性斑片状密度增高
A. 右乳 MLO；B. 左乳 MLO

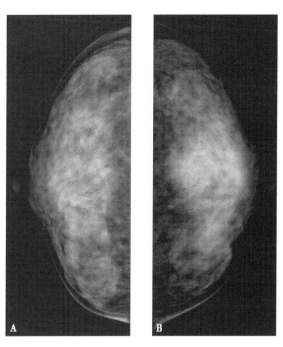

图 8-2-4 43 岁，双乳纤维囊性改变
A. RCC 右乳多数串珠状影；B. 左乳多数串珠状影，中央区融合片影

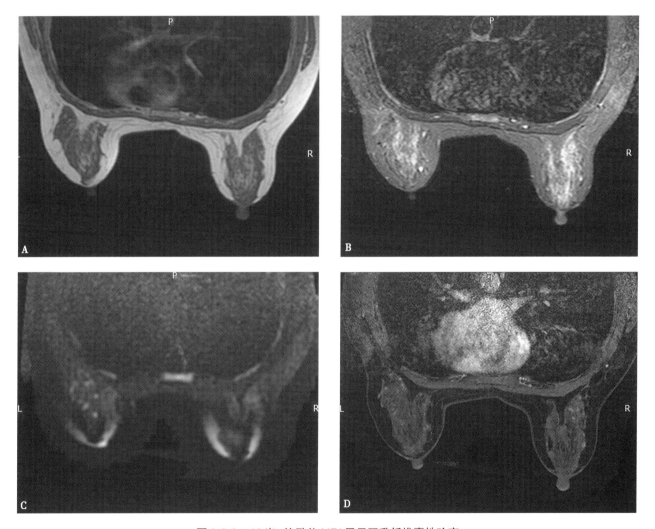

图 8-2-3 46 岁，俯卧位 MRI 显示双乳纤维囊性改变
A. 非抑脂 T_1WI 乳腺纤维腺体组织呈不均匀低信号；B. 抑脂 T_2WI 乳腺纤维腺体组织呈不均匀低信号；C. DWI（b 值 =1 000s/mm²）未见明显扩散受限高信号影；D. 双乳纤维腺体组织轻微强化，其中可见随机分布多发性灶点强化，直径均小于 5mm

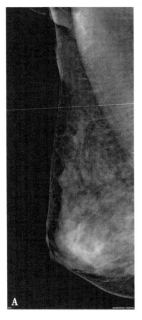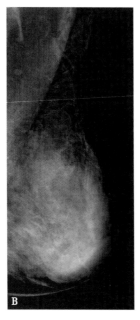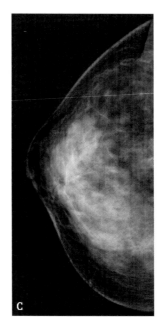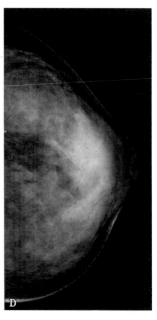

图 8-2-5　55 岁，左乳纤维囊性改变，双乳对照，左乳外上非对称致密影

A. 右乳 MLO；B. 左乳 MLO；C. 右乳 CC；D. 左乳 CC

线摄影表现为双乳局限性密度增高，单侧乳腺出现时可呈非对称性致密改变（图 8-2-5）。有时增生的局部乳腺组织密度增高，其周围有低密度的脂肪而使其与其他乳腺实质组织分隔，形成所谓腺体岛。腺体岛易被超声误以为低回声"结节"，但通常其内部未见血流回声。MRI 显示腺体岛的信号与其他乳腺实质结构并无二致。

5. 当小乳管高度扩张而形成囊肿时，X 线摄影在双侧或单侧乳腺可发现单发或多发局部边界清楚或不清楚的肿块影（图 8-2-6）。超声可以观察到内部无回声及后方回声增强的囊状影。MRI 显示 T_1WI 低信号、T_2WI 高信号、边界清楚的囊状影，增强后不强化。

6. Cooper 悬韧带增厚，排列倒向。

7. 反复增生退化交替的过程中，可出现组织退化、钙盐沉积，X 线摄影呈边界清楚的细点状钙化，单发、成簇或弥漫性分布（图 8-2-7）。

8. 在微囊里出现凹面向上，凸面向下的弧形钙化影，即沉积式钙化，X 线摄影能清楚显示。大多呈成簇或区域分布，少数病例可分布较弥散。乳腺X 线摄影所见表现体现了沉积性钙化因重力沉积而成的本质：头尾位表现为中央致密，边缘逐渐变淡模糊的圆形钙化。在内外斜位或侧位（后者分为内外位或外内位），此种钙化表现为特征性的凹面向上的杯口状或新月形（图 8-2-8）。

9. 在乳腺纤维囊性改变中，约 5%～25% 可合并有乳头溢液。溢液性质主要为浆液性或浆液血性，

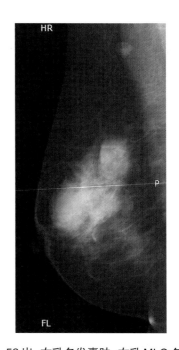

图 8-2-6　52 岁，右乳多发囊肿，右乳 MLO 多发肿块影

血性溢液者较少。少数病人一个或多个乳管口溢液为本病的唯一阳性表现。导管造影可见终末导管小叶单位区域微囊形成，呈较均匀的小囊状或串珠状扩张（图 8-2-9）。大导管通常没有阳性发现，偶有较大囊肿形成，表现为与导管相连的较大的囊性扩张。

【诊断要点】

1. 乳腺纤维囊性改变一般性 X 线改变和超声表现并不显著，仅仅显示乳腺实质增多，无肿块样影。MRI 可见灶点状或片状轻中度强化。

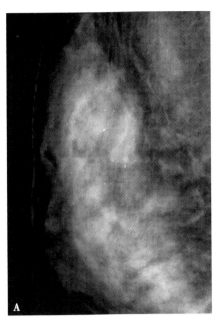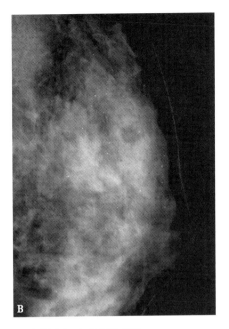

图 8-2-7　44 岁，双乳纤维囊性改变散在细点状钙化退化
A. 右乳 MLO；B. 左乳 MLO

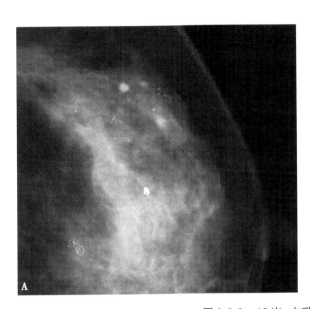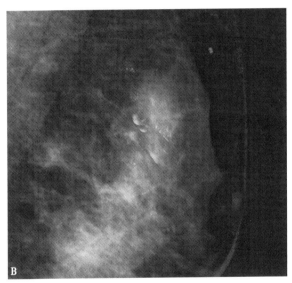

图 8-2-8　46 岁，左乳外上象限沉积性钙化
A. CC，左乳外份见边缘逐渐变淡模糊的圆形钙化；B. MLO，左乳上份凹面向上的杯口状钙化

2. 当伴随囊肿时，乳腺 X 线摄影可以发现边缘圆滑的肿块样影，超声和 MRI 均可显示含水的囊状结构。

3. 当出现钙化时，X 线摄影可见点状钙化或沉积性钙化影。

4. 在伴有乳头溢液的病例中，导管造影可以发现终末导管小叶单位区域微囊形成。

【鉴别诊断】

1. 孤立性乳腺实质影像（腺体岛）应与乳腺占位性病变区别，建议行 MRI 检查，观察其有否强化或异常信号。

2. 乳腺纤维囊性改变片状强化需与乳腺癌非肿块样强化区别，增生性强化时间 - 信号强度曲线常呈持续缓慢流入型。

3. 并发囊肿的乳腺纤维囊性改变应与乳腺实性肿块鉴别，建议确定为 BI-RADS 0 类，进一步检查超声或 MRI。

4. 乳腺纤维囊性改变伴发钙化需与恶性钙化鉴别，尤其是表现为成簇性或区域性分布的钙化，良性钙化常呈典型沉积性钙化特点，中央致密，边缘渐渐变淡模糊。如果没有其他征象佐证，建议首次观察到应确定为 BI-RADS 3 类，随访 6 个月复查。

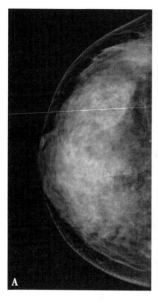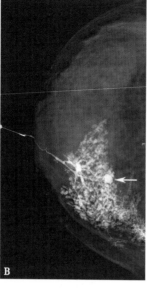

图 8-2-9 36 岁,乳头溢液,纤维囊性改变
A. CC 平片显示右乳实质内斑片状密度增高;B. CC 导管造影,右乳内份见导管末梢有充盈造影剂的小囊形成

三、乳腺囊肿

【概述】

乳腺单纯囊肿是乳腺纤维囊性改变的一部分。大体标本中可见乳腺的一部分或全部有大小不等、软硬不一的多发囊肿,小者仅在镜下可见,大者可达数厘米直径,多数囊肿直径在 0.01～1cm。囊肿呈灰白色或蓝色,囊壁厚薄不均。囊内为清亮浆液、混浊液、稠绿乳样液或乳酪样物。囊内亦常见有乳头状瘤或瘤块。大囊内可含有多个小囊,互相沟通。

临床上,本病多见于 40 岁左右的病人,自发病至就诊的期限可自数天至十余年,平均病期约 3 年。最主要的症状和体征是肿块,可单发或多发,能自由推动。也可以不出现肿块通过影像学体检偶然发现。囊肿感染时可与周围组织发生粘连,感染邻近乳头时可使乳头回缩。若囊肿多发,触诊时即呈所谓"多结节乳房(multinodular breast)"。

乳腺囊肿合并疼痛较为多见,尤其是在经前期。疼痛多数不严重,仅为局部隐痛或刺痛。

【影像检查技术与优选】

X 线摄影可以观察到乳腺囊肿肿块轮廓,其内含液体,故对乳腺囊肿内部结构显示更优的是超声和 MRI。

【影像学表现】

当小乳腺导管高度扩张而形成囊肿时,乳腺摄影即可见到囊肿影。但大多数微小囊肿仅在镜下可见,乳腺摄影无法显示。少数(约 22%)囊肿可超过

2mm 直径,肉眼下可见,乳腺摄影亦有可能显示,可表现为局限性或弥漫性分布。前者囊肿多较大,直径常超过 1cm,大者直径可达 2～8cm,可单发或多发。乳腺囊肿常呈球形。若囊肿较密集,则可多个囊肿相邻聚集成分叶状。囊肿边缘光整、锐利,大者可因周围有薄层脂肪包埋形成规则弧线样透明晕圈征(图 8-2-10)。但是,由于相邻的乳腺实质的重叠,囊肿局部边缘或整个边缘可模糊不清。部分病例囊肿与乳腺实质缺乏自然对比,X 线摄影不能确认,超声或 MRI 则可以清楚显示病变(图 8-2-11)。囊肿在 X 线摄影密度近似于纤维腺瘤,可均匀或不均匀,所以,有时从乳腺 X 线摄影难以将乳腺囊肿和纤维瘤腺区分,所以鉴别需要结合临床和超声、MRI 检查。乳腺囊肿很少钙化,若有,则多发生在较大囊肿的囊壁上,呈弧线样钙化。乳腺微小囊肿囊腔内底部可出现沉积性钙化。

【诊断要点】

乳腺囊肿在 X 线摄影显示为具有边界清楚的等密度或密度稍高的肿块影,周围可出现透明晕圈征。超声显示乳腺囊肿呈边界清楚,囊内无回声,后方伴回声增强。MRI T_1WI 显示乳腺囊肿呈低信号,T_2WI 显示乳腺囊肿呈高信号,增强后内容物不强化。

【鉴别诊断】

乳腺囊肿形成的肿块征应与实性肿块鉴别,结合触诊和超声检查可以鉴别。

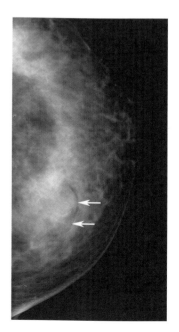

图 8-2-10 45 岁,左乳囊肿
CC 显示左乳内份圆形肿块影,伴周围透明晕圈征

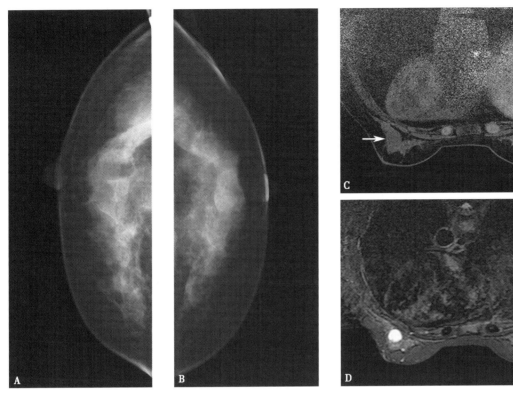

图 8-2-11 45岁，双乳囊肿，X线乳腺摄影未能辨认，MRI则清楚显示

A. 右乳 CC；B. 左乳 CC；C. MRI T$_1$WI 显示双乳囊肿呈低信号；D. MRI T$_2$WI 显示双乳囊肿呈高信号

乳腺囊肿内腔需要了解有否实性病变，超声或 MRI 协助诊断是必要的。

乳腺单纯囊肿需要与积乳囊肿鉴别，后者有明显哺乳史，初始阶段境界不清，后期可见分层现象，甚至完全表现为脂肪密度或信号。

乳腺囊肿需要与乳腺脓肿鉴别，后者病变壁不是由上皮构成，虽然病变内含水，但病变壁通常较厚，外缘模糊，MRI 增强可见外壁明显强化，还可以有其他炎性反应征象。

四、乳腺硬化性腺病及导管上皮增生性病变

【概述】

小叶内、外终末导管上皮增生，严重时可形成周围型导管乳头状瘤，可将管腔堵满。同时，小叶内腺泡继续增多，小叶体积增大，形态不整或互相融合，甚至小叶结构消失，小叶内及小叶间纤维组织增生，即形成普通腺病。后期小叶导管及腺泡受压变形，逐渐萎缩，演变成硬化性腺病。如果局部腺病被包绕于纤维组织内，则可形成腺病瘤。腺病发展到晚期，纤维组织过度增生致使管泡萎缩乃至消失，只残留少数萎缩的导管，而看不到乳腺腺病早期及中期的病理改变，由此形成的无包膜的不规则形肿块称为乳腺纤维化。

硬化性腺病是乳腺增生中良性上皮增生的一种特殊改变，具有普通腺病的组织学特点，可有乳腺腺体和导管上皮细胞、肌上皮细胞增生，同时，具有局部较多纤维组织增生。临床上容易形成肿块，扪诊肿块质韧，活动或活动度稍差，边缘模糊。可在经前期出现乳腺局部胀痛。手术切开也常不能区分本病和乳腺癌，最终诊断依赖病理学检查。乳腺纤维化也可形成临床能够触及的肿块，与硬化性腺病肿块不能鉴别。

部分导管上皮增生性改变，如导管上皮非典型增生（属癌前期病变）、腺病瘤，虽然在临床上没有明显不适，但在影像学上可有与癌瘤相似的表现，手术中肉眼及触诊也很难将其与乳腺癌区分。导管腺瘤为界限清楚的、位于导管腔内的良性腺体增生，该病和发生在 TDLU 范围内的周围型导管乳头状瘤，均可出现乳头溢液而无其他不适。

【影像检查技术与优选】

乳腺 X 线摄影可以发现乳腺硬化性腺病及导管上皮增生性病变所出现的局灶性非对称致密改变，亦能有效观察其中的细点状钙化。MRI 能更有效地观察其结构，尤其是判断其中的纤维性成分多寡。彩超和 MRI 增强可以帮助确定病变内血供状况。

【影像学表现】

普通腺病的X线表现与前述纤维囊性改变并无明显不同。乳腺硬化性腺病的背景也具有乳腺纤维囊性改变的影像学表现。乳腺摄影显示硬化性腺病有局限性密度增高，边缘模糊，呈局灶性非对称性致密影表现，形似浸润性病变（图8-2-12）。还可形成具有一定轮廓的不规则形肿块影（图8-2-13）。硬化性腺病可合并出现钙化。钙化最多见的是成簇分布的不定形点状钙化。乳腺纤维化肿块不规则，边缘模糊，X线乳腺摄影表现与硬化性腺病相似，MRI则发现肿块内部含水量较低，亦不强化，有一定特点（图8-2-14）。

腺病瘤在乳腺X线摄影可见边缘较清楚不规则形的肿块（图8-2-15），亦可被致密乳腺组织掩盖。彩超和MRI动态增强扫描均可发现富含血供的肿块，MRI强化常较均匀。

导管上皮非典型增生影像表现多样，大部分表现与普通乳腺纤维囊性改变和腺病难以区分，部分

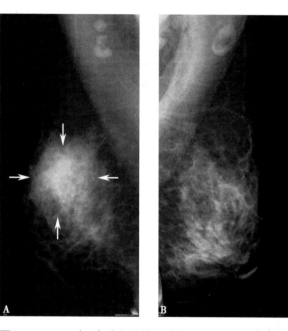
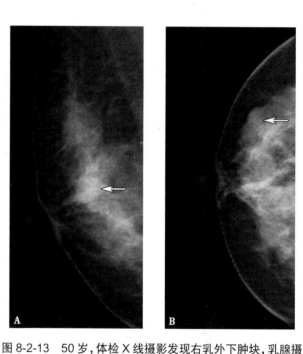

图 8-2-12　44岁，右乳上份触及肿块，手术病理结果为硬化性腺病

A. MLO 显示右乳上份非对称致密影，边缘模糊；B. 左乳 MLO 未发现异常

图 8-2-13　50岁，体检X线摄影发现右乳外下肿块，乳腺摄影引导下穿刺定位后手术，病理报告为硬化性腺病

A. MLO 显示右乳头后方肿块；B. CC 见肿块位于右乳外侧，其前缘较清楚

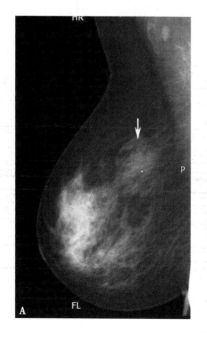
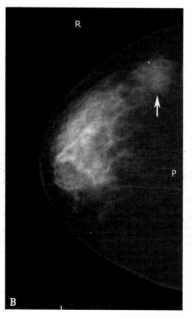

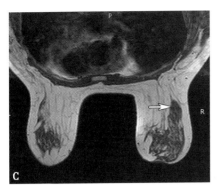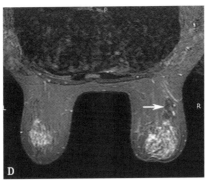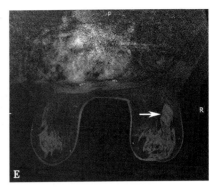

图 8-2-14　55 岁,右乳外上象限触及质韧肿块,病理报告为乳腺纤维化

A. MLO 和 B. CC 显示右乳外上象限致密影;C. MRI T₁WI;D. T₂WI 和 E. MRI 增强扫描像,显示右乳外上象限呈低信号,不强化的不规则形肿块影

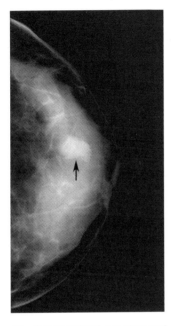

图 8-2-15　40 岁,体检乳腺摄影 CC 发现左乳中央区边缘较清楚的肿块影。病理结果为腺病瘤

可表现为成簇分布不定形微小钙化,也可形成白星状肿块影,与乳腺癌非常相似(图 8-2-16),必要时需要借助活组织病理检查才能确诊。

有溢液的导管腺瘤可进行导管造影,显示导管内局部充盈缺损(图 8-2-17)。

【诊断要点】

腺病在影像学上与普通纤维囊性改变相似。

硬化性腺病在 X 线摄影大多表现为局灶性非对称致密,边界模糊不清,可伴有点状钙化。超声可见病灶区回声不均。MRI 显示病灶边界模糊,平扫 T₁WI 信号与其他乳腺实质不能区分,T₂WI 信号高低混杂,增强后,其时间-信号强度曲线呈持续缓升型或速升平台型较多,ADC 值偏高。

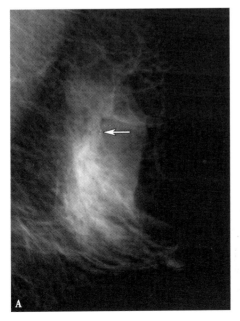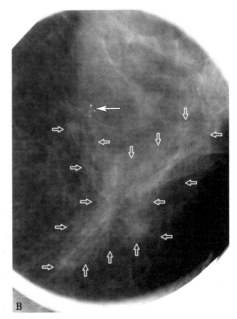

图 8-2-16　58 岁,左乳导管上皮非典型增生

A. MLO 发现左乳内份成簇点状钙化;B. CC 点压放大,左乳成簇点状钙化并内侧白星状影

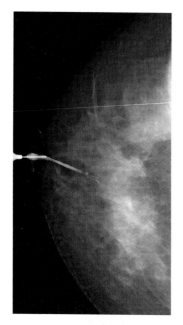

图 8-2-17 57 岁右乳头溢液,病理为导管腺瘤
CC 导管造影见右乳导管内局部充盈缺损

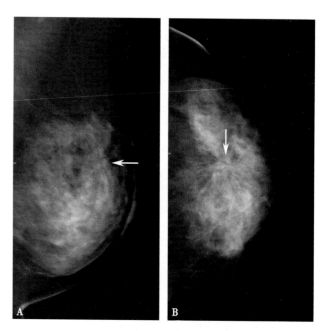

图 8-2-18 53 岁,左乳上份放射状瘢痕
A. 左乳 MLO；B. 左乳 CC

腺病瘤在 X 线摄影表现为边缘较清楚不规则形的肿块,亦可被致密乳腺组织掩盖。彩超和 MRI 动态增强扫描均可发现富含血供的肿块。

乳腺局灶性纤维化肿块不规则,边缘模糊,X 线乳腺摄影表现与硬化性腺病相似,MRI 则发现肿块内部含水量较低,亦不强化。

导管上皮非典型增生属于癌前期病变,其表现多样。

【鉴别诊断】

腺病和一般性的导管上皮非典型增生在影像学上与普通纤维囊性改变难以鉴别,常常需要活组织病理检查才能确诊。

硬化性腺病临床表现和影像学表现与乳腺癌极其相似,部分病例鉴别较难,亦需要活检。

腺病瘤较少见,需要和乳腺纤维腺瘤鉴别。影像学鉴别常需要采用 MRI,腺病瘤强化较均匀,且强度高于纤维腺瘤。纤维腺瘤常可以观察到内部不强化的条纹。

五、乳腺放射状瘢痕

【概述】

属于一种少见的良性乳腺增生性疾病,其病理表现是中心为纤维硬化核的放射卫星状结构,病变中心包括上皮增生、乳头状瘤病和硬化性腺病。但是,如果病变核心直径超过 2cm,且年龄大于 50 岁,大约 25% 的病例可能与乳腺癌相关,通常是合并小

管癌。乳腺放射状瘢痕可扪及乳腺肿块或局部组织增厚,无痛感,活动度差。

【影像检查技术与优选】

超声探头切面太薄容易错失放射状瘢痕的整体空间构型的观察,需要三维超声,或者常规乳腺 X 线摄影进行观察。同样 MRI 的断面像也常常需要在检查乳腺 X 线摄影有所提示之后进行仔细分析。

【影像学表现】

乳腺摄影典型表现为星状影,不规则形的星核密度较低或呈分散致密影,故又称为黑星状影。周围可见多数放射状毛刺影,可长短不一,部分方向毛刺可为平行排列(图 8-2-18)。但是,影像学诊断放射状瘢痕是面临风险的。部分乳腺癌亦呈星状影,典型者星核较致密,故称为白星状影。但有时黑星状影和白星状影较难鉴别,故应谨慎行事,必要时需要结合其他检查,甚至活检方能确认。

【诊断要点】

乳腺放射状瘢痕影像表现的关键点是其结构扭曲,凡是观察到星状或放射状排列的结构应考虑到本病的诊断。

【鉴别诊断】

1. 与表现为白星状影的乳腺癌进行鉴别。

2. 与其他瘢痕性改变进行鉴别,如局部有手术史或其他创伤史,需要考虑局部组织瘢痕形成可能,而非增生性的放射状瘢痕。

(何之彦)

第三节　乳腺纤维腺瘤

【概述】

纤维腺瘤（fibroadenoma）是最常见的乳腺良性肿瘤，但亦有人认为它只是正常小叶成分增生的结果，而并非是真正的肿瘤。本病的病因未明，可能与局部乳腺组织对雌激素刺激的过度反应有关。

【临床及病理特点】

多见于发育良好的青春期乳腺中，年龄 13～63 岁，但 15～39 岁者占 82.75%，40 岁以上占 16%，15 岁以下占 1.25%。病期自数日至 23 年，2/3 的病人在 2 年内就诊。约 20% 病人有原发性不育，可见纤维腺瘤的发生与性激素有密切关系。病变多数为无意中发现，仅 14.3% 可有轻度疼痛，多为阵发性或偶发性，或在月经期激发。疼痛的性质可为针刺样痛、钝痛或隐痛等。个别有囊性变的病例可有乳头溢液，呈血性或血清样，两者各占 0.35%。检查时可触及结节状或分叶状肿块，边缘清楚，中等硬，可自由推动。肿块大小约 2/3 在 3cm 以内，少数（4%）可超过 10cm，一般长径达 3cm 后即可停止生长或缓慢生长。肿块部位以外上方居多，上方多于下方，外侧多于内侧。病变 83.5% 为单发，16.5% 呈多发，其中一侧或双侧同时或先后多发者各占一半。

经完整切除后不再复发。处于青春期病人在同侧或对侧有可能又出现新的病灶。偶尔，纤维腺瘤内的上皮成分发生恶变，形成小叶原位癌或导管原位癌，也可以是浸润癌，恶变率为 0.038%～0.12%。

在大体病理上，肿瘤多呈圆或椭圆形，直径一般在 1～3cm，少数可较大而呈分叶状。肿瘤边界清晰、光滑、质韧、有弹性，多数有完整包膜，切面呈粉红或浅棕色（图 8-3-1）。有些纤维腺瘤可发生囊性变、黏液变性或钙化，囊内可含血清样液、棕色液或黏液等。

组织学上，肿瘤由小乳管、腺泡和结缔组织三部分组成，根据肿瘤中的纤维组织和腺管结构的相互关系，可分为以下五型：

1. 管内型　亦称向管型或上皮下型纤维腺瘤，常累及一个或数个乳管系统，呈弥漫性增生，增生以上皮下纤维组织为主，可仅限于乳管或腺泡，或两者皆参与，弹力纤维则不参与增生，故用特殊染色法可鉴别管内型及管周型。初期上皮下纤维增厚，细胞呈星形和双极型，基质有不同程度的黏液变性，纤维组织向管腔继续增生，突入管腔，将管腔压扁，

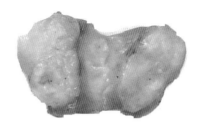
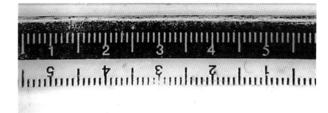

图 8-3-1　纤维腺瘤，大体观

腺上皮呈密贴的两排，腺上皮亦可增生，故有时可形成囊腔。

2. 管周型　亦称围管型或乳管及腺泡周围性纤维腺瘤，主要是弹力层外的纤维组织增生，且常合并有弹力纤维增生，纤维组织由周围压挤乳管及腺泡，使乳管或腺泡呈小管状，纤维组织密、红染，亦可呈胶原性变或玻璃样变，甚至钙化、软骨样变或骨化等。纤维组织黏液性变者较少。

3. 混合型　混合型纤维腺瘤是指肿瘤中同时具有管内型和管周型的特征。

4. 囊性增生型　较少见，常为单乳、单发肿块。肿瘤由腺管上皮和上皮下弹力层外结缔组织增生而形成。上皮病变包括囊肿、增生、乳头状瘤病、腺管型腺病及顶泌汗腺化生等。

5. 分叶型　亦称巨纤维腺瘤，多见于青春期或40 岁以上妇女，平均年龄 15 岁，占青春期纤维腺瘤的 7%。肿瘤单或多发、生长迅速，肿块直径在就诊时多已达 5cm 以上，其基本结构似管内型纤维腺瘤，由于上皮下结缔组织从多点突入高度扩张的管腔，但不完全充满后者，故肉眼及镜下见肿瘤呈明显分叶状。

【影像学表现】

纤维腺瘤的 X 线表现随肿瘤的部位、大小、病理特征、所处的背景及钙化情形而异。根据天津肿瘤医院经病理证实的纤维腺瘤 X 线材料，它大致可出现下列几种情形：

1. 由于本病多发生在青春期的乳腺中，此时乳房结构比较致密，脂肪含量较少，缺乏自然对比，而纤维腺瘤本身的密度又接近于正常腺体组织的密度，故肿瘤常被致密的腺体遮盖，呈现假阴性结果。

若肿瘤较大时，亦可能显示有局部密度增高区，但块影多数仍未能显示。此种情况可占纤维腺瘤的31.16%。B超和MRI有助于肿瘤的检出和诊断。

2. 与上述情况相似，纤维腺瘤发生在一致密型乳腺中，但位置恰好在乳腺的浅筋膜浅层下，此时可造成该处呈局限半圆形凸起，突入到皮下脂肪层中（图8-3-2～图8-3-4）。

3. 若纤维腺瘤的周围有脂肪组织，则凭借脂肪组织的对比，可勾画出肿瘤的部分或全部轮廓。在脂肪型的乳房中，肿瘤多清晰可见，不易漏诊（图8-3-5～图8-3-9）。

纤维腺瘤在X线上表现为圆或卵圆形肿物，或略呈分叶状，肿物密度近似正常腺体密度，边缘光滑、整齐、锐利。直径多在1～3cm，少数肿瘤可较巨大，形态也多呈分叶状，但边缘仍保持良性肿瘤的光滑、整齐、锐利外形。局部血运较对侧可能稍有增加。肿瘤周围的脂肪组织被挤压后可形成一约

1mm宽的透亮环，或称透亮晕征（halo sign），围绕肿物的大部或全部（图8-3-10～图8-3-12）。较大的肿瘤也可推挤周围乳腺纹理，造成后者的局限性移位。纤维腺瘤在X线上测得大小常大于临床测量，此征象之可靠性约在95%。

4. 有些纤维腺瘤组织可发生变性，钙化，甚至骨化。约16.5%纤维腺瘤病人在X线片上发现钙化。多发生于绝经后妇女，纤维腺瘤内发生玻璃样变，继而发生钙化。钙化可位于肿块内的边缘部位

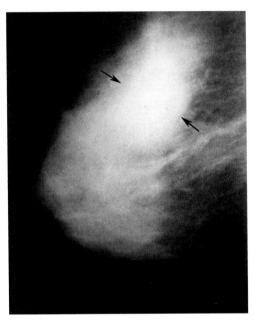

图8-3-4　纤维腺瘤
发生在青春期乳腺，肿瘤被致密的腺体所遮盖

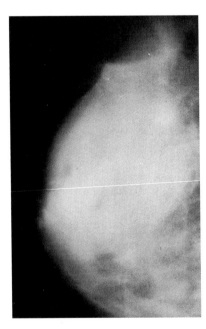

图8-3-2　纤维腺瘤
青春期乳腺内巨大纤维腺瘤，腺体表面呈"半圆"形凸向脂肪层

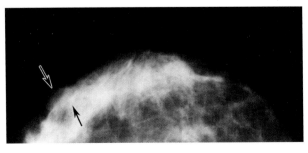

图8-3-3　纤维腺瘤
生长在腺体表面，凸向脂肪层

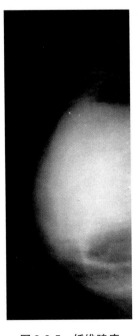

图8-3-5　纤维腺瘤
病人16岁，巨大肿物，部分边缘光滑锐利，其余边缘与腺体重叠

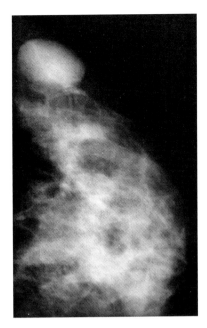

图 8-3-6　纤维腺瘤
椭圆形肿物,边缘光滑锐利,脂肪、皮肤无受累

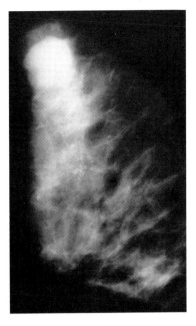

图 8-3-8　纤维腺瘤
呈分叶状

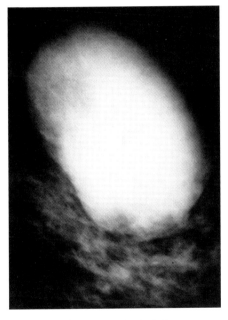

图 8-3-7　巨纤维腺瘤
边缘光滑锐利,密度均匀一致

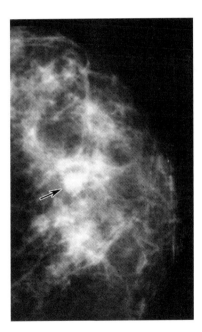

图 8-3-9　纤维腺瘤
直径 1cm,与腺体相重,出现假毛刺,易误诊为乳腺瘤

或中心位,形态可为蛋壳状、细沙状、粗糙颗粒状、树枝状等;钙化可逐渐发展,互相融合而成为大块钙化或骨化,占据肿块影的大部或全部(图 8-3-13～图 8-3-18)。

某些病例可单纯凭借粗大颗粒状或特征性的融合形钙化而作出纤维腺瘤的诊断。

纤维腺瘤若出现钙化,多数表明病变已进入静止期,特别是在大片融合型钙化的病例中,此时不一定必须进行手术。

5.若纤维腺瘤内发生囊性变,则在肿块影内可出现不规则的透亮区,但其外壁仍保持光滑、整齐、锐利的特征(图 8-3-19)。

6.在月经初潮前数月或数年发生的纤维腺瘤称之为青春型纤维腺瘤(juvenile adenofibroma),比较少见,影像学特点为肿瘤较大,生长较快,63%就诊时大于 10cm。由于病人皆为青春型小乳房,故肿块几乎占据整个乳房,皮肤变薄,表面静脉曲张。易误诊为肉瘤。

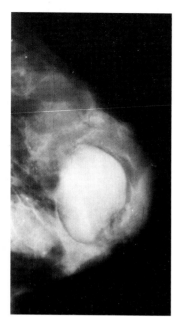

图 8-3-10 纤维腺瘤
分叶状,边缘光滑锐利,可见规则的"透亮晕"

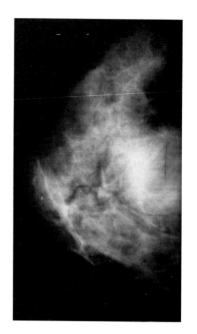

图 8-3-12 纤维腺瘤
"透亮晕"呈线样

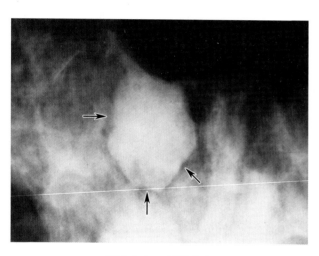

图 8-3-11 纤维腺瘤
部分边缘见"透亮晕"

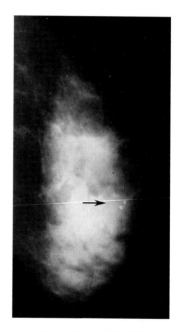

图 8-3-13 纤维腺瘤
瘤内伴粗颗粒状钙化

7. 分叶型纤维腺瘤常见于青春期或中年以上妇女,75% 病人是结婚多年而从未生育过。肿瘤多已存在多年,处于长期静止状态,在某种影响下,如妊娠、哺乳或闭经期的性激素变化等,使肿瘤突然增大。影像学上外形呈分叶状,边缘光滑锐利,与叶状肿瘤及乳腺肉瘤需要鉴别。

乳腺纤维腺瘤在超声上多呈圆形或卵圆形,轮廓整齐,横径通常大于纵径,有光滑清晰的包膜回声。内部呈均匀低回声,肿块后方回声正常或轻度增强,可见侧方声影。如有钙化,则其后方可见声影。肿块内通常无血流信号。

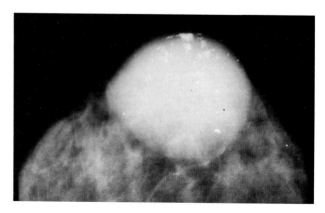

图 8-3-14 纤维腺瘤
瘤内伴颗粒状、片状钙化

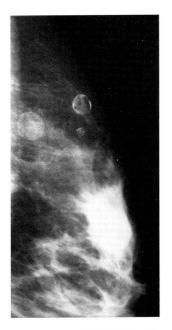

图 8-3-15　多发性纤维腺瘤
肿瘤表面钙化，呈蛋壳状

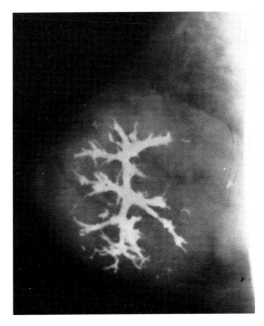

图 8-3-17　纤维腺瘤
树枝样钙化

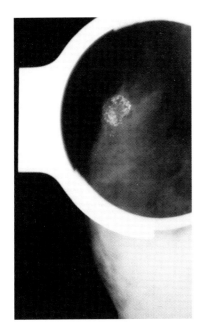

图 8-3-16　纤维腺瘤
钙化呈斑点状

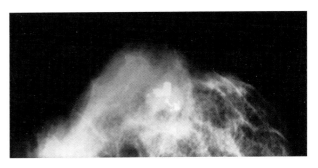

图 8-3-18　纤维腺瘤
伴有骨化

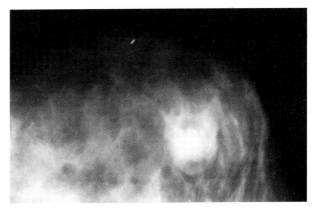

图 8-3-19　纤维腺瘤
囊性变，肿瘤内有变性透亮区

　　CT 对纤维腺瘤的检出及诊断能力要优于钼靶片，能发现一些被致密腺体遮蔽的纤维腺瘤。当腺体内透亮的斑点状脂肪岛局限消失时，应考虑有纤维腺瘤存在的可能（图 8-3-20）。在脂肪组织较丰富的乳房中，CT 更易清晰发现病灶。CT 上亦更易发现纤维腺瘤中小的囊性变（图 8-3-21）。在强化扫描中，纤维腺瘤一般仅有轻度强化，强化前、后 CT 值的增加不超过 25Hu。但少数血运较丰富的纤维腺瘤亦可能有较明显的强化，强化后 CT 值超过 25Hu（图 8-3-22）。

　　在 MRI 检查中，纤维腺瘤的表现不一，这与肿瘤的成分结构有关。在平扫 T_1WI 上表现为低信号或等信号，轮廓边界清晰，圆形或卵圆形，大小不一。依据病变内细胞、纤维成分及水的含量不同，

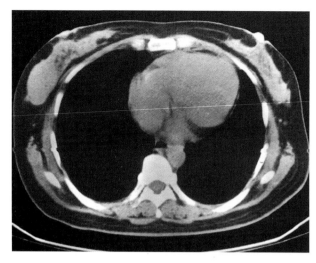

图 8-3-20　纤维腺瘤
CT 平扫示右乳外侧肿块，边缘规整，内缘与腺体相重叠

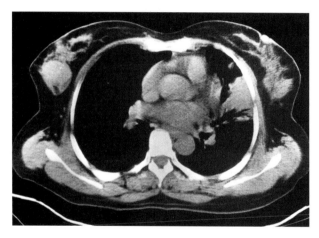

图 8-3-21　纤维腺瘤钙化
CT 平扫示右乳外侧肿块，内含颗粒状钙化及囊状透亮区

纤维腺瘤在 T_2WI 上表现为不同信号强度：纤维成分含量多的纤维性纤维腺瘤（fibrous adenofibroma）信号强度低；细胞及水分含量多的黏液性及腺性纤维腺瘤（myxoid and glandular adenofibroma）信号强度高，其内部结构多较均匀，信号一致；肿瘤退化、细胞少、胶原纤维成分多者在 T_2WI 呈低信号；钙化区无信号。发生在年轻妇女的纤维腺瘤通常含水量较高的细胞成分较多，而老年妇女的纤维腺瘤通常含纤维成分较多。

用 Gd-DTPA 行动态增强扫描时其表现亦可各异，可以早期或后期强化，也可以不强化，多数（80%）表现为缓慢渐进性的均匀强化或由中心向外围扩散的离心样强化。时间 - 信号强度曲线多呈渐增型或无明显强化，也有少数出现流出型曲线。细胞及水分含量多的黏液性及腺性纤维腺瘤强化明显；胶原纤维成分多者可以有强化，但不明显；透明变性或钙化成分多者可以无强化。肿瘤呈圆形，卵圆形或浅分叶（图 8-3-23～图 8-3-26）。约有 64% 的纤维腺瘤内有胶原纤维（中、低信号，强化程度低）形成的分隔。MRI 可显示的胶原带都有相似的厚度，一般厚约 0.25～0.75mm（图 8-3-27）。单纯根据强化的时间曲线及强化程度不能鉴别良恶性，需要应用测量增强前后相对信号增加强度及形态学指标标准综合判断，以减少假阳性诊断（图 8-3-28）。MRI 显示的 T_2WI 及增强后早期的内部低信号分隔是纤维腺瘤的特征性表现。

【诊断要点】
1. 最常见的良性实性肿块。
2. 多表现为边界清楚的卵圆形肿块。
3. 部分见典型"爆米花"样钙化。

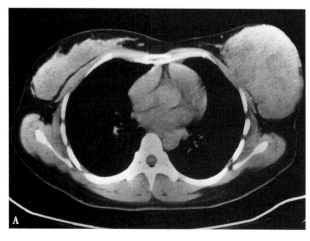

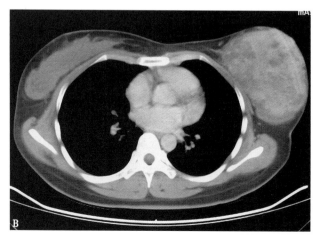

图 8-3-22　纤维腺瘤
A. CT 平扫：肿块光滑，密度不均匀，CT 值 14～30Hu；B. 强化扫描：肿块明显强化，超过 25Hu，其内可见低密度囊性变

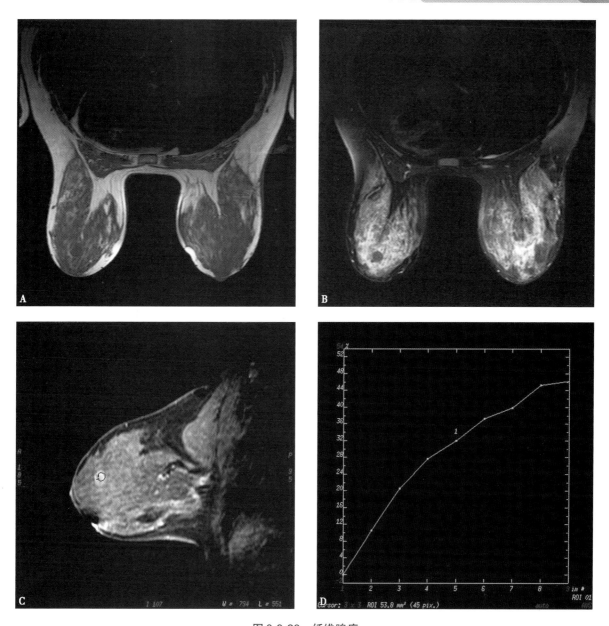

图 8-3-23 纤维腺瘤

T₁WI 呈较低信号，T₂WI 亦呈较低信号，增强后强化不明显，TIC 呈渐增型，早期强化率不足 10%

A. T₁ 加权像（T₁WI）；B. T₂ 加权像（T₂WI）；C. 增强扫描；D. 时间 - 信号强度曲线（TIC）

【鉴别诊断】

纤维腺瘤本身所构成的 X 线征象与其他良性肿瘤相似，常常难以区别。需要与纤维腺瘤加以鉴别的有以下几种疾病。

1. **乳腺癌** 多发生在 40 岁以上，常有相应的临床症状；X 线检查可见乳腺癌形态不规则，边缘不光滑，有毛刺，密度较高，钙化多较细小；MRI、CT 动态增强扫描，乳腺癌信号强度或密度随时间趋向于快速明显增高且迅速减低的特点，强化方式多由边缘向中心渗透，呈向心样强化。一些特殊类型的乳腺癌如髓样癌和黏液腺癌，多表现为边界清晰、类圆形肿块，有时很难与纤维腺瘤鉴别。但髓样癌瘤体较大，且强化较明显，常呈平台或流出型曲线。黏液腺癌于 T₂WI 呈特征性的极高信号，强化多不明显，弥散加权成像 ADC 值较高，而且两者均没有低信号的分隔改变。

2. **叶状肿瘤** 病理上叶状肿瘤由良性上皮成分和间质肿瘤细胞构成，间质组织局部增殖旺盛，突入扩张的上皮管腔中，呈狭长而不规则的裂隙样。肿瘤较大时切面呈鱼肉状，其内常见囊腔，含清亮或胶冻样物，瘤灶内出血、坏死及黏液样变性常见。叶状肿瘤可分为良性、交界性和恶性。临床上好发于中年女性，高峰年龄为 50 岁左右，晚于纤维腺瘤的平均发病年龄，极少有男性病例报道。多数表现为无痛性肿块。

3. **致密型积乳囊肿** 多发生在哺乳期或断乳后

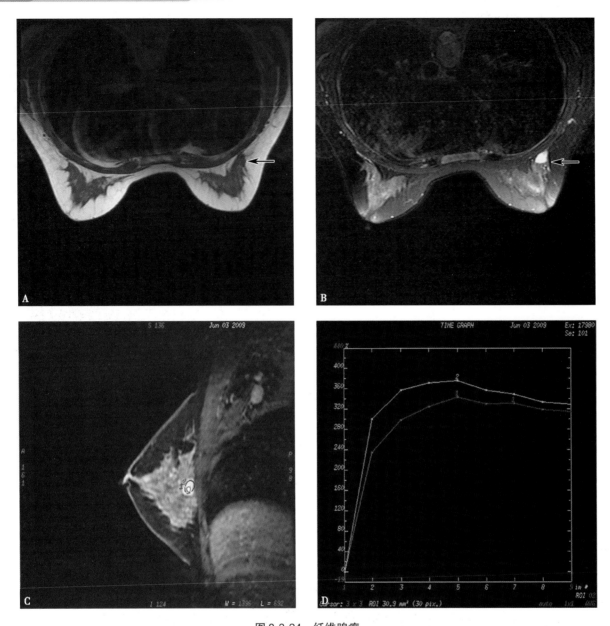

图 8-3-24　纤维腺瘤

T_1WI 呈稍低信号（箭），T_2WI 呈高信号（箭），增强后明显强化，TIC 呈流出型（2），局部呈平台型（1）

A. T_1 加权像；B. T_2 加权像；C. 增强扫描；D. 时间 - 信号强度曲线

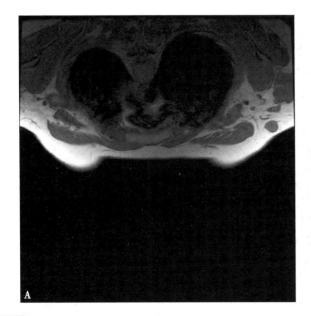

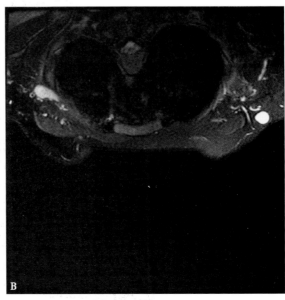

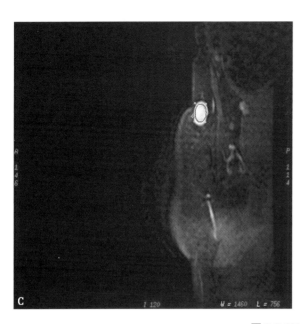
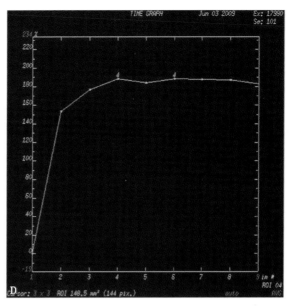

图 8-3-25　纤维腺瘤

与图 8-3-24 同一病人副乳区纤维腺瘤，T_1WI 呈较低信号，T_2WI 呈高信号，增强后明显强化，TIC 呈平台型

A. T_1 加权像；B. T_2 加权像；C. 增强扫描；D. 时间-信号强度曲线

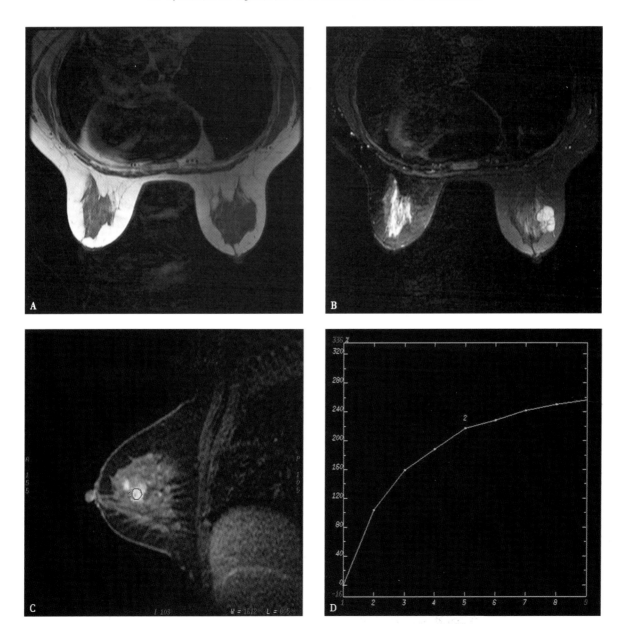

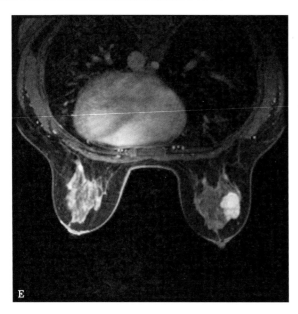
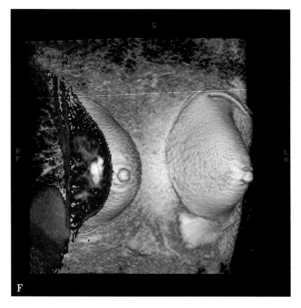

图 8-3-26　纤维腺瘤

T_1WI 呈较低信号，T_2WI 呈较高信号，边缘分叶，其内低信号分隔，增强后呈明显强化，TIC 呈渐增型，增强后期明显强化，其内低信号分隔，VR 重建图直观显示病变位置及形态

A. T_1 加权像；B. T_2 加权像；C. 增强扫描；D. 时间 - 信号强度曲线；E. 增强延迟扫描；F. VR 图像

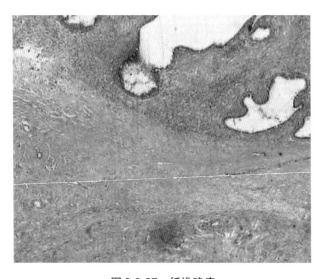

图 8-3-27　纤维腺瘤

与图 8-3-26 同一病例，低信号分隔镜下显示为纤维 / 胶原带结构，HE×40

1 年左右的妇女，密度较纤维腺瘤高，呈规则的圆形或卵圆形，不呈分叶状，边缘则非常光滑整齐。CT或 MRI 较 X 线检查更能明确囊肿内容物成分，增强后囊壁可有强化。

4. **大导管乳头状瘤**　较少见，病人平均年龄较纤维腺瘤大。病变多在乳晕下或其附近，密度常较纤维腺瘤要低，临床上多有乳头溢液。行溢液导管造影有特征性表现。

5. **脂肪瘤**　脂肪瘤少见，多发生在中年以上妇女，触诊时为柔软、光滑、可活动的肿块；在 X 线上表现为卵圆形或分叶状脂肪样密度的透亮影，周围有纤细而致密的包膜，在透亮影内常有纤细的纤维分隔；超声检查病变呈扁平状，边界清晰，内部为均匀中低回声，高于皮下脂肪组织回声，无后方回声增强及侧方声影，具有可压缩性；在 CT 及 MRI 上肿物

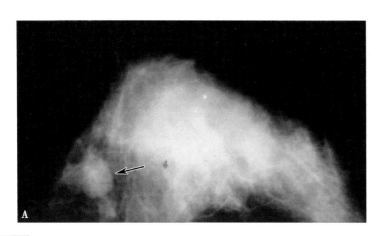
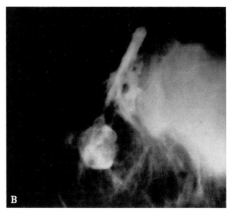

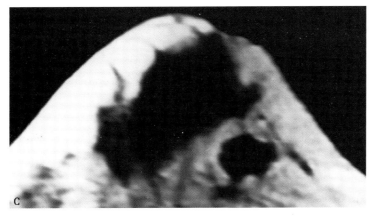

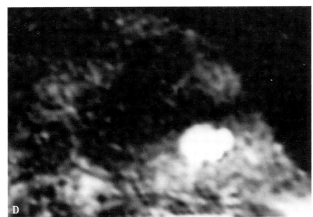
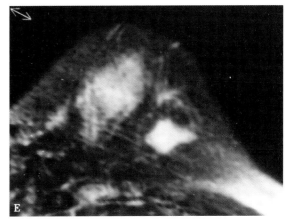

图 8-3-28　管内型纤维腺瘤

A. 右乳上下位,右乳内下象限可见一分叶状结节(箭),边缘光滑,约 1cm×2cm,密度均匀,无钙化;B. 乳导管造影,右乳上下位局部导管扩张,其内可见充盈缺损;C. MRI T_1 加权像,右乳内下象限可见一分叶状结节,信号与乳腺腺体相仿,无毛刺;D. MRI T_2 加权像抑脂序列(SPIR)结节信号较乳腺腺体高,可见有低信号的分隔;E. MRI Gd-DTPA 增强扫描后,T_1 加权像抑脂序列(SPIR)结节强化,尤以外侧较著,无毛刺

呈脂肪样密度及信号强度,周围可有纤细包膜,增强后无强化,肿瘤较大时,周围乳腺组织可被推挤移位。

(许　东　张　伟)

第四节　导管内乳头状瘤

【概述】

导管内乳头状瘤(intraductal papilloma)分为中央型(大导管)乳头状瘤和外周型(微)乳头状瘤。乳腺的大导管包括漏斗部、输乳窦及输乳管。大导管乳头状瘤是指发生在乳导管开口至壶腹以远 1cm 处的乳导管内乳头状瘤,同义名称为中央型乳头状瘤、主导管乳头状瘤。外周型(微)乳头状瘤是指发生在终末导管小叶单位(TDLU)的乳头状瘤,常常是多中心性,可延伸至邻近的大导管。

【临床及病理特点】

肿瘤起源于乳导管上皮,以覆盖肌上皮细胞及腺上皮细胞的纤维脉管束构成的树枝状结构为特征。

中央型(大导管)乳头状瘤多发生在乳晕区的大导管,肿瘤体积一般甚小,仅数毫米直径,大于 1cm 直径者较少,少数可达 2～3cm。病变的乳管常有扩张、迂曲。中央型(大导管)乳头状瘤常伴有导管扩张,但扩张导管多位于近乳晕的中央导管,而不一定在肿瘤梗阻部位的远端(外周),考虑是由于上皮的分泌/吸收功能失调所致。扩张的乳管两端可被封闭,遂形成囊肿,即被称为囊内乳头状瘤或乳头状囊腺瘤,囊壁均较薄,约宽 1～2cm,内壁可发现紫红色的乳头状瘤,囊内则含有浆液性、血性、黏液性,或乳汁样液体。在一些病例中,乳头状和腺管样生长方式可共同存在,当腺管样生长方式占优势且伴有明显硬化时,可诊断为硬化性乳头状瘤(sclerosing papilloma),其周围受形态学的影响有时会出现假浸润的现象。

中央型乳头状瘤最常见的临床症状为乳头溢液,可为自发溢液或挤压后出现。溢液性质多数可为浆液性或血性溢液。乳头血性分泌物约有 60% 由于导管乳头状瘤引起。约 2/3 病人可触及肿物，多位于乳房中部或乳晕附近，大小在 0.3～4cm，大多数直径仅 3mm 或 4mm。挤压肿块常可导致乳头溢液。少数病人可有局部疼痛，偶尔还可有牵拉征象（如皮肤凹陷、乳头内陷）及感染等。

外周型（微）乳头状瘤临床查体多类似纤维囊性腺病，很少发现可触及的肿块，乳头溢液也不常见。肉眼观察缺乏特异性。镜下组织学特征表现在：肿瘤性乳头的形态多样性，其乳头多以简单的非分枝状结构开始，随病变进展变得复杂，大小不等、长短不一；外周型乳头状瘤的病变分布广泛（多发性），较中央型更易伴发乳腺组织的导管和小叶增生。与外周型乳头状瘤伴发的导管原位癌（DCIS）常常是分化较好的低级别筛状型或微乳头状型。

中央型（大导管）乳头状瘤很少恶变。外周型乳头状瘤常合并腺病、纤维囊性增生和/或顶泌汗腺化生，约 12% 可恶变。青年型乳头状瘤病多发生在 20 岁以前，极少在 35 岁以后发病，囊性扩张的导管为纤维结缔组织所围绕，临床表现为边界模糊的肿物，很少同时合并乳腺癌，但在有乳腺癌家族史或有细胞严重异型者，可同时或异时发生乳腺癌，应严密随诊观察，对其家族中的女性成员也应进行监测。

【影像学表现】

影像学检查的目的是确定有无导管内病变及其位置和范围。乳腺 X 线摄影常无阳性发现；高频 B 超扫描为无创、经济的检查方法，但不能显示细致的各段导管的解剖及病变；MRI 乳导管成像是利用水成像原理观察扩张的导管，其临床应用价值尚待进一步研究。MRI 动态增强成像和弥散加权成像

上，大导管乳头状瘤与乳腺癌很难鉴别。乳腺导管造影仍是乳头溢液病人最准确、最有效的检查方法。任何影像检查方法均难以鉴别良、恶性乳头状瘤。

在 X 线平片上约近半数的大导管乳头状瘤病人，常因肿瘤本身体积太小，密度较低，或被致密的腺体阴影遮蔽，使乳腺钼靶平片中难以显影，形成假阴性结果。在有异常表现的病人中，包括单支导管扩张（26%）、小结节（11%）和 / 或簇状微小钙化、弧状钙化、环状钙化或斑点状钙化（5%）等。

外周型乳头状瘤表现有乳腺结构不对称，成簇的小结节或微小钙化，有时与乳腺癌不易鉴别。

囊内乳头状瘤 X 线表现为局灶的软组织结节，轮廓光滑、边缘清楚，与纤维腺瘤相仿。如病人有乳头溢液，应做乳导管造影，均有阳性发现。在造影片上，可见乳导管突然中断，断端呈光滑杯口状、分叶状或不规则形（8%）；或见导管内有光滑圆形充盈缺损，直径约 2～5cm（92%）；或导管表现为扩张、迂曲（50%）。在断端或缺损区的近侧导管则显示明显扩张（图 8-4-1、图 8-4-2）。

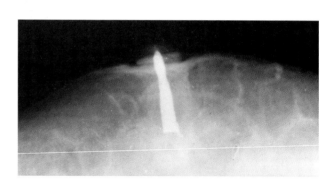

图 8-4-1　大导管乳头状瘤
造影后，大导管扩张及杯口状梗阻

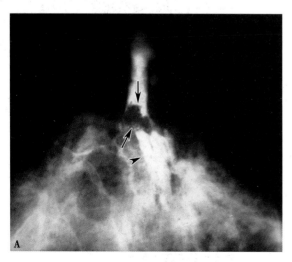
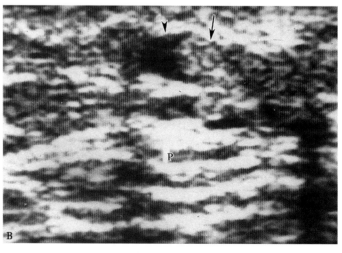

图 8-4-2　导管乳头状瘤乳导管造影及超声
A. 乳导管造影，左乳头下导管扩张，距乳头乳导管开口约 10mm 处可见分叶状充盈缺损（箭），边缘清晰，远端数条导管扩张并有小的充盈缺损（箭头）；B. B 超显示左乳大导管扩张，宽约 8mm（箭头），远端见 5mm 的高回声结节（箭），后方为乳腺实质（P）

仅根据导管造影所见往往不能鉴别其为良性或恶性，有时导管造影见多个充盈缺损，但病理标本只见一个肿瘤，可能与肿瘤脱落碎屑造成一些非肿瘤实质所致的充盈缺损有关（图8-4-3）。

若乳头状瘤体积较大，直径超出0.5～1cm时，或乳导管两端被封闭而形成较大囊肿后，在乳腺平片中即可显示圆形或卵圆形的肿物，密度较淡，边缘光滑锐利，部位多在乳晕下大导管的所在位置，个别也可在较边缘部分（图8-4-4、图8-4-5）。

少数乳头状瘤可发生钙化，此时应注意与乳腺癌的鉴别（图8-4-6、图8-4-7）。

少数病人在平片上可仅显示"阳性导管征"，即某一支大导管显示致密、粗糙、增宽及迂曲等表现。此种情形多见于多发微小的乳头状瘤病人。

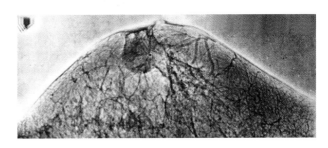

图8-4-4 大导管乳头状瘤
干板摄影，乳头下示密度较浅淡的结节，边缘光滑

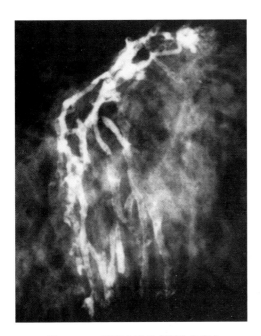

图8-4-3 导管内乳头状瘤（多发）
乳导管造影示右乳导管迂曲、扩张，管腔宽窄不一，其内有多发小的充盈缺损

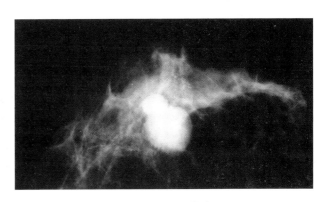

图8-4-5 乳头状瘤
分叶状肿物，边缘光滑、锐利

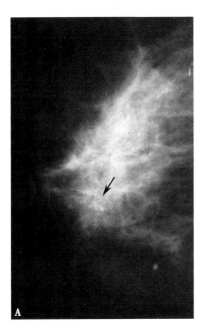
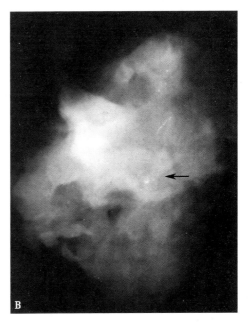

图8-4-6 乳头状瘤
A. 细小钙化；B. 钙化区术后标本放大拍片

超声上，在乳腺导管不扩张时较难发现肿物。典型的大导管乳头状瘤表现为在扩张的无回声导管腔内出现不规则的似息肉样中等回声，表面光滑，形态规整，直径多在 1cm 左右或更小。

MRI 和 CT 不是乳头溢液的首选检查方法。乳头状瘤 MRI 在 T_1 加权像呈低或中等信号，T_2 加权像呈较高信号。增强扫描时纤维成分多、硬化性的乳头状瘤无明显强化；细胞成分多、非硬化性的乳头状瘤可有明显强化，时间 - 信号强度曲线可呈流出型，与恶性肿瘤的强化方式相似（图 8-4-8）。用重 T_2 加权像可获 MRI 乳导管成像，使扩张积液的导管显影。弥散加权成像对于鉴别乳头状瘤和乳腺癌的价值尚有待于进一步研究。CT 上，由于导管内乳头状瘤多较小，且位于乳晕附近，常难以显示，当病灶较大或形成较大囊肿时，可表现为大导管处的边缘光滑圆形或卵圆形肿物。

【诊断要点】

中央型（大导管）乳头状瘤多伴乳头溢液；肿块较小，多位于乳晕下大导管处；乳管造影具有特征性杯口状光滑断端，或光滑圆形、椭圆形充盈缺损影，近端大导管扩张。外周型乳头状瘤表现有乳腺结构不对称，成簇的小结节或微小钙化，有时与乳腺癌不易鉴别。

【鉴别诊断】

本病应与任何其他良性肿瘤鉴别。发生在大导管部位的良性肿瘤应考虑到中央性（大导管）乳头状瘤的可能性，特别当肿瘤在 3cm 直径以下时。若病人有溢液，宜行乳导管造影，常能有特征性表现。

少数乳头状瘤，因合并有炎症、反应性肉芽肿或生长活跃，X 线片上可呈现类似乳腺癌的表现（图 8-4-9、图 8-4-10）。易误诊为乳腺癌。

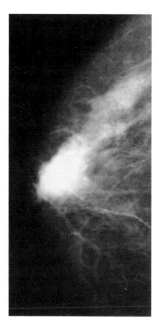

图 8-4-7　乳头状瘤

肿物呈不规则致密、浸润，伴有钙化

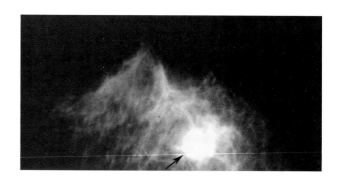

图 8-4-9　乳头状瘤

不规则结节，伴毛刺

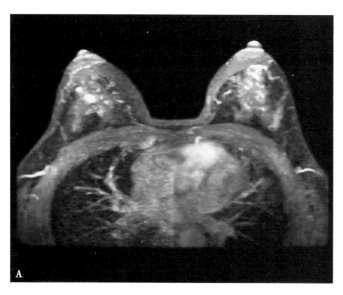

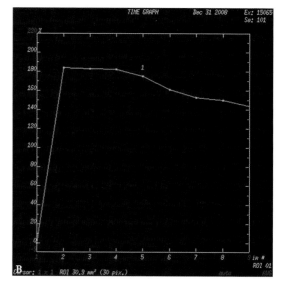

图 8-4-8　导管乳头状瘤，增强后明显强化，TIC 呈流出型

A. 增强扫描；B. 时间 - 信号强度曲线

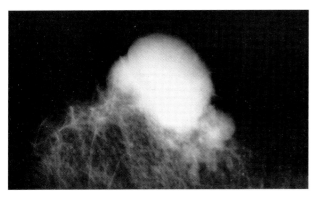

图 8-4-10 囊性乳头状瘤
乳晕下多发结节,病理为生长活跃的乳头状瘤

（许 东 张 伟）

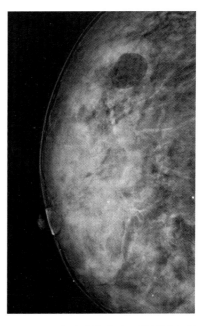

图 8-5-1 脂肪瘤的乳腺 X 线摄影表现
乳腺腺体实质呈致密型,上部偏后区见低密度肿块影

第五节 乳腺脂肪瘤

【概述】

乳腺脂肪瘤是一种由成熟、无异型的脂肪细胞构成的肿瘤,为较少见的良性肿瘤,目前有增多的趋势。在大体病理上,乳腺脂肪瘤与正常脂肪组织相似,由分化成熟的脂肪组织组成,但是色泽更黄,周围有纤细的包膜,肿瘤中有纤维组织穿越。病人年龄多在 40～60 岁,一般无症状。脂肪瘤生长缓慢,因而病期可甚长,有达十余年者。肿瘤亦很少造成局部症状,故就诊时肿瘤直径常已超过 3～4cm,有的已达 10cm 以上。触诊时可摸到柔软、光滑、可活动的肿块,界限清晰。

【影像学表现】

脂肪瘤在 X 线上表现为卵圆或分叶状 X 线透亮阴影（图 8-5-1）,周围有较纤细而致密的包膜,在透亮影内常可见纤细的纤维分隔,肿瘤直径常在 3～4cm 以上。周围腺体可被推挤移位。无钙化、皮肤增厚或乳头内陷等表现。如肿瘤无包膜,又无占位效应,则需进一步 CT 或 MRI 检查。CT 上对脂肪瘤常可作出定性诊断,它表现为较大的低密度肿物,CT 值在 -100～-70Hu,周围有纤细的包膜包围,形态规则,呈类圆形或分叶状,肿物内的细小纤维分隔可清楚见到,或因过于纤细而显示不清。脂肪瘤在 MRI 上的 T_1、T_2 加权像因脂肪组织之故均呈现为一致性的高信号表现,脂肪抑制后呈低信号,肿瘤周围有时可见低信号的包膜,肿瘤内无导管、腺体和血管结构,增强后无强化（图 8-5-2）。

【鉴别诊断】

本病主要需与透亮型积乳囊肿、导管扩张症、错构瘤和正常乳腺内局限脂肪岛鉴别。积乳囊肿常发生在青年哺乳期妇女,脂肪瘤多系中、老年妇女;脂肪瘤的体积常较积乳囊肿大;脂肪瘤的囊壁菲薄,不如积乳囊肿厚,形态可为分叶状,而积乳囊肿多为圆形,且囊壁较厚;脂肪瘤的透亮区内可见纤细分隔,而积乳囊肿则无;CT 上脂肪瘤呈脂肪密度,CT 值在 -70Hu 以下,而积乳囊肿的 CT 值则稍高,强化后壁有强化,而脂肪瘤的壁无强化。

与导管扩张症的鉴别是扩张后的乳导管常呈蚯蚓状透亮;部位常在乳头或乳晕下,脂肪瘤则可在任何部位;导管扩张症的大小较脂肪瘤小,其中并无纤维分隔;导管扩张症有时可见钙化,而脂肪瘤则无。

乳腺脂肪瘤与腺体重叠时显示不均匀的密度,易与含脂肪组织较多的错构瘤相混淆。错构瘤病理上主要由脂肪组织构成,混杂有不同密度的腺体及纤维组织,CT 和 MRI 可提示软组织密度和信号强度的腺体和纤维组织,增强后有轻度强化。包膜不明显的脂肪瘤与正常乳腺内局限脂肪岛鉴别需多位置投照,充分显示脂肪瘤的包膜,而正常乳腺组织内局限脂肪岛是没有完整包膜的,可能是纤维条索构成的假象。

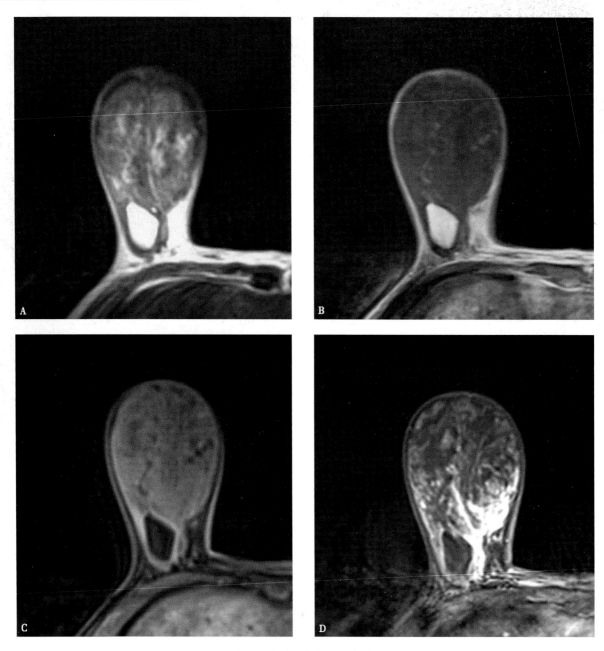

图 8-5-2　脂肪瘤 MRI 表现

A. 横轴位 T_2 不抑脂；B. 横轴位 T_1WI 不抑脂；C. 抑脂 T_1WI 平扫；D. 抑脂 T_1WI 延迟高分辨期。右侧乳腺外后区见圆形异常信号影，在 T_1WI 及 T_2WI 呈现为一致性的高信号表现，脂肪抑制后病灶呈低信号，增强后无强化

（钱李娟　杨　帆）

第六节　乳腺错构瘤

【概述】

乳腺错构瘤（breast hamartoma）是正常组织的异常排列组合，并非真性肿瘤。它是一种有完整包膜的乳腺瘤样病变，其内由不同数量的纤维、脂肪、乳腺导管和乳腺小叶混合组成。本病少见，发病率为 0.12%~0.16%。早在 1904 年 Albrecht 就曾报道过此病，但长期未被人们重视；直到 1971 年 Arrigoni 报道了 10 例，并复习文献，按 Albrecht 的诊断标准正式命名为乳腺错构瘤。乳腺错构瘤好发于中青年妇女，多见于哺乳后期和绝经早期。病因至今尚不明，不少学者根据其多见于哺乳后期和绝经早期妇女，且免疫组织化学染色显示乳腺错构瘤的上皮成分呈不同程度雌激素受体阳性，少数病例伴有与月经周期有关的疼痛，推测其病因与内分泌改变有关。部分瘤体内的腺体成分保持着分泌乳汁功能，这是

该病的独有征象，其他乳腺肿瘤均无分泌功能。

【临床及病理特点】

本病多发生于绝经前女性，生长缓慢，常无症状或以局部无痛性肿块为唯一的症状，一般不伴随其他症状，部分病例可出现局部疼痛、乳头溢液和间断性胀痛。触诊肿物质地软或软硬不一，呈圆形、卵圆形，活动，无皮肤粘连受累征象。妊娠期及哺乳期肿物迅速增大为本病特点。宋希林等依据瘤体组织病理特征将其进行分型，目前常用的方法为按乳腺小叶组织、脂肪组织及纤维组织三者所占比例的不同，将该瘤分为3型：①腺性错构瘤，乳腺小叶为该瘤的主要成分，大量良性增生的乳腺小叶间散在少量的纤维和脂肪组织；②纤维性错构瘤，增生的乳腺纤维组织为主要成分，大量束状分布的纤维组织中散在少量脂肪及腺体组织；③脂肪性错构瘤，脂肪组织为该瘤的主要成分，其间有少量的纤维及腺体组织。乳腺错构瘤合理充分的取样对病理诊断非常重要。

【影像学表现】

根据病理类型的不同，本病在乳腺X线摄影及超声亦分为3型：①致密型（腺性错构瘤）：乳腺小叶为主要成分，大量良性增生的乳腺小叶间散布着少量的纤维和脂肪组织，切面外观可呈灰红色。X线表现为边界清楚的致密肿块，密度均匀，与腺体接近，瘤体内纤维腺体组织遍及整个瘤体，其内夹杂少量脂肪组织时可形成小的透亮区。超声表现为肿块边缘光滑锐利，内部为大致均匀低回声，少部分在边缘部混杂稍高回声，或在内部见线样分隔。亦可表现为团块内呈豹纹状不均质回声，与周围正常乳腺腺体回声相类似。该型在影像上常被误诊为纤维腺瘤或分叶状肿瘤。②混合型（纤维性错构瘤）：增生的乳腺纤维组织为主要成分，大量囊样分布的纤维组织中夹杂脂肪及腺体组织，X线表现为高低密度不等的混杂密度肿块。超声表现为高回声或稍高回声与低回声混合，部分可见小点状强光斑及小无回声区，周边可见低回声包膜，在低回声为主的肿块内间杂不规则高回声，边缘模糊，如"浮冰"样改变，有时可见纤维线样光带分隔。此型最常见，为本病的典型表现，似"腊肠切面样"改变，有人称之为"香肠切片"；③脂肪型（脂肪性错构瘤）：脂肪组织为主要成分，其间有少量的纤维组织及腺体组织，切面外观可呈黄色。X线表现为脂肪密度肿块，其内可见散在少量纤维腺体，在肿块内形成小结节和絮状影。超声表现为团块内部以高回声为主，亦

可表现为稍低回声，伴有条线状或小片状不均质高回声瘤块。

乳腺错构瘤大多数呈椭圆形或圆形，病变呈膨胀性生长，边缘清晰，周围组织有不同程度的推挤移位征象，肿块都具有明确的边界，在MRI的多种序列中，边缘可见完整的低信号假包膜影。脂肪组织在MRI具有特殊的信号特点，在T_1WI序列呈高信号、抑脂T_1WI及T_2WI-FS序列表现为低信号，具有较高的敏感性和特异性；而腺体成分在T_1WI序列呈等或稍低信号，在T_2WI序列表现为高信号。乳腺错构瘤在MRI的表现依据肿瘤内脂肪含量的多少，可分为混合型（纤维腺体成分与脂肪成分比例相当）、脂肪型（脂肪成分＞75%）、致密型（脂肪成分＜25%）3种类型。脂肪型在T_1WI序列肿块内呈大片高信号，其中可见条状低或中等信号区；在T_2WI-FS序列则相反，肿块内呈大片低信号，其中可见条状高或中等信号区，呈"多云转少云"的征象；致密型在T_1WI序列肿块内呈大片状等或稍低信号，其中可见小片状高信号区；在T_2WI-FS序列则相反，肿块内呈大片高信号，其中可见小片状低信号，呈"少云转多云"的征象（图8-6-1）；混合型最为常见，脂肪和纤维腺体成分比例相当，相间分布，MRI的信号介于前二者之间，在T_1WI序列和T_2W SPIR序列上，脂肪和腺体成分信号相反，呈"负片"征象。在DWI序列，肿块内腺体成分与正常乳腺内腺体信号相仿。动态增强后肿块内纤维腺体成分呈斑片状及条索状渐进性强化，强化曲线呈缓慢上升型，包膜不强化，仍为低信号。

【诊断要点】

乳腺错构瘤，亦可以称作"乳腺中的乳腺"，其影像表现取决于瘤体内脂肪与腺体组织比例。X线可发现瘤体少许钙化。X线容易误诊，MRI检查多序列及多方位检查易于准确诊断，MRI动态增强扫描呈缓升型时间-信号强度曲线，DWI病灶未见明显弥散受限。

【鉴别诊断】

本病极易误诊，需与脂肪瘤、纤维腺瘤、积乳囊肿作鉴别。

1. 脂肪瘤　与含脂肪组织较多的错构瘤在钼靶X线摄影上有时鉴别困难。脂肪瘤在MRI上的T_1、T_2加权像因脂肪组织之故，均呈现为一致性的高信号表现，脂肪抑制后呈低信号，肿瘤周围有时可见低信号的包膜，肿瘤内无导管、腺体和血管结构，增强后无强化。

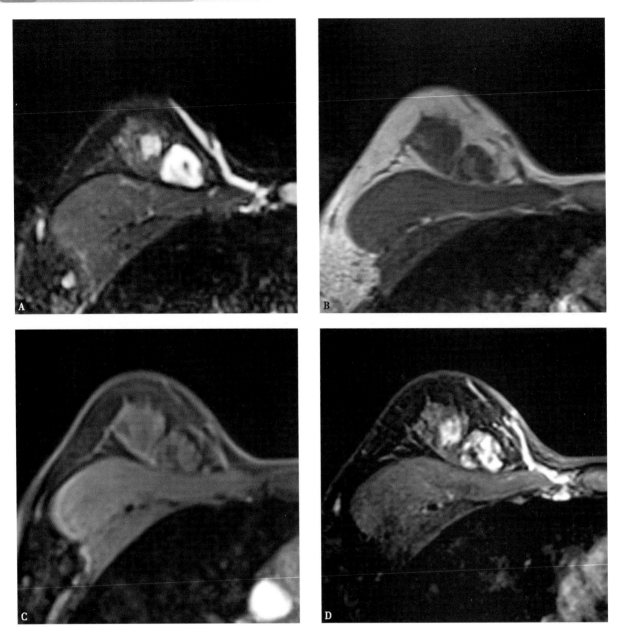

图 8-6-1　错构瘤的乳腺 MRI 表现

28 岁女性右乳肿块。A. 横轴位 T_2-tirm 常规不抑脂；B. 横轴位 T_1WI；C. 抑脂 T_1WI 平扫；D. 抑脂 T_1WI 延迟高分辨期。致密型错构瘤在 T_1WI 序列肿块内呈大片状等或稍低信号，其中可见小片状高信号区；在 T_2WI/FS 序列则相反，肿块内呈大片高信号，其中可见小片状低信号，呈"少云转多云"的征象，增强腺体成分明显强化

2. **纤维腺瘤**　与致密型错构瘤鉴别困难，纤维腺瘤不含有脂肪成分。

3. **积乳囊肿**　假错构瘤型积乳囊肿与混合型错构瘤有时鉴别困难，需结合临床病史考虑。

【预后】

乳腺错构瘤手术切除后局部乳腺组织可恢复正常结构；偶有病例报道错构瘤全切后复发；少数病例报道可恶变 DCIS 和浸润性导管癌、小叶肿瘤及小叶癌。

（钱李娟　杨　帆）

第七节　乳腺血管性肿瘤

【概述】

乳腺血管性肿瘤（angioma）中属于良性病变的非常少见，实际多为发生于乳房皮下组织的血管性肿瘤，包括血管瘤（hemangioma）、血管外皮细胞瘤（haemangiopericytoma）、血管瘤病（angiomatosis）等。血管瘤合并有血小板减少症者称为 Kasabach-Merritt 综合征，但此类病人的血管瘤多位于四肢，发生于乳腺者极少见，仅有个案报道。

肿瘤常较柔软，生长缓慢，除皮肤颜色可能有改变（暗红或蓝紫色）外，往往直至有血栓形成、疼痛时才被病人注意。肿瘤内尚可有静脉石形成。如果恶变为血管肉瘤时，肿瘤迅速增大。

【影像学表现】

X线上肿瘤多呈分叶状、椭圆形或圆形，边缘光整，周围无结缔组织反应性增生所引起的毛刺，偶尔可见钙化的静脉石（图8-7-1A）。

B超可见圆形或分叶状的低回声肿物，有时可见分隔，由于血流缓慢，彩色多普勒超声扫描常无阳性发现（图8-7-1B）。

CT增强扫描有特征性表现，肿物有明显强化，强化后CT值与血管CT值相同。

MRI的T_2加权像由于血流缓慢而呈高信号，增强扫描可见肿瘤早期呈缓慢强化，造影剂逐渐充填到瘤内。增强扫描表现与肿瘤的血流动力学及有无血栓形成有关。

（张静涛　杨　帆）

第八节　乳腺脂肪坏死

【概述】

乳腺脂肪坏死（fat necrosis of the breast）常由外伤和医源性损伤引起，被认为是一种非肿瘤性乳腺疾病，病理基础是脂肪组织坏死伴泡沫细胞浸润，是坏死组织在酶解液化的过程中，诱发以单核巨噬细胞浸润为主的非化脓性无菌性炎症。脂肪坏死多发生在巨大脂肪型的乳腺中。病人年龄14～80岁，但多数发生在中、老年。少数病例伴有疼痛，多数为无痛性肿块。因其临床表现以不规则乳腺肿块为特征，极易误诊为乳腺癌。肿块可位于任何区域，半数位于外上象限，其余可位于中上、内侧及外下象限等，触诊位置常表浅，位于皮下。肿块多较小，平均直径约2cm，但较固定，且可进行性增大，部分病人肿块最后可缩小、消失。肿块质地较硬或软硬不一，界限多数不清，少数界清。患处表面皮肤可有瘀斑、发红及局限增厚等。晚期纤维化后可有牵拉征，如皮肤凹陷、乳头内陷等。

另外，导管扩张症或囊性增生症的局部病变，亦可引起继发性脂肪坏死，由于导管内容物淤积并侵蚀导管上皮，使具有刺激性的导管内残屑溢出到周围的脂肪组织内，导致脂肪坏死。有个别报道脂肪坏死在增生的乳腺组织内发生的梗死可与妊娠并发。

【影像学表现】

有研究将脂肪坏死分为超急性炎性期、急性炎性期、脂质囊肿期、炎性肉芽肿期，不同时期的病理改变不同，脂肪坏死的X线表现亦不相同（图8-8-1）。病变早期，脂肪组织被酯酶溶解液化，表现为孤立的脂肪性小叶（脂性囊肿），病变组织与正常的脂肪组织均表现为低密度，其间尚未形成纤维结缔组织，此

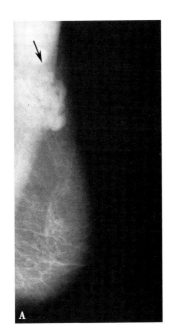
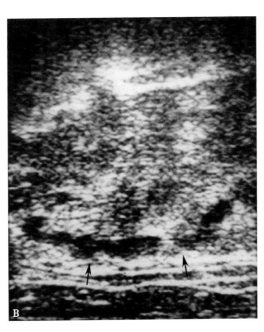

图8-7-1　乳房血管脂肪瘤的乳腺X线摄影及B超表现

A. 左乳侧斜位片，萎缩型乳腺，在靠近腋部可见蜷曲如一团蚯蚓状的软组织影（箭），边界清楚，无毛刺，无钙化；B. B超扫描，距皮肤约1.5cm可见蚯蚓状低回声肿物区（箭），其后方为境界不清的中、高回声肿物

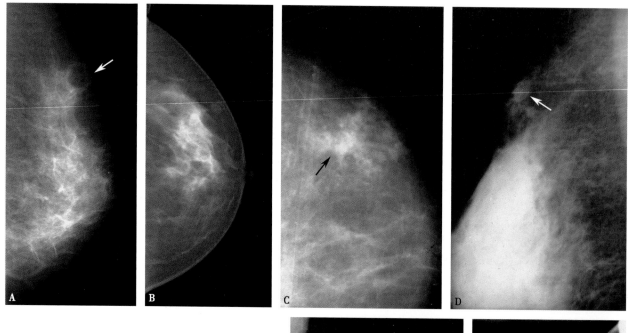

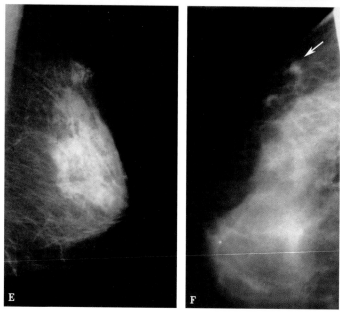

图 8-8-1　脂肪坏死在乳腺 X 线摄影上的不同表现
A. 脂肪坏死所致脂性囊肿，外上脂肪层可见囊性透亮区，囊壁较厚，边缘清楚锐利；B. 结节型脂肪坏死，外侧脂肪层可见边缘光滑结节，周围伴斑片状致密影；C～F. 脂肪坏死所致局限性结构不良（星芒状、斑片状、索条影及网状结构）、脂肪层混浊（内见斑片状致密影）

时可无异常 X 线表现。随着病变的发展，液化、坏死的脂肪周围形成结缔组织、钙化，包绕液化坏死的脂肪形成"囊肿"。乳腺 X 线摄影主要表现为乳后脂肪间隙及腺体周围脂肪层内多发、边缘清晰的薄壁脂肪密度或结节状等密度病灶，密度较均匀。随着病变进展，脂肪坏死 X 线表现为不规则致密结节和肿块、局限性非对称性致密，病变与邻近的腺体无关；也可以表现为病变处结构扭曲，偶尔可见病变表现为油脂囊肿或伴有脂滴样钙化或斑片状钙化。油脂囊肿（伴或不伴囊壁钙化）是脂肪坏死的唯一特异性 X 线表现。腺体内型脂肪坏死有时因缺乏特异性的 X 线表现容易误诊为乳腺癌。在多种 X 线表现中，皮下脂肪层内索条状、星芒状、网状影与腺体内脂性囊肿属于乳腺脂肪坏死的典型表现。

由于外伤引起的脂肪坏死，病变部位常位于腺体内或腺体外的浅表皮下脂肪层，病变切线位投照有利于鉴别诊断。对于其他原因导致的脂肪坏死，病变常位于腺体内及乳后间隙，由于病变与腺体重叠，常不易作出明确诊断。

【鉴别诊断】

脂肪坏死需与以下几种疾病进行鉴别诊断。

1. 乳腺癌　一般表现为边缘模糊的肿块并有肿块周围纤维条索样改变。脂肪坏死如伴有乳头内陷、皮肤增厚时，容易误诊为乳腺癌。乳腺癌的肿块呈进行性增大，而脂肪坏死大多呈缩小趋势，乳腺癌质硬，边界不清，表面凹凸不平，而脂肪坏死的边界相对清楚。乳腺癌位置多较深，脂肪坏死位置多表浅。乳腺癌可与深部组织粘连，并可有腋窝淋巴结肿大、变硬融合，而脂肪坏死与深部组织无关，淋巴结多较软、孤立。

2. 脂肪瘤 临床无明显症状，常发生于单侧乳腺，质地柔软。可发生于乳腺或胸肌内，X线表现为脂肪密度样影，周围有较纤细而致密的包膜，内可见纤细的纤维分隔，可见肿块对周围组织的占位效应。MRI上呈边界较清楚的肿块，在平扫 T_1WI 及 T_2WI 上均呈高信号，脂肪抑制序列呈低信号，内无正常导管、腺体及血管结构，增强后无强化。

3. 需要鉴别的还有硬化性腺病、浆细胞性乳腺炎、脓肿等。前两者多为弥散性病变，以双侧性改变常见。脓肿一般部位较深，局部炎症反应较重，常为较大范围密度增高，病灶周围与正常组织分界不清。油脂性囊肿的囊壁钙化可随时间延续由不连续变为连续性。

乳腺脂肪坏死的诊断主要依靠X线平片，B超可作为辅助检查，结合病史全面分析综合影像改变，鉴别诊断中应想到脂肪坏死的可能，发现细微差异和特征，确立正确的诊断处理方法。

（张静涛 杨 帆）

第九节 积乳囊肿

【概述】

积乳囊肿（galactocele）比较少见，它不同于单纯囊肿，囊内容物为单纯的液体。因其囊内容物为乳汁或乳酪样物而被称为积乳囊肿。

【临床及病理特点】

积乳囊肿的形成显然与妊娠及哺乳有关。在泌乳期，若一支或多支输乳管发生阻塞，引起乳汁淤积，即可导致本病。偶尔，此种阻塞可由于良性乳腺肿瘤（如纤维腺瘤）压迫所致。

病人常为40岁以下生育且哺乳过的女性，多在产后1～5年内发现，偶可在十余年后才发现，此时病人年龄可稍大。一般发病年龄多在25～40岁。天津医科大学肿瘤医院所见58例积乳囊肿中，除2例（分别为50岁及51岁）外，其余均在25～40岁。由于囊肿较柔软，临床上可能触诊不到，多由X线意外发现；或可触到一光滑、活动肿块；若囊壁纤维层较厚，则肿块触诊较坚硬；如发生继发感染，则可有红、肿、热、痛等炎症症状及体征；偶尔积乳囊肿可破溃而形成瘘，从瘘管中有乳汁溢出。少数积乳囊肿病例可自发性吸收消散。

大体病理上囊肿为灰白色，直径约1～6cm，可为单房或多房性，内含乳汁或牙膏样浓乳。囊壁从内向外由坏死层、圆细胞浸润层及结缔组织层组成，并可见到一或数支闭塞的导管。

【影像学表现】

（一）乳腺X线

积乳囊肿可发生在乳腺的任何部位，一般位置较深。直径1～3cm，偶可达6～7cm。X线上它可能呈现下述三种不同表现：

1. 浸润型积乳囊肿 积乳囊肿早期，周围尚无纤维囊壁形成时；或囊肿发生继发感染后；或囊肿破裂后，此时X线上形成局限不对称或肿块，密度略高于正常纤维腺体组织，边缘模糊不清，皮肤可有局限增厚，腋窝淋巴结可增大（图8-9-1）。

2. 致密结节型积乳囊肿 积乳囊肿形成早期，水分较多时，表现为圆或卵圆形肿块，密度可均匀或因脂肪聚集而出现小透亮区（图8-9-2），边缘光滑锐利，周围亦可有完整或不完整的透亮环（图8-9-1、图8-9-3）。

3. 透亮型积乳囊肿 积乳时间较长时，水分吸收，囊肿内含大量脂肪，或残留牙膏样浓乳时，则囊肿呈现为圆或卵圆形部分或全部高度透亮的囊性结构，囊壁光滑整齐（图8-9-4、图8-9-5）。

积乳囊肿表现致密或透亮肿块，主要取决于囊肿内容物脂肪的含量。欧美以透亮型较为常见，但天津医科大学附属肿瘤医院的病例则以致密结节型最多。

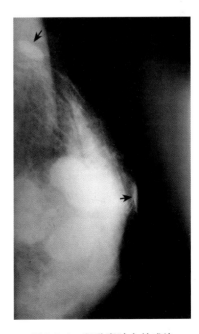

图8-9-1 积乳囊肿合并感染

乳腺X线摄影MLO示乳腺多发肿块，部分边界尚清。下方箭头示皮肤增厚，脂肪层混浊，上方箭头示腋窝淋巴结肿大

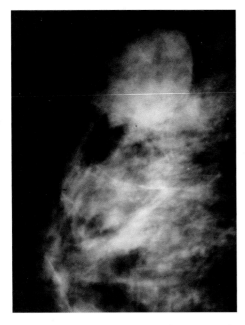

图 8-9-2 积乳囊肿，致密结节型，其内可见小脂肪透亮区

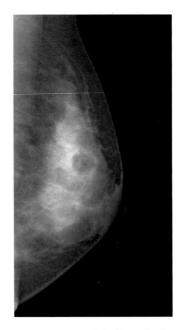

图 8-9-4 积乳囊肿，透亮型

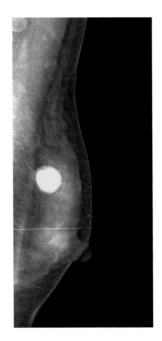

图 8-9-3 积乳囊肿，致密结节型，边缘光滑锐利

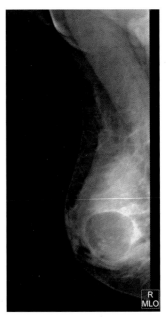

图 8-9-5 积乳囊肿，透亮型，周围见较厚纤维包膜，其内可见颗粒状高密度影

（二）乳腺 CT

对积乳囊肿的诊断具有一定价值，它表现为中心透亮，呈脂肪或接近脂肪密度，周围有纤维包膜，增强扫描时包膜有轻至中度强化（图 8-9-6）。

（三）乳腺 MRI

根据囊肿内容物成分不同，表现不一，需密切结合病史。囊肿内水分含量较多时可为典型液体信号，即长 T_1、长 T_2 信号，与单纯囊肿较难区分。如囊肿中脂肪、蛋白或脂质含量较高时，T_1 及 T_2 上均表现为高信号。含有脂质时，T_1WI 反相位可见信号减低；含有脂肪成分时，抑脂序列可见信号减低。增强扫描囊壁可轻 - 中度强化。（图 8-9-7）

【鉴别诊断】

浸润性积乳囊肿在 X 线上应与慢性炎症区别，主要靠临床病史（如哺乳史）及体检所见。一般本病并不引起患处皮肤增厚，除非有明显继发感染。

致密结节型的 X 线表现与其他良性肿瘤不易鉴别，只能依赖临床病史及体检加以区别。

透亮型者 X 线上需与脂肪瘤鉴别。一般脂肪瘤比积乳囊肿大，囊壁较薄，也常不如积乳囊肿锐利，外形则常呈现为轻度分叶状，肿瘤内可有纤细的纤维分割。

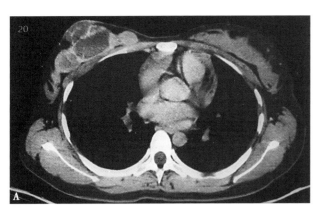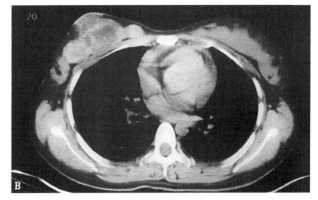

图 8-9-6　积乳囊肿

A. CT 平扫示右乳多发透亮影,厚壁;B. 强化扫描,壁有轻度强化

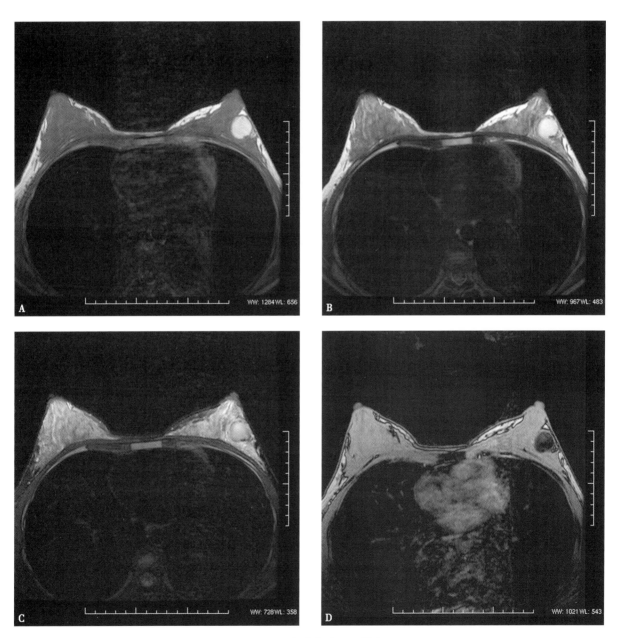

图 8-9-7　积乳囊肿 MRI 检查

A. MRI 平扫横断面 T_1WI 正相位;B. MRI 平扫横断面 T_1WI 反相位;C. MRI 平扫横断面 T_2WI;D. MRI 平扫横断面脂肪抑制 T_2WI:同反相位 T_1WI 呈高信号,T_2WI 呈高信号,脂肪抑制序列病灶信号被抑制,说明病灶内容物以脂肪为主

（秦乃姗）

第十节　乳腺寄生虫病

一、乳腺丝虫病

【概述】

乳腺寄生虫病较少见，相对而言，乳腺丝虫病（filariasis of breast）最为常见。丝虫病在我国是由班氏丝虫及马来丝虫的成虫寄生于人体淋巴系统引起的慢性寄生虫病，多流行于我国东南沿海以及长江流域湖泊地区。通过蚊子叮咬传播。血中有丝虫微丝蚴的病人或带虫者为本病的传染源，本病以20～50岁间感染率与发病率最高。5～10月份为感染的高峰季节，在温暖的南方，一年四季都可感染。

丝虫病的病变在淋巴管和淋巴结，由成虫的机械刺激或死后虫体分解产物的化学刺激引起一系列反应性病变。急性期表现为渗出性炎症，淋巴结充血、淋巴管壁水肿，嗜酸性粒细胞浸润，纤维蛋白沉积。淋巴管和淋巴结内逐渐出现增生性肉芽肿反应，肉芽中心为变性的成虫和嗜酸性粒细胞，周围有纤维组织和上皮样细胞围绕，并有大量淋巴细胞和浆细胞聚集，形成类结核结节。慢性期突出表现为大量纤维组织增生，虫体钙化，淋巴结变硬，淋巴管纤维化，形成闭塞性淋巴管内膜炎。淋巴管的阻塞可致远端淋巴管内压增高，形成淋巴管曲张和破裂，淋巴液淤积，淋巴管内蛋白成分增加。阻塞位于皮下，淋巴液不断刺激组织，使纤维组织大量增生，皮下组织增厚、变粗、皱褶，变硬形成象皮肿。幼虫在晚期、静止期出现葡匐状钙化。由于局部血液循环障碍，易引起继发感染使象皮肿加重及恶化，甚或形成溃疡。

临床症状常由淋巴管阻塞和感染而致，多表现为单发乳腺肿块，亦可出现双侧及两个以上病变，肿块多位于乳腺外上象限，其次为中央区或外下象限。肿块大小不一，直径多在1～5cm，多位于皮下或表浅的乳腺组织内，常累及一侧乳腺。肿块生长速度慢，长到一定程度即不再增长。早期质软、移动尚好，增长较慢，表面皮肤轻度发红，有轻微疼痛和压痛，同侧腋窝淋巴结肿大，个别还可并发急性化脓性乳腺炎。少数由于肿块近于皮肤，常引起与皮肤粘连呈橘皮样改变，易误诊为乳癌、乳腺炎性肿块。晚期由于病变纤维化及钙化，以致结节逐渐呈中等硬度，犹如橡皮状，活动受限，无痛感，易误诊为乳癌、纤维腺瘤、乳腺增生症。男性偶尔可见

本病，尚需注意，特别是在流行地区，对男性乳房肿块，不能忽视本病可能。乳腺丝虫病血中、肿块穿刺细胞检查和病理切片可查到丝虫微丝蚴。Kapila和Verma（1996）用细针乳房吸检物4714例中检出9例班氏丝虫病，其中3例检得孕卵雌虫，4例见微丝蚴，另2例见高度的嗜酸性细胞浸润而确诊。

【影像学表现】

乳腺摄影显示：①乳腺淋巴水肿，可见患侧乳腺密度增高，皮下有较多边缘模糊的网格状致密影，皮肤增厚，有时很难与炎性乳癌鉴别。②乳腺多个葡匐状、管状钙化，具备丝虫钙化的特征。

二、乳腺囊虫病

【概述】

乳腺囊虫病（cysticercosis of breast），又称为乳腺猪囊尾蚴病，是由链状带绦虫的幼虫（囊尾蚴）寄生于乳腺的皮下或乳腺组织内，形成的囊虫结节。链状带绦虫虫卵自粪便排出时已成熟，内含六钩蚴。当人食用未煮熟而带虫体的猪肉，或食用了附有链状带绦虫虫卵的蔬菜或瓜果，饮用了被猪绦虫虫卵污染的生水后，六钩蚴在十二指肠内卵化钻入肠壁，随后通过肠系膜静脉及淋巴循环，猪囊尾蚴（简称囊虫）在人体广泛部位寄生，常见于皮下、肌肉，其次是脑、眼以至心脏、肝、肺等脏器。当被运送到乳腺即发生乳腺囊虫病。

本病临床少见，河南医科大学第一附属医院（1980）对1100例乳房肿块活检分析，其中5例为乳腺囊虫病。Kapila和Verma（1996）报道在15年里用细针吸检4714例乳房吸出物中查见8例乳腺囊虫病，其中7例是根据吸出的部分虫体、1例为乳腺切除的活组织检查而确诊。乳腺囊虫病常与全身皮下囊虫病并存，乳腺结节数目不等，大小似黄豆，圆形或卵圆形，表面光滑，质地中等，活动良好，与周围组织无粘连，亦无明显压痛。有时可伴有腋窝淋巴结肿大。国桂松等（1995）报道一例26岁女性在乳晕稍上方触及一个3.5cm×3.0cm肿块，光滑，可活动，无自觉症状，也无触痛。经手术摘除并作病理切片，在囊腔中有一囊尾蚴头节，诊断为乳腺囊虫病。颅脑CT、肝胆管B超及胸部X线摄片等检查均无异常，8年随访未出现其他部位有关表现。O'Grady等（1993）报道乳腺皮下囊虫病刺激发生转移性乳腺癌。

【影像学表现】

乳腺摄影显示皮下多发结节影或短管样结构，

直径大多为 5mm 左右，个别亦可较大，病灶边缘清楚。

三、乳腺包虫病

【概述】

乳腺包虫病系棘球绦虫的棘球蚴（俗称包虫）寄生至乳腺所致，故又称为乳腺棘球蚴病（echinococcosis of breast）。人体以肝脏为最常见（70%），肺脏次之（20%～30%），其余尚见于腹腔、脾、脑、骨、肾、纵隔、胸壁、膈肌、胰腺、乳腺、咽、盆腔、淋巴结和肌肉等部位。棘球绦虫的成虫寄生于狗、狼和狐狸等食肉动物的小肠上段，虫卵随粪便排出，人食入被虫卵污染的食物而被感染。卵中孵出的六钩蚴经肠壁血管进入血液循环，到达全身各器官。包虫病分为形成含液囊肿的细粒棘球蚴病和以芽生形式繁殖的泡状棘球蚴病。

乳腺包虫病流行于畜牧区。全球均有零星发现，占人体包虫病的 0.27%～1%。乳腺肿块为本病的主要症状，多为单发，也可多发，无明显疼痛及不适；肿块生长缓慢，进行性增大；触诊肿块呈球形或椭圆形，直径多在 3～5cm；质地中等，有囊性感，活动度大、界限清楚、表面光滑，多无皮肤粘连，表皮无明显改变，乳头无凹陷。不伴腋窝淋巴结肿大。另外，此类病人多有肝、肺包虫并存或有肝包虫病史。

【影像学表现】

乳腺摄影乳腺包虫病可呈圆形或椭圆形。细粒棘球蚴病显示边缘呈整齐的包壳钙化影像，个别病例包虫囊肿较大。泡状棘球蚴病则见乳腺肿块，中央可出现排列杂乱、浓淡不均的不定形钙化斑点。

四、乳腺裂头蚴病

【概述】

乳腺裂头蚴病（sparganosis of breast）非常少见。裂头蚴是指裂头科绦虫在第二中间宿主（水生动物，蛙、蛇等）体内的幼虫。在我国最常见的致病虫种为曼氏迭宫绦虫（Spirometra mansoni）（又称孟氏裂头绦虫）。成虫寄生在猫狗等终末宿主的小肠内，虫卵排出体外在水中发育成钩球蚴，钩球蚴在第一中间宿主剑水蚤中发育成原尾蚴。蝌蚪吞食剑水蚤，在蝌蚪变成青蛙的过程中原尾蚴发育成裂头蚴，多寄生在青蛙的肌肉内。蛇因吃青蛙也可感染裂头蚴。乳腺裂头蚴病主要流行于东南沿海及四川等省农村。卢宗亮（1976）报道 1 例乳腺裂头蚴病；王敬三和傅家智（1980）及倪世琳和庞家芳等（1985）在贵州相继报道疑诊为"乳腺癌"的 2 例和 1 例女性病人，均活检发现白色条状虫体，而确诊为乳腺裂头蚴病。陈钦恭等（1986）、姜军等（1991）、滕鸿飞等（2000）、张克兢等（2009）分别报道 1 例乳腺皮下曼氏裂头蚴病。人体感染裂头蚴的方式常给本病提供一定诊断线索，其感染方式有 3 种：①局部伤口贴敷生蛙、蛇肉，这是最常见的感染途径；②吞食生的或未煮熟的蛙肉、蛇肉及猪肉；③误食感染原尾蚴的剑水蚤。

临床表现为乳腺肿块，肿块多为圆形、核桃或鸡蛋样大小，少数为条索状或不规则形。质较硬，边界不清，常与周围有粘连，多无明显压痛。有时可伴有腋下或锁骨上淋巴结肿大。早期，肿块可有迁移性，局部瘙痒或有虫爬感。有时需与肿瘤或炎性肿块鉴别。治疗以手术为主，必须切除囊性肿块，并从中取出虫体，方能彻底治愈。找不到虫体时，应注意有无裂头蚴迁移的隧道，有时沿隧道切开可找到虫体。

【影像学表现】

X 线乳腺摄影显示乳腺边缘模糊的不均质性肿块，邻近乳腺组织可以观察到斑片状浸润，局部皮肤增厚，偶尔出现腋前淋巴结肿大。其征象与乳腺癌极其相似，诊断有赖于病理组织学检查。

五、乳腺肺吸虫病

【概述】

乳腺肺吸虫病（lung fluke of breast），又称并殖吸虫病，病人多有生食或半生食蟹或蝲蛄史。童虫和成虫在宿主体内有移行习性，特别是童虫。移行中出现多种病变和临床表现。因此有：胸肺型、腹型、神经系统型、心包型及游走性皮下肿块型等。皮下肿块型多见于腹壁、肠壁、腹股沟、精索、腰背部、大腿内侧等，另外，见于眼眶、阴囊、乳腺、颈、肩、会阴、睾丸、腋下、足背、颊部等处。

乳腺肺吸虫病主要表现为皮下肿块，肿块多具游走性，常为单个，偶尔多个成串。局部可有微痒或微痛症状。部分病人有全身症状，如低热、咳嗽、厌食、乏力及出汗等。血化验嗜酸性粒细胞多明显增高。肺吸虫皮内试验多为阳性。

【影像学表现】

乳腺摄影表现没有特异性，通常为较为表浅的肿块影，单个或成串，边缘可以清楚，也可以出现邻近组织斑片状浸润。超声检查可见肿块呈低回声囊状影。

六、乳腺血吸虫病

【概述】

乳腺血吸虫病（schistosomiasis of breast）多发生在血吸虫病流行地区，病人多有血吸虫或疫水接触史。乳腺血吸虫常无自觉症状，主要表现为乳房肿块。我国主要为日本血吸虫感染。日本血吸虫的成虫或其虫卵能在宿主的门脉系统、肝、肠组织以外的组织和器官中发现并造成损害称异位血吸虫病。一般认为乳房血吸虫病甚少见。

【影像学表现】

Sloan 等（1996）在为一无症状的菲律宾妇女做X线乳腺摄像提示癌性钙化灶，经乳房切除活组织检查显示这一肿块是由于日本血吸虫钙化虫卵所致。Gorman 等（1992）亦是在做乳腺常规 X 线摄影时发现无数呈节段性分布的细钙化灶，经活检排除了恶性肿瘤，诊断为乳房血吸虫性肉芽肿。该作者认为在未做活检前无法确切地与乳腺癌相鉴别。Kawasaki 等描述 4 例日本血吸虫侵入乳腺，主要表现为短条状钙化、节段状分布。

（何之彦）

第十一节　鉴　别　诊　断

一、轮廓光整、软组织密度的结节或肿物

（一）恶性肿瘤

部分非特殊型浸润性导管癌（non-special infiltrating ductal carcinoma）、髓样癌（medullary carcinoma）、黏液腺癌（mucinous carcinoma）；各种类型的肉瘤（sarcoma）及癌肉瘤（carcinosarcoma）均可表现为轮廓光整、有浅分叶的肿物，与没有瘤周细晕及钙化的纤维腺瘤或叶状瘤很难鉴别。一般而言，恶性肿瘤病人的发病年龄较大，肿物在初诊时直径多已 >3cm，X 线摄影片瘤周无细窄透亮晕环，边缘清楚但不够锐利。B 超扫描时良性肿瘤的横径大于前后径、长径与换能器平行。肿瘤的边缘光整、内部回声均匀。细胞多而均一者有时可有透声。用换能器加压于局部可见肿物随压力而变化，活动性好。但也有 25% 有上述征象的肿物为恶性。MRI 特别是动态增强扫描结合乳腺 X 线片所见诊断乳腺浸润癌的敏感性为 85%~95%（见乳腺癌章）。但其对乳腺良、恶性诊断指征有一定重叠。大多数乳腺癌早期强化，但约有 10% 的乳腺癌强化不明显，而细胞

丰富的生长期纤维腺瘤也可见早期强化。在强化时间曲线方面恶性肿瘤多为"快进快出"，强化曲线呈流出型，但约有 7% 乳腺癌呈延迟强化，另 5% 可在注射造影剂后 5min 始达强化峰值。在形态方面，恶性肿瘤可呈向心性强化，而纤维腺瘤呈"膨胀型"强化，即肿物在增强扫描的晚期较早期有所增大。乳腺癌多呈周边环形增强，有毛刺，而纤维腺瘤有低信号的分隔及分叶。由于诊断指征有重叠，对于未能确定的乳腺肿物以经皮穿刺针吸活检较 MRI 更为可靠。

（二）乳腺内淋巴结

乳腺内淋巴结（intramammary lymphnode）是位于乳腺主质及间质结缔组织之间的正常淋巴结，其组织学与其他部位的淋巴结相同，小的乳腺内淋巴结往往不能在 X 线或 B 超检查中显示，在 X 线片中见到的乳腺内淋巴结为卵圆形或圆形，<1cm 的结节，边缘光整，中央常可见含脂肪透亮的淋巴结门，好发于外上象限。

B 超由于淋巴结门的存在，界面较多，回声增高，常不能显示。

MRI 也可根据小圆形 / 卵圆形低信号影中的高信号淋巴结门而作出诊断。

（三）囊性病变

良性囊性病变是女性乳腺中最常见的肿物。在西方工业国家约半数 30~40 岁的妇女有纤维囊性腺病，从而有单 / 多发大小不一的囊肿，较大的囊肿约占 25%，我国尚未见大组的统计数字。

良性囊性病变包括单纯囊肿（simple cyst）、积乳囊肿（galactocele）、囊肿合并出血或感染及表皮样囊肿（epidermal cyst）等。

囊肿的 X 线表现为边缘清楚的单 / 多发软组织肿物（图 8-11-1、图 8-11-2）。

B 超对鉴别囊实性病变最具优越性，单纯囊肿表现为薄壁无内部回声的结节，后方透声增强，囊壁光整，囊内有出血或囊内容物沉渣时其内部可有细小回声光点，有时也可以无明显后方回声增强。表皮样囊肿是皮肤附属器肿物中最常见的一种。好发于易受外伤、压迫及摩擦的部位，发生于乳腺者较少见。囊内容物为脱落的角化上皮细胞，伴有感染时可与皮肤粘连。X 线表现为乳房皮下脂肪内椭圆形、圆形或分叶状肿物，边缘锐利，密度均匀，少数可有钙化。与皮肤粘连时局部皮肤增厚，应注意发病部位贴近皮肤是其最重要的诊断依据。B 超扫描具有囊性特征，后方回声增强，囊内容有角化上

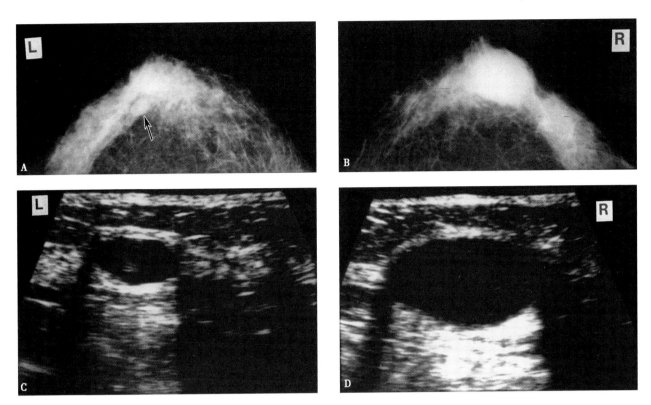

图 8-11-1　双乳腺纤维囊性腺病 X 线及超声表现

A、B. 两侧乳腺上下位,两侧乳腺呈腺体型,右乳头后方可见 2.5cm×1.5cm 软组织结节,边缘光整,左乳头后方亦可见小结节,直径约 0.5cm(箭);C、D. 两侧乳腺 B 超扫描,右乳可见 2.5cm×1.5cm,左乳可见 0.8cm×0.5cm 边缘光整的无回声区,横径大于前后径,后方透声增强,符合囊性病变,穿刺见清亮囊液

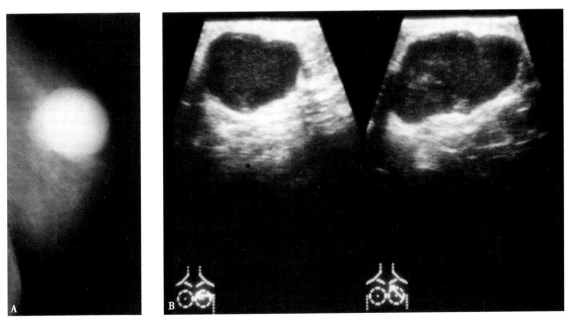

图 8-11-2　左乳囊肿并囊肿出血 X 线及超声表现

A. 左乳侧斜位,左乳外上象限可见分叶状软组织肿块影,边缘清楚,无毛刺,无钙化;B. B 超检查,横切面及斜切面见分叶状边缘清楚的低回声肿物,有轻度透声性

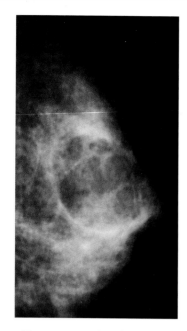

图 8-11-3　左乳囊肿 X 线表现

左乳囊肿（含类脂质坏死物）。左乳头后上方可见一低密度肿物，似有分隔，边缘清楚，有包膜

皮脱落的碎屑时常可见细小回声光点。B 超可以观察到皮肤的表层与深层两条高回声线，对定位有重要意义。

二、含脂性低密度的结节或肿物

除脂肪瘤或错构瘤外，积乳囊肿内如脂肪含量高时也可表现为低密度肿物，边缘清楚，有包膜，可单发或多发（图 8-11-3）。单纯囊肿中内容物胆固醇含量高者 X 线表现也可呈低密度，B 超扫描所见与单纯囊肿相仿。

（王慧颖　张　伟）

第十二节　比较影像学

乳腺良性肿瘤，特别是纤维腺瘤的检出率稍低，尤其是在年轻致密型的乳房中，容易出现假阴性结果。CT、B 超和 MRI 对良性肿瘤的检出率要优于乳腺 X 线片，特别是 CT、MRI 还可通过强化扫描对疑似恶性的良性肿瘤作出正确的鉴别诊断。

优质的乳腺 X 线片仍是最基本的乳腺检查手段，当临床触及肿物而 X 线上为致密型乳腺未见明显明确肿物时，应进一步行 B 超和 MRI 检查。高频 B 超对良性肿瘤可提供有价值的诊断信息，且经济、无辐射损害、不受致密型乳腺的影响，并可在 B 超引导下做针吸活检，是首选的辅助检查方法。当 B 超上表现为一椭圆形低回声肿物时，是纤维腺瘤的

有力佐证。B 超诊断囊性病变的准确率可达 95%～100%，如 B 超已明确诊断为单纯囊肿者，不必再做其他检查。但 B 超的诊断正确性有赖于操作者的技术水平和耐心，某些不典型的良、恶性病变的诊断指标亦有一定程度的重叠。

彩色多普勒超声对肿物血流信号可进行定性分析，也可对血流动力学的改变进行定量分析。但影响血流信号的检出率和血流动力学诊断指标的因素较复杂，各家报道的病例选取标准不一，仪器性能及操作技术均可影响诊断的正确性。

MRI 由于多参数、多角度成像，无辐射损害，不受致密型乳腺的影响，无须压迫，以及双乳同时成像等优点，已成为乳腺病变的重要辅助诊断手段。MRI 的阴性预期值较高，可达 98% 左右。MRI 上可提供肿瘤的结构成分，对囊性和脂肪成分作出正确判断。但对良、恶性病变的表现亦存在一定程度的重叠，对不典型病例仍须依赖病理检查。

总之，优质的乳腺 X 线片仍是乳腺良性肿瘤最基本的检查方法，必要时宜进一步做 B 超和 MRI 检查。对各种影像检查后仍难以定性的病变，活检是获得正确诊断的最终手段。

（王慧颖　张　伟）

参 考 文 献

1. Tan H，Li R，W Peng W，et al. Radiological and clinical features of adult non-puerperal mastitis[J]. Br J Radiol，2013，86（1024）：20120657.

2. Lepori D. Inflammatory breast disease：The radiologist's role[J]. Diagn Interv Imaging，2015，96：1045-1064.

3. Kasales CJ，Han B，Smith JS Jr，et al. Nonpuerperal mastitis and subareolar abscess of the breast[J]. Am J Roentgenol，2014，202：W133-W139.

4. Gunawardena RP，Gunawardena D，Metcalf C，et al. Inflammatory breast disease：a pictorial essay with radiological-pathological correlation[J]. J Med Imaging Radiat Oncol，2017，61：70-76.

5. Trop I，Dugas A，David J，et al. Breast abscesses：evidence-based algorithms for diagnosis，management，and follow-up[J]. Radiographics，2011，31：1683-1699.

6. 龚西骗，丁华野. 乳腺病理学 [M]. 北京：人民卫生出版社，2009.

7. 刘佩芳. 浆细胞性乳腺炎和肉芽肿性乳腺炎的影像学诊断及鉴别诊断 [J]. 国际医学放射学杂志，2009，32（3）：268-273.

8. Frederick A, Pereira, Adarsh V, et al. Idiopathic granulomatous lobularmastitis[J]. Internationaljournal of dermatology, 2012, 51（2）: 142-151.

9. 朱丽萍, 贾文霄, 倪多, 等. 肉芽肿性乳腺炎的临床表现与 X 线及 MRI 诊断特点 [J]. 临床放射学杂志, 2011, 30（2）: 193-196.

10. 孙东方, 谭红娜, 彭卫军, 等. 非产后期乳腺炎的 MRI 表现分析 [J]. 放射学实践, 2011, 26（11）: 1176-1179.

11. 周长玉, 许茂盛, 喻迎星, 等. 肉芽肿性乳腺炎的动态增强 MRI 和扩散加权成像表现及其与乳腺癌的鉴别 [J]. 中华放射学杂志, 2014, 48（12）: 1000-1004.

12. Adler DD, Carson PL, Rubin JM, et al. Doppler ultrasound color flow imaging in the study of breast cancer: Preliminary findings[J]. Ultrasound Med Bio, 1990, 16（6）: 553-559.

13. Diesing D, Axt Fliedner R, Homung B, et al. Granulomatous mastitis[J]. Arch Gynccol Obstet, 2004, 269（4）: 233-236.

14. Han BK, Choe YH, Park JM, et al. Granulomatous mastitis: mammographic and sonographic appearances[J]. Am J Roentgenol, 1999, 173（2）: 317-320.

15. Yilmaz E, Lebe B, Usal C, et al. Mammographic and sonographic findings in the diagnosis of idiopathic granulomatous mast itis[J]. Eur Radiol, 2001, 11（11）: 2236-2240.

16. Kumar M, Chand G, Nag VL, et al. Breast tuberculosis in immunocompetent patients at tertiary care center: A case series[J]. Journal of Research in Medical Sciences, 2012, 17（2）: 199-202.

17. Elsiddig KE, Khalil EA, Elhag IA, et al. Granulomatous mammary disease: ten years' experience with fine needle aspiration cytology[J]. Int J Tuberc Lung Dis, 2003, 7（4）: 365-369.

18. Indumathi CK, Alladi A, Dinakar C, et al. Tuberculosis of the breast in an adolescent girl: a rare presentation[J]. J Trop Pediatr, 2007, 53（2）: 133-134.

19. Tewari M, Shukla HS. Breast tuberculosis: diagnosis, clinical features & management[J]. Indian J Med Res, 2005, 122（2）: 103-110.

20. 胡永升. 现代乳腺影像诊断学 [M]. 北京: 科学出版社, 2001, 28-29.

21. Lakhani SR, Ellis IO, Schnitt ST, et al. WHO classification of tumours of the breasts[M]. Genera: WHO Press, 2012.

22. Tavassoli FA, Devilee P. WHO classification of tumours. Pathology & genetics, tumours of the breast and female genital organs[M]. Lyon: IARC Press, 2003.

23. World Health Organization. Histological typing of breast tumors. 2nd ed, International histological classification of tumors[M]. Genera: World Health Organization, 1981.

24. Polyak K. On the birth of breast cancer[J]. Biochim Biophys Acta, 2001, 1552: 1-13.

25. Dupont WD, Page DL. Risk factors for breast cancer in women with proliferative breast disease[J]. N Engl J Med, 1985, 312: 146-151.

26. Bodian CA, Perzin KH, Lattes R, et al. Prognostic significance of benign proliferative breast disease[J]. Cancer, 1993, 71: 3896-3907.

27. Ingegnoli A, d'Aloia C, Frattaruolo A, et al. Flat epithelial atypia and atypical ductal hyperplasia: carcinoma underestimation rate[J]. The Breast Journal, 2010, 16: 55-59.

28. 鲍润贤. 中华影像医学乳腺卷 [M]. 2 版. 北京: 人民卫生出版社, 2010: 78-85, 86-96.

29. Deschamps M, Band PR, Coldman AJ, et al. Clinical determinants of mammographic dysplasia patterns[J]. Cancer Detect Prev, 1996, 20: 610-619.

30. 张毅力, 杜红文, 张蕴, 等. 乳腺导管造影诊断乳腺囊性增生病 13 例 [J]. 第四军医大学学报, 2003, 24（4）: 356-356.

31. Chan HHL, Lam TPW, Yuen JHF, et al. Conditions that mimic primary breast carcinoma on mammography and sonography[J]. J HK Coll Radiol, 2004, 7: 49-55.

32. Günhan-Bilgen I, Memis A, Üstün EE, et al. Sclerosing adenosis: mammographic and ultrasonographic findings with clinical and histopathological correlation[J]. European Journal of Radiology, 2002, 44: 232-238.

33. DiPiro PJ, Gulizia JA, Lester SC, et al. Mammographic and sonographic appearances of nodular adenosis[J]. AJR, 2000, 175: 31-34.

34. Alleva DQ, Smetherman DH, Farr GH, et al. Radial Scar of the Breast: Radiologic-Pathologic Correlation in 22 Cases[J]. Radio Graphics, 1999, 19: S27-S35.

35. Ha R, Kim H, Mango V, et al. Ultrasonographic features and clinical implications of benign palpable breast lesions in young women. Ultrasonography[J]. Jan, 2015, 34（1）: 66-70.

36. Li C, Gong H, Ling L, et al. Diagnostic performance of contrast-enhanced ultrasound and enhanced magnetic resonance for breast nodules[J]. The Journal of Biomedical Research, 2018, 32（3）: 198-207.

37. Yoon GY, Cha JH, Kim HH, et al. Sonographic features that can be used to differentiate between small triple-nega-

tive breast cancer and fibroadenoma[J]. Ultrasonography，2018，37（2）：149-156.

38. Woodard S，Schetter S，Millington K. Diagnosis and imaging characteristics of a juvenile fibroadenoma in a 2-year-old patient：a case report[J]. Radiol Case Rep，2018，13（1）：6-10.

39. Namazi A，Adibi A，Haghighi M，et al. An evaluation of ultrasound features of breast fibroadenoma[J]. Adv Biomed Res，2017，6：153.

40. 杨名添. 乳腺巨纤维腺瘤和叶状囊肉瘤——52 例临床分析 [J]. 中华外科杂志，1987，4：209.

41. Weind KL，Maier CF，Rutt BK，et al. Invasive carcinomas and fibroadenomas of the breast：comparison of microvessel distributions-implications for imaging modalities[J]. Radiology，1998，208：477.

42. Hochman MG，Orel SG，Powell CM，et al. Fibroadenomas：MR imaging appearances with radiologic histopathologic correlations[J]. Radiol，1997，204：123.

43. 高进，唐炜，叶嘉罡，等. 中央型与外周型乳腺导管内乳头状瘤的临床病理特点比较 [J]. 中华普通外科学文献，2017，11（3）：168-171.

44. 刘惠，庄鑫，严天军，等. 乳头状瘤在 X 线造影与磁共振检查影像表现对比分析 [J]. 中国 CT 和 MRI 杂志，2017，15（9）：40-42.

45. 赵娜，阳青松，叶小龙，等. 乳腺导管内乳头状瘤的 MRI 特征分析 [J]. 影像诊断与介入放射学，2017，26（6）：491-495.

46. Sarica O，Uluc F，Tasmali D. Magnetic resonance imaging features of papillary breast lesions[J]. European Journal of Radiology，2014，83：524-530.

47. Dietzel M，Kaiser C，Baltzer PAT. Magnetic resonance imaging of intraductal papillomas：typical findings and differential diagnosis[J]. J Comput Assist Tomogr，2015，39：176-184.

48. Kalisher L，Rickert RR，Sharo RJ. Solitary peripheral papilloma of the breast：radiologic-pathologic correlation of a benign lesion that may mimic breast cancer on mammography[J]. AJR，1998，171：605.

49. Woods ER，Helvie MA，Ikeda DM，et al. Solitary breast papilloma：comparison of mammographic，galactographic and pathologic findings[J]. Am J Roentgenol，1992，159：487.

50. Hidalgo F，Llando JM，Marhuenda A. Juvenile papillomatosis of the breast[J]. Am J Roentgenol，1997，169：912.

51. 谷振声. 实用乳腺外科病理学 [M]. 北京：人民军医出版社，1991：73-75.

52. 廖谦和. 乳腺错构瘤 8 例临床病理分析 [J]. 临床与实验病理学杂志，2004，20（4）：425-427.

53. 宋希林，左文述，王利，等. 乳腺错构瘤（附 9 例报告）[J]. 实用肿瘤学杂志，1996，10（2）：35-37.

54. 杨汉卿，韩春宏，张建丰，等. 乳腺错构瘤 MRI 表现 [J]. 实用放射学杂志，2012，28（4）：543-545，549.

55. Bhatia M，Ravikumar R，Maurya VK，et al. "Breast within a breast" sign：Mammary hamartoma[J]. Med J Armed Forces India，2015，71（4）：377-379.

56. Ameen R，Mandalia U，Marr AA，et al. Breast Hemangioma：MR Appearance with Histopathological Correlation[J]. J Clin Imaging Sci，2012，2：53.

57. Funamizu N，Tabei，Sekine C，et al. Breast hemangioma with difficulty in preoperative diagnosis：a case report[J]. World J Surg Oncol，2014，12：313.

58. Mesurolle B，Wexler M，Halwani F，et al. Cavernous hemangioma of the breast：mammographic and sonographic findings and follow-up in a patient receiving hormone-replacement therapy[J]. J Clin Ultrasound，2003，31（8）：430-436.

59. Ganau S，Tortajada L，Escribano F，et al. The great mimicker：fat necrosis of the breast-magnetic resonance mammography approach[J]. Curr Probl Diagn Radiol，2009，38（4）：189-197.

60. Evers K，Troupin RH. Iipid cyst：classic and atypical appearances[J]. AJR Am J Roentgenol，1991，157（2）：271-273.

61. Caleffi M，Filho DD，Borghetti K，et al. Cryoablation of benign breast tumors：evolution of technique and technology[J]. Breast，2004，13：397-407.

62. Zhang F，Yu D，Guo M，et al. Ultrasound elastography and magnetic resonance examinations are effective for the accurate diagnosis of mammary duct ectasia[J]. Int J Clin Exp Med，2015，8（6）：8506-8515.

63. Hartmann LC，Sellers TA，Frost MH et al. Benign breast disease and the risk of breast cancer[J]. N Engl J Med，2005，353：229-237.

64. Houssami N，Irwig L，Ung O. Review of complex breast cysts：implications for cancer detection and clinical practice[J]. ANZ J Surg，2005，75：1080-1085.

65. Venta LA，Kim JP，Pelloski CE et al. Management of complex breast cysts[J]. AJR Am J Roentgenol，1999，173：1331-1336.

66. Uematsu T，Kasami M. MR imaging findings of benign

and malignant circumscribed breast masses: part 2. Cystic circumscribed masses[J]. Jpn J Radiol, 2009, 27: 405-409.

67. Parida G, Rout N, Samantaray S, et al. Filariasis of Breast-Simulating Carcinoma[J]. The Breast Journal, 2008, 14: 598-599.

68. Lucarelli AP, Martins MM, de Oliveira VM, et al. Short Report: Cysticercosis of the Breast, a Rare Imaging Finding[J]. Am J Trop Med Hyg, 2008, 79: 864-865.

69. Agnihotri S, Talwar OP, Pudasaini S, et al. Cysticercosis of Breast – A Case Re port[J]. Pol J Pathol, 2006, 57: 53-54.

70. Vega A, Ortega E, Cavada A, et al. Hydatid cyst of the breast: mammographic findings[J]. AJR, 1994, 162: 825-826.

71. Uncu H, Erekul S. Hydatid Cyst of the Breast[J]. Acta Chir Belg, 2007, 107: 570-571.

72. 曾莉, 李先军, 袁春梅. 乳腺包虫囊肿的钼靶 X 线诊断 [J]. 实用放射杂志, 2004, 20(7): 639-641.

73. 张克兢, 邬玉辉, 李燕. 乳腺皮下曼氏裂头蚴病一例报告 [J]. 中国医师杂志, 2009, 11: 1423.

74. Fogel SP, Chañdrasoma PT. Paragonimiasis in a cystic breast mass: Case report and implications for examination of aspirated cyst fluids[J]. Diagnostic Cytopathology, 1994, 10: 229-231.

75. Sloan BS, Rickman LS, Blan EM, et al. Schistosomiasis masquerading as carcinoma of the breast[J]. Southern Medical Journal, 1996, 89: 345-347.

76. Gorman JD, Champaign JL, Sumida FK, et al. Schistosomiasis involving the breast[J]. Radiology, 1992, 185: 423-424.

77. Kawasaki T, Tsunoda-shimizu H, Inoue S, et al. Breast schistosomiasis japonica - a report of four Japanese cases[J]. Histopathology, 2009; 54: 263-266.

78. Zhao H, Xu R, Ouyang Q, et al. Contrast-enhanced ultrasound is helpful in the differentiation of malignant and benign breast lesions[J]. Eur J Radiol, 2010, 73(2): 288-293.

79. Dorrius MD, Dijkstra H, Oudkerk M, et al. Effect of b value and pre-admission of contrast on diagnostic accuracy of 1.5-T breast DWI: a systematic review and meta-analysis[J]. European Radiology, 2014, 24(11): 2835-2847.

80. Free TW, Ulissey MJ. Screening mammography with compute-raided detection: prospective study of 12, 860 patients in a community breast center[J]. Radiology, 2001, 220: 781-786.

81. Da L, Ying H, Dan T, et al. Value of sonographic bidirectional arterial flow combined with elastography for diagnosis of breast imaging reporting and data system category 4 breast masses[J]. J Ultrasound Med, 2015, 34(5): 759-766.

82. Tabar L, Fagerberg G, Chen HH, et al. Tumor development, histology and grade of breast cancers: prognosis and progression[J]. Int J Cancer, 1996, 66: 413-419.

83. 李坤成, 孙泽明. 乳腺影像诊断学 [M]. 北京: 人民卫生出版社, 2003.

84. Jong RA, Yaffe MJ, Skarpathiotakis M, et al. Contrast-enhanced digital mammography: initial clinical experience[J]. Radiology, 2003, 228(3): 842-850.

85. Goscin CP, Berman CG, Clark RA. Magnetic resonance imaging of the breast[J]. Cancer Control, 2001, 8: 399-406.

86. Tozaki M, Fukuma E. Category assessment based on 3D volume data acquired by automated breast ultrasonography[J]. Jpn J Rad, 2012, 30(2): 185-191.

87. Zografos G, Koulocheri D, Liakou P, ect. Novel technology of multimodal ultrasound tomography detects breast lesions[J]. Eur Rad, 2013, 23(3): 673-683.

88. Gounaris I, Provenzano E, Vallier A, et al. Accuracy of unidimensional and volumetric ultrasound measurements in predicting good pathological response to neoadjuvant chemotherapy in breast cancer patients[J]. Breast Cancer Res Tr, 2011, 127(2): 459-469.

89. Chadha M, Young A, Geraghty C, et al. Image guidance using 3Dultrasound(3D-US) for daily positioning of lumpectomy cavity for boost irradiation[J]. Radiat Oncol, 2011, 6(45): 1717-1748.

90. Dromain C, Thibault F, Diekmann F, et al. Dual-energy contrast-enhanced digital mammography: initial clinical results of a multireader, multicase study[J]. BCR, 2012, 14(3): R94.

91. Chan A. Antiangiogenic therapy for metastatic breast cancer, Current status and future directions[J]. Drugs, 2009, 69(2): 167-181.

92. Zhao H, Xu R, Ouyang Q, et al. Contrast-enhanced ultrasound is helpful in the differentiation of malignant and benign breast lesions[J]. Eur J Radiol, 2010, 73(2): 288-293.

第九章　乳　腺　癌

第一节　总　论

一、流行病学和病因学

乳腺癌是威胁我国女性健康最主要的恶性肿瘤之一，肿瘤登记地区女性乳腺癌发病率由 2000 年的 31.90/100 000 上升至 2014 年的 63.30/100 000，发病率及中标率在 2000—2007 年间呈显著上升趋势，2008—2014 年间发病率仍呈上升趋势，但上升速度有所减缓。城市、农村地区乳腺癌发病率均呈上升趋势。城市地区女性乳腺癌发病水平高于农村地区。全国 2014 年女性乳腺癌新发病例约 27.89 万例，占女性恶性肿瘤发病的 16.51%，位居女性恶性肿瘤发病的首位。2014 年全国女性乳腺癌死亡病例约 6.60 万例，占女性全部恶性肿瘤死亡的 7.82%，位居女性恶性肿瘤死亡的第 5 位。

乳腺癌若能早期发现、早期诊断和早期治疗（即"三早"），可取得良好的效果。据 2006—2010 年北京地区女性乳腺癌病人的生存分析显示，乳腺癌的 5 年总生存率Ⅰ期为 96.5%，Ⅱ期为 91.6%，Ⅲ期为 74.8%，Ⅳ期为 40.7%。乳腺癌的早期筛查和早诊早治对于病人的预后非常重要。由于对"三早"的重视，近年来，早期乳腺癌的检出率有了明显提高，使全部乳腺癌的 5 年无瘤生存率从 76%（1981—1985 年）上升到 86%（1996—2000 年）。

乳腺影像学检查在乳腺癌的早期诊断中具有举足轻重的地位。T0 期乳腺癌中，有 54.64% 是由乳腺 X 线检查发现的，如结合临床并全面综合应用其他影像检查方法，如 B 超、MRI 等，可有更高的检出率。

乳腺癌是一种高度异质性的复杂性疾病，其病因学是多因素的。乳腺癌的发生和发展取决于遗传因素与环境因素之间的相互作用。乳腺癌的高危因素有：①有明显的乳腺癌遗传倾向者；②既往有乳腺导管或小叶中重度不典型增生或小叶原位癌病人；③既往行胸部放疗者。其他危险因素有：①月经初潮早于 12 岁；或闭经晚于 55 岁；②未生育，或第一胎生育年龄超过 35 岁；③外源性激素包括口服避孕药或激素替代治疗；④肥胖，尤其是绝经后显著肥胖或伴糖尿病者；⑤生活方式如吸烟、饮酒、长期高热量饮食及缺乏体育锻炼等。

BRCA-1 和 BRCA-2 是女性乳腺癌最重要的特征基因，这些基因的遗传性改变，将大大提高乳腺癌和卵巢癌的发病风险。家系研究显示，典型的遗传性乳腺癌病例比非家族遗传性病例发生的年龄更早，罹患多种原发恶性肿瘤的危险性更高，包括同类型的多原发肿瘤（如双侧乳腺癌）或不同类型的多原发肿瘤（如既患乳腺癌又患卵巢癌）。这些基因突变携带者，其一生累积患乳腺癌风险可能超过 50%，但它们在人群中还是较少见的，仅能解释 2%～5% 乳腺癌病例的病因。

癌的形成过程可被分为三个不同的阶段：肿瘤的启动、促进和演进。目前的研究结果表明，乳腺癌起自正常终末导管小叶单位，进展为中间的增殖阶段，即非不典型增生和不典型增生，最终分化为原位癌（carcinoma in situ，CIS）和浸润性乳腺癌（invasive breast carcinoma，IBC），如图 9-1-1 所示。

乳腺癌的发生与基因改变之间有明确的关系。细胞的正常生长取决于有亲代遗传信息的染色体正确分离和传代，在有丝分裂过程中，染色体经过一系列的事件，将遗传物质精确、均等地分配给两个子细胞。正常情况下，机体细胞内存在一套监控系统，来确保染色体的正确复制、分离，如监控系统异常，将导致染色体复制、分离和传代异常。产生染色体异常的子代细胞，其中大多数细胞死亡，而极少数选择性克隆转化为癌细胞，导致肿瘤发生。大多数肿瘤细胞，特别是实体瘤细胞，常表现为染色体不稳定性（chromosomal instability，CIN）。在乳腺中

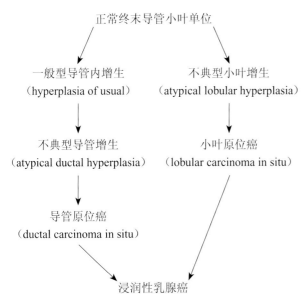

正常终末导管小叶单位

一般型导管内增生
（hyperplasia of usual）

不典型小叶增生
（atypical lobular hyperplasia）

不典型导管增生
（atypical ductal hyperplasia）

小叶原位癌
（lobular carcinoma in situ）

导管原位癌
（ductal carcinoma in situ）

浸润性乳腺癌

图9-1-1　浸润性乳腺癌的形成

观察到染色体带的扩增，提示扩增区域有癌基因的拷贝数增加，而染色体带的缺失提示抑癌基因的拷贝丢失。随着分子细胞遗传学研究技术不断提高，有望在 CIN 中找到越来越多的特定染色体变异的区带。研究表明，中心体（centrosome）的缺陷是染色体不稳定和肿瘤的发病原因之一，在浸润性乳腺癌中常见中心体异常，且在乳腺癌发展的早期就出现。近年来，与乳腺癌相关的癌基因方面的研究工作有很大进展。研究发现，乳腺癌具有多种癌基因过表达，包括 *HER-2/neu*、*cyclin DI*、*c-myc*、*COX-2*、*FGF-2* 和 *Bcl-2/Bax* 基因等，以及抑癌基因低表达，如 *p53*、*BRCA1* 和 *BRCA2* 及 *PTEN* 等。在乳腺癌中，多种关键基因的表达缺失都与其 CpG 岛高甲基化有关。

二、临床表现

乳腺位于体表，较其他部位的肿瘤更容易被发现。但早期乳腺癌缺乏典型症状或体征，不易引起病人的重视，常通过体检或乳腺癌筛查而发现。

（一）肿块

肿块是乳腺癌的最主要症状和体征。病人多以无痛性并进行性生长的乳腺肿块就诊，绝大多数由病人自己偶然发现。近年来随着乳腺癌筛查的开展，临床触不到肿块的早期乳腺癌正逐年增多，肿块的比例相应降低。乳腺癌的肿块大多位于乳腺的外上象限，可能与该处腺体较多有关。其次为内上象限及中央区，少数位于乳房下部。肿块大小形态不一，通常呈不规则形，亦可呈圆形或卵圆形，质地

较硬，但髓样癌、小叶癌则较软，黏液癌较韧，囊性癌则有波动感。肿块边界多数不清，但髓样癌、黏液癌、高分化腺癌有时境界较清楚。肿块较小时，可有一定的活动度而被误认为良性，但通常是与周围的软组织一起活动，且活动度不如良性者大。肿块呈进行性生长，但生长可较缓慢，特别是在早期。一般认为，直径达 1cm 的结节，可能已历时 3 年之久。

（二）乳房疼痛

乳腺癌病人通常患乳无痛或仅有轻微疼痛，但少数可伴有疼痛或胀感。疼痛性质多为钝痛或隐痛，且局限于病变处。少数病人疼痛可为其首发症状，在临床查到肿块前出现。晚期乳腺癌的疼痛通常是肿瘤直接侵犯神经所致。除肿瘤直接侵犯神经外，其他导致疼痛的原因尚不明了。疼痛程度与肿瘤分期、病理类型均无明显相关性。

（三）乳头溢液

造成乳头溢液的原因很多，一般多为良性病变。常见的疾病有导管内乳头状瘤、囊性增生病、乳管扩张症和乳腺癌等。乳腺癌发生乳头溢液者不多见，天津医科大学附属肿瘤医院病例中仅占 6.5%。如乳头溢液伴有乳房肿块时，则约 1/3 为癌，若不伴肿块，则仅 10% 为乳腺癌。约 5% 病人，乳头溢液可为乳腺癌的唯一临床表现。乳腺癌的溢液多为单侧，单个乳管口，自发性，呈血性或浆液血性居多。值得注意的是，50 岁以上妇女发生乳头溢液时，半数以上系乳腺癌所致。发生溢液的原因可能与癌瘤坏死、出血及分泌物增多有关。

（四）乳头改变

乳头表面反复脱屑，继之糜烂、结痂等湿疹样改变是湿疹样癌（Paget 病）的典型表现。因肿瘤病灶距乳头的远近距离不同，乳头回缩既可为乳腺癌的早期体征，又可为晚期体征之一。发生在乳头后方或中央区的乳腺癌，早期即可引起乳头回缩。肿瘤距离乳头较远，因纤维增生牵拉，可使乳头回缩、扭向，并将乳头向癌灶方向牵拉。如癌灶已侵及乳头根部，则乳头完全固定。

（五）皮肤改变

乳腺癌表面皮肤的改变与肿瘤部位的深浅和侵犯程度有关，癌瘤初期或肿瘤位于乳腺组织的深部时，表面皮肤多正常。随着肿瘤的发展，乳房皮肤可发生不同的改变。当癌瘤累及悬吊韧带（suspensory ligament），使其缩短牵拉皮肤，造成皮肤局部凹陷，形似酒窝，称为"酒窝征（dimpling sign）"，重者则有稍大面积的皮肤凹陷。此征象并不一定表明癌瘤已

侵犯皮肤。当癌瘤侵犯淋巴管或癌栓堵塞淋巴管时，可造成相应区域皮肤水肿、增厚。水肿严重时，使毛囊孔扩大，形成"橘皮样变"，进而导致皮肤破溃。生长速度较快的肿瘤长至较大体积时，因膨胀压迫，可使表面皮肤变薄，丰富的血运则使表面皮肤见静脉曲张，此现象多见于直径10cm以上的癌瘤或肉瘤。炎性乳腺癌、癌伴发感染或淋巴管炎等，可造成大片皮肤红肿，颇似乳腺炎的表现，表明癌瘤发展较迅速。当癌细胞迁移到皮肤时，可出现多个皮肤或皮下结节，特别在乳腺癌灶附近，即所谓"卫星结节（satellite nodules）"。

（六）转移症状和体征

乳腺癌易发生淋巴结转移，当癌瘤确诊时，约半数已有腋窝淋巴结转移。多数累及同侧腋窝淋巴结，其次是内乳淋巴结和锁骨上淋巴结。内乳淋巴结受累率约为9.8%，癌灶位于乳房中央区、内侧象限时，发生率可更高。锁骨上淋巴结转移多由腋窝淋巴结受累后进展而来，少数可由原发癌直接穿胸肌达锁骨上淋巴结。表现为转移部位淋巴结肿大、质硬、散在、可推动。随着病情进展，淋巴结互相融合，并与皮肤和周围组织粘连、固定。腋窝淋巴结转移的晚期，可引起疼痛和压迫腋静脉，导致患侧上肢水肿。乳腺癌的远处转移可至肺、胸膜、骨骼、肝、脑、肾等处，其中以肺、胸膜及骨转移较多见，并产生相应的临床症状和体征。

三、WHO乳腺肿瘤组织学分类

近年来，乳腺肿瘤临床治疗模式和理念有着新的转变，治疗技术和方法得到了快速的发展。与此同时，分子病理学研究的新成果新发现使人类对疾病的理解更深入，为治疗手段的改进提供了有力证据。乳腺病理学分类也在随之不断地更新和增加内容，朝着更加适合临床治疗需求的方向发展和完善。2012年版《WHO乳腺肿瘤分类》与2003年版比较，新版分类仍以形态学特征为骨架，但更加注重病理类型、分子生物学和临床治疗的关系。

WHO乳腺肿瘤组织学分类（2012年）

上皮性肿瘤 epithelial tumors

微浸润性癌（microinvasive carcinoma）

浸润性乳腺癌 invasive breast carcinoma

浸润性癌，非特殊型（invasive carcinoma of no special type，NST）

多形性癌（pleomorphic carcinoma）

伴破骨样间质巨细胞的癌（carcinoma with osteoclast-like stromal giant cells）

伴绒癌特征的癌（carcinoma with choriocarcinomatous features）

伴黑色素特征的癌（carcinoma with melanotic features）

浸润性小叶癌（invasive lobular carcinoma，ILC）

经典型小叶癌（classic lobular carcinoma）

实性小叶癌（solid lobular carcinoma）

腺泡性小叶癌（alveolar lobular carcinoma）

多形性小叶癌（pleomorphic lobular carcinoma）

管状小叶癌（tubulolobular carcinoma）

混合型小叶癌（mixed lobular carcinoma）

小管癌（tubular carcinoma）

筛状癌（cribriform carcinoma，ICC）

黏液性癌（mucinous carcinoma）

伴髓样特征的癌（carcinoma with medullary features）

髓样癌（medullary carcinoma，MC）

不典型性髓样癌 atypical medullary carcinoma

伴髓样癌特征的浸润性癌非特殊型（invasive carcinoma NST with medullary features）

伴大汗腺分化的癌（carcinoma with apocrine differentiation）

伴印戒细胞分化的癌（carcinoma with signet-ring-cell differentiation）

浸润性微乳头状癌（invasive micropapillary carcinoma）

化生性癌，非特殊型（metaplastic carcinoma of no special type）

低级别腺鳞癌（low-grade adenosquamous carcinoma）

纤维瘤病样化生性癌（fibromatosis-like metaplastic carcinoma）

鳞状细胞癌（squamous cell carcinoma）

梭形细胞癌（spindle cell carcinoma）

伴间质分化的化生性癌（metaplastic carcinoma with mesenchymal differentiation）

伴软骨样分化（chondroid differentiation）

伴骨样分化（osseous differentiation）

伴其他间叶组织分化（other types of mesenchymal differentiation）

混合型化生性癌（mixed metaplastic carcinoma）

肌上皮癌（myoepithelial carcinoma）

罕见类型 rare types

伴神经内分泌特征的癌（carcinoma with neuroendocrine features）

神经内分泌肿瘤，高分化型（neuroendocrine tumour, well-differentiated）

神经内分泌癌，低分化型（小细胞癌）[neuroendocrine tumour, poorly differentiated（small cell carcinoma）]

伴神经内分泌分化的癌（carcinoma with neuroendocrine differentiation）

分泌性癌（secretory carcinoma）

浸润性乳头状癌（invasive papillary carcinoma）

腺泡细胞癌（acinic cell carcinoma）

黏液表皮样癌（mucoepidermoid carcinoma）

多形性癌（polymorphous carcinoma）

嗜酸细胞癌（oncocytic carcinoma）

富脂质癌（lipid-rich carcinoma）

富糖原透明细胞癌（glycogen-rich clear cell carcinoma，GRCC）

皮脂腺癌（sebaceous carcinoma）

涎腺 / 皮肤附件型肿瘤（salivary gland/skin adnexal type tumors）

圆柱瘤（cylindroma）

透明细胞汗腺腺瘤（clear cell hidradenoma）

上皮 - 肌上皮性肿瘤 epithelial myoepithelial lesions

多形性腺瘤（pleomorphic adenoma）

腺肌上皮瘤（adenomyoepithelioma）

伴有癌的肌上皮瘤（adenomyoepithelioma with carcinoma）

腺样囊性癌（adenoid cystic carcinoma）

前驱病变 precursor lesions

导管原位癌（ductal carcinoma in situ，DCIS）

小叶肿瘤（lobular neoplasia）

小叶原位癌（lobular carcinoma in situ）

经典型小叶原位癌（classic lobular carcinoma in situ）

多形性小叶原位癌（pleomorphic lobular carcinoma in situ）

不典型小叶增生（atypical lobular hyperplasia）

导管内增生性病变 intraductal proliferative lesions

普通型导管增生（usual ductal hyperplasia，UDH）

包括平坦上皮不典型增生的柱状细胞病变（columnar cell lesions including flat epithelial atypia）

不典型导管增生（atypical ductal hyperplasia，ADH）

乳头状病变 papillary lesions

导管内乳头状肿瘤（intraductal papilloma）

伴不典型增生的导管内乳头状瘤（intraductal papilloma with atypical hyperplasia）

伴导管原位癌的导管内乳头状瘤（intraductal papilloma with ductal carcinoma in situ）

伴小叶原位癌的导管内乳头状瘤（intraductal papilloma with lobular carcinoma in situ）

导管内乳头状癌（intraductal papillary carcinoma）

包裹性乳头状癌（encapsulated papillary carcinoma）

伴有浸润的包裹性乳头状癌（encapsulated papillary carcinoma with invasion）

实性乳头状癌（solid papillary carcinoma）

原位（in situ）

浸润性（invasive）

良性上皮增生 benign epithelial proliferations

硬化性腺病（sclerosing adenosis）

大汗腺腺病（apocrine adenosis）

微腺管腺病（microglandular adenosis）

放射状瘢痕 / 复合性硬化性病变（radial scar/ complex sclerosing lesion）

腺瘤（adenomas）

管状腺瘤（tubular adenoma）

泌乳腺瘤（lactating adenoma）

大汗腺腺瘤（apocrine adenoma）

导管腺瘤（ductal adenoma）

间叶性肿瘤 mesenchymal tumours

结节性筋膜炎（nodular fasciitis）

肌纤维母细胞瘤（myofibroblastoma）

韧带样型纤维瘤病（desmoid-type fibromatosis）

炎性肌纤维母细胞瘤（inflammatory myofibroblastic tumour）

良性血管病变（benign vascular lesions）

血管瘤（haemangioma）

血管瘤病（angiomatosis）

不典型性血管病变（atypical vascular lesions）

假血管瘤样间质增生（pseudoangiomatous stromal hyperplasia）

颗粒细胞瘤（granular cell tumor）

良性周围性神经鞘肿瘤（benign peripheral nerve-sheath tumors）

神经纤维瘤（neurofibroma）

神经鞘瘤（schwannoma）

脂肪瘤（lipoma）

血管脂肪瘤（angiolipoma）

脂肪肉瘤（liposarcoma）

血管肉瘤（angiosarcoma）

横纹肌肉瘤（rhabdomyosarcoma）

骨肉瘤（osteosarcoma）

平滑肌瘤（leiomyoma）

平滑肌肉瘤（leiomyosarcoma）

纤维上皮性肿瘤 fibroepithelial tumours

纤维腺瘤（fibroadenoma）

叶状肿瘤（phyllodes tumours）

良性（benign）

交界性（borderline）

恶性（malignant）

导管周围间质肿瘤，低级别（periductal stromal tumor，low grade）

错构瘤（hamartoma）

乳头肿瘤 tumours of the nipple

乳头腺瘤（nipple adenoma）

汗腺瘤样腺瘤（syringoma adenoma）

乳头 Paget 病（Paget disease of the nipple）

恶性淋巴瘤 malignant lymphoma

弥漫性大 B 细胞淋巴瘤（diffuse large B-cell lymphoma）

Burkitt 淋巴瘤（Burkitt lymphoma）

T 细胞淋巴瘤（T-cell lymphoma）

间变性大细胞淋巴瘤，ALK 阴性（anaplastic large cell lymphoma，ALK-negative）

MALT 型结外边缘区 B 细胞淋巴瘤（extranodal marginal-zone B-cell lymphoma of MALT type）

滤泡性淋巴瘤（follicular lymphoma）

转移性肿瘤 metastatic tumors

男性乳腺肿瘤 tumors of the male breast

男性乳腺发育（gynaecomastia）

癌（carcinoma）

浸润性癌（invasive carcinoma）

原位癌（in situ carcinoma）

临床表现性癌 clinical patterns

炎性癌（inflammatory carcinoma）

双侧乳腺癌（bilateral breast carcinoma）

四、影像学表现

乳腺癌在 X 线上的表现可分为直接征象、伴随征象两类。直接征象包括肿块、钙化、结构扭曲、不

对称性致密和孤立扩张导管。伴随征象包括皮肤回缩、乳头回缩、皮肤增厚、小梁结构增厚、腋窝淋巴结增大、结构扭曲及钙化等。不规则形并带毛刺的肿块；段或线样分布的细线或细线分支状钙化均高度提示乳腺癌。

1. **肿块（mass）** 肿块是乳腺癌最常见、最基本的 X 线征象。约 70% 的乳腺癌在 X 线上可清晰显示肿块影，但其显示率随乳腺的密度及肿瘤的病理类型而异。脂肪型乳腺的肿块显示率最高，致密型乳腺中小的肿块常被纤维腺体组织掩盖而显示率最低。小叶癌和小叶原位癌、导管原位癌、炎性乳腺癌等常见不到肿块。

X 线片上测得的癌性肿块大小绝大多数（94.2%）小于临床测量。乳腺 X 线片虽有一定的扩大率，但临床测量时，常将癌灶周围的浸润、纤维增生及皮肤等都包含在肿物内，故测得的结果偏大，而 X 线片上的大小更接近标本上瘤体的实际大小。X 线与临床测量差异一般在 1～2cm。肿块边缘光滑者，两者差异较小；边缘有明显浸润或毛刺者，差异较大。个别病例（5.8%）两者测量相等，甚至 X 线片上测量大于临床。

乳腺癌肿块影的密度通常较该侧乳房相同体积的纤维腺体组织密度要高，一般亦比良性肿块的密度高。这是因为癌瘤细胞排列较紧密，矿物质含量较高，癌周常有不等量纤维组织增生，以及瘤内可能有出血、含铁血黄素沉着等因素所致。贾振英用密度计测量的结果显示，癌瘤块影中央部较边缘部分更为致密。少数癌瘤可因坏死、液化而出现空洞样低密度影，如乳头状癌、髓样癌、囊腺癌等。

肿块的形状多数为不规则形、类圆形或分叶状，少数病例形状较奇特，可为葫芦状、花瓣状或肾形等。

癌性肿块的边缘多数（80% 以上）可见轻微或明显的毛刺和 / 或浸润。毛刺征象是由于癌周纤维组织增生及肿瘤向四周蔓延、扩展所致。浸润影多系癌周的炎性反应或癌瘤直接向外浸润扩展的结果，多出现在块影的某一边缘，并有沿乳导管向乳头方向浸润之势。

约 30%～40% 的癌瘤肿块内、近旁或块影内、外伴有恶性钙化（图 9-1-2～图 9-1-10）。

2. **微小钙化（microcalcifications）** 钙化在乳腺癌的诊断中占据特别重要的地位。作为乳腺癌的一个主要 X 线征象，它不仅可帮助乳腺癌的确诊，而且约有 4%～10% 的病例，钙化是诊断乳腺癌的唯一阳性依据。在所谓临床"隐性"的乳腺癌中，至

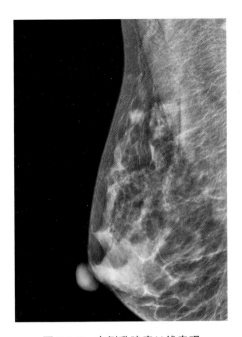

图 9-1-2 右侧乳腺癌 X 线表现
内外斜位示右侧乳腺上象限小结节,边缘少许毛刺。病理:
浸润性乳腺癌,非特殊型,2 级

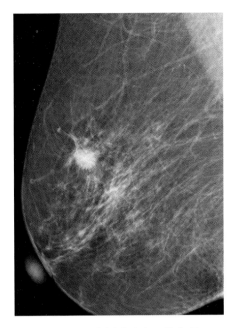

图 9-1-4 右侧乳腺癌 X 线表现
内外斜位示右侧乳腺上象限不规则结节,边缘可见毛刺。病
理:浸润性乳腺癌,非特殊型,2 级

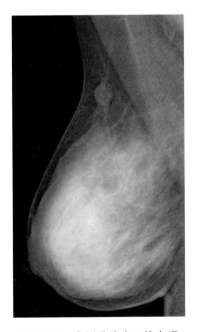

图 9-1-3 右侧乳腺癌 X 线表现
内外斜位示右侧乳腺上象限小结节,边缘分叶状,内部可见
钙化。病理:浸润性乳腺癌,非特殊型

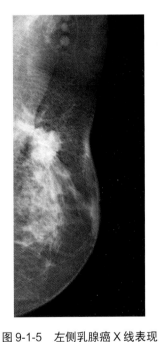

图 9-1-5 左侧乳腺癌 X 线表现
内外斜位示左侧乳腺上象限不规则结节,伴毛刺,内见钙化,
相邻皮肤局限增厚。病理:浸润性乳腺癌,非特殊型,累及
胸肌

少 50%～60% 单独凭借钙化而作出诊断。表现为钙
化的乳腺癌,约 70% 是原位癌,30% 左右是早期浸
润癌或浸润性癌。

钙化的化学成分多数是磷酸钙,少数是草酸钙,
后者在标准的苏木精 - 伊红染色中不染色而在偏光
显微镜下才能见到。在组织学上,钙化并不一定都
发生在恶性组织区域。钙化亦可发生在浸润性癌灶

边缘的坏死细胞残屑内。在实性癌中,钙化可位于
癌巢内,呈边缘不规整的钙化斑。在腺癌中,钙化可
位于腺腔内,或在黏液腺癌的黏液基质内。有些钙
化则可位于癌旁正常乳腺末梢乳管腔内或间质内。

据文献报道,约 30%～50% 乳腺癌在 X 线片上
可见到钙化,其中以导管内癌、浸润性癌非特殊型
等较易发生钙化。为提高钙化的检出率,应采取一

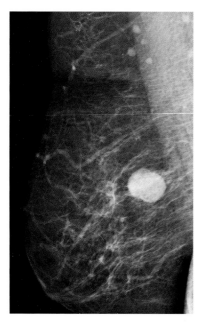

图9-1-6　右侧乳腺癌X线表现
内外斜位示右侧乳腺上象限肿物,直径2cm,椭圆形,边界清楚,类似良性结节。病理:导管内乳头状癌伴少量导管内癌,局部间质浸润

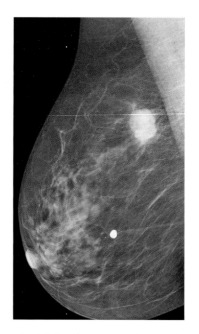

图9-1-8　右侧乳腺癌X线表现
右侧乳腺上象限肿块,边缘分叶状,局部伴浸润。病理:浸润性乳腺癌,非特殊型,2级

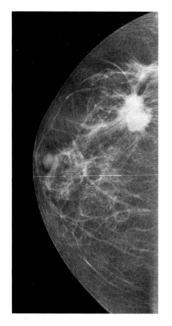

图9-1-7　右侧乳腺癌X线表现
右侧乳腺外侧象限不规则肿块,边缘可见毛刺,长短不一。病理:浸润性乳腺癌,非特殊型,多灶散在分布

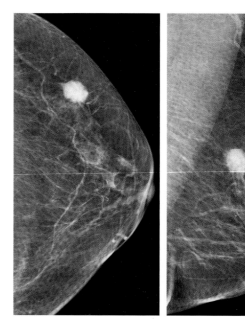

图9-1-9　左侧乳腺癌X线表现
左侧乳腺外上象限肿块,边缘分叶状。病理:浸润性乳腺癌,非特殊型

些必要的措施,包括:对乳房充分的压迫、标准的投照位置和条件、高质量的图像、采用细颗粒高对比度的乳腺专用X线胶片、合理的胶片冲洗技术、应用乳腺片专用的读片灯、阅片时用放大镜仔细搜索观察、对可疑钙化区行放大摄影、借助计算机辅助诊断(computer aided diagnosis,CAD)等。

　　一旦发现钙化,应进一步鉴定是良性钙化还是恶性钙化。美国放射学院乳腺影像报告与数据系统(BI-RADS)2013年第5版,将乳腺钙化依据其形状分为典型良性钙化(typically benign)、可疑钙化(suspicious morphology)。可疑钙化包括四种,不定形或模糊的钙化(amorphous or indistinct calcifications)、粗糙不均质钙化(coarse heterogeneous calcifications)、细小多形性钙化(fine pleomorphic calcifi-

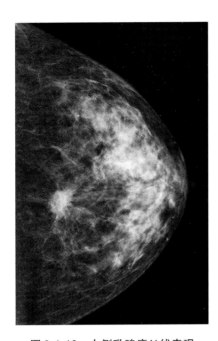

图 9-1-10 右侧乳腺癌 X 线表现
左侧乳腺中央区深部肿块,边缘可见明显放射状毛刺。病理:浸润性乳腺癌,非特殊型,2 级

cations)和细线或细线分支状钙化(fine linear or fine linear branching calcifications)。不定形或模糊的钙化通常见于良性病变,但要结合其分布方式综合判断,必要时活检。粗糙不均质钙化更多可见于良性病变,如乳腺纤维化、纤维腺瘤或外伤后,代表进展性营养不良性钙化,亦可能发生于恶性肿瘤,必要时宜行活检。细小多形性钙化的大小、形态各异,通常直径小于 0.5mm,其恶性可能性高于不定形及粗糙不均质钙化。细线或细线分支状钙化,直径小于 0.5mm,常提示导管病变,恶性可能性高于前三种形态。法国 de Lafomtan 通过 400 例孤立丛状微小钙化手术证实病例的分析,认为小线虫状、线样 / 分支形及不规则大小的微小钙化,是恶性钙化的最可靠指征,正确诊断率达 90%。另外,若微小钙化总数超过 30 枚或每平方厘米微小钙化数超过 20 枚,亦表明为癌的可能。

对钙化的分析,除需仔细观察其形态学上的特征外,还应注意它的分布情况。如钙化呈弥漫散在分布于全乳,且累及双侧乳房,则可能是良性;呈区域性分布的钙化,可能累及某一象限的大部或 1 个以上象限,但不沿导管分布,则可能属良性钙化,但应结合钙化的形态学特征作综合判断;群样分布的钙化是指在 <1cm 乳腺组织内至少有 5 枚钙化,分布的范围小于 2cm,可见于癌或良性病变(如纤维囊性改变,硬化性腺病等);沿导管呈线样分布的钙化多系恶性(导管癌);呈段样分布的钙化,钙化位

于 1 支或多支导管及它们的分支内,很可能为广泛或多灶性乳腺癌。段样分布的钙化亦可见于良性钙化,如分泌性钙化(secretary calcifications),形态表现为光滑、粗棒状钙化,有别于恶性钙化(图 9-1-11~图 9-1-16)。

3. 结构扭曲(architectural distortion) 指乳腺纤维腺体组织和纤维小梁结构扭曲、紊乱,密度可有增高,但无明确的肿块。包括从某一点发出的放射状条索影、毛刺影或乳腺实质边缘收缩、变形。结构紊乱可以是乳腺癌的最早征象。在致密型乳腺中,因肿块常被掩盖,结构扭曲可能成为诊断乳腺癌的唯一征象。局部加压点片或旋转位(rolled view)对确认局部结构扭曲有帮助(图 9-1-17)。

除乳腺癌外,其他一些情况亦可能出现结构扭曲,如活检、术后瘢痕、硬化性腺病、脂肪坏死及放射状瘢痕等。诊断前应注意询问病史,投照时用标记标出手术区。典型的放射状瘢痕在中心常有透亮区,缺乏中央肿块,可有助于与癌所致的结构扭曲鉴别。

4. 不对称致密(asymmetrical density) 与对侧乳腺相同部位对比,若发现有纤维腺体组织密度增高或体积增大,即为不对称致密,它可能代表纤维腺体组织分布上的正常变异,亦可为乳腺癌的直接征象。分为 4 类,不对称,整体不对称,局灶不对称及进展性不对称。不对称是指仅在一个投照体位可见的密度增高影,80% 以上为纤维腺体组织重叠

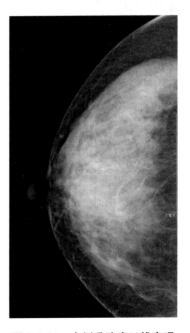

图 9-1-11 右侧乳腺癌 X 线表现
右侧乳腺中央区线样分布的细线或细线分支状钙化。病理:高级别导管内癌

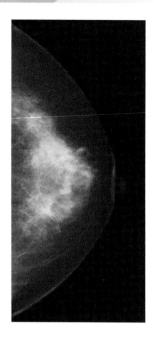
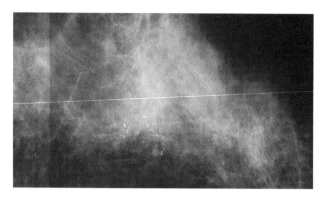

图 9-1-12　左侧乳腺癌 X 线表现
头尾位及局部加压照片示左侧乳腺中央区群样分布的细小
多形性钙化。病理：高级别导管内癌

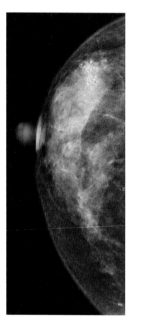
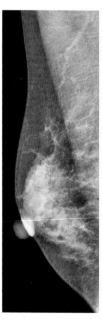
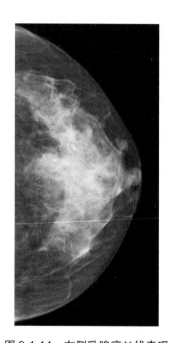

图 9-1-13　右侧乳腺癌 X 线表现
右侧乳腺外上象限群样分布细小多形性钙化。病理：中高级别导管内癌

图 9-1-14　左侧乳腺癌 X 线表现
头尾位示左侧乳腺外侧象限段样分布的细小多形性及细线样钙化。病理：多灶型浸润型导管癌伴高级别导管内癌

所致。整体性不对称及局灶性不对称均在两个投照体位可见，区别是分布范围大小不同，可见于乳腺发育异常、炎症或乳腺癌等。进展性不对称可分为新出现的不对称和发展中的不对称，前者指在早期 X 线片中看不到，新近才出现，后者指在早期 X 线片中已存在，但范围较小，不太明显。为确定是否系进展性不对称，必须有早期 X 线片作比较。接受激素替代治疗（hormone replacement therapy，HRT）妇女发生乳腺新致密影并不少见，它通常在乳腺的多个区域出现，且累及双乳，如为孤立性，则与癌难以鉴别，此时应停止 HRT 2 个月后复查，如新致密影持续存在，应考虑活检。

癌瘤造成局限致密而未见肿块的原因可能有：癌细胞沿乳导管呈浸润性扩展而不形成团块；癌周有严重炎性反应，掩盖了肿块影；癌周无增生的纤维组织包绕，使瘤块缺乏明确的境界；肿块密度较低，接近正常纤维腺体组织密度，与周围的纤维腺体组织融为一体（图 9-1-18）。

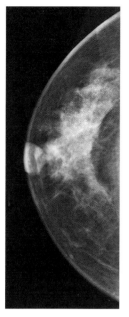
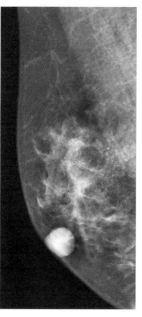

图 9-1-15　右侧乳腺癌 X 线表现

右侧乳腺外上象限段样分布的细线样或细线分支状钙化。
病理：高级别导管内癌伴微小间质浸润，累及乳头下方大导管

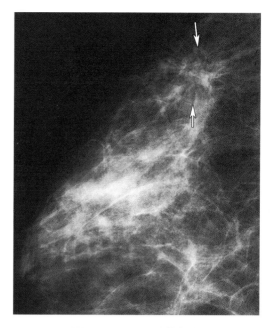

图 9-1-17　局限结构扭曲

病理：浸润性导管癌

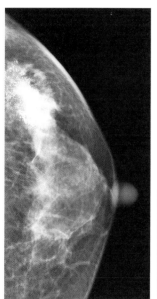
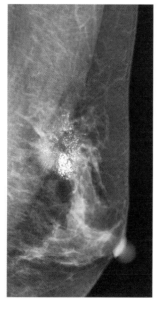

图 9-1-16　左侧乳腺癌 X 线表现

左侧乳腺外上象限群样分布的细小多形性钙化伴肿块影。
病理：乳腺癌

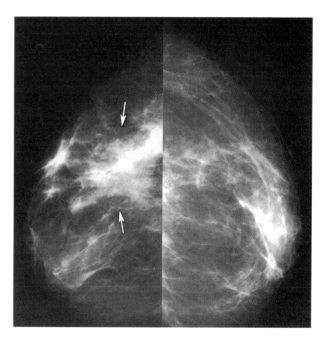

图 9-1-18　双侧乳腺相同部位对比，显示一侧乳腺纤维腺体
组织体积增大，即不对称致密

局部加压点片、B 超和 MRI 对进一步判断不对
称致密的良、恶性可有所帮助。如临床触诊该处有
异常时，则应考虑行活检。

5. 孤立扩张导管（single dilated duct） 乳晕后
方中央区管样或分支状结构可能为扩张或增宽的导
管，大多数情况下见于导管扩张症或导管内乳头状
瘤（intraductal papilloma），亦可为早期乳腺癌的一
个直接征象。癌瘤形成阳性"导管征"的机制可能

是由于癌细胞沿乳导管向乳头方向扩展、蔓延，造
成导管内充满癌细胞及反应性纤维组织增生而变得
致密、粗糙及增粗；或因癌附近导管非特异性上皮
增殖，管腔内充满脱落上皮细胞残屑，导致增粗、致
密。如 X 线片上同时发现有可疑恶性的钙化或具有
毛刺的肿块，应立即活检；如合并有自发性、血性乳
头溢液，应进一步作乳导管造影、溢液细胞学检查
或活检（图 9-1-19、图 9-1-20）。

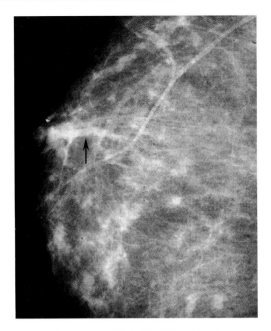

图 9-1-19　孤立乳晕下扩张导管

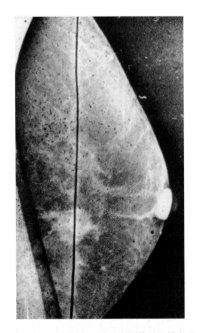

图 9-1-20　乳腺癌，不规则结节，导管征阳性

6. 皮肤增厚和局部凹陷（酒窝征）[skin thickening and retraction(dimpling sign)]

女性乳房皮肤的正常厚度约为 0.5～2mm，乳晕区及乳房下方皱褶处皮肤可稍厚。判断有无皮肤增厚，一是与该两处做比较，凡超过该两处的厚度，即认为有增厚；二是与邻近皮肤比较。为准确判断，必须使该处皮肤处于切线投照位。

位于乳腺较浅表部位的癌瘤病变附近皮肤局限增厚，多系癌瘤直接侵犯所致。深位癌瘤皮肤改变，多系患侧乳房血运增加、静脉淤血及淋巴回流

障碍等所致，增厚皮肤的范围多较广泛，且无论肿瘤位置如何，增厚区多起始于乳房的下半部。肿块边缘较光滑的，或以钙化为主要表现的癌瘤，较少合并有皮肤增厚。炎性乳腺癌常有弥漫而显著的皮肤增厚，活检显示皮肤淋巴管内有广泛肿瘤细胞浸润，X 线上广泛增厚的皮肤使全乳密度增加，掩盖癌灶，与乳腺炎难以鉴别。两者的鉴别要点：①根据临床病史；②用抗生素治疗 2～4 周后复查，观察有无明显吸收、好转；③仔细搜索有无典型恶性钙化。广泛的皮肤增厚，亦可伴发于其他病变，如乳腺脓肿、进行性全身性硬皮病、上腔静脉梗阻、天疱疮（pemphigus）、肾病综合征、充血性心力衰竭、淋巴瘤、对侧乳癌引起的淋巴播散及放疗后改变等。

在出现皮肤增厚的同时，常合并有邻近皮下脂肪层的浑浊、致密，出现网状粗糙索条影，悬吊韧带亦呈现增宽、增密，浅筋膜浅层也显示有局限增厚、致密。

皮肤的局限凹陷（酒窝征）常与皮肤增厚并存，肿瘤本身或其周围乳腺组织的纤维组织增生或瘢痕形成（cicatrization），使悬吊韧带收缩，将皮肤向肿瘤方向牵拉，形成酒窝征。此时，常可见有一纤细纤维索条影连接酒窝中心与肿块。此征亦必须在处于切线位投照时才能被显示。皮肤的被牵拉和凹陷亦可在乳腺细菌性感染、结核和乳腺脂肪坏死中见到（图 9-1-21、图 9-1-22）。

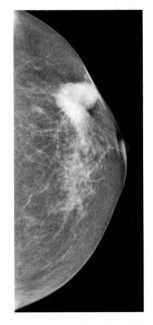

图 9-1-21　左侧乳腺癌 X 线表现

左侧乳腺外上象限不规则肿块，伴相邻皮肤呈"线样"致密、增厚。病理：浸润性乳腺癌，非特殊型，2 级

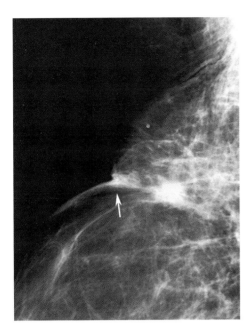

图 9-1-22　乳腺癌,皮肤回缩,"酒窝征"(箭)

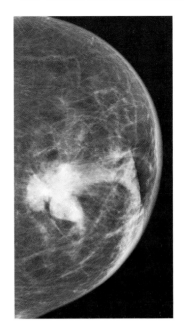

图 9-1-23　左侧乳腺癌 X 线表现

左侧乳头后方不规则肿块,牵拉乳头回缩,乳晕区皮肤增厚,呈"漏斗征"。病理:浸润性乳腺癌,非特殊型

7. 乳头内陷(nipple retraction)　癌灶附近的纤维组织增生可影响到乳晕下导管,造成这些导管的增厚和短缩,最终形成乳头内陷。判断乳头内陷必须是在标准的 CC 和侧位片上,并应询问病史,除外先天性乳头内陷的可能,后者常为双侧,见于健康妇女。单侧乳头内陷而不合并有其他异常时,常为非特异性,无重大临床意义。

癌瘤造成的乳头内陷常与皮肤增厚,特别是乳晕区皮肤增厚并存。在大多数病例中并可见索条或宽带状三角形致密影连接内陷的乳头与癌灶,形成所谓的"漏斗征(funnel sign)"。漏斗征与正常大乳导管形成的阴影正相反,前者三角形致密影的底位于乳头下方,尖指向癌灶;后者尖位于乳头下,底伸向乳腺深部,且密度较淡(图 9-1-23、图 9-1-24)。手术后瘢痕或慢性脓肿亦可造成乳头内陷,须注意鉴别。

8. 腋窝淋巴结转移(axillary lymph node metastases)　腋窝淋巴结转移是乳腺癌的一个重要预后因素。1998 年中国抗癌协会再版的乳腺癌诊治规范中,参照 Berg 意见,将腋窝淋巴结分为三群:胸小肌外侧群,又称低位群或 I 级;胸小肌深面群,又称中位群或 II 级;胸小肌内侧群,又称高位群或 III 级,即尖群。乳腺癌仅有 I 级淋巴结转移时,5 年生存率为62%;有 II 级淋巴结转移时,5 年生存率为 47%;III级转移时,5 年生存率仅 31%。X 线检查时,在 MLO上可显示腋部低位的淋巴结,腋尾投照位较 MLO可显示出更大范围的腋部组织,更有利于观察腋窝

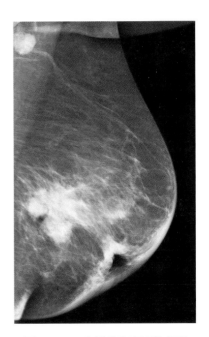

图 9-1-24　左侧乳腺癌 X 线表现

左侧乳头后方不规则肿块,牵拉乳头使其内陷,乳晕区皮肤增厚。病理:浸润性乳腺癌,非特殊型

淋巴结的增大与否。然而,X 线上确定腋窝淋巴结有无转移仍相当困难,一般认为,>2cm 且无脂肪成分,即提示有转移可能,但小的淋巴结亦不能完全除外已有镜下转移的可能,最终须依赖切检后的病理检查。B 超、CT、MRI,特别是 PET/CT,对诊断淋巴结转移要优于乳腺 X 线检查。恶性肿瘤细胞经输入淋巴管进入淋巴结的包膜下窦状隙,瘤栓在该处

繁衍,最后破坏窦状隙及邻近淋巴组织并引起纤维组织增生反应。因此,转移的淋巴结除增大外,X线上的密度亦会相应增高(图9-1-25)。

腋窝淋巴结增大亦可见于某些良性病变,如结节病、结核及类风湿关节炎等。除乳腺癌外,另有一些恶性肿瘤亦可有腋窝淋巴结增大,如淋巴瘤、白血病及其他部位恶性肿瘤转移至腋窝淋巴结等。

9. 癌灶周围改变　因癌细胞的直接四周浸润、扩展,癌周的不规则纤维增生反应,以及癌周的炎性反应和水肿等因素,可造成病灶周围的乳腺小梁增密、增粗及不规则走行,或呈模糊浸润,或出现不等宽度的透亮"水肿环"。上述改变可局限于病灶的某一周边,或累及全周(图9-1-26)。

10. 血运增加　血运增加在X线片上的表现有三种形式:患乳血管直径(通常为静脉)较健侧明显增粗;病灶周围出现多数细小血管丛;病灶区出现粗大的肿瘤引流静脉。

血运增加征象多出现在中、晚期的乳腺癌中。若不合并其他异常,则此征象亦常无重大临床意义,通常系哺乳期惯用该侧乳房哺乳所致,或系乳房加压摄片时两侧压力不均造成。Dodd曾根据两侧乳房最粗血管(一般为静脉)直径的比率(静脉直径比率,venous diameter ratio,VDR)来鉴别良、恶病变。凡VDR在1∶1.4以上者,即认为系恶性病变,正确率达75%,对早期病例无多大的诊断价值(图9-1-27)。

有无血运增加对预后有一定参考价值。有血运增加者代表癌细胞分化差,易发生转移。有人统计,有、无血运增加的5年生存率分别为11%及67%。

11. 特殊造影表现　乳导管造影对某些乳腺癌的诊断和鉴别诊断有一定帮助,特别当病人有自发性乳头溢液时。乳腺癌在导管造影片上可表现为乳导管轻度扩张并扭曲,当导管行至癌灶附近时突然中断,断端不整齐;或导管在病灶处呈断续显影,缺乏正常分支,管壁则显示僵硬。有时肿瘤侵蚀导管,导致造影剂溢入肿块内或间质内。有些病例表现为导管分支分布紊乱,多系纤维牵拉所致,管腔则呈不规则狭窄,或有不规则的充盈缺损,管壁僵直。癌周的纤维组织增生反应亦可造成病变区附近的中、小导管扭曲、狭窄与变形。因乳导管,特别是3、4级分支导管,比较细小,观察时须用放大镜仔细搜索,易遗漏微小的变化,或直接施用1.5~1.7倍的放大摄影(图9-1-28~图9-1-32)。

血管造影对乳腺癌的诊断亦可有一定帮助,它可采用经肱动脉或内乳动脉插管法注入造影剂,但

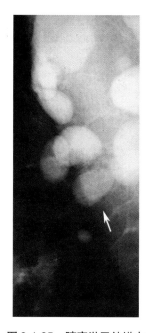

图9-1-25　腋窝淋巴结增大

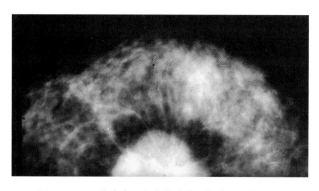

图9-1-26　乳腺癌,分叶状肿块,水肿环宽窄不一

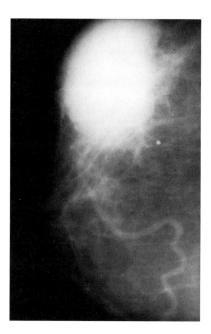

图9-1-27　乳腺癌,肿物血运丰富,血管扩张、迂曲

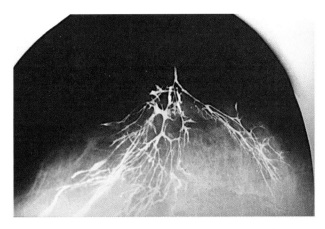

图 9-1-28　早期乳腺癌,导管局限狭窄、扭曲、变形

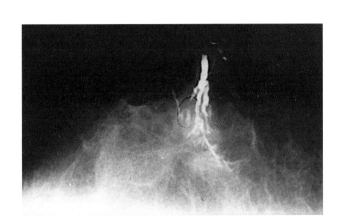

图 9-1-29　早期乳腺癌,导管中断、破坏

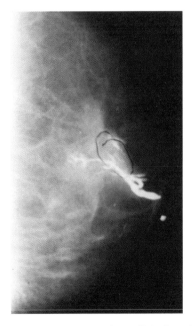

图 9-1-30　早期乳腺癌,导管断续显影

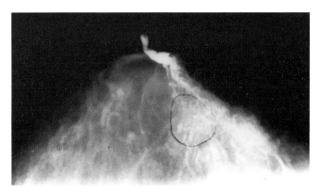

图 9-1-31　早期乳腺癌,导管分支分布紊乱,管壁僵硬

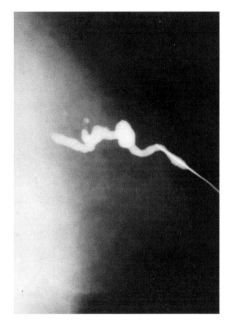

图 9-1-32　乳腺癌,导管扩张、迂曲、梗阻,管壁僵硬,无分支导管显影

世。乳腺恶性肿瘤的血管造影征象包括:肿瘤的造影剂涂染和 / 或造影剂池;局部血运增加,血管增多,管径增粗;出现肿瘤性病理血管;血管扭曲、走行紊乱、移位和 / 或轮廓不规则;局部血液循环加速,出现动静脉瘘等。

(李二妮　周纯武)

第二节　乳腺导管原位癌

【概述】

乳腺导管原位癌(ductal carcinoma in situ,DCIS),又称导管内癌(intraductal carcinoma),是指乳腺导管上皮细胞的恶性增生,但局限于导管的基底膜内,未侵犯间质。随着对乳腺原位癌认识的逐步深入和乳腺 X 线筛查的广泛应用,导管原位癌的发现率

术式有一定难度,且属创伤性检查,很少被采用。曾有人采用 DSA 检查,操作简便,有一定效果。GE 公司曾展示乳腺专用 DSA 设备样机,可显示出 100μm 直径乳腺内肿瘤供血动脉,但至今未见有商用机问

明显上升。在乳腺 X 线筛查推广之前，导管原位癌被认为比较少见，约占全部乳腺癌的 5%；乳腺 X 线筛查开展后，导管原位癌的发生率上升至乳腺恶性肿瘤总数的 30%。导管原位癌经过一段时间可发展为浸润性癌，但不是所有病例都会发展成浸润性癌。DCIS 的死亡率低，预后好，因此早期检出十分重要。

【临床及病理特点】

病人常无任何临床症状和体征，约 85% 的病例通过乳腺 X 线摄影检查发现，仅有近 10% 的病人有临床症状，5% 因其他病变偶然在手术标本中发现。与 DCIS 相关的临床症状有：①触及肿块，边界不清，大小 0.5～9cm（中位 2.5cm），与皮肤无粘连。②乳头溢液，其中约 70% 为血性溢液。③乳头糜烂（Paget 病）。约 1/4 病例伴有乳腺疼痛、不适。

大多数导管原位癌在肉眼及触摸下难以觉察癌灶所在，需在 X 线片及大标本 X 线摄影的引导下进行切片检查。组织学上依据细胞核的异型程度、管腔内钙化、核分裂象和钙化，将 DCIS 分为 3 级，常有不同级别 DCIS 混合存在。①低级别 DCIS：由小的单一性细胞组成，生长方式呈拱形、微乳头、筛状或实性，细胞核大小一致，染色质均匀，核仁不明显，核分裂象罕见；微钙化常常呈砂粒体型；不出现坏死和粉刺样物质。②中级别 DCIS：细胞形态类似于低级别 DCIS，形成实性、筛状或微乳头状结构，但有些导管内有坏死。无定形或片状微钙化的分布于低级别 DCIS 相似，或兼具低级别和高级别 DCIS 两者的特点。③高级别 DCIS：由高度异型的单层细胞增生组成，形成微乳头状、筛状或实性结构，核呈高级别改变，明显多形性，极向差，染色质粗、不规则，核仁明显。常见核分裂象。特征性改变为粉刺样坏死，无定形微小钙化常见。

导管原位癌的累及范围对治疗和预后均有明显影响。X 线片上估算的病灶大小比组织学上"真正的"病变大小平均要低估 1～2cm。

DCIS 在乳腺分布一般为非多中心性，多中心是指肿瘤累及两个或更多远离的区域，其间有 5cm 的正常乳腺组织。当 DCIS 在乳腺 X 线片上诊断为多灶性癌时，通过组织学检查发现，导管原位癌呈节段状分布，两个癌灶之间有微小钙化连接，由于钙化颗粒太小，X 线片上无法看到，造成多灶性癌的假象。一般分化差的导管原位癌显示明显的连续性生长；而分化好的导管原位癌与之相反，可表现为非连续性分布，形成多灶性或多中心性癌。

【影像学表现】

（一）乳腺 X 线摄影

乳腺 X 线摄影是检出导管原位癌最重要的方法，大多数导管原位癌可通过 X 线检查发现。导管原位癌最常见的 X 线表现为单纯钙化，约占 74%～80%；约 10%～20% 的 DCIS 病人 X 线仅表现单纯肿块、非对称致密影、结构扭曲等，不伴钙化。约 6% 的 DCIS 在 X 线片上可无阳性发现。

1. 钙化 DCIS　导管原位癌的钙化典型表现为细小、细线样、不连续及直径小于 0.5mm 的分支状钙化（图 9-2-1～图 9-2-3），提示这些钙化是在被肿瘤不规则侵蚀的导管内或为导管系统铸形钙化。乳腺内钙化是由于 DCIS 中央发生不规则坏死，引起钙盐在导管内沉积，或者由于肿瘤细胞分泌而形成。与高分化 DCIS（非粉刺型）相关的钙化通常为层状结晶型，类似于砂粒体，X 线上可呈现为颗粒状、模糊、不定形或不明显的小颗粒状，大小不等，形状不同。与低分化 DCIS（粉刺型）相关的钙化组织学上通常为肿瘤坏死区的无定形钙化，X 线上则可能稍大、粗糙，呈不连续的细线状、分支状或粗颗粒状。但这些钙化特征对鉴别非粉刺型和粉刺型 DCIS 并不可靠。

导管原位癌钙化的另一特点是其分布，它们通常呈导管样、段样或集群样分布（图 9-2-1～图 9-2-3）。如累及大乳导管，则表现为钙化沿乳导管向乳头方向延伸分布；如累及较小导管系统，则呈小叶间或小叶内小导管分支形分布。粉刺型中，钙化的范围与癌灶的实际大小相当；而非粉刺型中，钙化所提示的癌灶的范围，在 80%～85% 的病例中比癌灶的实际大小要小 2cm。

2. 非钙化 DCIS　导管原位癌中软组织的异常包括由病变导管周围的肿瘤细胞或伴有炎症、水肿及纤维化形成的实性肿块，不对称致密，扩张的乳晕后导管，边缘模糊的圆形肿瘤，结构扭曲以及进行性致密等。对于无钙化表现的 DCIS，X 线摄影检出率依乳腺纤维腺体类型不同而有所不同，发生在致密型及不均匀致密型乳腺中的病变检出率较低。一组基于数字乳腺断层融合 X 线摄影（DBT）的研究显示，DBT 对非钙化 DCIS 的检出率要高于常规二维 X 线摄影。一半以上表现为肿块，形态多不规则，边缘模糊、毛刺边缘较多见。非肿块病变表现为结构扭曲或非对称致密。

（二）乳腺超声

由于 DCIS 不成块趋势及少血供特征，超声诊断

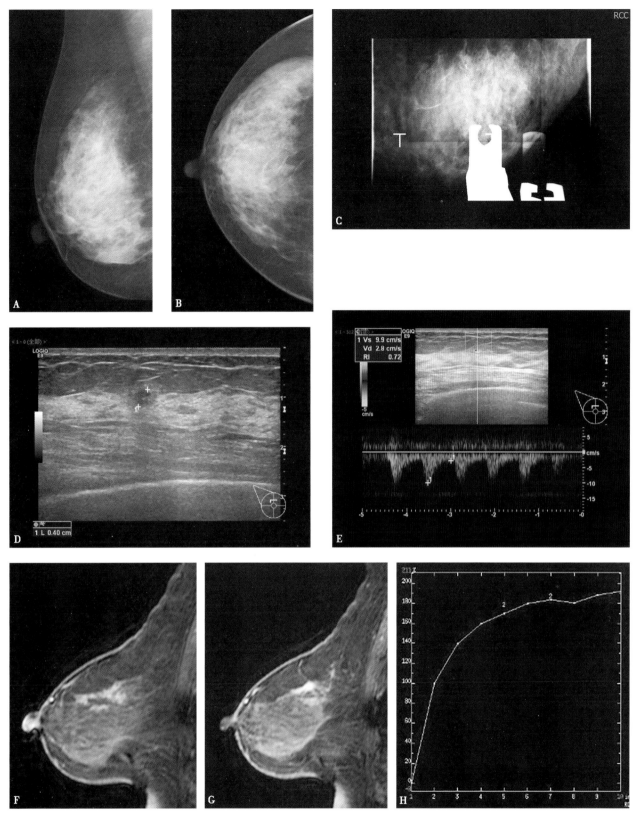

图 9-2-1　右侧乳腺导管原位癌

乳腺 X 线摄影：A. 内外斜位；B. 上下位；C. X 线立体定位。右侧乳腺外上象限多发细线分支样钙化，呈线样、段样分布。乳腺超声：D. 右侧乳腺二维超声图；E. 右侧乳腺超声血流图。超声见右侧乳腺外上象限小结节，CDFI 探及血流信号。超声表现无特异性，建议进一步检查。乳腺 MRI：F、G. 右侧乳腺矢状面动态增强早期图像（2min）。显示右侧乳腺外上象限非肿块强化，呈段样分布，内见结节状、集簇状强化。H. 右乳病变时间 - 信号强度曲线。病变持续强化，动态增强曲线呈流入型。术后病理：高级别 DCIS

DCIS 的敏感性低。DCIS 的二维超声表现包括：肿块、导管扩张、单纯微钙化、片状低回声等（图9-2-3）。采用高频超声和弹性成像可以检出密集的成簇微小钙化，但远不及乳腺 X 线摄影敏感。非钙化 DCIS 表现为肿块时，超声多表现为形态不规则、边界不清、纵横比小于 1 的低回声结节。对于表现为非肿块的病变，是超声诊断的难点。常常可仅见导管扩张、内壁不光滑或导管内低回声结节、腺体局部回声减低、结构紊乱等，这些表现缺乏特征，超声难以与其他良性病变鉴别（图9-2-1）。

由于超声对微小钙化的检出不如 X 线摄影敏感，而对于非钙化 DCIS 部分缺乏影像特征，超声对 DCIS 容易漏诊和误诊。

（三）乳腺 MRI

动态增强乳腺 MRI 对检出 DCIS 具有高敏感性，虽然 MRI 检查不能直接显示乳腺癌的微小钙化，但可显示肿瘤组织的情况。动态增强 MRI 扫描可显示其形态学、内部信号特征、强化特点等。DCIS 的特征性 MRI 增强表现为导管样、段样分布的非肿块强化，强化特征多为簇环状、集簇状（图9-2-1、图9-2-2、图9-2-4）。我们对 97 例 100 个单纯 DCIS 病灶的 MRI 表现分析显示，约 83% 的 DCIS 表现为非肿块强化，其中段样强化最常见（58%）（图9-2-4），其次为沿导管分布的线样强化（11%）（图9-2-2）。强化形态以簇环状、集簇状强化最多见（43%），其次为不均匀强化。约 14% DCIS 病灶 MRI 表现为肿块，多为边缘

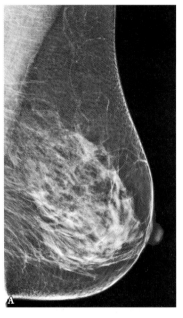
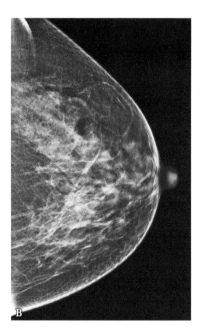
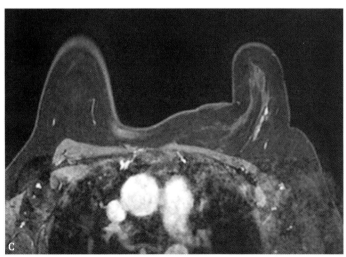
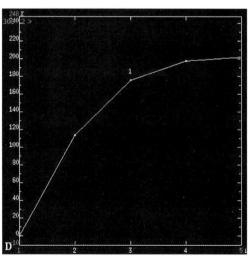

图 9-2-2　左侧乳腺导管原位癌

乳腺 X 线摄影：A. 内外斜位；B. 上下位。左侧乳腺外上象限多发细线分支样钙化，呈线样分布。MRI：C. 左侧乳腺横断面动态增强早期图像（2min）。显示左侧乳腺外上象限非肿块强化，呈线样分布。D. 左乳病变时间 - 信号强度曲线。病变持续强化，动态增强曲线呈流入型。

术后病理：中低级别 DCIS

光滑、不均匀强化的圆形肿块。

对 DCIS 形态学特征评价的诊断价值要明显大于动态增强时间 - 信号强度曲线（TIC）评价，其时间 - 信号强度曲线无特征性，三种类型均可见。DCIS 的 TIC 曲线主要为平台型和流出型，其中非肿块型强化病变 TIC 曲线平台型最多见，而肿块型病变更倾向于流出型。

平扫 MRI 对发现 DCIS 价值不大，T₂WI 上 DCIS 病灶可表现为段样或导管样高信号。导管原位癌多由 X 线检出，但 MRI 检出 DCIS 敏感性在一定程度上高于单纯的 X 线检查，两者联合诊断，可以提高诊断准确性。Kuhl 报道术前 X 线摄影检查诊断了 167 例 DCIS 中的 93 例（56%），MRI 诊断了其中的 153 例（92%），在 89 例高级别 DCIS 中，X 线摄影漏诊 43 例（48%），但这些病灶均由 MRI 正确诊断，二者相比较，MRI 发现了 89 例中的 87 例（98%），2 例漏诊的病例 X 线正确诊断。MRI 对 DCIS 诊断的另一个价值是对病变范围的评估，其准确性要优于乳腺 X 线摄影，从而降低切缘阳性率。

【诊断要点】

1. 大多数乳腺导管原位癌病人无症状，仅依靠影像学发现、诊断。

2. 乳腺 X 线摄影是检出导管原位癌的主要方法，特征性表现为细线状、分支状、细小多形性钙化，沿导管走行呈线样、段样分布，或呈簇群状分布

3. 超声诊断导管原位癌的敏感性低，主要表现包括：肿块、导管扩张、单纯微钙化、片状低回声等。超声对非钙化 DCIS 的检出要优于乳腺 X 线摄影。

4. 导管原位癌特征性的 MRI 表现为段样和导管样分布的簇环状、集簇状强化。

【鉴别诊断】

1. **导管非典型增生** 乳腺导管非典型增生在 X 线上主要特征是钙化、非对称型致密影、局部结构扭曲、结节或肿块。微钙化伴或不伴肿块是不典型增生最常见的 X 线表现，部分病灶内可见杆状钙化，与恶性病变鉴别困难。

2. **硬化性腺病** 是一种常见的良性增生性疾病，约一半以上硬化性腺病可出现钙化，多表现为成簇分布的无定形或圆点状钙化，有时与导管内癌不易鉴别；二者 MRI 表现重叠亦较多，鉴别诊断亦较困难，与 DCIS 段样、导管样强化为主要特征相比，腺病以区域性强化、弥漫性强化更多见；最终确诊有赖于病理诊断。

3. **导管内乳头状瘤** 周围型导管内乳头状瘤最常表现为圆形、卵圆形边界清晰肿块，少数表现为边缘模糊或部分边界被遮蔽，可伴有钙化，偶伴簇

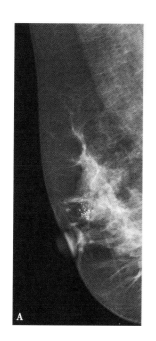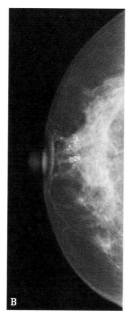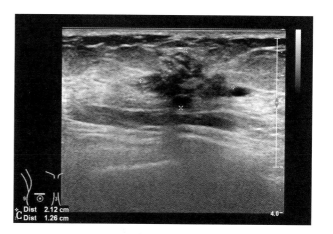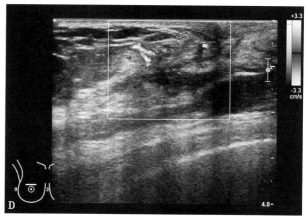

图 9-2-3 右侧乳腺导管原位癌

乳腺 X 线摄影：A. 内外斜位；B. 上下位。右侧乳腺乳晕周围见多发细线分支样、细小多形性钙化，呈簇群样分布。乳腺超声：C. 右侧乳腺二维超声图；D. 右侧乳腺超声血流图。显示右侧乳头上方片状低回声，形态不规则，边界尚清，内部回声不均匀，周边探及点状血流信号。

术后病理：高级别 DCIS，伴小灶间质浸润（<1mm）

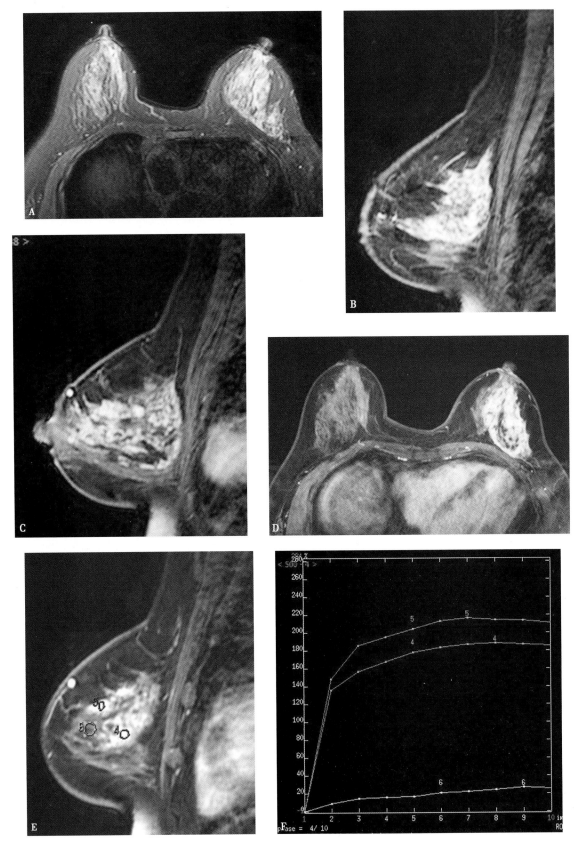

图 9-2-4　左侧乳腺导管原位癌

乳腺 MRI：A. 双侧乳腺横断面 T₂WI/FS。显示左侧乳腺上象限信号较对侧稍高；B、C. 左侧乳腺矢状面动态增强早期图像（2min）；D. 双侧乳腺横断面增强延迟期图像，显示左侧乳腺内上、外上象限非肿块强化，呈多区段分布，强化呈集簇状、簇环状；E、F. 左乳病变时间 - 信号强度曲线。病变早期强化，呈持续性强化，动态增强曲线呈平台型。

术后病理：高级别 DCIS

状钙化。MRI 上常见表现为位于乳头附近的明显强化的结节样病灶，边界较光整，以及沿导管走行多发小结节样及环形强化。

（李　静　周纯武）

第三节　乳腺小叶原位癌

小叶原位癌（lobular carcinoma in situ，LCIS），曾被命名为小叶非典型增生（atypical lobular hyperplasia，ALH）、小叶性肿瘤（lobular neoplasia，LN）。新版WHO 乳腺肿瘤分类提出了小叶上皮内瘤变（lobular intraepithelial neoplasia，LIN）的概念，并指出 ALH 和 LCIS 均属癌前病变，同时依据形态学改变和预后，将 LIN 分为 3 级，1 级相当于原来的 ALH，2 级相当于原来的 LCIS，3 级包括 LCIS 的坏死型、印戒细胞型、多形细胞型及大腺泡型等变异型，并常与浸润性癌相伴。然而，至今多数学者仍习惯沿用小叶原位癌这一名称。

【概述】

乳腺小叶原位癌比较少见。国内报道，它约占全部乳腺癌的 0.13%（14/10 855，天津医科大学附属肿瘤医院）至 1.5%。在国外则较为常见，一般占全部乳腺癌的 0.5%～12.3%。据美国纽约纪念医院统计，LCIS 占全部非浸润性乳腺癌的 50%。

LCIS 绝大多数发生在绝经前妇女。男性乳房因无乳腺小叶结构，故未见有发生此病的报道。Haagensen 报道 210 例小叶原位癌，55 岁以前占 90%，高峰年龄组在 45～54 岁。LCIS 具有多中心和双侧性特点，且累及范围较广，常达 1 个象限以上，外上象限是它的好发部位。据 Rosen、Pope 报道，LCIS 70% 多中心发病，约 30% 两侧乳腺发病。Hutter 报道，多中心发病者占 60%～90%。临床症状和体征常无特征性表现。大多数病人无任何自觉不适，仅少数可有轻度疼痛或乳头溢液。一般无可触及的肿块，但可有局部增厚。多数病例是因其他乳腺病变行乳腺活检时被意外发现，也有在乳腺癌切除标本中发现合并有小叶原位癌。

对于小叶原位癌的潜在恶性度的概念尚存在一些不同看法。有的认为，它可长期维持原状，不一定发展为浸润性癌，有时还在绝经后自行消退，对其潜在恶性度的估计比较乐观，治疗上采取保守、随访观察。但多数学者通过大量随访观察表明，小叶原位癌与浸润性癌有较密切关联，不能低估它的潜在恶性度。Mc Divitt 随访 50 例仅进行局部切

除的小叶原位癌，5 年后 8%、10 年后 15%、15 年后 27%、20 年后 35% 发展为浸润性小叶癌。长期随访还表明，小叶原位癌病人一生中至少有 25%～30% 发展成浸润性小叶癌或导管癌，比一般妇女浸润性癌的发病率高出 10～12 倍。

总之，LCIS 发展为浸润性癌的风险相对较小，具有癌变间期长、双侧乳房、多个象限发病的特点。LCIS 是一种值得重视的癌前病变，对 LCIS 治疗需要更有效而确切的方法。对于拟行保乳手术的病人，术前必须行乳腺 X 线检查。在乳腺 X 线检查中发现有钙化、肿块、结构紊乱后，进行针穿活检（包括空芯针穿刺以及真空辅助穿刺活检）或开放活检，多数可被诊断。如穿刺活检提示为 LCIS，需行开放活检以除外 DCIS 和浸润性癌。因筛查发现钙化而进行针穿活检，如单条穿刺组织中发现的普通型 LCIS 仅累及小于 4 个 TDLU，则可进行常规的影像学随访，而不行开放活检。LCIS 亦有因其他乳房病变进行手术活检时而发现者。空芯针穿刺活检发现非典型小叶增生和 LCIS 后行病灶切除活检是目前多数研究结果的共识，其主要目的是最大限度地降低 DCIS 和浸润性癌的共存风险。多形性 LCIS 可能有与 DCIS 相似的生物学行为，临床医师可以考虑病灶完整切除和切缘阴性，但这样保证切缘阴性的手术其有效性仍缺乏临床数据。LCIS 与浸润性乳腺癌或 DCIS 并存并非保乳的禁忌，肿瘤切缘检出 LCIS 时，通过广泛局部切除以获得阴性切缘仍缺乏依据。非手术治疗：病人病灶切除后，如果没有合并其他癌变，可以考虑观察，不推荐放射治疗。基于年龄、家族史、药物史和生育史等因素，部分 LCIS 病人可考虑药物预防性治疗。对于具有乳腺癌高危因素的女性来说，预防性双乳切除术可降低 90%～95% 的乳腺癌发病风险。LCIS 作为乳腺癌的其中一项高危因素，可以结合病人的其他危险因素，如家族史、乳腺癌易感基因 1/2（BRCA1/2）基因突变等行预防性双乳切除。小叶原位癌经较为彻底的手术治疗后甚少复发。但是如伴有其他类型乳腺癌时，其预后依所伴随的乳腺癌类型而定。

【病理特点】

病理检查是诊断小叶原位癌的唯一可靠手段。肉眼下，小叶原位癌无任何可识别的特征，通常瘤块很小，呈圆形，境界不清，切面呈粉红色或半透明颗粒状，按压有轻微硬感，有时可触到坚硬的颗粒状钙化。然而，在不少的情况下，肉眼和触摸都找不到瘤灶所在处。

镜检见受累小叶均匀增大，小叶导管和腺泡扩张增粗，腔内充满无极性癌细胞，形成许多较规则的小圆形癌细胞团。其外绕有完整的基底膜。多数学者赞同 Page 对小叶原位癌的诊断标准，即必须完全具备以下 3 条：①小叶单位内的癌细胞为单一的、具备明显特征性的细胞群；②小叶的全部末端小管必须被癌细胞充满，细胞团内无散在的细胞间空腔；③至少一半的小叶单位末端小管胀大或变形。通常需多处取材连续切片才能发现病变。

【影像学表现】

近半数病例因病灶小，密度较低，虽有小叶增大，但仍保持其正常外形，故 X 线片上很难清晰显示而无任何阳性发现。另半数在 X 线片上可能见到如下改变：

1. 钙化 钙化是小叶原位癌中最常见的阳性 X 线征象，其发生率据 Sonnenfeld 的报道为 76%，我们的病例中占 70%（7/10）。1966 年 Snyder 报道 27 例 37 个乳房的 LCIS X 线表现，发现多数可有簇状微小钙化和线状分支钙化，这些钙化的直径通常小于 0.5mm，亦可出现在未被累及的相邻小叶内。1969 年 Hutter 继续追踪了 Snyder 的 27 例和另外 31 例，发现其中 7 例的钙化数随时间推移而增多，且钙化较少发生在瘤灶内，更多是发生在癌灶附近的小叶

和导管内。多数病例表现为单簇钙化，少数表现为散在分布的若干小的钙化丛。放大摄影有助于发现一些微小的钙化。

2. 肿块 小叶原位癌可形成肿块，但通常肿块较小，呈圆或卵圆形，境界不清，密度较淡，常被纤维腺体组织掩盖而无法显示，只有在脂肪背景上才隐约可见。导管造影时可见瘤块周围导管分支被挤压移位或有中断。

3. 局部高密度区 癌灶周围和小叶间纤维组织增生以及癌灶造成的小叶体积增大，可在 X 线片上形成轮廓模糊的局部致密影，常合并有钙化或结构扭曲。导管造影见导管分支变形，在高密度区或钙化灶边缘中断。

以上 X 线征象并非小叶原位癌所独有，只是提示有小叶原位癌的可能。实际上大多数小叶原位癌是因其他原因作乳腺活检时被意外发现的。X 线可指导活检部位。当术后标本无法明确瘤灶的确切部位时，标本 X 线摄片可指导病理取材。但应注意，它与管内癌不同，钙化常在癌旁区域而不是在癌巢内，此点在指导病理取材时须予以重视。只有临床、影像、病理三方密切合作，才能提高小叶原位癌的检出率和确诊率（图 9-3-1、图 9-3-2）。

此片做血管造影，显示灶周微血管正常（图 9-3-2）。

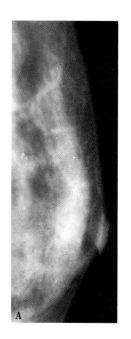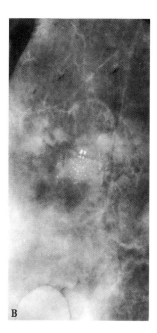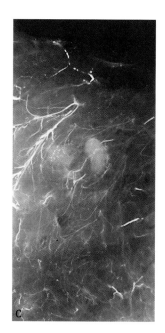

图 9-3-1 多中心小叶原位癌

A. X 线平片，左乳外上象限见一丛钙化，上方三粒钙化较大，余钙化十分微小，借助放大镜方可见到，密集成堆；B. 全乳标本平铺 X 线照片，除三粒较大钙化外，微小钙化点成倍增多，更加密集，并见新的钙化区；钙化灶外上部见 0.4cm×0.5cm 两个块影；C. 标本水平连续切片 X 线照片，三个较大钙化灶被切除外，显示部分钙化灶和另两个小灶，镜检均为小叶原位癌

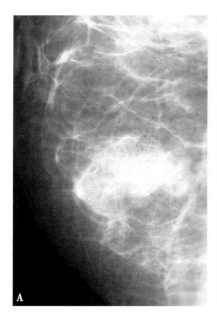
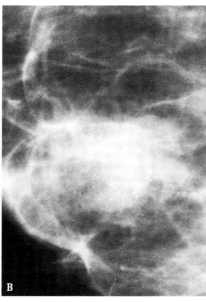
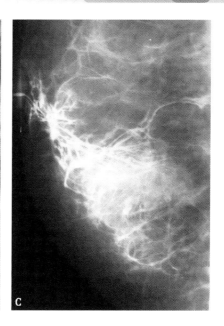

图 9-3-2 小叶原位癌

A. X线平片，右乳外下部见一局部高密度区，其中成簇分布微小钙化，附近纹理结构紊乱；B. X线放大照片，钙点明显增加，呈不规则圆形；C. 导管造影照片，导管走行紊乱，在钙化灶边缘中断

（张仁知　周纯武）

第四节　乳腺浸润性导管癌（非特殊型）

浸润性导管癌（非特殊型）是最常见的乳腺癌病理类型，约占乳腺癌的 65%～80%。但因为肿瘤缺乏特定的组织学特征，不能像小叶癌或小管癌一样作为特殊组织学类型进行分类。浸润性导管癌（非特殊型）影像表现多样并缺乏特征性。由于部分浸润性导管癌是从导管原位癌发展而来，所以以两者在影像表现上有相似性，但由于浸润性导管癌在间质中有广泛的肿瘤细胞浸润，相应的也会在肿瘤细胞周围间质中形成不同的改变，因此在影像上其征象要比导管原位癌丰富得多。

【概述】

高峰发病年龄在 45 岁以后。触及肿块为临床最常见特征，肿块常不光整，可与胸壁或皮肤粘连。或者局部有增厚感，有些为乳头溢血。

【病理特点】

根据腺管形成，细胞核大小、形状、染色质规则与否，以及染色质增多和核分裂象情况，将浸润性导管癌分成Ⅰ、Ⅱ、Ⅲ级。

【影像学表现】

浸润性导管癌影像表现最多样，涵盖了所有的恶性征象，而且表现相对较明显。但对于小病灶和致密型乳腺者，X线有一定的漏检率。

X线表现：各种乳腺癌的 X 线征象，如肿块、肿块伴钙化、单纯钙化、结构扭曲均可出现。单纯肿块最为常见（图 9-4-1），肿块伴钙化其次（图 9-4-2）（钙化一般多于 10 枚，范围大于 3cm），单纯钙化和结构扭曲也可为浸润性导管癌的一种征象。对 X 线显示较典型的恶性征象，包括浸润性边缘、星芒状边缘和小分叶边缘的肿块，多形性的钙化，结构扭曲一般首先考虑是浸润性导管癌。

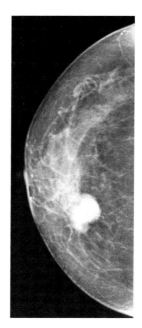

图 9-4-1　右乳内侧浸润性导管癌呈分叶形高密度肿块，边缘浸润

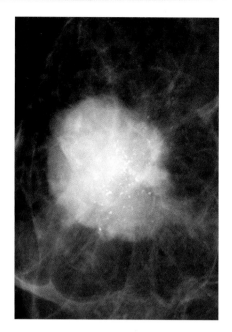

图 9-4-2 右乳外上象限浸润性导管癌,肿块呈卵圆形高密度,边缘浸润,部分边缘呈星芒状,肿块内见多发多形性钙化

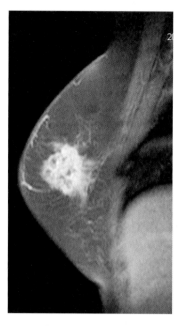

图 9-4-3 右乳外侧浸润性导管癌,类圆形肿块样强化灶,信号不均匀,部分区域呈环状强化,边缘呈小分叶和浸润状改变

MRI 表现:肿块样强化多于非肿块样强化(81% vs 19%)。肿块样强化在 T_1WI 和 T_2WI 上有时可显示,在 T_1 上为等信号,T_2 上多为略高或等信号。但非肿块样强化病灶在平扫上多不显示。所以 MRI 上分析乳腺病灶以增强扫描为主。强化的肿块多呈圆形或卵圆形,边缘多不规则或呈星芒状,内部信号可以均匀或不均匀,部分肿瘤表现为不规则环状强化的典型恶性表现(图 9-4-3)。边缘光整或大部分边缘光整的肿块需高度重视,边缘大部分光整但有条状或结节状突起的病灶多为恶性;边缘完全光整则良恶性各占一半,此时如果病灶的内部强化不均匀或者为不规则环形强化则提示恶性,如果肿块内见低信号分隔则是良性病变(如纤维腺瘤)。动态增强曲线最常见是廓清型,但约有 40% 病灶可以显示为平台型,对此类病灶需进一步根据其形态、边缘和内部增强情况作出分析。

非肿块样强化病灶,导管原位癌占的比例较高,但浸润性导管癌也可以表现为非肿块样强化,对这类病变的分析集中在内部增强情况和强化的方式。一般来说,卵石样的块状强化和成簇的小环状强化往往提示恶性,而均匀性的强化和趋于一致的点簇状强化则是良性病变的表现。但在同样表现为非肿块强化的病灶中,要区别浸润性导管癌和导管原位癌是比较困难的。另外,浸润性导管癌和导管原位癌常伴发,在增强 MRI 上可表现为肿块与非肿块样强化并存,表现为肿块样强化病灶周围的点状、条状或片状等各种形态的非肿块强化(图 9-4-4)。

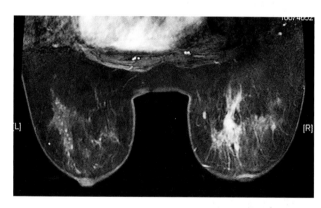

图 9-4-4 右乳内侧浸润性导管癌伴周围导管原位癌
片内同时显示了肿块样强化与非肿块强化,中央的小结节样强化改变为浸润性导管癌,其前缘和后缘见较多小灶性非肿块强化灶为导管原位癌

(李瑞敏 顾雅佳)

第五节 乳腺浸润性小叶癌

【概述】

浸润性小叶癌(infiltrating lobular carcinoma, ILC)与小叶原位癌之间存在一定的相关性。当小叶原位癌中癌细胞突破基底膜向间质内浸润生长时,即称为浸润性小叶癌。WHO 乳腺肿瘤组织学新分类中,浸润性小叶癌定义为:通常与小叶原位癌伴发的浸润性肿瘤,由纤维间质中散在分布的独立细胞和呈单线状分布的细胞组成。

浸润性小叶癌比较少见,国外报道约占乳腺浸

润性癌的 5%～15%。国内报道发生率在 5.71%～
9.13%。天津医科大学肿瘤医院 1954 年至 2004 年
12 月共诊治 440 例浸润性小叶癌,占同期乳腺癌
(17 029 例)的 2.58%,低于国外的报道。

【临床及病理特点】

病人年龄在 31～76 岁,中位年龄 47 岁,绝经期
前发病占 63.89%。临床上主要表现为可触及的肿
块,大小 0.6～10cm,<2cm 者占 28.70%,>5cm 者占
17.59%。肿块边界不清,活动度差,质地硬,部分与
周围组织、胸肌或表面皮肤有粘连。可出现皮肤凹
陷或乳头回缩,但无乳头溢液或皮肤水肿、破溃等。
与浸润性导管癌不同,ILC 的生长不引起成纤维反
应,因而在 ILC 发病早期触诊时往往不典型,有时
类似于正常或增生的腺体组织,易误诊漏诊,从而
延长病程。ILC 双侧乳腺发生的风险是浸润性导管
癌的 1.5 倍。

肉眼检查显示肿瘤形态不规则,可呈现为圆形、
多结节形、盘状不规则形或弥漫结节形,边界不清,
不具备特异的形态学特征。切面瘤组织呈灰白色,
放射状伸入周围组织,时见病灶与皮肤及乳头粘连。
根据 WHO(2012)乳腺肿瘤组织学分类进行分类,
ILC 分为经典型(最常见)、腺泡型、实性型、小管状
型、多形性及混合型。经典型中瘤细胞常呈单个散
在、弥漫浸润于乳腺小叶外的纤维间质中,或呈单
行线状排列,亦可围绕乳腺导管呈同心圆样靶环状
排列。癌细胞体积较小,均匀一致,彼此之间缺乏
黏附性。

浸润性小叶癌也可表现为经典型与其他一种或
几种变异型同时存在。此外,大约 5% 浸润性乳腺
癌中,存在导管、小叶的双重分化。Gal 报道 445 例
浸润性小叶癌中,75% 为单纯型,即癌灶成分 100%
为小叶癌,包括小叶原位癌;25% 为混合型,即癌灶
内伴有各型导管癌成分。

【影像学表现】

1. 乳腺 X 线摄影　大多数浸润性小叶癌在 X
线片上可有阳性发现,所见的异常表现包括不对称
致密、结构扭曲、肿块及钙化等。但约有 20% 病例
X 线片上呈阴性,特别是早期,由于肿瘤的密度较
低而被纤维腺体组织掩盖,或癌灶呈浸润性生长而
不形成肿块,被误认为正常腺体结构。此外,应特
别注意,浸润性小叶癌中有 20%～59% 为双侧乳腺
发病,42%～70% 为多中心性,故在疑为浸润性小叶
癌时,应仔细观察对侧乳腺和搜索有无第二个癌灶。

部分 ILC 癌灶呈浸润性生长而不形成肿块,造
成局部高密度区,密度略高于邻近组织,双乳对比
下呈现为不对称致密区。据 Brem 报道,约 59% ILC
表现为不对称致密。此高密度区以中央的密度略
高,向四周逐渐变淡,无明确的病变境界。乳导管
造影可发现邻近的导管分支向致密区牵拉移位,或
在高密度边缘的导管显影中断。

ILC 钙化的发生率约在 24%～32%,某些病例
钙化可为它的唯一阳性表现。钙化多呈圆形、多形
性或细小线状,较密集。放大摄影可较清晰观察到
一些微小钙化。在标本切片的 X 线片上可见钙化的
范围和数目均明显增大和增多。

结构扭曲可为浸润性小叶癌的早期或仅有的表
现之一,发生率约 20%,多由导管扭曲、变形所致。
导管造影可清晰显示结构扭曲、变形的导管相,见
导管有的扩张拉直,有的扭曲变细,有的被牵拉移
位。顺导管被牵拉方向,可判断隐性癌灶的位置。

X 线上表现有肿块的 ILC 并不多见,仅有 23%
左右。多数肿块呈星芒状,带有毛刺,少数表现为
圆形肿块。

浸润性小叶癌是 X 线片上诊断最为困难的一
种,特别是在早期。虽然它少数可表现为带毛刺的
肿块,但多数表现为在致密乳腺组织区域的进行性
致密,既无肿块形成,亦无结构扭曲或钙化,历经
1～2 年,临床出现明显症状和体征后,X 线片上才呈
现出阳性表现。导管造影可较早发现导管中断和分
支导管被牵拉,帮助确定癌灶所在。标本血管造影
后大切片 X 线摄影可显示癌周有明显微血管增生,
并可衬托出瘤块。瘤块多呈多结节状,有的互相融
合,边缘不整,似花边状,呈膨胀性生长和大片浸润。
大多数学者同意,大多数 ILC 并不像浸润性导管癌
那样会形成 X 线上可见的中心性瘤块(图 9-5-1～
图 9-5-4)。

2. 乳腺超声　大部分小叶癌超声表现为典型恶
性肿瘤改变。①肿块形态多不规则,无明显包膜或
包膜不完整;②回声不均匀;③恶性晕征:表现为肿
块前侧壁不规则,厚薄不均的强回声包绕,病理基础
是癌细胞向周围组织的直接浸润;④纵横比大于 1,
病理基础是恶性肿瘤的生长常常脱离正常组织而导
致前后径增大;⑤后方回声衰减;⑥肿块范围超出
腺体层,突入脂肪层,或乳腺后间隙变薄或消失,肌
筋膜连续性破坏;⑦淋巴结转移,表现为腋窝淋巴
结肿大,内部呈低回声,近似球形;⑧可检出血流信
号,显示为高速高阻型动脉血流频谱(图 9-5-5)。

3. 乳腺 MRI　与 X 线和超声对比,尽管 MRI 过

度评估 20% 的 ILC 病灶，但仍是目前评估 ILC 最好的方法。过度评估的主要原因是小叶原位癌的存在。术前 MRI 是 ILC 病灶的有效辅助检查手段，尤其是对致密型乳腺，能发现更多多灶性、多中心性病变，为确定手术方案提供参考。MRI 在多灶性、多中心性病变的检出及同侧、对侧乳房其他病灶的检出方面优于 X 线和超声，MRI 在评估病变范围上要优于临床及 X 线。动态增强 MRI 表现包括形态和动态强化方式两方面。形态上，文献报道 ILC 的肿块样强化病灶概率为 31%～95%，在这些肿块样强化的 ILC 病例中，最常见的是边缘毛刺状的不规则肿块，继而是非肿块强化。ILC 以多灶性、多中

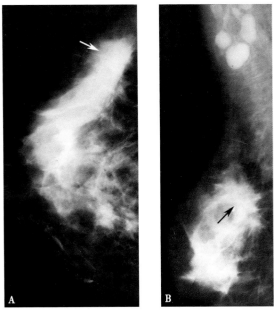

图 9-5-1 浸润性小叶癌
A. 局限性小梁结构紊乱、扭曲；B. 腋窝淋巴结肿大

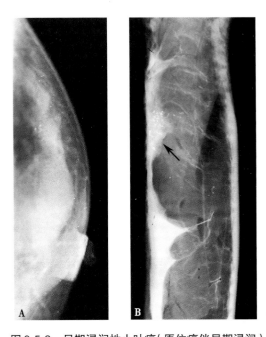

图 9-5-2 早期浸润性小叶癌（原位癌伴早期浸润）
A. X 线平片，右乳外上见一簇微小钙化，背景密度较低；
B. 标本切片 X 线片，钙化灶背景密度低于腺体，与平片对照，钙化灶扩大，钙点数目增多，更加密集，多呈不规则圆形

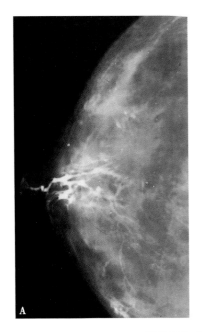
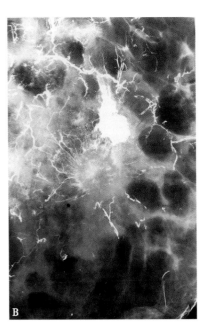

图 9-5-3 浸润性小叶癌
A. X 线平片未发现肿块，乳管造影，左乳外上象限导管分支向一低密度区牵引集中和中断，勾出瘤灶圆形轮廓。标本中 X 线平片未见到瘤灶。B. 标本血管造影，瘤灶边缘大量微血管增生，衬托出圆形瘤块

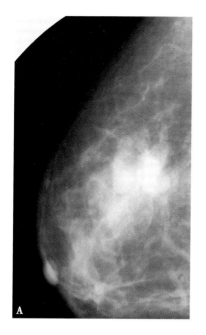
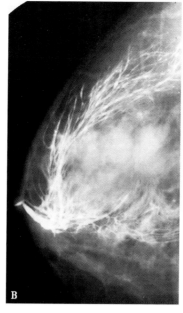
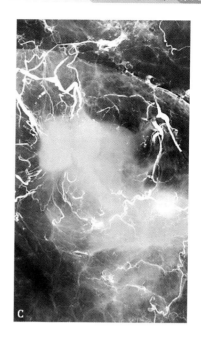

图 9-5-4　浸润性小叶癌

A．X 线平片，右乳外上象限见数个小球形灶堆成的多结节块影；B．导管造影，多结节肿块部分呈膨胀性生长，向外压挤导管；部分明显浸润，将导管拉向瘤体；C．标本 X 线片，瘤块部分界限清楚，部分浸润，边缘微血管增生

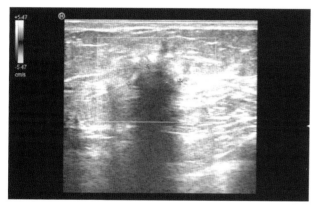

图 9-5-5　浸润性小叶癌

形状不规则，回声不均匀；纵横比大于 1；肿块范围超出腺体层；可检出少许血流信号

心性以及双侧性生长为特征，这主要与 ILC 弥漫的生长方式有关。关于 ILC 的动态增强时间 - 信号强度曲线特征，各研究间存在一定的差异。Mann 等认为大多数浸润性乳腺癌表现为经典的快速强化和流出型曲线，与之不同的是，ILC 表现出达峰时间较晚的趋势，并且延迟期流出型也只见于少数病例。Aude 等对 15 例 ILC 研究发现，流出型曲线见于 32% 的病例。Caramella 等指出，约 37% 的 ILC 延迟期表现为持续强化。而 Kim 等对 27 例 ILC 的动态增强特征分析显示，96.1% 的病例时间 - 信号强度曲线早期快速强化，73.0% 的病例延迟期表现为流出型（图 9-5-6）。

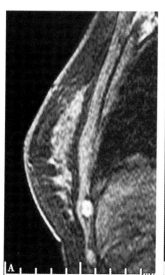
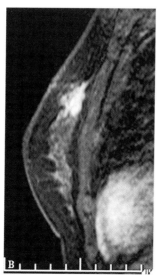
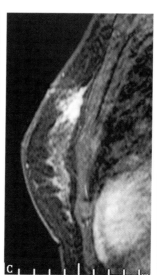
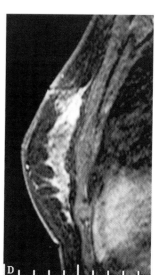

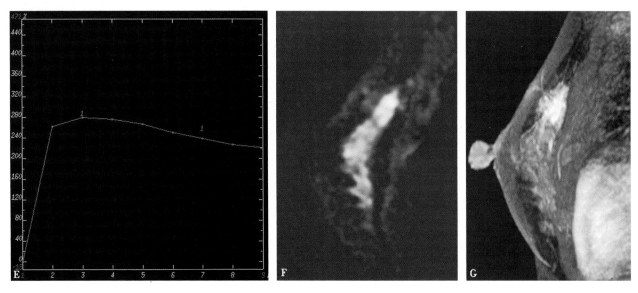

图 9-5-6 左乳浸润性小叶癌 MRI 检查

A. MRI 平扫；B～D. MRI 动态增强后 1min、2min、8min；E. 动态增强后病灶时间 - 信号强度曲线图；F. DWI 图；G. MIP 图。左乳浸润性小叶癌超声横切面 MRI 上，病变在 T_1WI 上呈较低信号，T_2WI 上呈较高信号，边界不清，动态增强后病变呈明显不均匀强化，在 DWI 图上呈高信号，ADC 值减低

【诊断要点】

1. ILC 的 X 线表现呈现多样化，如：不对称致密、结构扭曲、肿块及钙化，甚至由于病变不明显及腺体致密掩盖病灶而呈现假阴性。

2. ILC 的超声诊断要点如下：形态不规则；回声不均匀；恶性晕征；纵横比大于 1；肿块范围超出腺体层；可检出血流信号；后方衰减；淋巴结转移。

3. MRI 在评估 ILC 病变范围上具有优势，而且可以发现多灶性、多中心性病灶甚至双乳病灶，影响临床决策。

【鉴别诊断】

浸润性导管癌 浸润性导管癌的发生率明显高于 ILC。ILC 和浸润性导管癌往往都具备典型恶性肿瘤的影像学表现，鉴别诊断困难，但是浸润性导管癌钙化的发生率明显高于 ILC 及浸润性导管癌钙化多为线样或节段样分布，而 ILC 钙化多呈区域性分布，有助于鉴别。

（曲 宁 高岿然 于 韬）

第六节 乳腺髓样癌

【概述】

2012 年《WHO 乳腺肿瘤组织学分类》中指出，伴有髓样特征的癌（carcinoma with medullary features），包括髓样癌（medullary carcinoma）、非典型髓样癌（atypical medullary carcinoma）及伴髓样特征的非特殊型浸润性癌（invasive carcinoma NST with medullary features）。乳腺髓样癌比较少见。1981 年天津医科大学肿瘤医院马淑资等报道 100 例，占同期 2 063 例乳腺癌中的 4.3%。Haagensen 报道 3 000 例乳腺癌中，髓样癌占 2.5%。天津医科大学肿瘤医院乳腺病理科资料显示，2003 年 1 月至 2006 年 6 月共诊治髓样癌 34 例，占同期 6 726 例乳腺癌的 0.51%。对髓样癌病理诊断标准的不统一是造成发病率差异的原因，多数报道，它占乳腺癌的 1%～7%。

【临床及病理特点】

病人年龄多在 40～59 岁，比一般乳腺癌的发病年龄要低。早期症状不明显，多以触到肿物来就诊，4% 可伴乳头溢液，个别伴有乳腺疼痛。就诊时，肿物多已较大，55.6% 直径≥5cm。肿块多位置较深，呈圆形，边界清楚，表面平滑，质软，有时有囊性感，移动性良好。肿块较大时可与皮肤粘连。

髓样癌的预后优于普通的浸润性导管癌，10 年生存率 50%～90%，这种明显的差异是由于对它的诊断标准不同所造成。髓样癌有 3 个以上腋窝淋巴结转移者，预后较差，与普通的浸润性导管癌无明显差别。然而，仅 10% 髓样癌有淋巴结转移。

肉眼下肿瘤多为圆形，边界清楚，切面呈褐色或灰色，质地较软，常见灶性坏死和出血。组织学上，髓样癌可分为典型和非典型两种。典型髓样癌应包括以下五点组织学特征：①合体状的癌细胞占所有癌细胞总量的 75% 以上；②缺乏腺管和小叶结构；③有大量或中等程度的间质内弥漫淋巴细胞浸润；④癌细胞呈圆形，胞质丰富，核分裂象多见，核异型明显或中等程度；⑤肿瘤边界清楚，癌巢周边见被推挤的纤维结缔组织。非典型髓样癌是指癌细胞呈明显的合体状排列，伴有其他2～3项形态学特征。

在遗传学中发现，髓样癌在*BRCA1*基因种系突变的人群中发病率较高。髓样癌中，*p53*基因突变率亦较高，39%～100%的髓样癌中可见体细胞突变，在61%～87%的髓样癌中存在该蛋白的积聚，而在普通的导管癌中，*p53*的突变率仅为25%～30%。

【影像学表现】

（一）乳腺X线摄影

髓样癌在X线上表现为圆形、卵圆形或分叶状肿块，境界清楚、锐利，尤其是较小肿块，可有假性包膜，少数肿块的部分边缘可显示模糊，或甚至出现细小毛刺。肿块的密度一般较高。小肿块的密度均匀；肿块较大时，因常有瘤内的灶性出血和坏死，使其密度不均，中央区密度常低于周边区。坏死灶中可出现钙化，但比较少见，钙化颗粒常比较粗大；如钙化发生在癌细胞中，则表现为微小多形性钙化。较大肿块可推挤周围乳腺小梁移位及表面皮肤隆起，但无皮肤侵犯，仅少数可造成皮肤增厚和粘连固着（图9-6-1～图9-6-5）。

乳导管造影可见导管在瘤体处中断和瘤周导管被挤压移位（图9-6-6）。

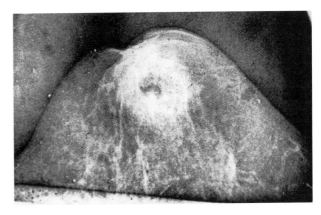

图9-6-2　髓样癌

乳头下局限浸润，内有坏死透亮区，乳头内陷，乳晕区皮肤增厚

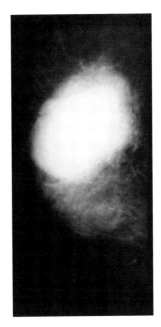

图9-6-3　髓样癌

巨大肿物，无毛刺

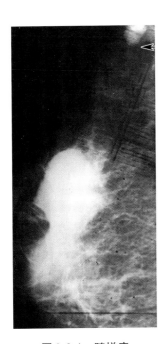

图9-6-1　髓样癌

不规则肿块前缘光滑锐利，后缘伴浸润，箭示腋窝淋巴结增大

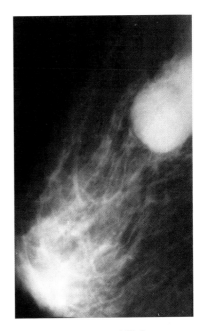

图9-6-4　髓样癌

肿物大部边缘光滑锐利，类似良性肿瘤

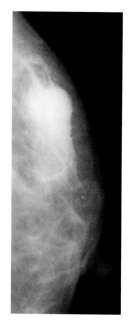

图 9-6-5　非典型髓样癌

X 线平片，左乳外上象限不规则肿块，均匀宽度，上缘粗糙毛刺，下缘周围片状浸润，呈彗星尾状，密度较瘤体低，尖端指向乳头

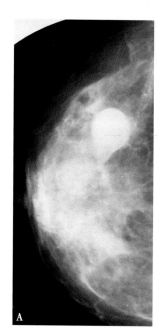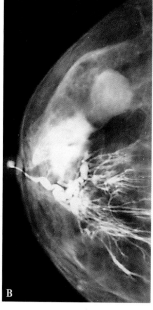

图 9-6-6　非典型髓样癌

A. X 线平片，右乳外上象限彗星状块影，星体呈圆形，密度非常高，边缘光滑锐利；星尾密度较低，指向乳头；B. 导管造影，导管分支向星尾尖端牵引，造影剂溢出，在星尾尖端形成断面；主导管扩张

（二）乳腺超声

髓样癌生长速度较慢，不一定存在典型恶性肿瘤征象，容易被超声误诊。①肿瘤多呈圆形，形态较饱满，部分肿块规则，边界较清晰；包膜显示欠清晰或不完整，部分肿块边缘不光整或毛糙、模糊或局部见角状突起；②内部回声不均匀，多低于一般

实质性病灶，呈弱回声。可能因为髓样癌内部以实质细胞为主，声阻抗差异小，声衰减少，因而病灶内部回声较弱。少数可表现为无回声，是由于细胞成分较多容易坏死液化；③有的肿块内或周边可检测到动脉血流信号，并可见粗大穿入性血流。有的内部血流信号部分不明显；④髓样癌细胞多，组织疏松，后方回声增强；⑤可出现淋巴结转移（图 9-6-7）。

（三）乳腺 MRI

髓样癌肿块在 T_1WI 上呈稍低信号，T_2WI 上呈较高信号，内部信号比较均匀，不均匀强化，可见坏死及囊变征象，无明显低信号分隔征象，肿物边界清楚。在 DWI 上，肿物呈明显高信号，ADC 值减低，时间 - 信号强度曲线（TIC）多表现为廓清型（图 9-6-8）。

【诊断要点】

1. X 线上髓样癌多表现为圆形、卵圆形或分叶状肿块，境界较清楚，较小肿块易被误诊为良性纤维腺瘤。肿块的密度一般较高，小肿块的密度均匀；肿块较大时出血、坏死常见。钙化较少见。

2. 超声上髓样癌内部多呈弱回声，形态不规则多见，边缘可不规整，内部回声分布多不甚均匀，后方回声增强，内部可见血流信号。

3. MRI 上髓样癌多表现为稍长或等 T_1、长 T_2 信号肿块，边界清楚，内部信号比较均匀，不均匀强化，DWI 高信号，ADC 值减低，TIC 曲线多为廓清型。

【鉴别诊断】

1. **乳腺纤维腺瘤**　多发生于青年妇女，边界清楚、形态规则或不规则，可呈分叶状，低信号无强化分隔为其特征；DWI 以稍高信号多见，髓样癌多呈高信号；TIC 曲线多为持续上升型，髓样癌多为廓清

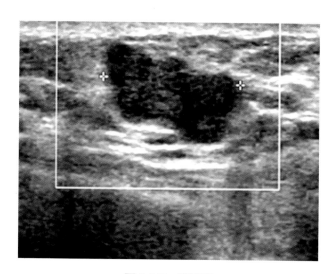

图 9-6-7　髓样癌

髓样癌，形状不规则，边界尚清晰，内部回声低且不均匀，后方回声增强

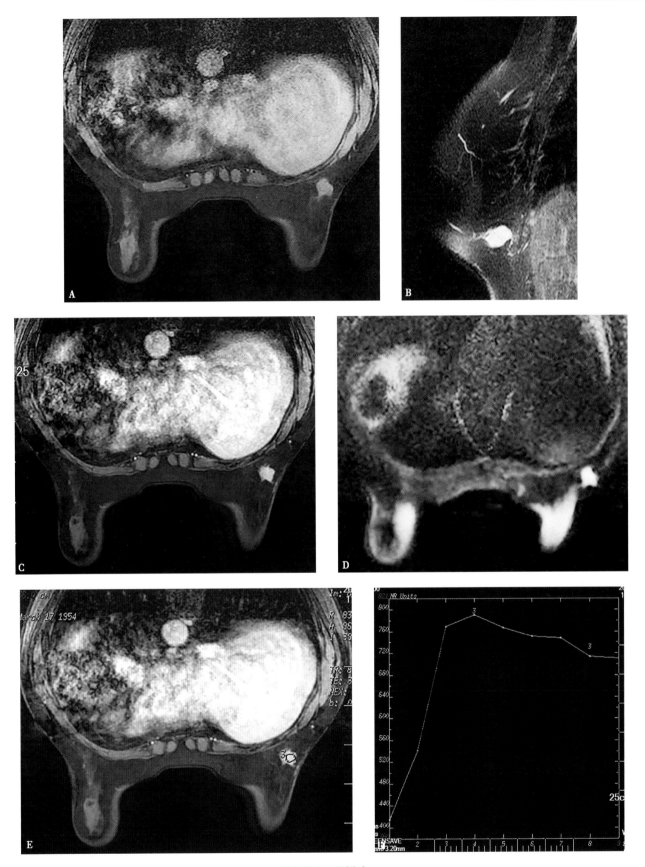

图 9-6-8 髓样癌

A、B. 右乳外下象限可见等 T_1、长 T_2 信号肿块，不规则形，边界清楚；C. 内部强化欠均匀；D. DWI 呈高信号；E、F. TIC 曲线初始相呈快速强化，延迟期呈流出型

型；纤维腺瘤也是后方回声增强，但是没有髓样癌明显；如果髓样癌出现边界不规整，内部多血供或同侧腋下异常淋巴结时可帮助诊断。

2. 浸润性导管癌 该病病人较髓样癌病人年纪大；浸润性边缘和星芒状边缘最为多见；肿块内纤维成分多，且较多伴有砂粒样钙化，硬度大，弹性评分高，而髓样癌主要是淋巴细胞浸润，间质纤维成分少，钙化少见，质地柔软，易发生形变，弹性评分较低。髓样癌肿瘤体积较小、较少发生淋巴结转移，尽管其组织学分级较高、激素受体多为阴性，但预后相对较好。

3. 黏液腺癌 常见于绝经后老年妇女，X 线片上较髓样癌密度略低，MRI 检查 ADC 值较高，TIC 曲线以上升型、平台型多见。

（李 娜 罗娅红）

第七节 乳腺黏液癌

2003 年 WHO 分类首次将产生细胞外和细胞内黏液为特征的癌合并为产生黏液的癌（mucin producing carcinoma），其中包括黏液癌（胶样癌）（mucinous carcinoma，MC）、黏液性囊腺癌、柱状细胞黏液癌和印戒细胞癌。而 2012 年版乳腺肿瘤分类将该类肿瘤分类为黏液癌和伴印戒细胞分化的癌（mucinous carcinoma and carcinoma with signet-ring-cell differentiation）。乳腺黏液癌又称胶样癌（colloid carcinoma）、黏液样癌（mucoid carcinoma）、胶状癌（gelatinous carcinoma）、黏液腺癌（mucinous adenocarcinoma）等。

【概述】

乳腺黏液癌是一种少见的特殊类型浸润性癌，发生率占乳腺癌的 1%～7%。乳腺黏液癌的发病年龄范围较大，其发病率随年龄增加而增高，一般于绝经后达到高峰。据天津医科大学肿瘤医院资料，年龄在 26～83 岁，平均 53.1 岁。Silverberg 报道平均年龄为 68.6 岁。

临床上可触及肿块，有韧性感，若黏液含量较多时，可有囊性感。肿块境界清楚，活动性良好。若癌灶发生在乳腺周边部时，易侵犯皮肤。肿瘤通常生长缓慢，预后较好。预后与组织学结构有关，局限型预后较好，癌灶中含黏液成分越多，预后越好。5 年存活率 70%～78%，10 年存活率 60% 左右。然而，黏液癌成分与非特殊性导管癌可在同一病灶内共存，此种混合型黏液癌的预后则与非特殊性浸润癌的预后相同。

【病理特点】

肉眼下肿瘤呈类圆形或不规则肿块，无包膜，边界尚清，切面呈红棕、灰黄色，可见半透明胶冻样黏液，有光泽，质地较软或稍硬。

镜下见癌细胞呈圆形，排列呈簇状，漂浮在黏液湖中，黏液湖被纤细纤维组织分隔。细胞簇大小和形状不一，可呈小管状、小乳头状或小巢状。黏液癌可分为单纯型和混合型两种，前者指肿瘤的主要成分为黏液，然后根据细胞多少再分为多细胞和少细胞两种亚型；后者包含有明显的其他类型癌成分，最常见的是与非特殊型浸润性乳腺癌成分混合。相当比例的 MC 伴有神经内分泌分化。单纯型 MC 较混合型 MC 预后好，前者病死率仅为 10%，而后者为 29%；前者的腋窝淋巴结转移率为 3%～15%，后者为 33%～46%。

【影像学表现】

X 线上表现为一圆形或不规则形（常边缘多分叶）、境界清楚的肿块，近似一良性肿瘤，但用放大摄影或局部加压点片摄影，常可显出部分边缘模糊不清，少数肿块边缘可见毛刺。因肿瘤含大量黏液，故肿块密度常等于或低于正常的乳腺纤维腺体组织密度，遇有腺体重叠，肿块常被掩盖而无法显出。若瘤内有出血，则密度可增高。若肿瘤发生在乳腺邻近皮肤部位，可见肿块突入皮下脂肪层、呈半圆形块影，可伴相邻皮肤受侵增厚。黏液癌的黏液间质内可发生钙化，钙化的颗粒比较粗大，形态不规则，形似良性钙化。少数呈现为多形性微小钙化。乳导管造影显示导管在肿瘤边缘处中断、僵直，瘤周导管分支扩张、压迫移位，并向瘤体牵引变形（图 9-7-1～图 9-7-3）。

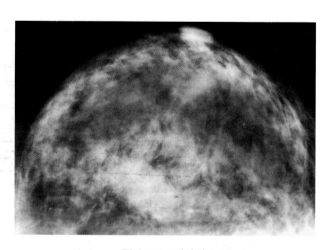

图 9-7-1 黏液癌

左乳外上椭圆形块影，密度与腺体相同，大部边缘锐利，部分模糊不清，周围纹理牵向瘤体

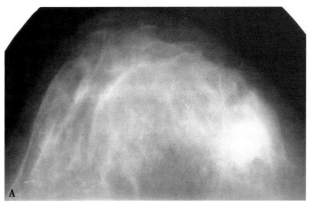

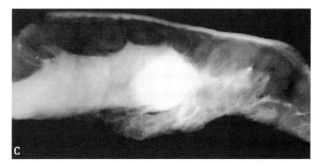

图 9-7-2　黏液癌
A. X 线平片,右乳外下象限局限高密度区;B. 导管造影,导管分支于高密度区边缘中段、受压、移位;C. 标本切片 X 线片

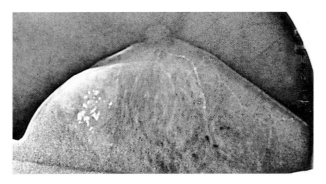

图 9-7-3　黏液腺癌,肿物内钙化颗粒较粗大,邻近皮肤增厚

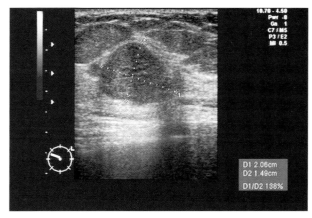

图 9-7-4　左乳黏液腺癌,超声斜切面

超声检查显示为一边界清楚的低回声肿物,包膜欠清楚,内部回声不均匀。超声检查的价值在于除外囊肿的可能(图 9-7-4)。

MRI 上黏液癌在平扫 T_2WI 和弥散加权成像上具有一定的特征性表现。在平扫 T_2WI 上呈明显的高信号,在 DWI 上亦呈明显高信号,但其表观扩散系数(ADC)值不减低,且稍高于正常腺体 ADC 值。该种表现的病理基础是:黏液腺癌在细胞外可见较多的黏液成分,肿瘤细胞分散在黏液湖中,黏液本身不含细胞成分,而是富含自由水,故与含较多肿瘤细胞和间质细胞的非特特殊型浸润性乳腺癌不同。乳腺黏液癌动态增强早期表现为以边缘强化为著,肿块内部呈轻度渐进性强化,强化方式由边缘

向中心渗透趋势,且晚期多为不均匀强化;时间 - 信号强度曲线(TIC)多样化,多呈渐增型或平台型,少数也可呈流出型。

【鉴别诊断】

乳腺单纯型黏液腺癌在 X 线上需要与其他表现为边界清楚的圆形或卵圆形病变相鉴别,如纤维腺瘤、叶状肿瘤等,黏液腺癌肿瘤伴钙化的概率小于纤维腺瘤,且少数表现为多形性微小钙化。结合病人的年龄,黏液腺癌年龄常较大,纤维腺瘤常见于年轻病人;在 MRI 上需与 T_2WI 表现为较高信号的病变相鉴别,如纤维腺瘤黏液样变,黏液癌较纤维腺瘤黏液变性肿物边缘多不光滑,较少出现低信号分隔,动态增强后早期以边缘强化为著,延迟时相

内部强化更不均匀，且好发生于纤维腺体浅层。其他病理类型恶性肿瘤伴坏死时所表现的 T_2WI 高信号所对应的 DWI 图像为低信号，较易鉴别。

（张仁知　周纯武）

第八节　其他少见组织类型乳腺癌

一、乳腺小管癌

乳腺小管癌（tubular carcinoma），又称高分化腺癌（well-differentiated adenocarcinoma），是具有高分化的小管结构，且小管由单层上皮细胞组成的一种特殊类型的乳腺癌。本病较罕见，约占浸润性乳腺癌的 2% 以下，而在 T_1 期乳腺癌中则可高达 7%。小管癌预后极好，影像形态特征有一定的特点。

【概述】

小管癌发病年龄多在 40～60 岁，平均年龄 50 岁，高龄和闭经后病人高发。在所有乳腺癌中，小管癌所占比例不到 2%，但是随着高质量乳腺癌筛查的广泛开展，这个类型的乳腺癌有上升趋势。预后好，10 年生存率超过 90%。临床上以扪及肿块就诊，或筛查时偶尔发现，小管癌的肿块多较小，呈圆或卵圆形，边界大多清楚，质地较硬，与皮肤无粘连，与乳腺良性肿瘤很难区分。肿瘤生长多较缓慢，亦罕有腋窝淋巴结的转移，故预后较佳，经乳房切除术后或乳房保守治疗少有复发。

【病理特点】

肉眼观察肿瘤较小，直径约 0.2～2cm，多数在 1cm 左右，与常见的非特殊性导管癌或混合型乳腺癌无明显差异。组织学上有两种亚型：单纯型（pure type）肿瘤呈星状，伴有放射状凸起，中央有黄色斑点，这可能是间质弹性纤维变性所致；硬化型（sclerosing type）以肿瘤呈弥散状、边界不清为特征。镜下见肿瘤由形成清晰管腔的小管结构构成。小管癌通常为卵圆形或圆形，部分泪滴状。构成小管的上皮细胞小而规则，比较一致，为一层腺上皮细胞，缺乏肌上皮细胞，亦无多形性及核分裂象。小管癌常与一些上皮增生性病变共存，其中包括高分化 / 低级别导管原位癌、小叶内肿瘤、平坦型上皮非典型增生和放射状瘢痕等。

【影像学表现】

比较特征的征象是星芒状边缘肿块（毛刺），毛刺甚长，超过肿块本身为其特点（图 9-8-1），如为多灶性发病时，可见多个大小不等结节堆积在一起，

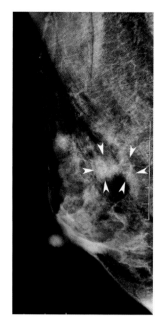

图 9-8-1　右乳上方深部小管癌，等密度肿块，周围见很明显的长毛刺改变

有的相互融合，有的孤立。微小钙化比较少见，约仅见于 10%～15% 的病例。MRI 上星芒状边缘肿块显示更为明显，除此特征之外，增强的 MRI 还可以显示肿瘤为不均质强化；早期强化不明显，但呈持续强化。肿瘤长至较大时，曲线呈廓清型，与浸润性导管癌表现类似。

二、乳腺浸润性微乳头癌

浸润性微乳头癌（invasive micropapillary carcinoma）少见，多与浸润性导管癌（非特殊型）伴发，预后差。

【概述】

较少见，约占乳腺癌的 1.2%～2.7%。临床上肿块最常见，质地较硬，活动度较差，皮肤粘连可见，常伴有腋下甚至锁骨上淋巴结肿大。容易局部复发，双侧同时发生和男性病例也有报道。ER、PR 阳性占 82% 和 61%，HER-2 过表达占 43%。

【病理特点】

1993 年 Petersen 第一次在病理文献上进行了描述。是一种有较强侵袭行为、预后较差的浸润性乳腺癌类型，脉管侵犯多见，容易转移至腋下甚至于锁骨上淋巴结。组织病理学显示浸润的巢状或管状上皮细胞簇或缺少纤维血管束的假乳头结构分布在透明间质空腔内，这些结构再分布在细网状的胶原基质中。细胞类型为无血管胚的乳头和桑葚样结构上皮细胞丛，细胞形态多形性。大部分病例同时伴有广泛的导管内癌成分，或与浸润性导管癌伴行。

【影像学表现】

因为少见且为较新命名的肿瘤类型，所以对其影像描述并不多见。为数不多的报道显示该类型肿瘤以肿块伴钙化最常见，其次为肿块，也可表现为单纯的钙化，钙化以多形性和簇状分布最为常见，该类型肿瘤钙化出现率高常与同时伴有的导管原位癌成分相关。肿块为圆形，卵圆形或不规则形；高密度，星芒状边缘。复旦大学附属肿瘤医院搜集的数例病例均与浸润性导管癌相伴行，在X线上表现无特征性，从肿块影，不对称，到结构扭曲均有出现，仅个别病例伴有钙化（图9-8-2）。

超声显示肿瘤呈多灶性和多中心生长，为形态不规则的低回声，边界不规则或小分叶，肿块内部信号均匀，后方有声影，同时可检测到伴有的腋下肿大淋巴结。

MRI表现肿块及非肿块强化均可见，前者多表现为不规则形态，星芒状边缘（图9-8-3）。后者可为段样分布的卵石样或大范围区域状分布的非肿块强化（图9-8-4）。曲线类型为平台型或廓清型。

三、乳腺化生性癌

化生性癌（metaplastic carcinomas）是一个总称，涉及一组不同类型的肿瘤。本组肿瘤的特点为腺癌与明显的梭形细胞、鳞状上皮和/或间叶组织分化区域并存；化生的梭形细胞癌和鳞状细胞癌可以单独存在，不伴有可识别的腺癌成分。根据肿瘤组织学形态，化生性癌可分为多种亚型，并因此形成不同的影像表现。

【概述】

不常见的乳腺癌类型，占所有乳腺癌的1%～5%。与浸润性导管癌相比，病人的年龄较轻，如46岁 vs 53岁（浸润性导管癌）。预后比浸润性导管癌要差。常为三阴性乳腺癌。80%以上病人因扪及乳房快速生长的肿块而就诊，肿块常较大，但腋下淋巴结发生的比例并不高，更易于早期血行转移，这些征象更接近肉瘤的特征。

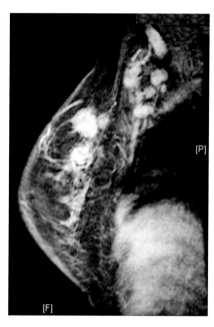

图9-8-3　浸润性导管癌伴浸润性微乳头癌
右乳上方多发肿块呈星芒状边缘伴腋下多发肿大淋巴结

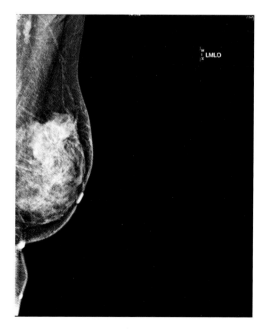

图9-8-2　浸润性导管癌伴浸润性微乳头癌
左乳上方肿块伴局部结构纠集，肿块内及肿块旁见不均质钙化

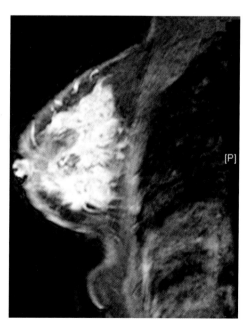

图9-8-4　浸润性导管癌伴浸润性微乳头癌
右乳非肿块样强化几乎占据整个乳房，并向深部乳后间隙浸润

【病理特点】

混有上皮和间质成分的肿瘤。免疫组化显示有间质（vimentin）、上皮（pancytokeratin）和肌上皮（S-100，smooth-muscle actin，p63）标记的表达。一般分成以下几种病理亚型：产生基质的癌、梭形细胞癌、鳞状细胞癌、癌肉瘤、伴有破骨细胞的化生性癌。坏死常见。

【影像学表现】

倾向于表现为良性征象，如圆形和卵圆形，分叶形边界清晰（图9-8-5）。与浸润性导管癌相比，这个肿瘤的不规则形较少见（16% vs 74%），小分叶和毛刺也少见（19% vs 56%），钙化也不常见（25% vs 51%），但钙化常在软骨样分化肿瘤中出现。MRI上肿瘤形态多不规则伴有星芒状边缘；T_2WI较高信号为其特点，可以表现信号均匀如囊肿样改变，或者是高信号夹杂着等或低信号。肿瘤增强后有强化，环形强化比较常见，曲线多为平台型和廓清型。

四、乳腺腺样囊性癌

乳腺腺样囊性癌属于乳腺涎腺样肿瘤，涎腺样肿瘤是指发生在乳腺内的一组从良性至恶性、类似于发生在涎腺中肿瘤的总称。乳腺内的腺样囊性癌（adenoid cystic carcinoma）属于级别较低的恶性肿瘤，而发生在涎腺的腺样囊性癌因为有嗜神经生长、浸润性生长的特性，被认为是恶性程度较高的肿瘤；与常规的三阴性乳腺癌具有较强的侵袭行为不同，同样也是三阴性的乳腺内涎腺样癌多是级别较低的肿瘤。

【概述】

占所有乳腺癌的0.1%~1%，好发于老年妇女，发病高峰年龄在50~64岁，平均56岁。少数可累及男性或儿童。病程长短不一，可数月至数年，一般多较长，常以触及肿块而就诊。约50%肿瘤起源于乳晕下和乳晕周围区域。表现为逐渐增大的肿块，伴或不伴疼痛。肿瘤多数生长缓慢，腋窝淋巴结转移和远处转移均少见，预后较好。体检肿块边界清晰，活动度可，质地中等。一般而言，局部皮肤增厚、乳头内陷、胸大肌侵犯十分少见。

【病理特点】

肉眼见肿瘤大小不等，0.7~12cm，平均为3cm，边界清楚，可见明显微囊，切面呈粉红色、褐色或灰色。形态学有两种主要细胞成分：梭形肌上皮细胞、立方形腺上皮细胞。有三种基本病理分型：小管型、筛孔型、实质型。筛孔型最为常见，但肿瘤多

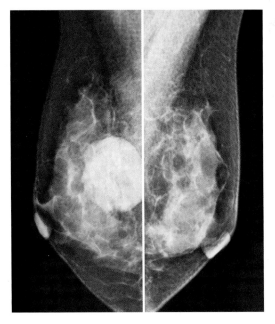

图9-8-5　右乳上方深部伴有破骨细胞的化生性癌

肿瘤呈卵圆形高密度，边缘清晰，大部分光整，近前缘见小分叶改变，有浸润征象

为三种类型的混合。镜下50%肿瘤呈浸润性生长。免疫组化表达肌球蛋白、SMA、Calponin及Ker14。ER、PR多为阴性。

【影像学表现】

1. X线表现　圆形或卵圆形肿块，高于腺体密度，边界清晰，边缘常见分叶。少数可表现为边缘浸润，亦可表现为非对称致密，一般不伴有钙化（图9-8-6）。

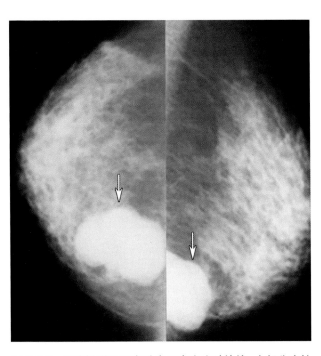

图9-8-6　X线摄影显示右乳内下高密度肿块块，大部分病灶边界清晰，边缘呈分叶状

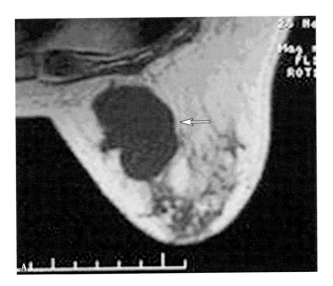

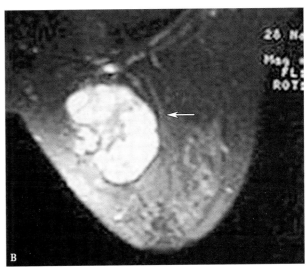

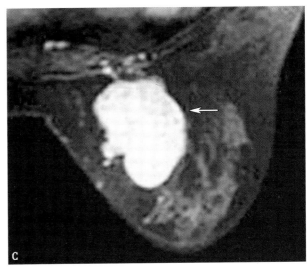

图 9-8-7 MRI 显示右乳内下较大异常信号区, T_1WI 病变呈均匀低信号, T_2WI 呈高信号, 病灶内见低信号条索状影, 增强后肿瘤明显强化, 但不均匀

2. MRI 表现 肿瘤边界清晰, 边缘见分叶。平扫时在 T_1WI 上为低、等信号, T_2WI 上呈不均匀高信号, 增强后强化明显, 多不均匀 (图 9-8-7)。

五、乳腺大汗腺癌

大汗腺癌 (apocrine carcinoma) 少见, 可为单侧多中心发生。

【概述】

是一种少见的独立的浸润性乳腺癌。ER 和 PR 多阴性。单侧多中心病灶较常见。

【病理特点】

由 90% 以上显示大汗腺形态和免疫组化特征的肿瘤细胞构成, 肿瘤细胞较大, 核不典型, 明显核仁, 细胞质内见颗粒。伴有顶质分泌改变。

【影像学表现】

影像文献相当少见, X 线个案报道为乳头后方的高密度肿块, 边缘见毛刺, 肿块内同时伴有不均质钙化。相应的超声显示低回声肿块伴有后方的声影。MRI 显示肿瘤呈肿块样强化, 增强晚期信号均匀, 边缘不光整, 见毛刺样改变 (图 9-8-8)。

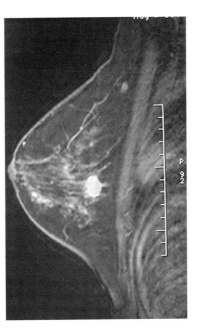

图 9-8-8 左乳下方深部大汗腺癌。肿瘤呈肿块样强化, 信号均匀, 边缘见毛刺样改变

六、乳腺导管内乳头状癌

乳腺导管内乳头状癌（intraductal papillary carcinoma）多发生在大导管，少数亦可见于中、小导管，病变局限于导管内，有时可向分支导管蔓延。病变局限于呈囊性扩张导管内的乳头状癌，称囊内乳头状癌（intracystic papillary carcinoma）。本病较少见，约占妇女乳腺癌的1%～2%，且发病年龄多偏大。病变多数单发，但也可累及数支导管或一支导管内发生多发癌灶。少数乳头状癌可由大导管内乳头状瘤恶变而来，但多数报道认为，中、小导管内的多发性乳头状瘤病（papillomatosis）易转化为乳头状癌。

导管内乳头状癌的早期症状为乳头血性溢液，约发生在22%～34%的病例中。溢液涂片常能找到癌细胞。肿块较大时，临床可触及质地较软、时有囊性感、边界清楚、多位于乳晕旁、活动性较好的肿物。甚少有皮肤粘连及乳头回缩体征。多发者可触到一串多发小结节。肿瘤生长缓慢，病程2个月至31年不等。多数无腋下淋巴结肿大。

【概述】

老年妇女多见，临床乳头溢血性液体最常见；也可以扪及肿块，多位于乳头后方；或体检阴性仅在X线筛查时发现钙化。有相当比例的浸润性乳头状癌病人常有腋窝淋巴结肿大，临床提示肿瘤转移可能，但病理学检查证实只是反应性改变。

【病理特点】

可分为导管内乳头状癌（intraductal papillary carcinoma）和囊内乳头状癌（intracystic papillary carcinoma）两种。前者癌瘤起自扩张的导管内，可为多灶性，累及终末导管小叶单位。扩张的导管常有纤维化带围绕，乳头状的癌灶内可有钙化。偶尔肿瘤可累及相邻导管而形成肿块。

囊内乳头状癌显示有较大的肿块，伴有囊性成分，肿块可呈乳头状、结节状或表现为囊内壁粗糙不规则。由于乳头状结构的扭转及出血性梗死，故囊内伴出血不少见，使囊液呈陈旧性深褐色。囊壁常较厚，可达0.5cm，有纤维化带，阻止癌灶向邻近实质侵犯，部分可见肿瘤侵出囊壁。邻近合并有导管内癌亦不少见。肿瘤质脆，表面呈灰白色或暗红色，可有棕红色斑点。

镜下显示癌组织以乳头状结构为主，乳头可大可小，常呈分支状。乳头中部可见纤维血管束，癌细胞异型明显，极性紊乱，肌上皮消失。

乳头状癌可以为导管内或囊内原位癌，亦可为浸润性癌，癌组织侵出囊壁。

【影像学表现】

导管内乳头状癌的特点是单发或多发簇状分布的微钙化，钙化可发生在扩张的乳导管内，或单独发生。钙化可以是多形性的，线状、分支样、颗粒状等。如肿瘤发生在乳晕后大导管内，X线摄影上可见乳晕后圆形肿块影，边界不清，乳晕和肿块之间可见增粗的大导管影。乳导管造影显示病变导管呈囊状扩张，造影剂进入囊内的瘤组织间隙后形成不规则充盈缺损，似泡沫状。

囊内乳头状癌则多表现为边界清楚的肿块，有些肿块可边界不规则或略显模糊，为局部炎性反应所致。偶尔可见卫星小结节或丛状微小钙化。因肿瘤内常有出血及含铁血黄素沉着，故肿块的密度常较一般的单纯囊肿或纤维腺瘤要高。导管造影可见造影剂可进入囊腔，在瘤灶处形成充盈缺损，邻近分支导管受压移位。囊内注气造影可显示囊壁和癌灶形态，可见囊腔内壁毛糙不平，癌灶呈结节状、球形或菜花状突向囊腔，根部囊壁增厚，有的癌灶根部囊壁向外隆起，但未穿破囊壁。超声检查显示为实性或囊实性肿物，并有轻至中度后方回声增强。多普勒超声可见肿瘤内血流或有较大血管进入肿瘤内。

MRI可以显示大部分的乳头状癌，多数表现为强化均匀、边界清晰的肿块影，一般不具有特点，但如果显示囊肿内的强化结节，结节有囊性变，同时伴有囊内出血改变，则比较有特征性。浸润性乳头状癌表现相似于相同起源的原位乳头状癌，也可表现为肿块和其旁的卫星结节。较具特征的征象是沿着一个象限分布的、边界清晰的一串如葡萄般的结节样改变（图9-8-9）。

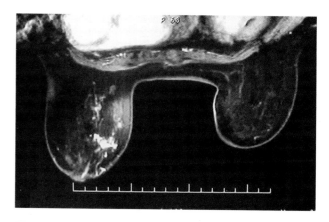

图9-8-9　乳头状癌沿着左乳内侧象限分布，多发小结节呈葡萄样改变

（李瑞敏　顾雅佳）

第九节　特殊类型乳腺癌

一、炎性乳腺癌

【概述】

炎性乳腺癌（inflammatory carcinoma），又称急性乳腺癌（acute breast carcinoma），系指病程短、病变弥漫、进展迅速、皮肤淋巴管癌栓以及预后恶劣的晚期（T4d）乳腺癌。受临床或病理诊断标准及报告形式的影响，炎性乳腺癌的发生率在 1%～10% 之间。石松魁报道天津医科大学肿瘤医院 35 例炎性乳腺癌，占同期乳腺癌的 0.9%。

【临床特点】

炎性乳腺癌多见于中青年女性，年龄为 28～60 岁，中位年龄 40 岁。临床特点是发病急剧，乳腺呈急性炎症改变，皮肤出现红、肿、热、痛，有时呈紫红色，范围＞1/3 乳房。约 70% 以上病人因皮肤的广泛水肿、增厚和毛囊内陷，使乳腺呈橘皮样外观。约 50% 可触及乳内肿块，因皮肤水肿、增厚，使肿块的边界常触不清。约 1/5 伴有卫星结节。就诊时约半数以上已有腋和/或锁骨上淋巴结转移。这些改变须与急性乳腺炎鉴别。炎性乳腺癌虽有大面积似丹毒样红、肿、热、痛，但无体温升高，白细胞计数亦在正常范围。

炎性乳腺癌是由于癌细胞侵入皮肤淋巴管，导致淋巴回流障碍及继发水肿而形成的皮肤改变，与炎症表现极为相似，但与炎症细胞浸润无关，也不是一种炎症性病变。炎性乳腺癌可出现在原发性乳腺癌（原发性炎性乳腺癌），或由于长期存在的肿瘤之后或肿瘤切除之后（继发性炎性乳腺癌）。组织学上，炎性乳腺癌并无特殊的形态学特点，多表现为组织学 3 级的非特殊型导管癌特征。常伴有成熟的淋巴细胞和浆细胞样淋巴细胞浸润。皮肤淋巴管内可见有大量癌细胞侵入，伴有浆细胞浸润。继发性或复发性炎性乳腺癌多见于非特殊型导管癌或顶泌汗腺癌之后，很少发生于乳头状癌、髓样癌及黏液腺癌之后。

【影像学表现】

1. X线　X线检查显示乳腺肿大，普遍密度增高。皮肤弥漫增厚。皮下脂肪层浑浊，其中可见粗糙条索影，为癌性淋巴管炎所致。悬吊韧带增粗、增密。乳腺小梁显示增多、增密。约半数病例可见到肿块影，呈不规则星芒状或边界较清的结节状。

钙化较少见，若有，多呈簇状微小钙化，偶见呈分支状钙化（图 9-9-1）。

2. CT　乳腺肿块不均匀强化，CT 值增加，病灶周围可见迂曲、增粗的强化血管（图 9-9-2）。

3. 超声　B 超显示为皮肤增厚，皮下组织回声增强，可见大片状不规则低回声区，边界不清，呈浸润状改变，内部回声不均匀（图 9-9-3）。

4. MRI　MRI 上可见患乳增大，皮肤增厚，皮下脂肪层浑浊，乳腺内部结构紊乱，呈较弥漫长 T_1 及长 T_2 信号，DWI 上呈斑片状高信号，ADC 值减低。强化扫描可有大片状及斑点状明显不均强化（图 9-9-4）。

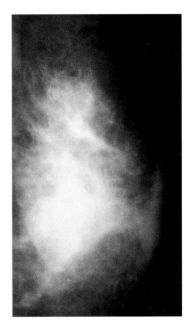

图 9-9-1　炎性乳腺癌 X 线
乳腺实质内浸润，皮肤广泛增厚

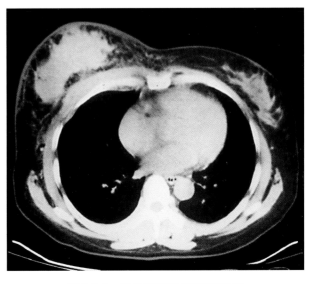

图 9-9-2　炎性乳腺癌 CT 增强扫描

【诊断要点】

1. **炎性乳腺癌** 具有独特的临床特点,诊断主要依赖于临床症状及病理学检查。

2. **乳腺 X 线** 表现为患侧乳腺弥漫性密度增高、结构紊乱;皮肤弥漫性增厚,皮下脂肪层浑浊,皮下组织梁状、网状增粗。

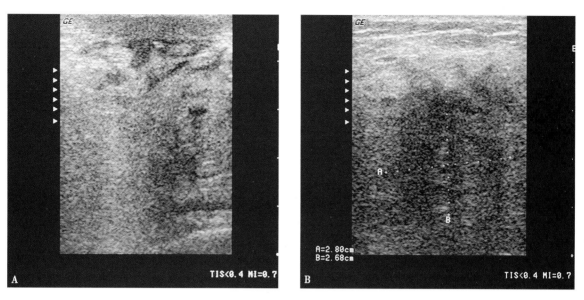

图 9-9-3 右乳炎性乳腺癌超声横切面

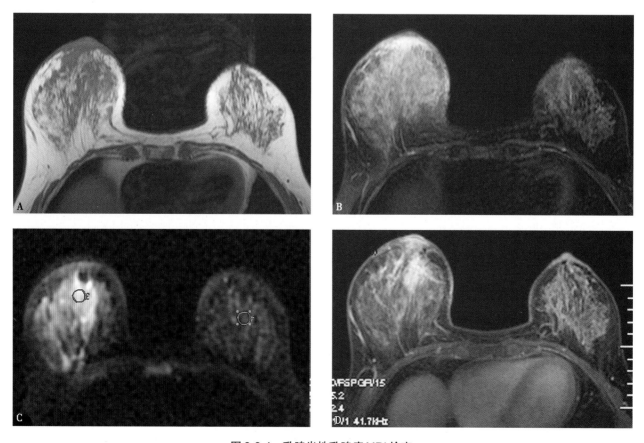

图 9-9-4 乳腺炎性乳腺癌 MRI 检查

A. MRI 平扫横轴位 T_1WI;B. MRI 平扫横轴位脂肪抑制 T_2WI;C. DWI 图;D. 增强后横轴位 3D SPGR 脂肪抑制 T_1WI

3. **乳腺超声** 无特异性表现，可显示皮肤及悬韧带增厚，皮下组织水肿，腺体层增厚，正常解剖层次消失、回声杂乱，有时可检出 X 线不能检出的局灶肿块。

4. **乳腺 MRI** 表现为乳腺结构紊乱，呈弥漫性 T_2WI 较高信号，动态增强扫描有助于显示乳腺内肿块；病变时间-信号强度曲线多呈流出型或平台型。

【鉴别诊断】

1. **急性乳腺炎** 多发生于哺乳期妇女，全身症状明显，乳房疼痛、发热、白细胞计数增高。经 1～2 周抗生素治疗后可有明显吸收、好转。

2. **乳腺淋巴瘤** 临床主要表现为单侧或双侧乳腺无痛性肿块，生长迅速。部分病例可表现为病变弥漫浸润使乳腺变硬、局部皮肤受累，伴炎症改变，而与炎性乳腺癌相似，确诊依靠病理活检。

（徐　姝　刘　畅）

二、双侧乳腺癌

【概述】

双侧原发性乳腺癌（bilateral primary breast cancer）是指双侧乳腺同时或先后发生的独立原发癌灶，是多中心癌的一种类型。同时性双侧乳腺癌（synchronism bilateral breast cancer，sBPBC）：双侧原发性乳腺癌的发病间隔时间≤6 个月，不包括转移性乳腺癌。异时性双侧乳腺癌（metachoronous bilateral breast cancer，mBPBC）：双侧原发性乳腺癌的发病间隔时间＞6 个月。

【临床及病理特点】

与单侧乳腺癌表现相同，表现为双侧或单侧乳腺可触及肿块，非肿块性乳腺癌临床触诊阴性。双侧同时性乳腺癌占所有乳腺癌的 1%～2.6%。病人一侧发生乳腺癌，其对侧罹患乳腺癌的风险增加。

病理类型呈多样性，导管原位癌、浸润性导管癌、浸润性小叶癌、混合型均可发生，其他类型少见癌也有报道；双侧病理类型相同者居多；有文献报道肿瘤体积较单侧乳腺癌小，分化级别较单侧乳腺癌高。

【影像学表现】

与单侧乳腺癌表现相同；不同病理类型的乳腺癌在影像表现上有所不同；双侧乳腺癌影像表现可以相似，亦可不同。同时性双侧乳腺癌病灶常具有不同的病理类型及病程，具有相同病理类型双侧病灶的 MRI 表现亦可不完全相似。（图 9-9-5、图 9-9-6）

【诊断要点】

1. **临床表现** 双侧乳腺同时或先后发生独立的原发癌。

2. **影像学表现** 与单侧乳腺癌表现相同。

【鉴别诊断】

主要需与转移瘤鉴别：

1. **部位** 转移瘤常位于乳腺周边或颈胸骨正中线的脂肪组织中；原发癌多位于外上象限固有乳腺组织内。

2. **形态及数目** 转移瘤常为多发，呈膨胀性生长，界限较清楚；原发癌常为单发，呈侵袭性生长，边缘多为毛刺状。

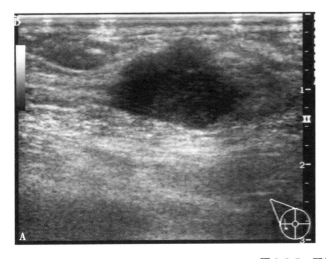
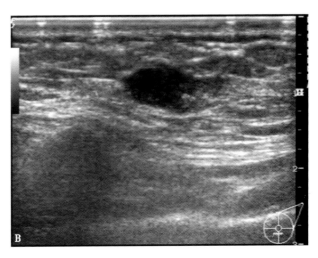

图 9-9-5 双侧乳腺癌超声

右侧乳腺外侧肿物呈低回声，形态不规整，边界不规则，呈蟹足样，后方回声衰减（A）。左侧乳腺中下方肿物，呈低回声，边缘不光滑（B）

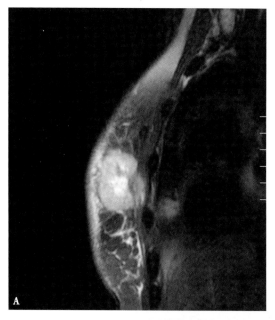
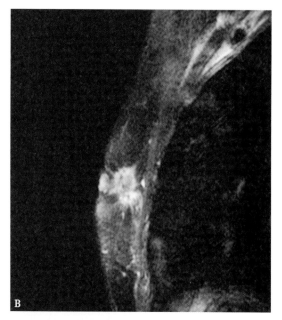
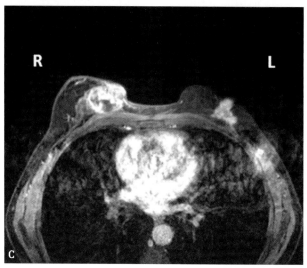

图 9-9-6 双侧乳腺癌 MRI

双侧乳腺内见不规则长 T_2 信号肿物，右侧较大，增强扫描不均匀环形强化，右乳皮肤增厚，左乳头受累凹陷

（徐 姝 刘 畅）

三、腋窝淋巴结转移癌

【概述】

腋窝淋巴结转移癌（axillary lymph node metastasis）：原发肿瘤细胞经淋巴系统扩散至腋窝淋巴结，导致正常淋巴结结构被肿瘤细胞破坏代替，又名继发性腋窝淋巴结肿瘤。

【临床及病理特点】

主要表现：腋窝单发或多发肿块，质硬，无痛，可被推动，亦可因肿块与皮肤或深部组织粘连而位置固定。

少数表现：腋窝不适感，当压迫神经时可出现疼痛，腋静脉受压迫或腋窝主要淋巴管被大量癌细胞堵塞时可出现患侧上肢水肿。

乳腺癌细胞侵入淋巴管以栓子形式随淋巴流到区域淋巴结，是乳腺癌最主要的转移方式。腋窝是乳腺淋巴引流最重要的途径，其大约收纳乳腺淋巴的 75%，乳腺实质淋巴管网和乳晕下淋巴管丛皆注入该区，因此腋窝是乳腺癌淋巴道转移最早和最多见的部位，乳腺癌病人就诊时，腋窝淋巴结转移率高达 50%～60%。

乳腺癌细胞到达腋窝淋巴结，先聚集于边缘窦，由于边缘窦内的网状纤维的阻碍，停留在边缘窦，癌细胞在此继续生长分裂，穿透边缘窦进入实质，最终整个淋巴结都被转移癌所代替。

【影像学表现】

1. **乳腺 X 线摄影**　大多以淋巴结长径 15mm、短径 10mm 作为淋巴结肿大并转移的阈值，但是单纯以淋巴结短径的大小判断其是否发生转移缺乏可靠性。正常淋巴结的一侧凹陷称为淋巴结门，此处有较疏松的结缔组织深入淋巴结内，血管、神经和淋巴管由此进出淋巴结，在 X 线图像上表现为中心低密度。发生转移的淋巴结门密度增高，发生实变或者结构消失。对于淋巴结门存在但实质厚度不均匀时，亦应高度怀疑淋巴结转移癌。肿大淋巴结出现边缘模糊、邻近脂肪混浊或浸润时提示淋巴结转移癌。

2. **乳腺超声**　超声弥补钼靶 X 线的缺漏，可以探测到乳房边缘，发育不良的小乳房，或胸壁肿物等盲区，与钼靶 X 线互补，能有效观察腋窝淋巴结肿大。彩色多普勒超声显示，OBC 的腋窝肿大淋巴结血流丰富，皮髓质结构分离，淋巴门显示不清（图 9-9-7）。

3. **乳腺 MRI**　腋窝淋巴结转移癌 MRI 表现为稍长 T_1、稍长 T_2 信号，若出现中心坏死呈长 T_1、长 T_2 信号，均匀强化或环形强化（图 9-9-8）。DWI 呈高信号，低 ADC 值。

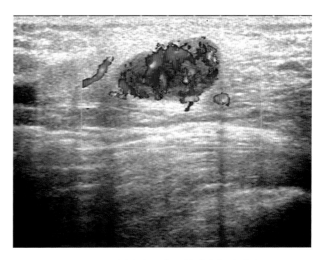

图 9-9-7　右侧腋下淋巴结肿大超声表现

右侧腋下淋巴结回声减低，形态规则，边界清晰，无淋巴门结构，内部血流信号丰富。术后病理：淋巴结转移癌

【诊断要点】

1. 腋窝单发或多发肿块，质硬，无痛，可被推动或固定；腋窝不适感，疼痛，有时可出现患侧上肢水肿。

2. 大多 X 线表现以淋巴结长径 15mm、短径 10mm 作为淋巴结肿大并转移的阈值。发生转移的淋巴结门密度增高，发生实变或者结构消失。对于

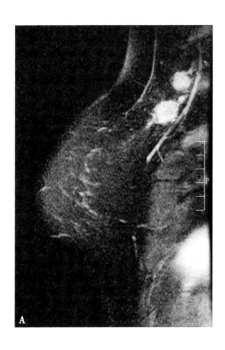

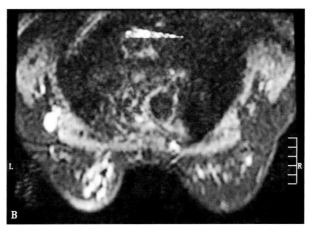

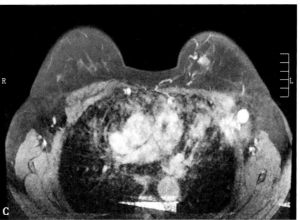

图 9-9-8　左侧腋下淋巴结肿大 MRI 表现

A. T_2WI；B. DWI；C. T_1WI+C（C 表示增强扫描）。左腋下多发稍长 T_2 信号结节影，DWI 左腋下高信号结节影，增强扫描左腋下结节明显强化。术后病理：淋巴结转移癌

淋巴结门存在但实质厚度不均匀时，亦应高度怀疑淋巴结转移癌。肿大淋巴结出现边缘模糊、邻近脂肪混浊或浸润时提示淋巴结转移癌。

3. 彩色多普勒超声显示，腋窝转移的淋巴结血流丰富，皮髓质结构分离，淋巴门显示不清。

4. 腋窝淋巴结转移癌 MRI 表现为稍长 T_1、稍长 T_2 信号，若出现中心坏死呈长 T_1、长 T_2 信号，均匀强化或环形强化。弥散加权成像（diffusion weighted imaging，DWI）呈高信号，低 ADC 值。

【鉴别诊断】

恶性淋巴瘤　超声对两者鉴别比较有价值。二维超声检查可见淋巴结明显肿大，圆形或者卵圆形，不规则形较转移癌少见。大多数恶性淋巴瘤性淋巴结内回声显著减低，仪器分辨率不高，显示近似无回声。淋巴瘤的淋巴门型血流显示率较高占83.3%，明显高于转移性淋巴结，转移性淋巴结的中央血流显示率高于淋巴瘤。淋巴瘤的动脉血流呈高速低阻型，转移性淋巴结的动脉 RI 值偏高，动脉 RI 值具有显著差异。当鉴别诊断出现困难时，可穿刺检查明确。

（尉丽君　刘　畅）

四、乳头 Paget 病

【概述】

乳头 Paget 病（Paget disease of the nipple）于1874 年由 James Paget 首先报道 15 例而得名，又称湿疹样癌（eczematoid carcinoma）或癌性湿疹（cancerous eczema）。2003 年 WHO 新分类中，将本病归入乳头肿瘤，指乳头鳞状上皮中存在恶性腺上皮细胞，并有乳头下的导管内癌，通常侵犯一个以上输乳管和远处导管，伴或不伴有乳腺深部组织浸润。

【临床及病理特点】

本病较少见，它约占女性乳腺癌的 0.5%～4.3%，男性乳腺癌的 0.8%～1.5%，国内报道占乳腺癌的1.42%～3.5%。好发于中老年妇女，50～60 岁为高发年龄段，30 岁以前极其少见。Paone 报道 50 例，平均年龄 55.3 岁。国内报道年龄低于国外，多在50～54 岁。

该病可有三种临床类型：

1. 乳头糜烂型　发病初期，乳头瘙痒、发红，继而出现乳头、乳晕湿疹，最终形成乳头糜烂或呈裂隙状。打开裂隙可见红色肉芽面，有时见乳头有血性或浆液性渗出。病情发展可形成大片糜烂，皮肤增厚，严重溃烂者可导致乳头部分或甚至全部缺失。

2. 亚临床（乳腺肿块）型　触及乳腺肿块，但未发现明显的乳头糜烂征象，经术后病理检查发现乳头病变。

3. 混合型　乳头糜烂与乳腺肿块并存。Maier 报道，此型占乳头 Paget 病的 48.9%。

乳头 Paget 病的病理特征是在乳头乳晕的表皮内有散在、成巢或腺样排列的 Paget 细胞，是诊断本病的唯一根据。在显微镜下，Paget 细胞表现为圆形或椭圆形，无细胞间桥，体积大，境界清楚，胞质丰富，胞质胞核均染色较淡，有时胞质透亮，黏液染色常阳性。胞核大，核仁明显，核分裂易见。

【影像学表现】

1. 乳腺 X 线摄影　乳头 Paget 病的诊断主要依赖临床和病理所见，影像学上的报道较少。Ikeda 报道 34 例，其中 17 例 X 线上有阳性发现，包括乳头、乳晕或乳晕下异常，乳腺肿块或钙化等。Sawyer 报道的 17 例中，仅 5 例 X 线上无阳性发现，其余 12 例有阳性表现，包括微小钙化 10 例，乳腺内肿块 9 例，4 例呈多灶性乳腺癌。Paone 及 Baker 报道 6 例，5 例在 X 线上可见到肿块、钙化和结构紊乱。国内蔡丰等报道 8 例，X 线上 4 例伴发肿块，3 例出现钙化。

（1）乳头、乳晕改变：本病起始表现为乳头、乳晕水肿，癌细胞的浸润和淋巴管的扩张可导致乳头、乳晕区皮肤增厚，但一般不太明显，且不侵犯皮肤深部，病变发展缓慢。待乳头发生糜烂，X 线上可见乳头增厚、增密，严重者显示乳头部分或甚至完全缺失。乳晕后导管显示扩张，形成致密三角形带，乳头底部内陷，形似漏斗。

（2）乳晕后导管相增强和结构紊乱：因乳头 Paget 病的原发癌灶多发生在乳晕后的导管内，沿导管向乳头扩展蔓延，故可引起导管扩张、管周纤维组织增生、管壁增厚，加之管腔内充满癌细胞，故可形成乳晕后导管相增粗、增密。导管造影时可见导管僵直，内壁不平。有时管内癌向导管分支蔓延或已向管外浸润，但仍未形成瘤块，X 线上可仅显示为增生纤维组织牵拉而形成的结构扭曲。

（3）乳腺肿块：在 Ikeda 报道的两组共 58 例乳头 Paget 病中，共有 23 例 X 线上可见肿块，多位于乳晕下或稍远处，病理上常为浸润性导管癌，少数为导管原位癌。凡 X 线上未能发现明显肿块或恶性钙化的 Paget 病，术后病理检查多数合并有导管原位癌或小叶原位癌。乳导管造影时常可清楚看到乳头处导管扩张和癌灶导致的充盈缺损。多数肿块在其内或旁可见微小钙化。

（4）钙化：乳头 Paget 病易发生钙化。钙化可出现在乳头、乳晕、肿块内和 / 或其附近、受累导管内或癌灶周围的乳腺实质内。有时在 X 线上仅见钙化而无其他异常。乳头、乳晕钙化并沿乳晕后大导管走行分布为本病的特征（图 9-9-9）。钙化通常呈细砂粒状、成簇或成片。

2. **乳腺超声** MPD 乳头糜烂型超声提示乳头或乳晕区回声异常，彩色多普勒超声提示局部血流丰富，伴或不伴皮肤增厚。肿块型大部分表现为不规则低回声，边界不清，彩色多普勒提示肿物内可见血流信号且分布欠规则（图 9-9-10）。MPD 钙化率发生较高，其特点是发生在乳头内、乳晕内和乳晕附近，沿导管分布，可一直追踪到乳头。

3. **乳腺 MRI** 磁共振成像可以诊断出 X 线和临床上的隐匿性乳腺癌，经组织学证实为本病（图 9-9-11）。

【诊断要点】

乳头 Paget 病的诊断主要依赖临床和病理所见，影像学上的报道较少。临床上主要表现为乳头乳晕区的糜烂、潮红、皮肤增厚、瘙痒、粗糙、结痂、脱屑伴红肿灼痛等症状，经过对症治疗后可暂时性痂下愈合，但往往多次复发。病理组织学上，只要在乳头乳晕表皮层内找到 Paget 细胞即可确诊。钼靶 X 线发现乳晕区皮肤增厚较临床早 3～6 个月，皮下

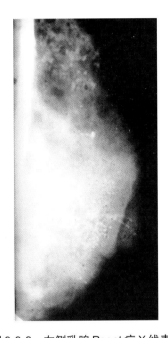

图 9-9-9 左侧乳腺 Paget 病 X 线表现
左侧乳腺内散在细砂样钙化，局部呈簇状分布，乳晕增厚不明显。术后病理：（左乳头）Paget 病

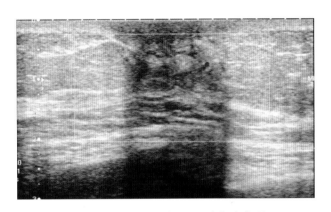

图 9-9-10 左侧乳腺 Paget 病超声表现
左侧乳腺乳头皮肤层增厚，回声减低，周边可见少许血流。术后病理：（左乳头）Paget 病

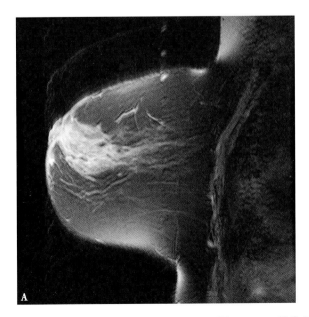

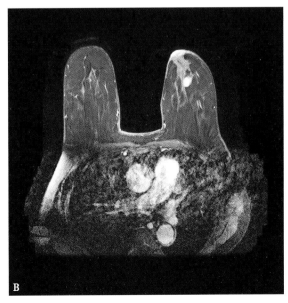

图 9-9-11 乳头 Paget 病 MRI 表现
A. T_2WI；B. T_1WI+C。左侧乳晕增厚，呈稍长 T_2 信号，增强后左侧乳头及乳晕强化明显。术后病理：（左乳头）Paget 病

脂肪密度增高，可见索条影，对伴有肿块或钙化的Paget病显示较好。乳腺乳头病变在MRI上多表现为乳头内强化结节或乳头不均匀强化，增厚的乳晕皮肤强化较明显。

【鉴别诊断】

1. **乳腺炎**　乳头Paget病的糜烂型和混合型应与乳腺炎鉴别。而这单从影像方面有时难以区分，均可表现为乳晕处皮肤增厚伴腺体密度增高。乳头Paget病发病年龄多在40岁以上，中位年龄55.3岁，一般病程较长，经久不愈，乳头乳晕区湿疹样改变。乳腺炎多发生于产后哺乳期妇女。

2. **炎性乳腺癌**　乳头Paget病的肿块型应与炎性乳腺癌鉴别。炎性乳腺癌往往起病急骤，往往短期内出现乳腺巨大肿块，伴局部皮肤红肿热痛，片状水肿及橘皮样改变，无畏寒发热、白细胞升高等全身炎性反应，细针穿刺或病理活检多可查见癌细胞。

（尉丽君　刘　畅）

第十节　乳腺癌新辅助治疗的影像学评估

1. **基本概念**　乳腺癌新辅助化疗（neoadjuvant chemotherapy，NAC）自20世纪70年代提出以来，在乳腺癌临床治疗的应用越来越广泛，已成为局部进展期乳腺癌的标准治疗方式。所谓NAC是指对乳腺癌病人术前进行的全身性、系统性化学药物治疗。NAC可作为局部进展期乳腺癌的诱导化疗以提高其切除率，也用于降低肿瘤的临床分期来增加保乳手术的概率，以及早期乳腺癌的治疗。NAC达病理完全缓解者，可获得显著延长的无病生存和总生存。

2. **病理学及临床评价标准**　乳腺癌新辅助化疗后的病理评估非常重要。目前的病理学评估标准多样，国内常用的Miller and Payne分级系统，将化疗前的穿刺标本与化疗后的手术标本进行比较，主要针对NAC后残余肿瘤的细胞丰富程度进行评估，共分为5级。

1级，肿瘤细胞数量无变化；

2级，肿瘤细胞减少比例低于30%；

3级，肿瘤细胞明显减少，比例介于30%～90%；

4级，肿瘤细胞减少比例超过90%，仅少数残余的癌细胞散在分布；

5级，所有切片均无浸润癌残存，可见残存的导管原位癌。

临床上对肿瘤治疗反应的评价常采用RECIST标准，最新的RECIST1.1版如下：

完全缓解（complete response，CR）：靶病灶完全消失，任何病理性淋巴结（无论是否为靶病灶）的短径须小于10mm；

部分缓解（partial response，PR）：以基线直径的总和为参照，所有靶病灶直径的总和至少减少30%；

疾病进展（progressive disease，PD）：以靶病灶直径总和的最小值为参照，靶病灶直径的总和至少增加20%，另外，直径总和增加的绝对值也必须大于5mm（出现新病灶也认为是恶化）；

疾病稳定（stable disease，SD）：即达不到部分缓解标准，也达不到疾病进展标准。

3. **影像学评价方法**　乳腺癌筛查最常用检查方法就是乳腺X线摄影和超声。乳腺X线摄影的敏感性变化很大，对于乳腺腺体致密型的病人，其诊断敏感性则会明显降低。而超声检查的诊断准确性受到检查设备及操作者经验的影响，对微小病变及微小钙化灶常常不易显示，对节段性、多结节样或边界不清的较大肿块不能准确测量。X线和超声检查都不能对化疗后肿瘤残留和化疗引起的纤维化作出鉴别。与传统的乳腺筛查方法比较，磁共振成像（magnetic resonance imaging，MRI）最主要的优点就是具有较高的软组织分辨力和诊断敏感性，有助于显示多中心、多灶性及对侧乳腺病变。近年来，MRI越来越多地应用于乳腺病变的诊断和乳腺癌NAC疗效评价中。而磁共振功能成像可反映组织的生理功能和生化代谢信息，包括灌注加权成像（perfusion weighted imaging，PWI）、弥散加权成像（diffusion weighted imaging，DWI）和磁共振波谱（magnetic resonance spectroscopy，MRS）成像等。

4. **MRI评价乳腺癌新辅助化疗疗效**　乳腺癌NAC后肿瘤的退缩模式主要有两种：一种是筛状消退，即在原肿瘤范围内的原位消散，表现为卫星灶式巢状残留，病变范围并没有明显的缩小；另一种为向心性退缩。MRI可准确评价NAC后残余病灶的数目，也可准确测得残存肿瘤的范围（包括最大径及体积），且与术后镜下病理所得数据具有高度相关性。乳腺癌NAC后病变最大径退缩率越大，其对NAC的反应性就越好（图9-10-1）。但有研究认为，MRI对无反应组及部分缓解组肿瘤大小的评价准确性较高，但对有明显退缩的肿瘤其评价的准确性则会下降。

MRI也可以通过测量肿瘤区域的强化模式、半

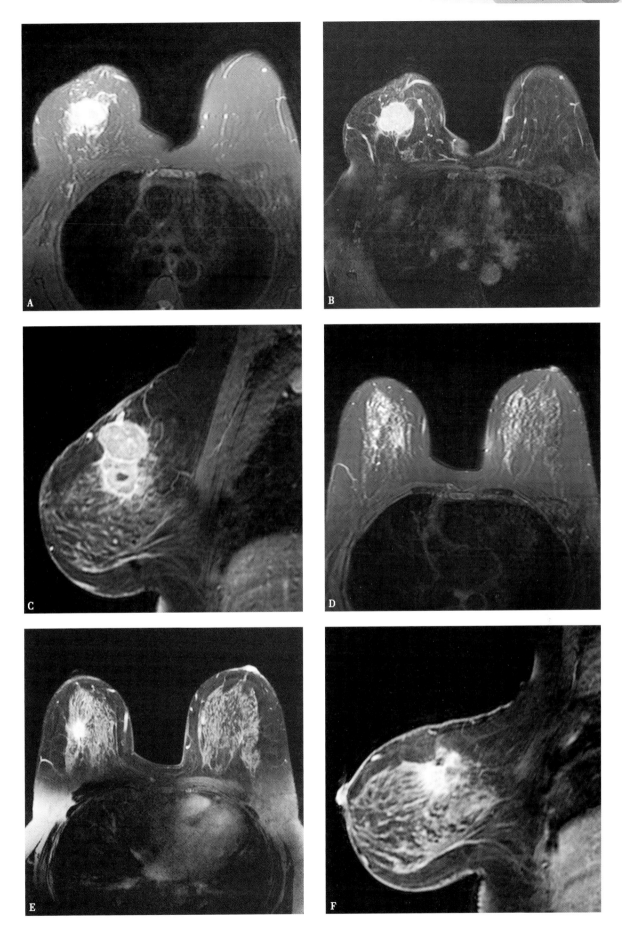

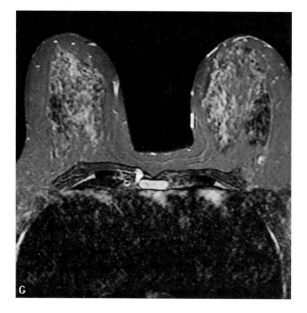

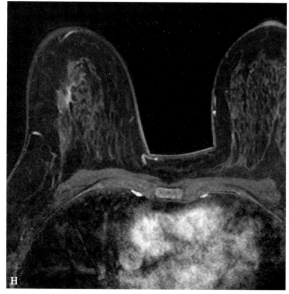

图 9-10-1 肿瘤大小评价乳腺癌 NAC 疗效

57 岁女性病人,浸润性导管癌,NAC 6 周期达 MP4 级,肿瘤位于右乳外上象限,NAC 后肿瘤明显缩小。A～C. 分别为化疗前 T₂WI、增强扫描轴位和矢状位图像;D～F. 分别为化疗 2 周期后相应图像;G～I. 分别为化疗结束后相应图像

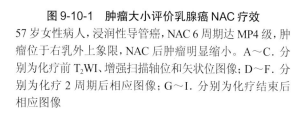

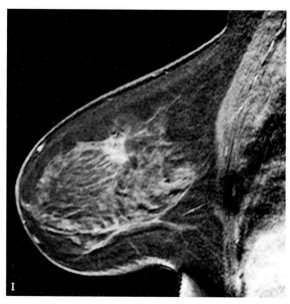

定量参数指标的变化来评价乳腺癌 NAC 的疗效。NAC 前的动态增强曲线以"流出型"曲线为主,NAC 后"流入型"曲线比例明显增高。动态增强曲线的早期强化部分代表肿瘤组织摄取造影剂,而造影剂早期在肿瘤组织内积聚则反映了肿瘤局部新生血管生成增多;延迟强化部分代表造影剂从周围组织间隙返回到血浆中,肿瘤的延迟强化方式受局部血流、血管内皮细胞通透性、血管周围间隙大小和分布、细胞比例等因素的影响。NAC 有效的病例,肿瘤微血管减少、肿瘤细胞密度减低及血管通透性减小,因而返流回血浆的造影剂减少,曲线延迟部分趋于平台或持续流入;反之亦然。NAC 过程中,反应组"流入型"曲线明显增多,"平台型"和"流出型"曲线减少;而无反应组"流入型"曲线比例虽有增加,但增加程度不及反应组,"平台型"和"流出型"曲线比

例下降,但下降程度不及反应组,或者曲线类型未发生改变,甚至"平台型"转变为"流入型"曲线。

基于动态对比增强曲线的 MRI 半定量分析,可获得正性增强积分、峰值强化程度、最大上升斜率、最大下降斜率、达峰时间等多个参数信息,间接反映局部组织血流状况。NAC 有效的乳腺癌灶,不成熟的肿瘤血管数量减少,且通透性减低,因而会导致肿瘤局部微血管灌注减少,半定量参数值明显下降,而无效组的参数值虽然也有下降,但下降程度不如有效组明显,或者保持稳定,甚至有所增加(图 9-10-2)。

5. MRI 新技术在乳腺癌新辅助化疗疗效评价中的应用

(1)动态对比增强 MRI 定量分析:动态对比增强 MRI 半定量分析可间接反映局部组织血流状况,简便易行,但其不能准确反映组织内造影剂浓度变

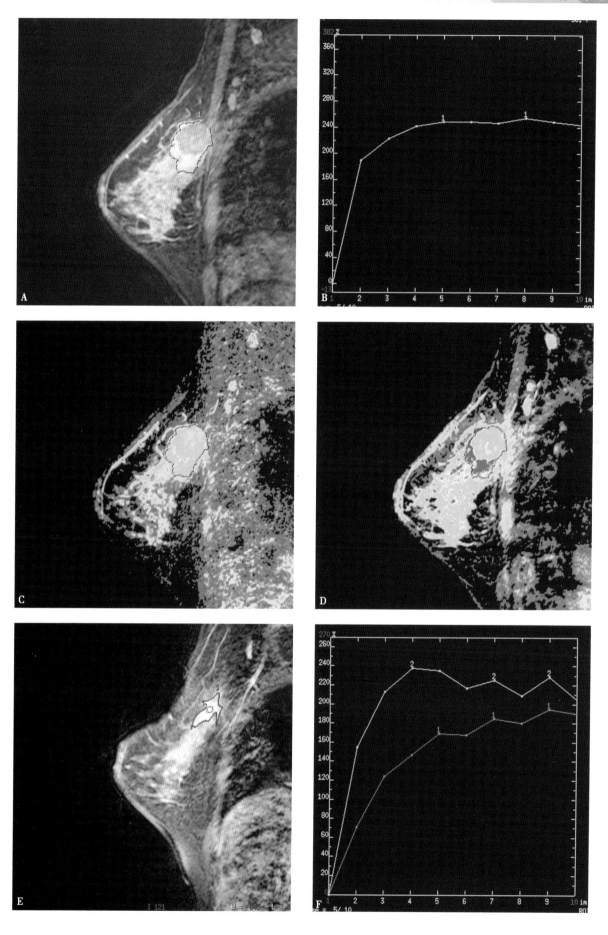

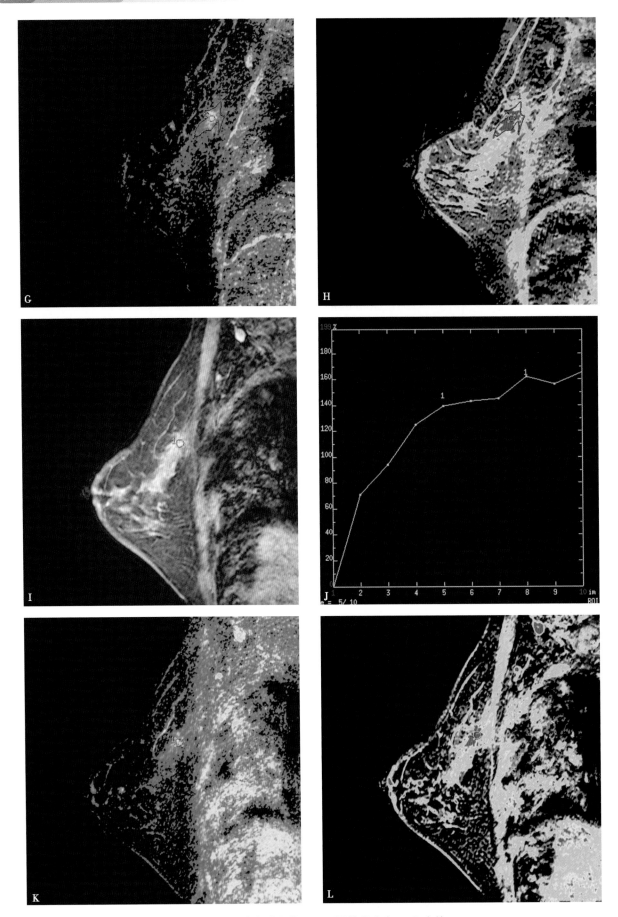

图 9-10-2 动态对比增强 MRI 评价乳腺癌 NAC 疗效

43 岁女性病人,浸润性导管癌,NAC 6 周期达 MP4 级,肿瘤位于左乳外上象限,NAC 后肿瘤明显缩小,曲线由"平台型"变为"流入型",最大上升斜率和正性增强积分逐渐下降。A~D. 分别为化疗前增强扫描矢状位、信号 - 强度曲线、最大上升斜率伪彩图和正性增强积分伪彩图;E~H. 分别为化疗 2 周期后相应图像;I~L. 分别为化疗结束后相应图像

化，无法直接反映组织生理学信息。而定量分析通过容量转移常数（volume transfer constant，K^{trans}）、速率常数（rate constant，K_{ep}）等参数可量化评价组织血流灌注和血管通透性，评判结果更趋准确、客观。肿瘤对化疗药物的吸收依赖于肿瘤局部血流灌注和毛细血管通透性，NAC 有效的乳腺癌灶 K^{trans} 和 K_{ep} 值会明显减低，反之亦然。K^{trans} 和 K_{ep} 值较大者更有利于化疗药物在体内分布，因此化疗效果会更好；而细胞外血管外间隙较大的肿瘤，间质内液体压力增大，则不利于化疗药物在体内分布。

（2）弥散加权成像：乳腺恶性肿瘤细胞和血管密度高，血管外细胞外容积减少；同时细胞生物膜的限制和大分子物质对水分子的吸附作用也增强，这些因素综合决定了恶性肿瘤细胞内水分子扩散受限。有效的 NAC 会诱导细胞凋亡和坏死，从而导致 NAC 早期阶段细胞水肿和胞膜破裂，进而细胞崩解、活动性丧失。对 NAC 有效的病人，其 ADC 值明显升高；同时，ADC 值的变化量也会高于无反应组的病人。但以往的 DWI 图像质量及空间分辨力相对较差，难以显示小病灶，当前的高分辨率 DWI 扫描有望弥补此不足。

（3）磁共振波谱成像：MRS 成像是一种可以检测活体组织化学物质代谢的无创性磁共振成像技术。目前普遍认为，乳腺癌在 3.2ppm 处可出现特征性的胆碱（Cho）峰升高。乳腺癌细胞胆碱激酶和磷脂酶 C 基因表达增加，由此认为 Cho 可作为乳腺癌的分子标志物。而活体组织总胆碱水平的下降可反映 NAC 的疗效。乳腺癌 NAC 有效的病人，肿瘤细胞代谢减弱，增殖活性下降，肿瘤细胞逐渐凋亡、坏死和纤维化，进而肿瘤组织中 Cho 含量降低。有研究显示，NAC 有效组在化疗前、1 周期化疗 24h 后以及化疗 4 周期后，肿瘤内的总胆碱含量依次降低；而无效组总胆碱浓度无明显变化。

总之，MRI 在评价乳腺癌 NAC 疗效方面最具优势，除可准确测量肿瘤大小以外，还可直接或间接反映肿瘤局部组织血流状况、生理功能和生化代谢信息，帮助临床制定合理的个体化治疗方案。随着一些新技术的诞生，如多 b 值 DWI、体素不相干运动（IVIM）、弥散张量成像等，在乳腺癌 NAC 疗效评价方面的价值还有更大的研究空间。随着人工智能的进一步发展，影像组学、影像基因组学等将更多应用于临床，其在乳腺癌 NAC 疗效评估中的应用前景将更加广阔。

（赵莉芸　周纯武）

参 考 文 献

1. 孙可欣，郑荣寿，顾秀瑛，等. 2000—2014 年中国肿瘤登记地区女性乳腺癌发病趋势及年龄变化情况分析 [J]. 中华预防医学杂志，2018，52（6）：567-572.

2. 李贺，郑荣寿，张思维，等. 2014 年中国女性乳腺癌发病与死亡分析 [J]. 中华肿瘤杂志，2018，40（3）：166-171.

3. 中国抗癌协会乳腺癌专业委员会. 中国抗癌协会乳腺癌诊治指南与规范（2017 年版）[J]. 中国癌症杂志，2017，27（9）：695-760.

4. 张祥盛. WHO（2012）乳腺肿瘤组织学分类 [J]. 诊断病理学杂志，2012，19（6）：477-478.

5. Lakhani SR，Ellis IO，Schnitt SJ，et al. 4th WHO classification of tumors of the breast[M]. International Agency forResearch on Cancer（IARC），France，2012.

6. Tavassoli FA，Devilee P. World Health Organization classification of tumours. Pathology and genetics，tumours of the breast and female organs[M]. Lyon：IARC Press，2003：28-29.

7. 顾雅佳，王玖华，涂小予，等. 乳腺导管原位癌的钼靶 X 线表现与病理对照研究 [J]. 中华放射学杂志，2002，36（3）：240-244.

8. Kuhl CK，Schrading S，Bieling HB，et al. MRI for diagnosis of pure ductal carcinoma in situ：a prospective observational study[J]. Lancet，2007，370（9586）：485-492.

9. 苏晓慧，林青，崔春晓，等. 数字乳腺断层合成摄影、X 线摄影及超声检查对乳腺费钙化导管原位癌的诊断价值 [J]. 中华放射学杂志，2018，52（1）：15-19.

10. 张会丽，常才. 乳腺导管原位癌临床特点及其影像学诊断价值 [J]. 肿瘤影像学，2013，22（2）：99-102.

11. 汪登斌. 乳腺导管原位癌的影像学研究 [J]. 磁共振成像，2012，32：109-113.

12. 陶秀丽，李忱瑞，李静，等. 单纯乳腺导管内癌的 3.0T MR 影像表现（附 97 例分析）[J]. 医学影像学杂志，2013，23（10）：1553-1557.

13. Jansen SA，Newstead GM，Abe H，et al. Pure ductal carcinoma in situ：kinetic and morphologic MR characteristics compared with mammographic appearance and nuclear grade[J]. Radiology，2007，245：684-691.

14. Preibsch H，Beckmann J，Pawlowski J，et al. Accuracy fo breast magnetic resonance imaging compared to mammography in the preoperative detection and measurement of pure ductal carcinoma in situ：a retrospective analysis[J]. Acad Radiol，2019，26：760-765.

15. 李相生，王萍，孙鹏，等. 3.0T MR 多期动态增强扫描在鉴别乳腺导管原位癌与乳腺腺病中的价值 [J]. 现代肿瘤学，2015，23（3）：395-399.

16. 鲍润贤. 中华影像医学·乳腺卷 [M]. 2 版. 北京：人民卫生出版社，2010.

17. 邵志敏，沈镇宙. 乳腺原位癌 [M]. 上海：复旦大学出版社，2017.

18. 娄鉴娟，蒋燕妮，王思奇，等. 乳腺浸润性小叶癌的动态增强 MR 表现 [J]. 影像诊断与介入放射学，2016，25（4）：282-286.

19. Oliveira TM，Elias J Jr，Melo AF，et al. Evolving concepts in breast lobular neoplasia and invasive lobular carcinoma，and their impact on imaging methods[J]. Insights Imaging，2014，5（2）：183-194.

20. Wong SM，Prakash I，Trabulsi N，et al. Evaluating the impact of breast density on preoperative MRI in invasive lobular carcinoma[J]. J AM Coll Surg，2018，226（5）：925-932.

21. 宋萌萌，汪登斌，王丽君，等. 乳腺浸润性小叶癌的 MRI 表现及对比超声对多发病灶检出价值的研究 [J]. 放射学实践，2015，30（11）：1080-1084.

22. 成楠. 48 例乳腺癌超声表现与病理分型相关性探讨 [J]. 中外医学研究，2015，13（14）：60-61.

23. 张缙熙，姜玉新. 浅表器官组织超声诊断学 [M]，北京：科学技术文献出版社，2000，124.

24. 郭香林. 彩色多普勒超声对乳腺肿块的鉴别诊断 [J]. 中国实用医药，2013，8（5）：151-152.

25. Chapellier C，Balu-Maestro C. Ultrasonography of invasive lobular carcinoma of the breast：sonographic patterns and diagnostic value：report of 102 cases[J]. Clin Imaging，2000，14（6）：333-336.

26. 刘婷，周琦，姜钰，等. 高频彩色多普勒超声及弹性成像对乳腺髓样癌的诊断价值 [J]. 中国超声医学杂志，2017，33（12）：1075-1077.

27. 穆坤，吴梓政，牛海飞，等. 乳腺髓样癌临床病理特征及预后分析 [J]. 中华普通外科杂志，2017，32（3）：211-214.

28. 张红丽，姜钰，黄丽丽，等. 乳腺髓样癌的彩色多普勒超声诊断价值 [J]. 现代肿瘤医学，2017，25（24）：4059-4061.

29. 张莹莹，罗实，罗娅红. MRI 鉴别诊断乳腺髓样癌与纤维腺瘤 [J]. 中国医学影像技术，2018，34（2）：241-245.

30. 苏莉，梁萍，董宝玮，等. 乳腺髓样癌的超声诊断及其病理基础 [J]. 中华超声影像学杂志，2001，10（6）：362-364.

31. Rakha EA，Aleskandar M. The prognostic significance of inflammation and medullary histological type in invasive carcinoma of the breast[J]. European Journal of Cancer，2009，45（10）：1780-1787.

32. 王滨，周纯武，许乙凯. 乳腺与生殖系统放射诊断学 [M]. 北京：人民卫生出版社，2018.

33. 顾雅佳，汪晓红，肖勤，等. 乳腺导管原位癌及其微浸润的磁共振成像评价 [J]. 中华放射学杂志，2007，41（3）：248-253.

34. 顾雅佳，李瑞敏，谭红娜，等. 肿块样乳腺病变的 MRI 诊断步骤分析 [J]. 中国肿瘤影像学，2008，1（1）：35-38.

35. 顾雅佳，肖勤，邱龙华，等. 非肿块样乳腺病变的 MRI 诊断步骤分析 [J]. 中国肿瘤影像学，2008，1（1）：39-42.

36. Alsharif S，Daghistani R，Kamberoğlu EA，et al. Mammographic，sonographic and MR imaging features of invasive micropapillary breast cancer[J]. Eur J Radiol，2014，83（8）：1375-1380.

37. Langlands F，Cornford E，Rakha E，et al. Imaging overview of metaplastic carcinomas of the breast：a large study of 71 cases[J]. Br J Radiol，2016，89：20140644.

38. Tang W，Peng WJ，Gu YJ，et al. Imaging Manifestation of Adenoid Cystic Carcinoma of the Breast[J]. J Comput Assist Tomogr，2015，39（4）：523-530.

39. Sarica O，Dokdok M. Imaging Findings in Papillary Breast Lesions：An Analysis of Ductal Findings on Magnetic Resonance Imaging and Ultrasound[J]. J Comput Assist Tomogr，2018，42（4）：542-551.

40. Beli P，Costantini M，Romani M，et al. Role of magnetic resonance imaging in inflammatory carcinoma of the breast[J]. Rays，2002，27（4）：299-305.

41. Rieber A，Tomczak RJ，Mergo PJ，et al. MRI of the breast in the differential diagnosis of mastitis versus inflammatory carcinoma and follow-up[J]. J Comput Assist Tomogr，1997，21（1）：128-132.

42. Kheirelseid EA，Jumustafa H，Miller N，et al. Bilateral breast cancer：analysis of incidence，outcome，survival and disease characteristic[J]. Breast Cancer Res Treat，2011，126（1）：131-140.

43. Hungness ES，Safa M，Shaughnessy EA，et al. Bilateral synchrous breat cancer：mode of detection and comparison of histologic features between the 2 breasts[J]. Surgery，2000，128（4）：702-707.

44. Huo D，Melkonian S，Rathouz PJ，et al. Concordance in histological and biological parameters between first and second primary breast cancers[J]. Cancer，2011，117（5）：907 -915.

45. 杨月，潘玉萍，吴春根，等. 同时性双侧原发性乳腺癌 MRI 表现与临床病理对照分析 [J]. 实用放射学杂志. 2016，

32（3）：358-361.

46. 陈皓，孙烨，袁飞，洪楠. 扩散加权成像诊断乳腺浸润性导管癌腋窝淋巴结转移 [J]. 中国介入影像与治疗学，2014，11（2）：92-95.

47. 薛前海，王泽恩，王胜华，等. 超声诊断淋巴瘤性淋巴结与浅表淋巴结转移癌的价值 [J]. 中国中医药现代远程教育，2011，09（5）：159-160.

48. 张康. MR-DWI 及 ADC 值对乳腺癌及腋窝淋巴结转移诊断价值的研究 [D]. 三峡大学，2013.

49. 赵亚娥，王丽君，罗冉，等. 乳腺乳头病变的 MRI 特点 [J]. 放射学实践，2015，（11）：1085-1088.

50. 杰恩斯·哈力亚孜木，张为群. 女性乳腺 Paget 病 21 例临床细胞学诊断与治疗分析 [J]. 中国美容医学，2012，21（z1）：398.

51. 殷汉明. 乳头乳晕区异常的临床影像研究 [C]. 中华医学会放射学分会第三届全国乳腺学术会议暨长安医学影像论坛（2011 陕西省放射学年会）论文集，2011：61-63.

52. 夏玉明，汪兴龙，刘明秀，等. 乳腺皮肤改变的 X 线分析 [J].

吉林医学，2013，34（28）：5868-5870.

53. Faten Z, Aida K. Pigmented mammary Paget's disease mimickingmelanoma a further case in a man[J]. Breast J, 2009, 15（4）：420-421.

54. Hylton NM, Blume JD, Bernreuter WK, et al. Locally advanced breast cancer: MR imaging for prediction of response to neoad-juvant chemotherapy--results from ACRIN 6657/I-SPY TRIAL[J]. Radiology, 2012, 263（3）：663-672.

55. Ogston KN, Miller ID, Payne S, et al. A new histologi-cal grading system to assess response of breast cancers to primary chemotherapy: prognostic significance and survival[J]. Breast, 2003, 12（5）：320-327.

56. Eisenhauer EA, Therasse P, Bogaerts J, et al. New response evaluation criteria in solidtumours: revised RECIST guide-line（version 1.1）[J]. Eur J Cancer, 2009, 45（2）：228-247.

57. 赵莉芸，周纯武，李静，等. 动态增强 MRI 半定量参数预测乳腺癌新辅助化疗疗效 [J]. 中国医学影像技术，2013，29（11）：157-161.

第十章　乳腺其他肿瘤

第一节　乳腺叶状瘤

【概述】

乳腺叶状瘤（phyllodes tumor of the breast，PT）是由乳腺纤维结缔组织和上皮组成的纤维上皮性肿瘤，临床少见。该肿瘤首先由 Müller 于 1938 年描述并命名，并被认为属于良性肿瘤，以后有些学者根据细胞分化程度及临床表现发现本病并非完全良性，并就该病的生物学特性和影像学表现做了总结报道。WHO 于 1981 年和 2003 年对乳腺疾病进行统一分类时，将其命名为叶状肿瘤，根据间质过度增生程度、肿瘤细胞密度、形态、细胞异型性、核分裂象、生长方式以及周边浸润情况分为良性、交界性和恶性三类。该病发生率占乳腺肿瘤的 0.3%～1.0%，占纤维上皮肿瘤的 2%～3%，病因不明，可能与乳腺纤维腺瘤、雌激素分泌和代谢失调等多种因素有关。

【临床及病理特点】

乳腺叶状瘤可发生于任何年龄的妇女，但以中年妇女居多，平均年龄在 45 岁左右。最常见的临床表现为无痛性肿块，少数伴局部轻压痛。肿瘤增长缓慢，病程较长，多数有一个较长时间的无特殊不适的乳房肿块，部分病人可有肿块在短期内迅速增长的病史。肿块多数 >5cm，肿块质地硬韧，部分可有囊性感，边界多清楚，活动度较好；肿块一般不侵犯胸肌及皮肤。当肿块较大时，局部皮肤可受压变薄、发亮、皮下浅静脉曲张，甚至可由于供血障碍发生破溃。很少发生淋巴结转移，可发生血行转移。乳腺叶状肿瘤的治疗主要是外科手术切除，包括单纯肿块切除、扩大切除和全乳切除。

病理上叶状肿瘤是由纤维、上皮两种成分共同组成的一种肿瘤。在大体病理上，叶状肿瘤多较巨大，肿块常呈分叶状，质地韧，界限清楚，多有较完整的包膜，偶见弥漫间质浸润。肿瘤切面呈灰白或多种颜色相间，呈鱼肉状。小的肿物呈实性，大的肿物内有时有囊腔，内可含棕色液、清亮液、血块或胶冻样物。肿瘤的实性部分呈韧性纤维样，可呈乳头状瘤样突入囊腔内，也可为豆腐渣样物。瘤灶内常有出血、坏死或黏液样变。有时见到黏液、脂肪、软骨、肌肉或骨样结构。肿瘤的间质过分增生构成了肿瘤的本质，而上皮只是包裹在其中的非肿瘤性导管，但所有叶状肿瘤的组织中都应含有上皮结构，无上皮结构即非叶状肿瘤，只能是中胚叶组织的肉瘤，这一结构特点亦可将其与以管内和管周增生、低细胞间质的纤维腺瘤和巨纤维腺瘤相鉴别。

【影像学表现】

1. **X 线摄影**　叶状肿瘤的 X 线表现依肿瘤的大小而异。肿瘤较小时多表现为边缘光滑的结节，呈圆或卵圆形，密度均匀，与纤维腺瘤难以区别。肿瘤较大时，表现为分叶状、高密度、边缘光滑锐利的肿块，此征象为叶状肿瘤较特征性表现（图 10-1-1）。患乳血供可有明显增加，出现粗大的静脉（图 10-1-2）。表面皮肤多数正常或被下方肿块顶起而变得菲薄。叶状肿瘤通常缺乏边缘浸润、毛刺及邻近皮肤增厚、乳头回缩、周围结构扭曲等类似乳腺癌的恶性征象。肿瘤内可出现钙化，但较少见，钙化可呈粗大不规则的颗粒状、片状或环形，粗大成片钙化者颇似纤维腺瘤的钙化，镜检可见钙化发生在瘤灶内纤维变性区或坏死区。有作者提出肿块的密度有助于叶状肿瘤与大纤维腺瘤鉴别，叶状肿瘤的密度常比纤维腺瘤高，但这些征象并非特异性改变。

2. **超声**　超声多表现为分叶状、卵圆形实性肿块，边缘较光滑，呈低或中等偏低回声，均匀或不均匀，内部探及回声减弱区或大小不等的无回声囊变区有一定的特异性，部分病变后方可出现回声增强。当肿瘤体积较大，内部可探及不规则囊状无回声区、高回声分隔，彩色血流较丰富，局部边界欠清晰时或有短期内迅速增大史应警惕恶性或交界性的可

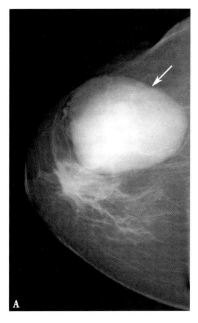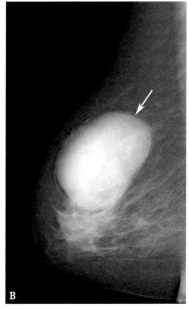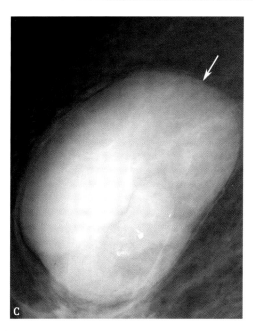

图 10-1-1　右乳腺交界性叶状肿瘤

A. 乳腺 X 线头尾位片；B. X 线内外斜位片；C. 右乳病变局部放大片，显示右乳外上较大肿物（箭），外形略呈分叶状，边界清晰，边缘光滑、锐利，密度较高，肿物内可见数枚点状及颗粒状钙化，邻近皮下脂肪层清晰，皮肤及乳头无受累征象

能。有作者认为分叶状、低回声裂隙是叶状肿瘤的较为特征性的超声表现。

3. MRI　在 MRI 平扫，多数叶状肿瘤表现为边缘清楚的类圆形或分叶状肿块，T_1WI 上多表现为不均匀低信号；T_2WI 上表现为不均匀较高信号，当叶状肿瘤内有出血、坏死或黏液样变时，其信号相应发生变化。肿瘤巨大时，可见整个乳腺被肿瘤占据，但皮下脂肪层仍较完整。存在囊腔时，内部信号常不均匀。增强 MRI 检查肿瘤多呈明显强化，时间 - 信号强度曲线（TIC）多为渐增及平台型（图 10-1-3、图 10-1-4），囊腔和分隔显示更加明显，有作者认为囊腔的存在是叶状肿瘤较为特征性表现。于 DWI 上叶状肿瘤的 ADC 值多偏低。于 MRS 上部分叶状肿瘤可见胆碱峰，可能与肿块在短期内迅速增长有关。

【诊断要点】

1. 肿瘤较小时，表现为边缘光滑结节；肿瘤较大时，类圆形或分叶状，边缘光滑，表面皮肤多数正常或被下方肿块顶起而变得菲薄，少数可见破溃。

2. X 线显示为高密度，部分可有晕征，呈稍低密度。患乳血供可有明显增加，出现粗大的静脉。肿瘤内钙化少见，或可见粗大不规则颗粒状、片状或环形钙化。

3. MRI 平扫 T_1WI 低信号为主，T_2WI 多为等信号或不均匀较高信号，增强扫描实性部分呈明显强

化，囊腔和分隔显示更加明显，TIC 为平台型或缓升型。

4. 超声图像多显示肿块内部回声不均匀，可探及不规则囊状无回声区、高回声分隔，肿块后方回声可见增强。

【鉴别诊断】

1. **纤维腺瘤**　多发生于青年妇女，生长一般较缓慢，肿瘤体积较小，直径多在 1~3cm，很少超过 5cm，瘤体大小及伴发的触痛可随激素水平的变化而发生周期性变化。X 线检查，纤维腺瘤密度较均匀，部分可有粗大钙化。超声检查乳腺纤维腺瘤多呈低回声，边界清晰，包膜光滑完整，内部回声较均匀，后方回声正常或增强，彩色多普勒显示肿块内无血流或少量血流。MRI 检查，纤维腺瘤 MRI 表现与其组织成分有关，T_1WI 多为低或中等信号，边界清晰，圆形或卵圆形，大小不一。T_2WI 上，依肿瘤内细胞、纤维成分及水分含量的不同而表现为不同的信号强度。肿瘤内结构多较均匀，信号一致。发生退化、细胞少、胶原纤维成分多者在 T_2WI 为低信号。动态增强 MRI，肿瘤大多为缓慢渐进性均匀强化或由中心向外围扩散的离心样强化。

2. **髓样癌**　可在短期内形成较大的肿块，一般较大，呈圆球形，界限清楚，质地较软，多位于乳房深部，后期可与皮肤粘连，早期易发生转移，瘤体中部常见大片坏死；MRI 常为边缘光滑的圆形或分叶

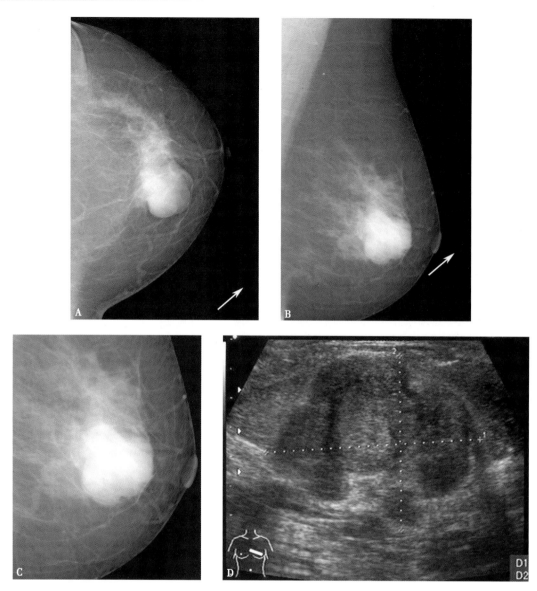

图 10-1-2 左乳腺交界性叶状肿瘤

A. 左乳 X 线头尾位片；B. 左乳 X 线内外斜位片；C. 左乳病变局部放大片，显示左乳内侧明显分叶状肿物，密度较高，大部分边缘光滑、清晰，部分边缘与邻近腺体重叠而显示欠清，边缘未见毛刺，其内未见钙化，肿物周围可见粗大的血管影；D. 左乳病变超声斜切面，显示左乳内上象限分叶状低回声反射区，边界清楚，内部回声不均匀

状肿块，T_2WI 为等信号，DWI 为高信号，明显强化，TIC 曲线呈流出型。髓样癌超声图像肿块内部也可见不规则小无回声区或弱回声区，与叶状肿瘤相似，但髓样癌形态多偏不规则，局部或可见边界模糊或边缘角状突起，内部可见细钙化，叶状肿瘤多呈大的浅分叶，内部回声没有髓样癌那么低，多为粗钙化。

3. 单纯型黏液癌 好发于绝经后的女性，其发病年龄为 57 岁。单纯型黏液样癌表现为圆形、卵圆形或分叶状肿块，以分叶状居多，分叶可浅可深，边界清楚，密度多比较浅淡，瘤内有出血时密度可增高，很少发生钙化，少数有钙化者，多为肿块内或周围粗大不均质钙化，散在分布，部分病变可表现为

肿块完全钙化。MRI 上具有特征性，T_2WI 和 DWI 图像上，病变均呈明显高信号，但其表观扩散系数（ADC）值并不减低，而是高于正常腺体，增强后肿物明显不均匀强化，强化方式为向心样强化，TIC 曲线呈多样化，呈平台型或缓升型，也可呈流出型。

4. 急性乳腺炎 如有脓肿形成，超声检查显示肿块内部可有液性暗区，亦呈囊实混合回声，但边界不清楚，不呈分叶状，肿块局部增厚，有压痛，内部回声稍强，液性暗区中间有散在分布、不均匀的点状回声。

小的叶状肿瘤与纤维腺瘤或其他良性肿瘤难以区别，较大的叶状肿瘤可根据肿瘤呈明显分叶、边

缘光滑锐利、血供明显增加以及无皮肤增厚等影像学特征而做出正确诊断。超声或 MRI 检查，可显示肿瘤内的囊腔，有重要的鉴别诊断价值。叶状肿瘤与其他乳腺肉瘤亦可有相似表现，如边缘亦较光滑、锐利，但其他乳腺肉瘤分叶状表现不如叶状肿瘤显著。有时乳腺叶状肿瘤仅依据影像学表现与其他疾病鉴别困难，最后诊断需依靠病理学确诊。

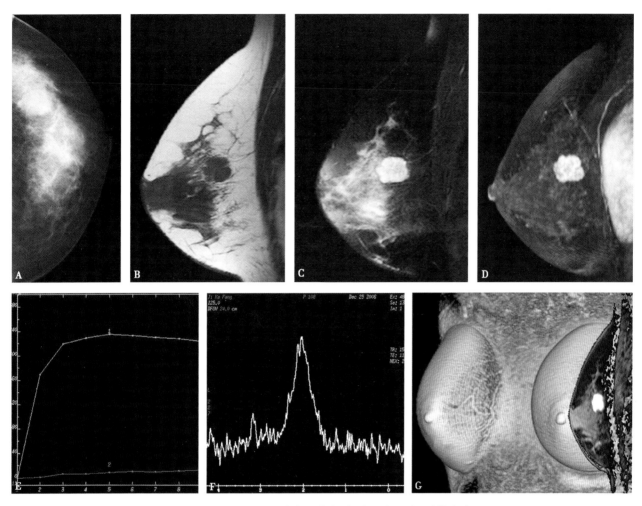

图 10-1-3 左乳腺良性叶状肿瘤，部分区域间质细胞较丰富
A. 左乳 X 线头尾位片，显示左乳外侧肿物，轻度分叶，大部分边界清楚，密度均匀；B. MRI 平扫矢状位 T_1WI；C. MRI 平扫矢状位脂肪抑制 T_2WI；D. 增强后左乳 MIP 图；E. 左乳病变区时间 - 信号强度曲线图；F. MRS；G. VR 图，显示左乳外上方轻度分叶状肿物，边界清楚，T_1WI 呈较低信号，T_2WI 呈较高信号，内部信号不均匀，可见分隔，动态增强后病变明显强化，时间 - 信号强度曲线于早期时相呈渐增，延迟时相呈平台表现，肿块区 MRS 于 3.2ppm 处可见胆碱峰

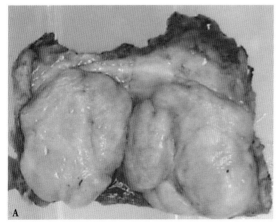
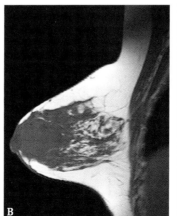
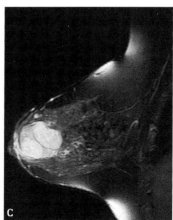

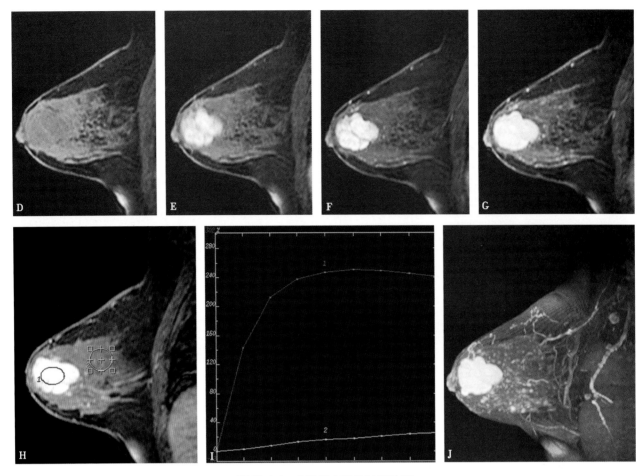

图 10-1-4　右乳腺交界性叶状肿瘤

A. 右乳肿物大体标本；B. MRI 平扫矢状位 T_1WI；C. MRI 平扫矢状位脂肪抑制 T_2WI；D. MRI 平扫；E～G. MRI 动态增强后 1min、2min、8min；H. 动态增强后肿物及正常组织感兴趣区测量；I. 动态增强后时间 - 信号强度曲线图；J. 增强后右乳 MIP 图，显示右乳晕后方分叶状肿物，边界清楚，T_1WI 呈较低信号，T_2WI 呈较高信号，内部信号不均匀，可见分隔，动态增强后病变呈明显渐进性强化，动态增强早期时相肿物内部分隔明显

（刘佳妮　李　晶　罗娅红）

第二节　乳腺原发性淋巴瘤

【概述】

乳腺淋巴瘤（lymphoma）比较罕见，包括原发性乳腺淋巴瘤（primary lymphoma of the breast）和继发性乳腺淋巴瘤（secondary lymphoma of the breast）。乳腺原发性乳腺淋巴瘤的发生率远比乳腺癌低，大多数为非霍奇金淋巴瘤（non-Hodgkin lymphoma，NHL），其中最多见的病理类型为 B 细胞来源的非霍奇金淋巴瘤，弥漫性大 B 细胞淋巴瘤最常见。

【临床及病理特点】

原发性乳腺淋巴瘤发病年龄范围广（13～88 岁，平均 55 岁）。多数病人是单侧乳腺受累，诊断时双侧乳腺同时受累者约占 10%，但在疾病过程中可累

及对侧乳腺，故双侧受累的发生率可高至 20%～25%。临床主要表现为单侧或双侧乳房无痛性肿块，生长较迅速。肿块多为单个孤立性，也可呈多结节，少数病人呈弥漫浸润使乳房变硬，局部皮肤受累。约有 30%～50% 病人伴同侧腋下淋巴结肿大。原发性乳腺淋巴瘤在病理检查前常很难确诊，不典型的症状及体征一般多误诊为乳腺癌或良性病变。病理学上，Wiseman 等学者于 1972 年首先提出诊断原发性乳腺淋巴瘤应具有的条件包括：①有足够的材料供检查；②淋巴瘤和乳腺组织关系密切；③既往无乳腺外淋巴瘤病史，乳腺作为临床首发部位；④镜下示瘤细胞对乳腺小叶及导管浸润而乳腺上皮无恶性证据。以后多数文献报道将病变首发并局限在乳腺内，或可同时伴有同侧腋下淋巴结肿大，但无乳腺外淋巴瘤病史者，归为原发性乳腺淋巴瘤。乳腺淋

巴瘤病理诊断中可因为多种因素的影响而误诊,这些因素包括供病理诊断的材料不足、标本切片制作不佳、对组织形态分析偏差或诊断时根本未考虑到淋巴瘤。尤其是冷冻切片诊断中,绝大多数病人不能被正确诊断。

【影像学表现】

1. 乳腺 X 线摄影　乳腺淋巴瘤 X 线表现大致可分为肿块型和致密浸润型。表现为肿块型者,可为单乳单发或多发,亦可为双乳多发,肿块边缘多清楚,表现为部分边缘不清者多与周围腺体重叠,而周围浸润少,无毛刺、钙化或漏斗征及皮肤凹陷征等乳腺癌典型 X 线征象(图 10-2-1)。表现为致密浸润型者,X 线上显示病变较弥漫,常累及乳腺体积的 1/4 以上,界限多不清楚,多数伴有皮肤弥漫水肿、增厚。

2. 乳腺超声　在超声上,乳腺淋巴瘤多表现为边界清楚的类圆形肿块,以低回声或强弱不等的混合回声为主(图 10-2-2)。相关文献报道当病变早期淋巴组织未完全破坏时,超声表现类似淋巴结图像或呈假肾征改变;病变晚期淋巴组织被完全破坏,内部回声明显减低或混杂不均;当病灶内存在较多脂肪及纤维组织时可表现为强回声。CDFI 显示病变血流信号丰富。

3. 乳腺 MRI　乳腺淋巴瘤的 MRI 平扫 T_1WI 呈等信号,T_2WI 的信号强度高于乳腺腺体的信号强度,病变多呈较均匀强化,在早期时相均呈快速渐进性强化,中晚期多呈平台型和流出型,淋巴瘤在 DWI 上多呈高信号,ADC 值明显低于其他恶性肿瘤,可能因淋巴瘤的肿瘤细胞排列紧密,核浆比高,核异型性显著,而导致水分子扩散运动明显受限(图 10-2-3)。乳腺淋巴瘤病人常合并有腋下淋巴结肿大,加拍腋尾部 X 线片、超声、MRI 或 CT 检查常可检出肿大淋巴结,其中超声、MRI 或 CT 检查对于肿大淋巴结的显示有其明显优势(图 10-2-2)。

【诊断要点】

乳腺淋巴瘤病人多表现为乳腺无痛性肿块,可迅速增大,伴或不伴同侧腋窝淋巴结肿大。X 线上表现为边界清楚的高密度肿块或局限性致密,钙化、毛刺、浸润征象少见;超声上表现为高低混合回声或以低回声为主的肿块,无后方回声衰减,血流信号丰富,弹性成像提示病变质地较软;MRI 上抑脂 T_2WI 呈均匀较高信号,DWI 检查 ADC 值极低,增强检查病变多呈明显强化。

【鉴别诊断】

乳腺淋巴瘤表现为肿块边缘光滑清楚者,需要与纤维腺瘤及特殊类型的乳腺癌如髓样癌、黏液癌等鉴别,肿块边缘不光滑者需要与乳腺癌鉴别;表现为致密浸润型者,需与乳腺炎症或炎性乳腺癌区别。由于原发性乳腺淋巴瘤的临床及影像学表现缺乏特异性,在术前很难与乳腺其他良、恶性病变区分,最后诊断需依靠组织病理学和免疫组化检查确诊,但如临床乳腺检查考虑恶性且伴有腋下肿大

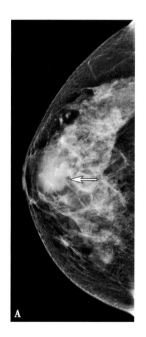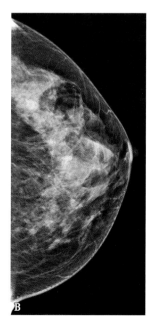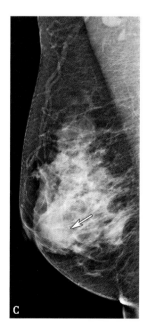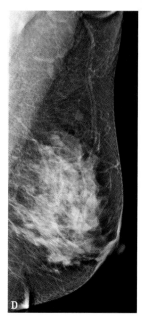

图 10-2-1　乳腺 X 线检查

A、B. 右乳及左乳 X 线头尾位;C、D. 右乳及左乳 X 线内外斜位。X 线显示右乳稍外下方高密度肿物(白箭),形态欠规则,部分边界清楚,部分边界不清,未见毛刺及钙化。右腋下致密淋巴结。病理诊断:(右乳腺)B 细胞非霍奇金淋巴瘤

淋巴结,而 X 线征象表现为良性或不典型乳腺癌者(缺乏毛刺、细小钙化等征象)应提示除有髓样癌、黏液癌可能外,还应考虑到淋巴瘤可能。超声上如病变内部表现为强弱不等的混合回声且血流信号异常丰富,MRI 检查显示 ADC 值表现极低时,可提示有淋巴瘤可能,建议临床及时做穿刺或切取活检,有利于临床选取恰当的治疗方案。

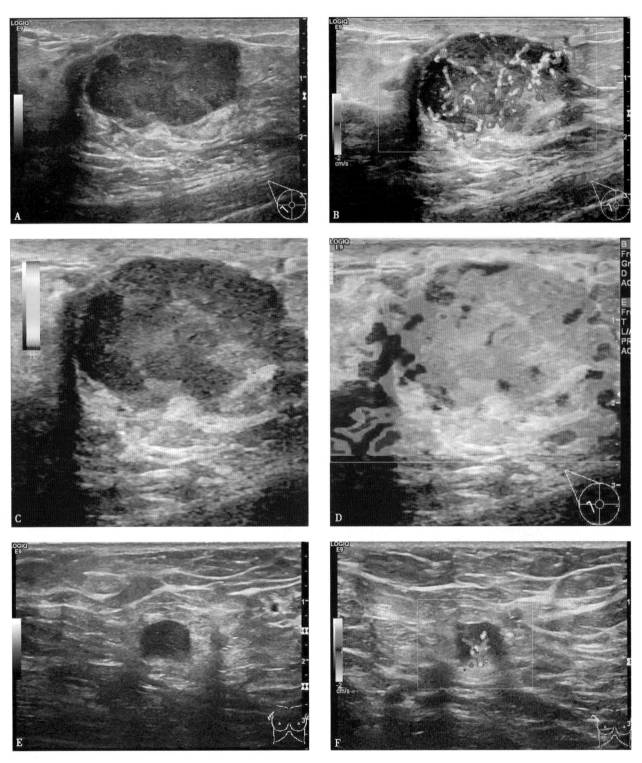

图 10-2-2 超声检查

与图 10-2-1 为同一病人。A. 右乳肿物灰阶超声图;B. 右乳肿物彩色多普勒血流图;C、D. 右乳肿物超声弹性成像双幅实时显示图;E. 右腋下淋巴结灰阶超声图;F. 右腋下淋巴结彩色多普勒血流图。显示右乳外下方低回声肿物(A),边缘不清晰,形态不规则,内部回声不均匀,CDFI 可见粗大丰富血流信号(B),超声弹性成像提示肿物质地较软,弹性评分:2 分(C、D)。右腋下淋巴结肿大,淋巴结门结构显示不清且可见丰富血流信号(E、F)

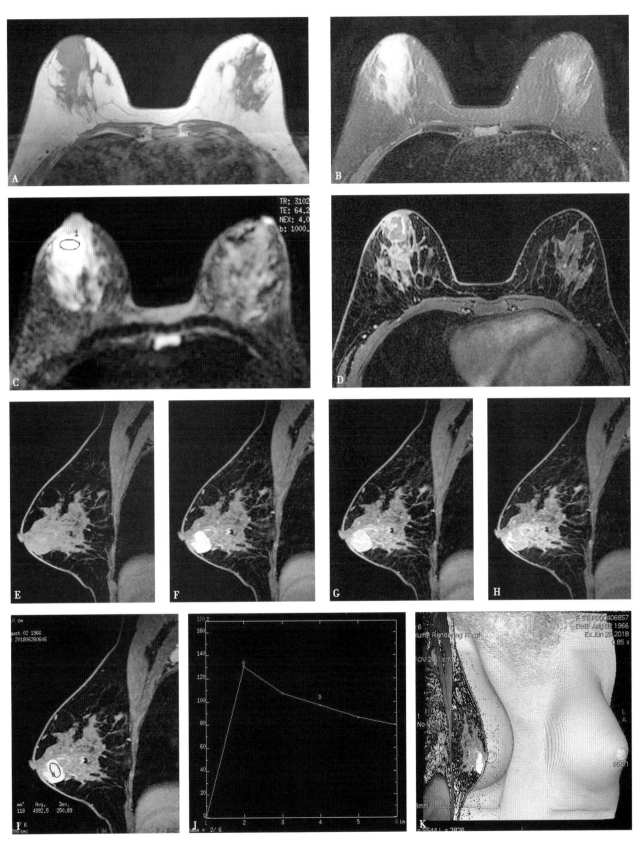

图 10-2-3　乳腺 MRI 检查

与图 10-2-1 为同一病人。A. MRI 平扫横断面 T_1WI；B. MRI 平扫横断面脂肪抑制 T_2WI；C. 横断面 DWI 图；D. MRI 增强后延迟时相横断面 T_1WI；E~H. 分别为右乳矢状面 MRI 动态增强前和增强后 1min、2min、8min；I、J. 动态增强后右乳肿物感兴趣区（ROI）选取图和时间 - 信号强度曲线图；K. VR 图。右乳外下方肿物，边界清楚，形态欠规则，平扫 T_1WI 呈等信号（A），抑脂 T_2WI 呈稍高信号（B），内部信号较均匀，动态增强后肿物呈明显强化（E~H），时间 - 信号强度曲线呈流出型（I、J），相应 DWI 呈较高信号（C），ADC 值明显减低（b 值为 500s/mm²，ADC 值为 0.84×10^{-3}mm²/s；b 值为 1 000s/mm²，ADC 值为 0.67×10^{-3}mm²/s）

（刘佩芳）

第三节　乳腺肉瘤及癌肉瘤

乳腺肉瘤（sarcomas of the breast）比较罕见，其发生率在所有乳腺恶性肿瘤中不足 1%，在所有部位的肉瘤中低于 5%，文献上主要为个案报道。乳腺肉瘤转移途径主要为血行转移，常见的转移部位有肺、骨盆、胸骨、纵隔、脊椎等，罕见腋下淋巴结转移。

一、乳腺血管肉瘤

【概述】

乳腺血管肉瘤（angiosarcoma of the breast），也称血管内皮肉瘤，是由血管内皮细胞或向血管内皮细胞分化的间叶细胞发生的恶性肿瘤。原发性乳腺血管肉瘤是一种来源于乳腺小叶或其周围毛细血管的高度恶性肿瘤。由于该病临床少见，病理形态易于混淆，术前常规检查缺乏特异性，易造成诊断和治疗延误。2003 年起，WHO 乳腺肿瘤组织学分类中将血管肉瘤定义为由具有上皮细胞形态特征的肿瘤细胞构成的恶性肿瘤，包括以前命名为血管性肉瘤、血管网状细胞瘤、淋巴血管肉瘤和化生性血管瘤的全部肿瘤。血管肉瘤多发生于皮肤及软组织，原发于乳腺的血管肉瘤较罕见，文献报道乳腺血管肉瘤发生率占乳腺肿瘤的 0.03%～0.04%，但血管肉瘤是乳腺肉瘤中相对常见的类型，约占所有乳腺肉瘤的 2.7%～9.1%。血管肉瘤的病因尚未明确，有报道依据其好发于 30～40 岁年轻女性，妊娠、哺乳期妇女及乳腺癌保乳术后病人发病率明显高于正常人群，推测其发生可能与雌激素水平有关，但存在争议。

【临床及病理特点】

乳腺血管肉瘤好发年龄在 40 岁以下，临床表现缺乏特异性，通常表现为短期内迅速增大的乳房肿物，伴或不伴疼痛，少数病例无明显肿块，仅表现为弥漫性全乳房肿大或持续性皮下出血。瘤组织表浅处皮肤可呈局限性斑点状或边界不清的紫蓝色或紫红色改变，被认为是乳腺血管肉瘤较特异性表现。肿瘤一般体积较大，大多数肿瘤直径大于 4cm，边界不清，质地较软，活动度好，与皮肤或胸壁无粘连。

乳腺血管肉瘤位于乳腺实质内，多无包膜，边界不清，浸润性生长，质地软或脆，切面呈鱼肉样、海绵状，灰白色或灰红色，含扩张的血管腔，常合并出血、坏死，可侵及皮肤。

乳腺血管肉瘤与乳腺癌不同，皮肤凹陷、乳头溢液非常少见。乳腺血管肉瘤以血行转移为主，常见的转移部位为皮肤、肺、骨骼及腹部脏器（特别是肝及卵巢）等，甚少发生淋巴结转移，故目前多采用肿物局部广泛切除或全乳腺切除。由于血管肉瘤镜下范围常常超出大体标本边界，肿块单纯切除的局部复发率很高，一般不主张采用。由于病例较少，放、化疗效果目前尚不确定。乳腺血管肉瘤的预后很差，复发率高，复发和转移与肿瘤的病理分级有关。

【影像学表现】

乳腺血管肉瘤 X 线常表现为较大肿块，常呈分叶状，边缘锐利或模糊，密度可均匀或不均匀，少数有粗大钙化（图 10-3-1），有时因肿块较大而仅见大范围密度异常增高影，不伴典型乳腺癌常见的细小钙化。若累及皮肤，可造成局限皮肤增厚（图 10-3-2），但罕见有水肿或橘皮样改变。文献报道当临床疑为

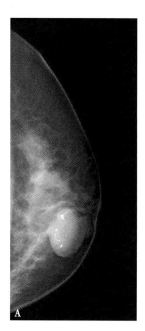
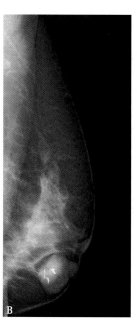
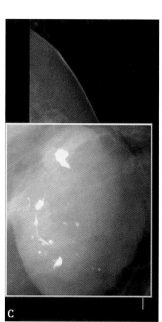

图 10-3-1　左乳腺血管内皮肉瘤
A. 左乳 X 线头尾位片；B. 左乳 X 线内外斜位片；C. 病变局部放大片，显示左乳内下方腺体表面可见一类圆形肿物，大部分边界清楚，边缘光滑，密度中等，肿块内可见多发小斑片状钙化，邻近皮下脂肪层和皮肤无异常，乳头正常

乳腺血管肉瘤时，MRI 表现对确定其肿块内血管特性具有帮助，乳腺血管肉瘤在 MRI 上常表现为 T_1WI 低信号，T_2WI 呈高信号，增强后肿瘤强化较明显（图 10-3-3），肿瘤内的囊性含血液区在 T_2WI 上表现为点状或片状高信号，为乳腺血管肉瘤的特征性表现。乳腺血管肉瘤超声表现缺乏特异性，有文献报道肿块可为实性或囊实性，其囊性结构推测可能与肿瘤内出血或有充满血液的血管腔或静脉湖有关。边界可清晰或不清，内部回声以低回声为主，也可表现为等或高回声，后方回声多无改变。

【诊断要点】

1. 肿块较大，常伴分叶，少数有较粗大钙化。

2. 磁共振成像肿块呈长 T_1、长 T_2 表现，增强后明显强化，若其内囊性区呈点状或片状高信号，则为乳腺血管肉瘤较特异的表现。

【鉴别诊断】

1. **乳腺癌** 血管肉瘤钙化较典型乳腺癌钙化相对粗大且少见，乳腺癌肿瘤边缘常见毛刺样改变，血管肉瘤边缘虽然不光整，但较少见毛刺征象。乳腺血管肉瘤可引起邻近皮肤增厚，一般不引起邻近皮

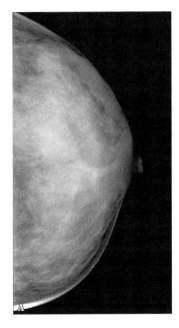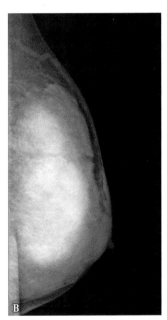

图 10-3-2 左乳腺血管内皮肉瘤
A. 左乳 X 线头尾位片；B. 左乳 X 线内外斜位片，显示左乳腺团块状致密影，其内未见钙化，周围血运较丰富，乳晕及外侧皮肤明显增厚，正常皮下脂肪层消失

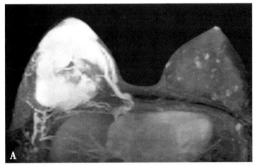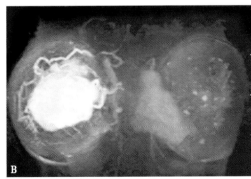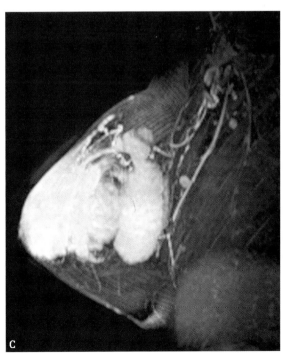

图 10-3-3 右乳腺血管内皮肉瘤
A. MRI 增强后横轴位 MIP 图；B. MRI 增强后冠状位 MIP 图；C. MRI 增强后矢状位 MIP 图，显示右乳腺内巨大不规则明显强化肿块，血供丰富，邻近皮肤受累

肤橘皮组织改变。

2. 纤维腺瘤　部分边界清楚血管肉瘤易与乳腺良性肿瘤如纤维腺瘤相混淆。但血管肉瘤通常较大，纤维腺瘤较小，且增强磁共振成像中血管肉瘤呈明显强化。

二、乳腺横纹肌肉瘤

乳腺横纹肌肉瘤（rhabdomyosarcoma of the breast）是由分化程度不同的横纹肌细胞构成的肿瘤，相当罕见，国内外仅见少数个案报道。

乳腺横纹肌肉瘤大体病理表现为肿瘤无包膜，界限不规整，质地坚实，切面灰白或灰红色，常有出血坏死。镜下分为腺泡型横纹肌肉瘤、胚胎型横纹肌肉瘤和多形型横纹肌肉瘤。乳腺横纹肌肉瘤临床表现缺乏特异性，通常为迅速增大的乳房肿物伴有疼痛，界限不清，以血行转移为主。乳腺横纹肌肉瘤影像学上多表现为较大的肿块性病变，境界清楚，缺乏特征性表现（图 10-3-4）。

三、乳腺平滑肌肉瘤

乳腺平滑肌肉瘤（leiomyosarcoma of the breast）少见，其组织病理学特征和免疫表型与发生在其他部位的平滑肌肉瘤一致，肿瘤表现为界限清楚或边缘不规则浸润，由呈交叉束状排列的梭形细胞构成。一般认为乳腺平滑肌肉瘤可能来自血管壁或乳头、乳晕周围的平滑肌，也可能来自于肌样过渡的肌上皮和

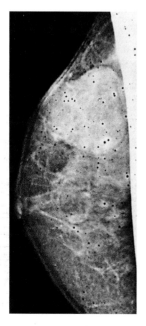

图 10-3-4　横纹肌肉瘤
分叶状肿物，边缘光滑整齐，有不完整的透亮环，皮肤局限性增厚

肌纤维母细胞。临床上肿瘤体积多较大，表面光滑，边界清楚，质地较软，恶性程度高者，可出现血行转移，多见肺、骨、肝脏及中枢神经系统转移，几乎无腋窝淋巴结转移。影像学多表现为边界清楚肿块，形态学特征类似于纤维腺瘤，最后诊断依靠病理学检查。

四、乳腺脂肪肉瘤

乳腺脂肪肉瘤（liposarcoma of the breast）罕见，在所有乳腺肉瘤中其发生率不足 1%。该瘤来源于血管周围的幼稚间叶细胞，呈肿瘤性增生，向脂肪细胞分化而形成。乳腺脂肪肉瘤的组织病理学特征和免疫表型与发生在其他部位的脂肪肉瘤相同，即任何一种类型的脂肪肉瘤均可在乳腺发生。肿瘤组织学类型与预后密切相关，分化良好型与黏液型预后好于圆细胞型及多形性型。乳腺脂肪肉瘤临床上以乳房肿块为主要表现，界限清楚，质地较软，一般无皮肤改变及腋窝淋巴结肿大，治疗以肿瘤广泛切除或乳腺单纯切除为主。影像学多表现为边界清楚肿块，与脂肪瘤难鉴别，增强 MRI 和超声检查对其内血流情况的显示可助诊断。

五、乳腺骨肉瘤

乳腺骨肉瘤（osteosarcoma of the breast）罕见，其发病率不到乳腺恶性肿瘤的 1%，占乳腺肉瘤的 12.5%～17.0%。乳腺骨肉瘤是一种由产生类骨质和/或骨质的梭形细胞构成的恶性肿瘤。乳腺骨肉瘤病理诊断需与伴有骨和软骨化生的乳腺癌鉴别。关于乳腺原发性骨肉瘤的来源，目前尚无定论，可能是由乳腺间质中的多能间质细胞分化而来；抑或乳腺间质的纤维母细胞在外部或内部因素刺激下骨化形成；乳腺放疗、外伤或假体植入也可诱导发生软组织肉瘤，主要为血管肉瘤和骨肉瘤。乳腺骨肉瘤主要发生于老年妇女，临床表现为逐渐增大的肿块，伴或不伴疼痛，碱性磷酸酶可升高，本病恶性程度较高，易发生血行转移，但很少有淋巴结转移。影像学多表现为边界清楚肿块，可呈分叶状，病变内粗大钙化是其较特征性表现，乳腺骨肉瘤中约 10% 出现坏死，超声有利于观察坏死表现，但最终确诊需依靠组织病理学检查。

六、乳腺癌肉瘤

【概述】

乳腺癌肉瘤（carcinosarcoma of the breast）极其罕见，发病率占所有乳腺肿瘤总数的 0.12%～3%。

WHO乳腺肿瘤新分类将其定义为上皮组织源性和间叶组织源性同时混合存在的一种乳腺恶性肿瘤，属于化生性癌范畴的一种特殊类型。它可从叶状肿瘤的上皮成分癌变而来，亦可是纤维腺瘤的上皮和间质两种成分同时恶变所致，还可自乳腺直接发生，即起源于能多方向分化的干细胞，同时向癌和肉瘤两个方向分化的结果。

【临床及病理特点】

本病多见于中老年妇女，其病程可由数周至数年不等，肿物一般生长较快，或起初较为缓慢，就诊前迅速增大，瘤体大，边界欠清，质地硬，活动度差。文献报道乳腺癌肉瘤的两种成分均可转移，癌多转移至区域淋巴结，肉瘤成分则以血行转移为主，经腋窝淋巴结转移的概率低于其他类型乳腺癌。

乳腺癌肉瘤大体病理观察可见肿瘤呈结节状，边界清楚，质地硬韧，直径2～16cm，切面灰白色，部分呈鱼肉状，可间杂有散在钙化及骨化灶。镜下观察可见肿瘤由真性癌和真性肉瘤两种成分混合组成。可以是任何类型的癌（以浸润性导管癌较多见）和任何类型的肉瘤（以纤维肉瘤、骨或软骨肉瘤多见）按任何比例的混合，两者之间无过渡。

【影像学表现】

对于乳腺癌肉瘤的影像学表现，国内外文献报道较少，术前常常误诊。因为乳腺癌肉瘤中既有癌的成分，又有肉瘤的成分，因此其影像学表现可具有上述两种恶性肿瘤任意一种表现特点，与单纯的乳腺癌或单纯的乳腺肉瘤很难区分，最后诊断还需依靠病理学检查。影像学可表现为具有乳腺癌的特征，即X线上呈不规则致密浸润或肿块，边界不清，边缘毛糙，血运丰富，其内亦可见多发细小钙化，或表现为具有肉瘤的特征（图10-3-5），即肿块较大，轮廓可呈分叶状，密度均匀，大部分边缘光滑，缺乏典型乳腺癌的毛刺表现。动态增强MRI检查，肿瘤信号强度表现为快速明显增高且快速减低的恶性特征；或影像表现二者兼具，既有乳腺癌影像特征也有肉瘤影像特征（图10-3-6、图10-3-7）。

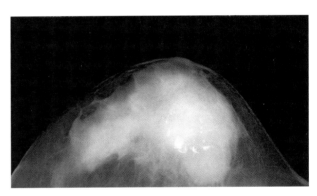

图10-3-5 左乳腺癌肉瘤（癌为浸润性导管癌，肉瘤为骨肉瘤及未分化肉瘤成分）
左乳X线头尾位片显示左乳内侧致密肿块，肿块部分边界清楚，部分边界与邻近腺体重叠，肿块内部密度不均匀，可见多发钙化，其中部分钙化较粗大

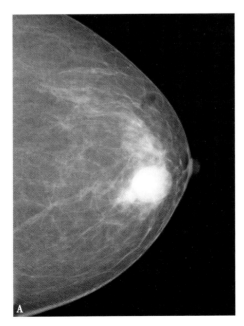
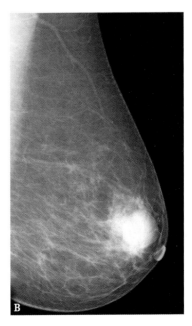

图10-3-6 左乳腺癌肉瘤（癌为浸润性导管癌，肉瘤为血管肉瘤）
A.左乳X线头尾位片；B.左乳X线内外斜位片，显示左乳内上象限肿块影，呈分叶状，其内可见成簇钙化灶

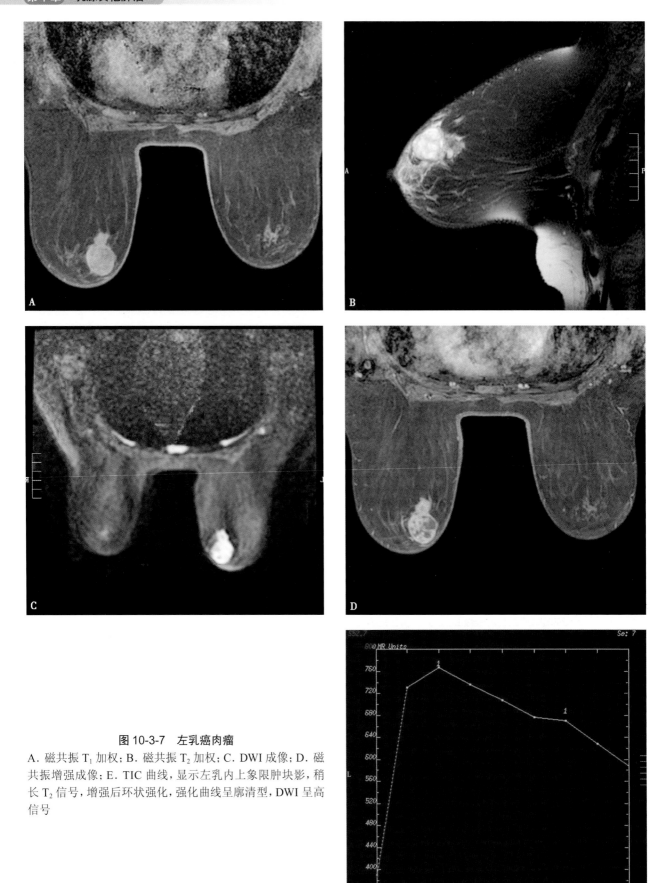

图 10-3-7　左乳癌肉瘤

A. 磁共振 T_1 加权；B. 磁共振 T_2 加权；C. DWI 成像；D. 磁共振增强成像；E. TIC 曲线，显示左乳内上象限肿块影，稍长 T_2 信号，增强后环状强化，强化曲线呈廓清型，DWI 呈高信号

（李晓凡　李　晶　罗娅红）

第四节　乳腺转移瘤

【概述】

乳腺转移性肿瘤（metastatic tumours of the breast）临床少见，约占乳腺恶性肿瘤的 1.7%～6.6%，发表文献多为病例报道。原发肿瘤来源欧美和亚洲的报道差别较大，欧美主要是黑色素瘤、肺癌和卵巢癌，亚洲主要是胃癌和肺癌。乳腺转移瘤是原发肿瘤的晚期表现，目前不主张行乳腺根治切除术，建议采用针对原发肿瘤进行系统性治疗，包括全身化疗、局部放疗及止痛治疗。

【临床及病理特点】

乳腺转移瘤病人多为青壮年，乳腺腺体较发达，血供及淋巴组织丰富，所以推测癌细胞可能经血道种植或淋巴转移至乳腺。乳腺转移性肿瘤通常位于乳腺外上象限，生长迅速，单发或多发，质地软，时有疼痛感，乳头回缩较少，与皮肤粘连、累及双侧乳腺少见，除卵巢来源恶性肿瘤外，极少出现钙化。

病理镜检中乳腺转移瘤结构与原发癌相似，转移瘤细胞多位于乳腺导管和小叶周围，而乳腺导管上皮无异型增生现象。相反，癌组织内伴有乳腺原位癌的结构，是判断原发性乳腺癌的可靠依据。有时有限组织行冷冻或快速石蜡切片也难明确诊断，最后诊断常等待常规切片并结合病史、临床检查及镜检。

免疫组织化学方法对区分原发性和转移性乳腺癌有很大帮助。

【影像学表现】

乳腺转移性肿瘤的影像表现主要有两大类，一类表现为边界清楚的肿块，皮肤、乳头无累及，类似良性肿瘤；另一类表现为皮肤广泛增厚，腺体致密、模糊，伴或不伴结构紊乱，类似炎性乳癌（图 10-4-1～图 10-4-3）。两类均少见钙化灶。前一类病例磁共振的影像学表现为单发或多发肿块，边界清楚，部分可见边缘分叶，增强后呈明显环形强化或内部不均匀强化。强化曲线呈持续型或平台型。后一类病例表现为弥漫分布异常强化灶、区域性强化灶连续成片，内部强化不均匀，TIC 呈快速 - 平台型，DWI 呈明显高信号，右乳皮肤广泛增厚、不伴异常强化，右乳腺体水肿，MIP 示右乳血管明显增粗增多。

【诊断要点及鉴别诊断】

乳腺转移瘤影像表现各异，与炎性乳腺癌及原发性乳腺癌常较难区分，结合病史及穿刺活检尤为重要。

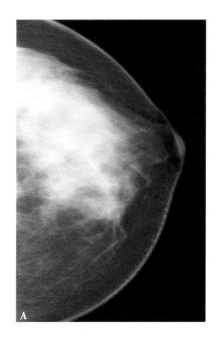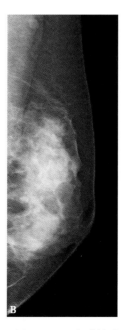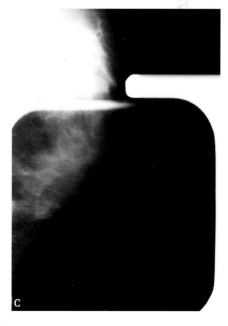

图 10-4-1　左乳转移瘤

A. 左乳 X 线头尾位片；B. 左乳 X 线内外斜位片；C. 病变局部加压点片，显示左乳中下象限非对称致密影，边界不清

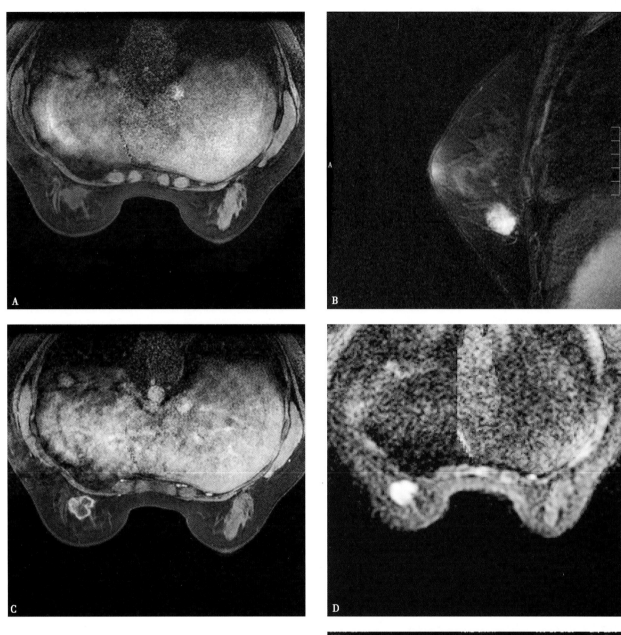

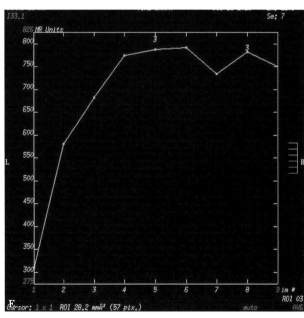

图 10-4-2 左乳转移瘤

A. 磁共振 T_1 加权；B. 磁共振 T_2 加权；C. 磁共振增强；
D. DWI 成像；E. TIC 曲线，显示左侧乳腺中下象限不规则
形肿块，呈边缘稍长 T_2 信号、中心长 T_2 信号，增强后环形
强化，环形强化壁厚度均匀，强化曲线呈持续型及平台型，
DWI 呈高信号

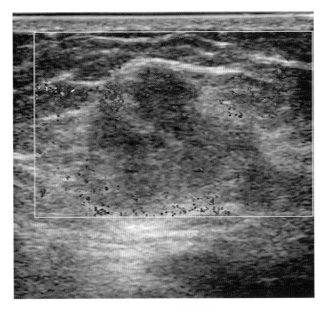

图 10-4-3　左乳转移瘤

乳腺超声检查显示左侧乳腺中下象限低回声肿块，形态不规则，边界欠清晰，其内可见点状血流信号

（李晓凡　李　晶　罗娅红）

参 考 文 献

1. 胡益棋，冉玲平，冯梦丹，等. RSNA 2015 乳腺影像学 [J]. 放射学实践，2016，31（2）：102-107.

2. 张青，王振常，鲜军舫，等. 乳腺癌增强 MRI 特征与病理、免疫组化指标的相关性研究 [J]. 磁共振成像，2012，3（6）：430-433.

3. Liu H, Tan H, Cheng Y, et al. Imaging findings in mucinous breast carcinoma and correlating factors[J]. Eur J Radiol, 2011，80（3）：706-712.

4. 曲宁，罗娅红，李森. 乳腺叶状肿瘤与单纯型黏液癌的 MRI 征象及鉴别诊断 [J]. 放射学实践，2017，32（2）：139-143.

5. 单菲菲，孙俊旗，孟志华. 彩色多普勒超声与磁共振在乳腺叶状肿瘤诊断中的价值 [J]. 江西医药，2018，53（5）：424-426.

6. 薛姗姗，李宁，盛薇，等. 乳腺叶状肿瘤的超声图像特征分析 [J]. 中国医药导报，2018，15（16）：110-113.

7. 严华芳，宋晓瑛，富丽娜，等. 乳腺髓样癌的超声特征分析及其鉴别诊断 [J]. 中国医学计算机成像杂志，2015，21（6）：580-583.

8. 李娜，姜玉新，戴晴，等. 原发性非霍奇金乳腺淋巴瘤的超声影像学特征 [J]. 中国医学科学院学报，2010，32（3）：289-292.

9. Surov A，Holzhausen HJ，Wienke A，et al. Primary and secondary breast lymphoma: prevalence，clinical signs and radiological features[J]. Br J Radiol，2012，85（1014）：195-205.

10. 王康，王之，彭屹峰，等. 原发性乳腺非霍奇金淋巴瘤影像特点分析 [J]. 放射学实践，2016，31（12）：1201-1204.

11. Matsubayashi RN，Inoue Y，Okamura S，et al. MR imaging of malignant primary breast lymphoma: including diffusion-weighted imaging，histologic features，and a literature review[J]. Jpn J Radiol，2013，31（10）：668-676.

12. Voutsadakis IA，Zaman K，Leyvraz S. Breast sarcomas: Current and future perspectives[J]. Breast，2011，20：199-204

13. 周卫平，昝星有，张盛箭，等. 原发性血管肉瘤的影像表现 [J]. 中华放射学杂志，2015，49（10）：783-784.

14. 姚梦霞，杨祖荣，章鸣. 乳腺血管肉瘤的超声表现 1 例 [J]. 中国超声医学杂志，2015，31（7）：666.

15. Gull S，Patil P，Spence RA. Primary osteosarcoma of breast[J]. Case Reports，2011，2011.

16. 罗扬，徐兵河. 乳腺原发骨肉瘤 -24 例个案汇总分析 [J]. 癌症进展，2017，15（10）：1196-1199.

17. Cho Ee N，Nithia A，Tarannum F. Rare breast malignancies and review of literature: a single centres experience[J]. Int J Surg Case Rep，2015，11（5）：11-17.

18. Krishnamurthy A. Primary breast osteosarcoma: A diagnostic challenge[J]. Indian J Nucl Med，2015，30（1）：39-41.

19. Gultekin M，Eren G，Babacan T，et al. Murat Gurkaynak Metaplastic breast carcinoma: a heterogeneous disease[J]. Asian Pac J Cancer Prev，2014，15（6）：2851-2856.

20. 高世乐，胡宗涛，周俊平. 纵隔型肺鳞癌左乳转移 1 例 [J]. 中国癌症杂志，2016，26（2）：196-197.

21. Lee SK，Kim WW，Kim SH，et al. Characteristics of metastasis in the breast from extramammary malignancies[J]. J Surg Oncol，2010，101（2）：137-140.

22. 陈腊梅，廖明俊，张代伦. 乳腺转移性肿瘤的影像表现 [J]. 中国临床医学影像杂志，2011，22（8）：570-572.

第十一章 男性乳腺疾病

正常男乳为一残余器官，它包含有乳头、少许覆有柱状上皮的残余导管系统以及间质组织（主要为脂肪组织，亦可含有少许纤维组织）等。和女性的乳房一样，男乳的上皮和间质亦可对激素的刺激发生反应。

男性乳腺疾病的病种构成与女性乳腺有所不同。总的来说，男乳病变较少见，而男性乳腺发育和男性乳腺癌则是最常见的病变，其余男乳病变均相当少见，且多发生在皮肤和皮下组织，女性常见的纤维腺瘤则罕见发生在男乳中。

第一节 男性乳腺发育

【概述】

男性乳腺发育（gynecomastia，GYN），又称男性乳腺增生症或男性女性型乳房，是指男性乳房组织异常发育、乳腺结缔组织异常增殖的一种临床病症。可单侧或双侧发生。

（一）发病机制

与性激素作用有关，因雌激素（刺激）与雄激素（抑制）对乳腺的作用不平衡所致。女性乳腺生长有赖于雌激素的作用，雌二醇对男性乳腺如同女性一样，具有促进生长发育的作用。给予男性雌激素亦可导致乳腺发育，而且在组织学上各种原因引起的男性乳腺发育不能区别开。可能的机制包括雌激素增加，雄性激素缺乏，雌、雄激素的比值增大。相关因素如雌激素受体功能缺陷、乳腺组织对雌激素敏感性提高等局部因素。

（二）遗传学

文献报道，数个家系中（父子）出现在青春期前乳腺发育，可能是由于基因突变激活芳香酶基因，导致雌激素水平增高。

（三）病因学

男性乳腺发育大都是由于雌激素分泌增多或雄激素/雌激素比值降低所致，雌激素过多是男性乳腺发育的主要原因。男性乳腺发育可按病因分类为：生理性、病理性和特发性。

1. **生理性男性乳腺发育** 多发生于新生儿期、青春期和老年男性。新生儿期是由母体或胎盘的雌激素进入胎儿循环，作用于乳腺组织引起的。通常数周内消退，个别病例持续稍长一些。青春期男孩乳腺发育的确切病因还不清楚。可能因为垂体前叶促性腺激素刺激睾酮和雌激素的产生，在男孩血浆睾酮达到成人水平之前，血浆雌二醇浓度已达到成人水平，因而血清中雄、雌激素比值下降。此外青春期阶段乳腺局部的芳香化酶作用增强，局部雌激素形成增多，也可导致乳腺增生。健康老年男性（50～80岁）乳腺增生与以下因素有关：①睾丸功能下降，体内雄激素浓度全面下降；②老年人身体组织中脂肪含量增高，使外周组织芳香化酶作用增强；③肾上腺和睾丸雄激素转化为雌激素过度。此外老年男性常有各种疾病，服用多种药物，这些因素都可引起乳腺增生。

2. **病理性男性乳腺发育** 如果男性乳房发育没有发生在生理性年龄段，应怀疑为病理性乳腺发育。①疾病相关男性乳房发育：雄激素水平降低的疾病，如促性腺激素分泌不足的性腺功能减退（Kallmann综合征）、高催乳素水平；垂体疾病；原发性腺功能减退，如感染（病毒性睾丸炎）、创伤、渗出（血色病）、化疗、神经系统疾病（脊髓损伤、肌强直性营养不良）；小睾丸症（klinefelter's综合征）；真两性畸形；先天性睾酮合成缺陷等。雄激素和雌激素水平增高的疾病，如睾丸女性化；睾丸间质细胞瘤；产生绒毛膜促性腺激素的肿瘤；先天性肾上腺增生。雌激素水平增高的疾病，如异常芳香酶（激活突变）；致男性女性化的肾上腺癌；支持细胞瘤等。性激素结合球蛋白水平增高导致游离睾酮水平降低，如高雌激素水平状态；遗传性性激素结合球蛋白水平增高；甲状腺功能亢进。其他或多因素疾病，如肝硬化、肾衰竭、特发性。②药物引起的男性乳腺发育：雄激素水平减低，抑制睾酮合成的药物，如酮康唑、甲硝唑、促性腺激素释放激素受体激动剂（慢性）和拮抗剂；螺内酯；化疗药物（细胞毒性药物）。雄激素水平减低，抑制睾酮活性的药物，如雄激素受体拮抗剂——比卡鲁胺、氟他胺、尼鲁米特、螺内酯、环丙孕酮；5-α还原酶抑制剂，如非那雄胺、度他雄胺；H_2拮抗剂及质子泵抑制剂，如西咪替丁、雷尼替丁、大麻。高雄激素水平导致高雌激素水平，雄激素治疗，过渡性激素替代治疗，合成类固醇，含有雄激素的避孕药；人绒毛膜促性腺激素。雌激素水平增高或活性增高，如雌激素治疗；职业暴露于雌激素；含雌激素的面霜或化妆品；异黄酮；植物雌激素（化妆品、大豆制品、啤酒、茶树油、薰衣草油）；雌激素活性（己烯雌酚、氯米芬、苯妥英、洋地黄）。其他因素，如血管紧张素转化酶抑制剂、酒精、阿米洛利、胺碘酮、安非他明、钙通道拮抗剂、环孢素、地西泮、生长激素、高活性抗逆转录病毒治疗、海洛因、甲基多巴、异烟肼、利血平、利培酮、茶碱、三环类抗抑郁药（提高泌乳素水平）。

3. 特发性男性乳腺发育 无明确的激素异常，可能与环境污染有关。

（四）流行病学

男性乳腺发育很常见，发病率高达55%（经尸检证实）。健康人群中，约36%的青年成人男性和57%的老年男性在体检中发现可触性的乳腺组织；而在住院的老年男性中，超过70%的病人会出现。

男性乳腺发育三个发病高峰（表11-1-1）：

新生儿期：约60%～90%的新生儿会发生一过性的乳腺发育，一年内可消退；青春期：发生率约48%～64%，最早可在10岁时出现，13～14岁达高峰，青春期后期发病率下降；中老年：发病率约70%，发病高峰集中于50～80岁。

按病因分类：生理性乳腺发育较常见，健康男性中约30%～50%会出现乳腺发育；药物性乳腺发育约占所有病人的20%～25%；特发性乳腺发育约占所有病人的25%。

【临床及病理特点】

通常无症状，一般为体检时偶然发现。可触及乳腺组织，呈质韧圆盘状结节或弥漫增大，大于2cm，可移动，有时可伴有乳头或乳晕增大。可伴隐痛不适或触痛，少数病人在挤压乳头时可见少量白色分泌物溢出。通常为双侧病变，双侧可不对称，但也可出现单侧病变（常发生于左侧），并且可以是家族性的。

器质性疾病引起的病理性男性乳腺发育的病人还有原发疾病的临床表现。

本病预后良好，生理性的男性乳腺发育常可自然缓解，病理性的男性乳腺发育在去除病因后亦可消退。尚无证据显示男性乳腺发育与乳腺癌之间有明确的相关性。

治疗需根据病因制定治疗方案：生理性乳腺发育常可自然缓解，无需治疗。病理性乳腺发育中药物性的男性乳腺发育在停药后可逐渐缓解（化疗病人也适用），疾病相关的男性乳腺发育症在治疗原发病（如对症治疗甲亢或手术切除相关肿瘤）后亦可缓解。特发性乳腺发育常不需要治疗，若出现症状如疼痛或心理不适可选择药物治疗。

治疗方法包括药物治疗：雌激素对抗剂、雄激素、芳香酶抑制剂等；试验性的药物治疗需控制在6个月以内。放射治疗：文献报道，对于前列腺癌需雌激素或抗雄激素治疗的病人，预防性的乳腺局部照射可以避免出现男性乳腺发育症或乳房疼痛。手术治疗：适用于病程大于2年、药物治疗无效的病人。

男女性乳腺发育大体病理：乳腺肿块扁平，呈盘状。质韧，无完整包膜，切面呈灰白色，并可见孔状导管断面，可分为弥漫型和局限型两种。弥漫型：边界不清，弥漫增生的组织融合到周围组织内。局限型：呈局限性增生，边界清楚。

显微镜下特征：镜下可见大量纤维组织增生，脂肪含量不等，散在分布着增生、延长并出现分支和扩张的乳腺导管。乳腺导管扩张，上皮增生，呈乳头状，基本上不形成腺泡和小叶结构。依其病程长短，可有3种组织类型：旺炽型病程在4个月以内。纤维型或硬化型病程在1年以上。中间型：病程在5～12个月。

【影像学表现】

如果临床不怀疑乳腺癌，影像学检查并非必需。但是，乳腺超声和乳腺X线检查能够帮助区别乳腺

表 11-1-1 各年龄段发病率

年龄组	男性乳腺发育所占比例/%
新生儿	65～90
青春期（14岁）	60
16～20岁	19
25～45岁	33～41
>50岁	55～60

组织和脂肪组织，且有助于外科手术方案的规划。

X 线及超声表现：X 线影像特征是乳头后方呈扇状或分支状的致密影，代表了组织学上不同程度的导管和基质增生。超声表现类似于早期乳腺发育所见，不伴孤立的肿块。根据导管和基质增生的程度和时期可分为下列 3 型：

结节型（也称发育良好型）：表现为乳晕后圆形 / 球形高密度结节影，自乳头向周围呈扇形放射分布，高密度影可呈均匀分布，也可集中于外上象限，并逐渐与周围脂肪组织相混合。超声表现为乳晕下扇形或盘状的低回声结节，周围可见正常的脂肪组织包绕。虽然过渡区常难以确定，但小叶边缘常可以辨别。由于间质组织增殖，常可以看到丰富的血供。病理上多为旺炽型，可见过度增生的导管上皮和疏松的间质组织，以及周围组织水肿。常见于乳腺发育的早期改变，病程多在 1 年以内（图 11-1-1）。

树突型（也称静止型）：X 线影像特征是乳头后方分布的分支状结构，线状、条状、分支状影呈放射状伸向乳腺深部脂肪组织内。超声表现为乳晕下低回声病灶，伴无回声、星芒状的后缘，常被描述为指状突起或"蜘蛛足"伸入周围等回声的纤维组织中。表现类似于恶性病变，但无乳头回缩及皮肤增厚改变。病理上可见增生的导管及致密的纤维变性的基质。病程常较长，多在 1 年或更长时间（图 11-1-2）。

弥漫型：X 线表现为增大的乳腺内弥漫的结节样及树突状的高密度影，类似于女性致密型乳腺的表现。超声亦可见结节及树突状结构，周围被高回声的纤维组织所包绕。本型多在使用雌性激素治疗的病人中见到，如变性手术、进展期前列腺癌的治疗。此型与正常女性乳腺的区别在于乳腺增大很快，呈锥形，且没有 Cooper 韧带，而女性乳腺呈球形或半球形，可见到 Cooper 韧带（图 11-1-3）。

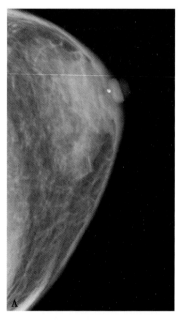

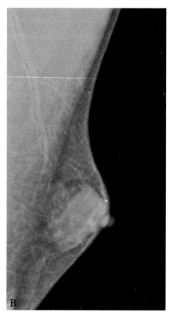

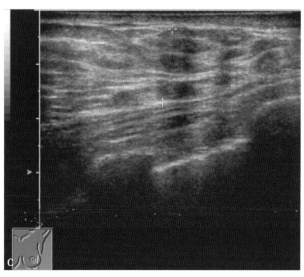

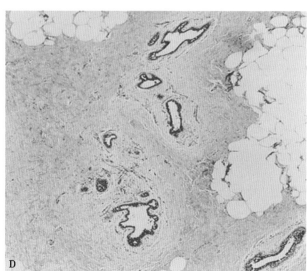

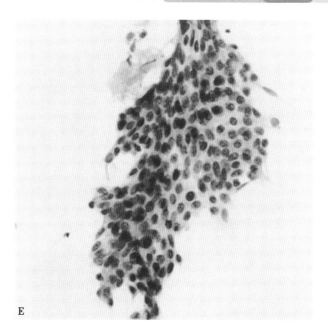

图 11-1-1　结节型男性乳腺发育
A. 乳腺 X 线片头尾位显示乳晕后楔形致密影；B. 内外斜位片示致密影呈圆形。注意软组织影逐渐变淡与周围脂肪组织混合；C. 超声轴扫图像示乳晕下扇形低回声结节围绕以正常脂肪组织；D. 手术活检标本的显微照片（原始放大 ×40；伊红染色）示增生的不规则分支状导管围绕以疏松水肿的导管周围基质和残存的脂肪组织；E. 细针抽吸活检细胞学显微照片（原始放大 ×400；巴氏染色）示簇状紧密结合的导管上皮细胞

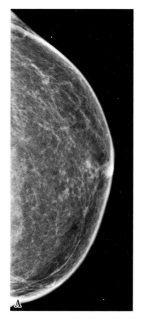
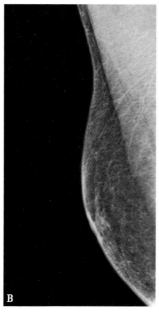

图 11-1-2　树突型男性乳腺发育
A. 乳腺 X 线片头尾位；B. 内外斜位，乳腺 X 线片示自乳头放射状条带影，主要位于外上象限；C. 超声示乳晕后低回声结节，后方星芒状突起伸入周围纤维组织内；D. 手术活检标本的显微照片（原始放大 ×100；伊红染色）显示致密的纤维基质，少量散在细胞；不伴导管周围水肿，周围少许脂肪组织

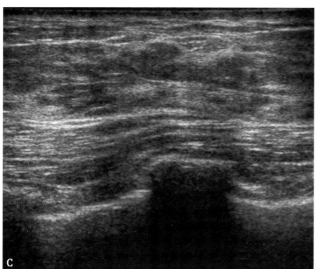
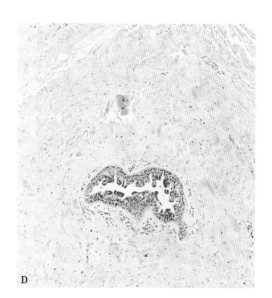

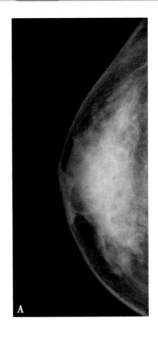
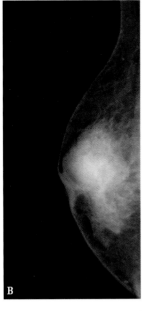
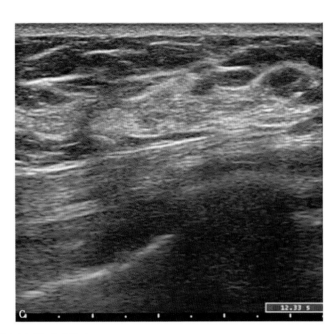

图 11-1-3　弥漫型男性乳腺发育

A. 头尾位；B. 内外斜位，乳腺 X 线片的表现类似于女性不均匀致密型乳腺；C. 超声示乳腺弥漫不均匀回声，可见结节及树突状结构，围以弥漫高回声纤维组织

CT 表现：可表现为密度增高的纤维腺体组织，位于乳晕下区域，呈三角形的分布（图 11-1-4）。

MRI 表现：纤维腺体组织的 MRI 表现与正常女性乳腺腺体相似，可以看到正常的乳腺纤维腺体结构，动态增强表现为缓慢的、持续性的强化方式。也可出现节段性的强化，但较少见（图 11-1-5、图 11-1-6）。

推荐影像学检查：乳腺超声和乳腺 X 线检查。

【鉴别诊断】

假性（男子）女性型乳房（pseudogynecomastia）：较常见，常见于肥胖者，肥胖的老年男性有乳腺增大及变柔软的症状，但体检不能触及乳头后方质韧的乳腺组织，此时并不能除外乳腺发育，只有当乳腺 X 线摄片见增大的乳腺内均为脂肪沉积而无致密影时，才能诊断为假性男性乳腺发育（图 11-1-7）。

乳腺癌：男性中发病率仅 0.2%，常表现为单侧乳房的固定肿块，常呈偏心性分布（不同于男性乳腺发育，病变位于乳晕下），可伴皮肤凹陷、乳头内陷、乳头溢液及腋窝淋巴结肿大等伴随症状。其影像学表现类似于女性乳癌，典型表现为小的、边缘清楚的、偏于乳头一侧的肿块，可有沙粒样钙化及毛刺。当 X 线摄影难以和男性乳腺发育症鉴别或在弥漫型、结节型男性乳腺发育症中可能掩盖小的乳癌时，可借助超声或穿刺活检鉴别。男性乳腺发育时的超声表现在早期为乳头后方局部均匀的低回

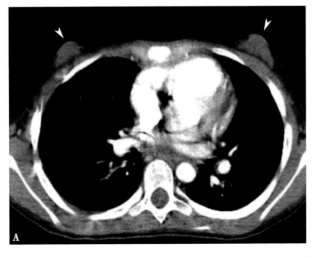
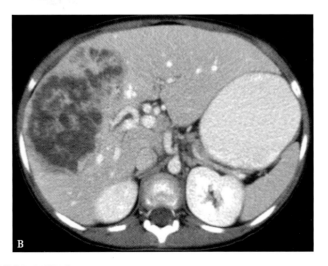

图 11-1-4　纤维板层型肝癌

A. CT 增强扫描示双侧乳头后三角形软组织影（白箭头）；B. 腹部 CT 示肝脏内巨大低增强肿块

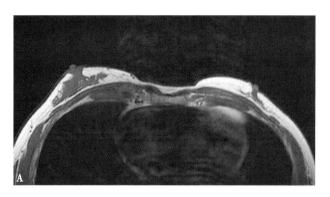
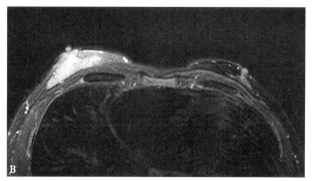

图 11-1-5　男性乳腺发育
A. 轴位 T_1WI；B. 轴位 T_2WI 脂肪抑制序列。乳晕后乳腺实质

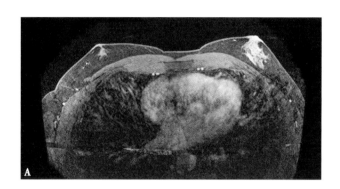
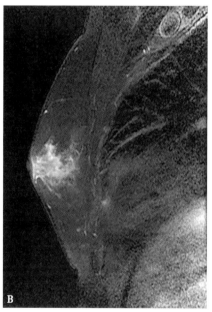

图 11-1-6　男性乳腺发育
A. 轴位；B. 矢状位。T_1WI 增强扫描示乳晕后乳腺实质强化

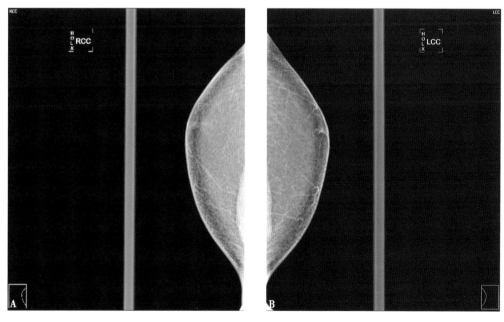

图 11-1-7　假性男性乳腺发育
双乳 X 线 CC：乳房增大，乳腺内为均匀脂肪密度，无纤维腺体组织

声区，呈三角形，当病变进展，出现纤维化后，呈大范围的高回声。而乳癌则表现为乳内不规则低回声肿块。

第二节 男性乳腺癌

【概述】

男性乳腺癌（male breast cancer，MBC）是较为罕见的恶性肿瘤，发病机制尚不明确。有关男性乳腺癌的大多数临床资料来自对过去数十年病例报道的回顾分析，相应的治疗也多借鉴女性乳腺癌临床试验分析的结果。男性乳腺癌的生物学行为类似绝经后妇女乳腺癌，临床常易漏诊，因此预后较差。

（一）组织学类型

与女性乳腺癌相同，但大多数为浸润性乳腺癌或导管原位癌。

（二）发病机制

目前尚不十分明确。目前多数学者认为男性乳腺癌与雌激素的长期作用有着极为重要的关系。

（三）遗传学

目前认为 BRCA1 和 BRCA2（分别定位于染色体 17q12-13 和 13q）与家族性乳腺癌有关，而 BRCA2 突变对男性乳腺癌的影响更大。可能相关的基因突变还包括 PTEN 基因、p53 基因、CYP17 基因。小睾丸症（Klinefelter 综合征）病人的患病概率是正常男性的 20～50 倍。

（四）危险因素

包括雌激素水平增加、雄激素缺乏：服用雌激素、肝病、Klinefelter 综合征等。年龄增长：随着年龄增长，男性乳腺癌的发病率呈上升趋势。家族史：具有家族遗传史的人群相对风险指数较高（2.5），20% 的男性乳腺癌病人一级亲属患有此病。其他危险因素还包括：胸部外伤史、放射线照射、职业因素等。

（五）流行病学

在乳腺癌中，男性病人约占 1.0%～1.2%，该病占所有男性恶性肿瘤 0.17%。发病的中位年龄为 67 岁，较女性发病迟 5 年。随着年龄增大发病率逐渐增加，在 80 岁时达到一个平台。发病率较高的地区主要在非洲的埃及和赞比亚、北美、英国。

【临床及病理特点】

最常见症状为无痛性的乳房肿块，常位于乳晕下或其周围，质硬，边界不清，较固定。单独存在或伴其他症状 25%，肿块疼痛仅占 5%。乳头受侵常发生在早期，乳头收缩占 9%，乳头溢液占 6%，乳头溃疡形成占 6%。皮肤受累时表现为皮肤增厚、溃疡。常单侧发病，左侧略多于右侧。双侧癌约占 5%。50% 的病人有腋窝淋巴结转移。

发病年龄：女性乳腺癌的发病呈双峰表现，峰值分别为 52 岁和 71 岁；而男性乳腺癌的发病呈单峰表现，峰值约为 71 岁。

病理类型：女性乳腺癌的各种类型几乎都可见于男性病人，但由于男性乳腺组织一般不会分化形成小叶结构，仅存留少许导管，因此导管癌较多见。最常见的组织病理学类型为浸润性导管癌，占 90% 以上。少见的病理类型有侵袭性乳头状瘤、髓样癌和神经内分泌来源。

受体表达：男性乳腺癌病人的雌激素受体（ER）、孕激素受体（PR）的表达率都比女性乳腺癌病人高。国外报告男性乳腺癌 ER 阳性率为 51%～90%，PR 阳性率为 47%～96%。但男性乳腺癌病人的人类表皮生长因子受体 2（HER-2）阳性率很低，仅为 5%。

男性乳腺癌预后差，国外文献报道其 5 年总生存率为 40%～65%。国内 5 年总生存率为 64.3%。

影响预后的最主要因素为确诊时的肿瘤分期和淋巴结情况。Ⅰ期病人的 5 年生存率约为 75%～100%，Ⅱ期病人为 50%～80%，Ⅲ期病人仅为 30%～60%。有淋巴结转移者较无淋巴结转移者死亡率高 50%。BRCA2 基因携带者预后相对较差；关于分子生物学标记物（ER、PR 等）与预后的关系尚存在争论。

乳腺癌是一种全身疾病，所以治疗原则在手术的基础上应辅以放化疗及内分泌等综合治疗。目前公认 MBC 应首选手术治疗。

目前国内外的研究均认为根治术与改良根治术对预后的影响无明显的差异，然而根治术损伤大，术后并发症多，故多数学者认为改良根治术是男性乳腺癌的首选手术方式。

男性乳腺癌无论腋窝淋巴结转移与否，均可考虑内乳区放疗，以减少胸壁的局部复发。有回顾性分析表明，男性乳腺癌病人术后接受局部放射治疗后，其 5 年局部复发率可降到 3%～20%。

内分泌治疗：包括手术切除内分泌腺体（如双侧睾丸切除、肾上腺切除）和药物治疗（常用三苯氧胺）。在转移性乳腺癌中，雌激素受体阳性病人，三苯氧胺可有 80% 的有效率，故其已取代其他有创的内分泌治疗手段，作为一线用药。

化学治疗：关于 MBC 化疗的资料有限，目前认为应该进行化疗的指征为伴有淋巴结转移、原发肿瘤较大、激素受体阴性的转移癌。

【影像学表现】

大多数男性乳腺癌可使用三联方法进行诊断，即临床评估、乳腺 X 线摄片或超声检查和病理检查。X 线摄片检查是男性乳腺癌有效的诊断技术，其敏感率为 92%，特异性率为 90%。超声检查在男性乳腺肿块的诊断与鉴别诊断中也能起到重要作用。

男性乳腺癌常具有特征性的影像学表现，即小型肿块、肿块界限清晰和肿块多位于乳头的偏心侧，称为"三联征象"（图 11-2-1）。

肿块形态：多不规则，或呈分叶状，亦可呈圆形或类圆形。

肿块边缘：边界较清，但边缘不规则，呈毛刺状。这种 X 线征象常提示肿块向周围浸润性生长。

肿块密度：多呈不均匀高密度。造成密度不均匀的病理基础是肿块中间质分布不均，肿块中心坏死，边缘部分癌实质丰富，同时肿块中间杂有正常乳腺组织。

肿块位置：多位于乳晕下，但呈偏心位，大多数为单发肿块。这是由于男性乳腺癌大多源于乳晕后大导管。

肿块钙化：微钙化在男性乳腺癌的诊断中尤为重要，但出现概率少于女性乳腺癌。常显示为数量不等的微细钙化点，分布不均，钙化可出现在肿块内及肿块外。多见于导管原位癌。

皮肤及乳头的改变：多出现皮肤增厚及乳头凹陷。原因主要为男性乳房较小，皮下脂肪较少，腺管与乳头之间的距离较短，故易早期侵及大乳管和皮肤。

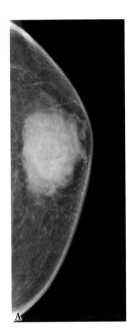
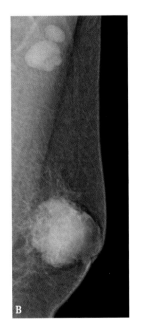
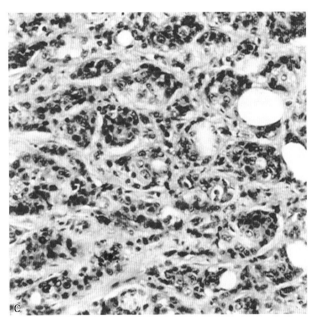
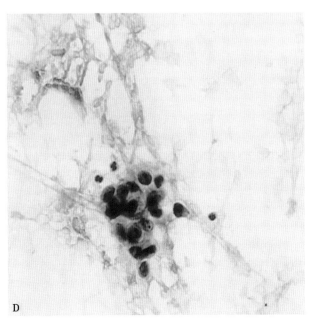

图 11-2-1　浸润性导管癌

A. 头尾位；B. 内外斜位乳腺 X 线片示乳晕后分叶状肿块伴乳头回缩，边缘清晰锐利，同侧腋窝淋巴结肿大；C. 外科活检标本显微照片（原始放大 ×200；伊红染色）示圆形线样排列的浸润性恶性细胞；D. 细针抽吸活检细胞学显微照片（原始放大 ×400；巴氏染色）示多形性细胞，核浆比增高，细胞膜不规则，核仁增大

1. 超声表现 肿块：多表现为实性低回声，回声不均；边缘不规则，呈分叶状或毛刺状。部分男性乳腺癌的超声中可见针尖样或泥沙样的微小钙化点（呈点状强回声），常成簇分布，也可散在分布（图 11-2-2）。

皮肤及乳头的改变：皮肤增厚及乳头凹陷。超声较 X 线能更清楚显示乳头与肿块的关系。腋窝可见肿大淋巴结。

2. MRI 表现 与女性乳腺癌的表现相似，但假阳性率较高。表现为边界较清的不规则肿块，边缘不规则。增强扫描呈环形强化，时间 - 信号强度曲线呈流出型；病灶中心强化不均匀，可见分支状结构（图 11-2-3）。

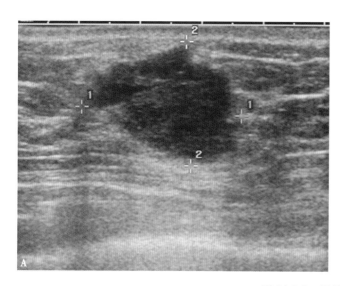
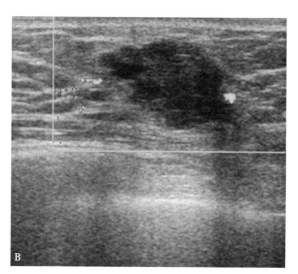

图 11-2-2 男性乳腺癌
A. 右乳超声；B. 超声多普勒。超声示不规则低回声肿块边缘毛刺，多普勒示肿块动脉血流

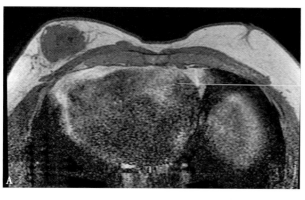
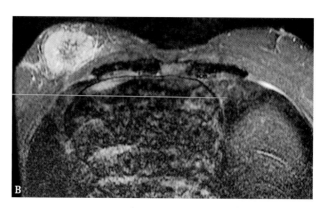
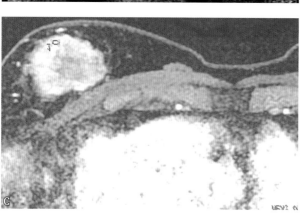
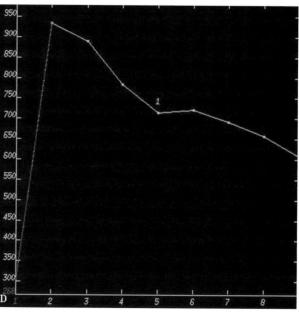

图 11-2-3 男性乳腺癌
A. 轴位 T_1WI；B. 轴位 T_2WI 脂肪抑制序列；C. 轴位 T_1WI 增强扫描；D. 时间 - 信号强度曲线。MRI 示右乳不规则长 T_1、长 T_2 信号，信号不均匀，增强扫描呈不均匀环形强化，时间 - 信号强度曲线为流出型

3. 推荐影像学检查 乳腺超声和乳腺 X 线检查。文献报道超声检查费用低、准确性高，且可用于囊实性病变的鉴别，其诊断的敏感性、特异性及准确性不低于 X 线检查，但并无足够的病例来建议仅行超声检查，而排除乳腺 X 线检查。

【鉴别诊断】

男性乳腺癌主要与男性乳腺发育进行鉴别。因为其他男性良恶性病变均较少见。鉴别要点如下：

位置：男性乳腺发育可双侧对称、不对称或单侧性增大，肿块一般位于乳晕后中央，而男性乳腺癌多系单发的肿块且呈偏心位。

肿块：男性乳腺发育一般外形光滑，在乳头后形成一个圆锥或三角形阴影，若为肿块型一般密度较均匀，可有毛刷状影像向四周放射；而男性乳腺癌往往外形不规则，多呈分叶状肿块影，密度较高，边缘有毛刺。

钙化及皮肤乳头受累：男性乳腺发育一般无钙化，皮肤乳头形态正常；男性乳腺癌则可见微细钙化点分布，且皮肤、乳头常受累表现为皮肤增厚及乳头凹陷。

（郭　丽　秦乃姗）

参 考 文 献

1. Bembo SA, Carlson HE. Gynecomastia: its features, and when and how to treat it[J]. Cleve Clin J Med, 2004, 71 (6): 511-517.

2. Braunstein GD. Clinical practice. Gynecomastia[J]. N Engl J Med, 2007, 357 (12): 1229-1237.

3. Chung EM, Cube R, Hall GJ, et al. From the archives of the AFIP: breast masses in children and adolescents: radiologic-pathologic correlation[J]. Radiographics, 2009, 29 (3): 907-931.

4. Chen L, Chantra PK, Larsen LH, et al. Imaging characteristics of malignant lesions of the male breast[J]. Radiographics, 2006, 26 (4): 993-1006.

5. Wise GJ, Roorda AK, Kalter R. Male breast disease[J]. J Am Coll Surg, 2005, 200 (2): 255-269.

6. Adibelli ZH, Oztekin O, Postaci H, et al. The Diagnostic Accuracy of Mammography and Ultrasound in the Evaluation of Male Breast Disease: A New Algorithm[J]. Breast Care (Basel), 2009, 4 (4): 255-259.

7. Appelbaum AH, Evans GF, Levy KR, et al. Mammographic appearances of male breast disease[J]. Radiographics, 1999, 19 (3): 559-568.

8. Morakkabati-Spitz N, Schild HH, Leutner CC, et al. Dynamic contrast-enhanced breast MR imaging in men: preliminary results[J]. Radiology, 2006, 238 (2): 438-445.

9. Niewoehner CB, Schorer AE. Gynaecomastia and breast cancer in men[J]. BMJ, 2008, 336 (7646): 709-713.

第十二章　乳　腺　假　体

第一节　注射式隆胸

【概述】

(一)两种方法

1. **自体脂肪注射法**　抽取自身某些部位,如腹部、臀部或大腿等处皮下脂肪,经过特殊处理后注入乳房,自体脂肪经过血浆营养期,在体内生物因子的作用下重新血管化,重建血供联系,并存活,达到隆胸的目的。

2. **人造脂肪注射法**　用于注射用的代表性材料是亲水聚丙烯酰胺水凝胶(poly acrylamide gel),俗称"人造脂肪"。将人造脂肪注射至乳后区域,继而按摩塑形。

(二)两种方法的特点及使用现状

1. **自体脂肪注射法**　其优点是方法简单,易为受术者所接受。

缺点为半年后注射入的自体脂肪相当部分细胞会失活,被组织细胞吞噬,脂肪萎缩约70%~90%,使隆胸效果基本丧失,而且较多受术者会出现乳腺局部脂肪坏死,甚至纤维化、钙化,使乳腺变硬。

现已很少选用。

2. **人造脂肪注射法**　优点同样为方法简单,不需手术,易为病人所接受。

由于该材料能在体内分解为剧毒单体分子,毒害神经系统及肾脏,且乳房局部并发症较多,世界卫生组织将其列为可疑致癌物质,属于不确定安全的隆胸方法,我国原国家食品药品监督管理总局于2006年已经禁止其生产及使用。

人造脂肪材料注入乳房后,初期易于流动,乳房塑形较差,后期容易形成硬结,隆胸效果不理想,临床上也增加了与乳腺肿块鉴别的难度。

聚丙烯酰胺水凝胶以凝胶液体状注入乳腺内细胞外间隙和乳腺后方,与乳腺实质及脂肪组织交错混合,一旦发生排斥反应或感染则难以取尽。

目前国内外整形外科界对聚丙烯酰胺水凝胶注射隆胸持较谨慎态度,已淘汰。

(三)注射式隆胸后的乳腺并发症临床表现

注射式隆胸后的乳腺并发症主要出现注入物移位、异物反应、异物肉芽肿及脂肪坏死。淋巴通路受压而出现乳腺肿胀及其他心理原因所致轻微表现,也是注射式隆胸的并发症。

1. 注射的聚丙烯酰胺水凝胶(人造脂肪)在乳腺皮肤下活动,发生位置移动。

2. **局部硬结肿块**　刚注射后局部组织肿胀硬结不明显,但经过一段时间后由于组织肿胀消退、局部组织对异物的纤维包裹作用和注射物浓度等关系,使局部硬结逐渐明显。

3. 局部红肿、疼痛,可无明确感染。

4. **远位反应**　注射隆胸术后发生胸痛、后背痛和上臂疼痛等。

5. **全身反应**　如精神差,自觉四肢乏力、恶心和食欲减退等。

【影像检查技术与优选】

乳腺X线摄影和MRI均能从较大范围的影像上观察注射式隆胸表现。由于自体脂肪植入的脂肪组织密度较低,故非常适合X线摄影观察,但X线摄影时压迫乳房的压力应该适当调低,大约8~12daN即可。而MRI检查采用俯卧位使乳房自然悬垂,不需要加压,尤其是对软组织分辨力强,可以更好地观察到注射式隆胸的注入物与固有乳腺的内部状态。如果仅仅是为了观察隆入物的形态和位置,MRI检查可不需要行弥散加权成像或动态增强扫描,采用常规的T_1WI、T_2WI即可。

【影像学表现】

(一)注射式隆胸正常影像学表现

1. **乳腺X线摄影**

(1)自体脂肪注射后:乳腺纤维腺体组织后方或乳腺后部(包括乳腺纤维腺体组织之间)密度不均的

大片状结构，主要为低密度，提示注入的脂肪组织、纤维腺体组织多受压前移（图 12-1-1）。但多点注入的脂肪组织，则与固有乳腺脂肪组织不能鉴别。

注射 1 个月以后注入的脂肪如能成活，其密度则与人体正常脂肪密度保持一致，但是，常常可以混杂出现多少不一的斑片状或条纹状中等密度影，提示反应性结缔组织增生。

（2）人造脂肪注射后：乳腺后部显示经人工塑形后的大片半圆形中等偏高密度影，将乳腺纤维腺体组织推向前方，正常时两者之间常有清楚分界（图 12-1-2）。

部分受术者乳腺后部可见注入物塑形较差，与乳腺实质交错混合，难以分界（图 12-1-3）。

2. 乳腺 MRI 表现

（1）自体脂肪注射后：在乳腺后区可见不均匀片状脂肪信号影，不抑脂 T_1 加权像呈高信号，T_2 加权像信号亦较高，抑脂序列像信号减低。但是，行自体脂肪注射一段时间后，脂肪有一定变性甚至有较多纤维形成，非抑脂 T_1 加权像及抑脂 T_1 加权像均显示信号降低（图 12-1-4）。

（2）人造脂肪注射后：位于乳腺实质后方，人工塑形后呈半圆形。注射入的聚丙烯酰胺水凝胶的主要成分为丙烯酰胺聚合体，含丙烯酰胺（5%）和水（95%），MRI 信号与水类似，T_1 加权像呈较低信号，T_2 加权像信号明显增高。

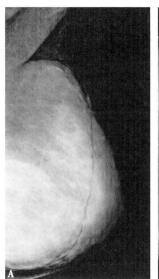
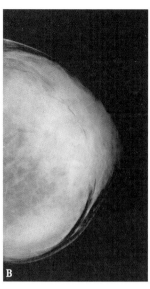

图 12-1-2 注射凝胶（人造脂肪）隆乳后，乳腺后部大片中等偏高密度影，将乳腺纤维腺体组织推向前方，两者之间有清楚分界。A. 左乳内外斜位；B. 左乳头尾位

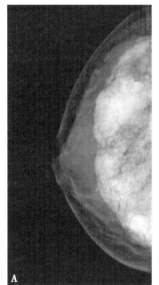
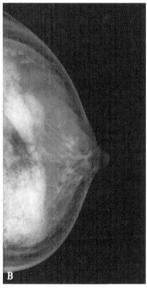

图 12-1-3 注射凝胶（人造脂肪）隆乳后，乳房后部可见注入物与乳腺实质交错混合，难以分界。A. 右乳头尾位；B. 左乳头尾位

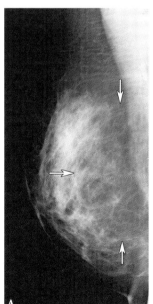
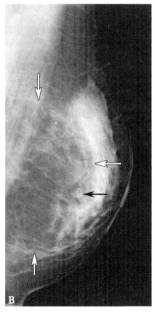

图 12-1-1 自体脂肪注射，双乳后部透明部分系注入脂肪后改变
A. 右乳内外斜位；B. 左乳内外斜位。其中，左乳出现壁薄圆形透亮影，伴有钙化，为脂肪坏死所形成的积油囊肿

（二）注射式隆胸后的乳腺并发症影像学表现

注入物在乳腺内的移位或注射过深：注射聚丙烯酰胺水凝胶（人造脂肪）隆胸术后的并发症以水凝胶游走较为多见，MRI 能清晰显示聚丙烯酰胺水凝胶的范围及所在层，提示乳腺皮下、胸肌筋膜内、胸肌间隙或腋下游离注射物等。注射过深是指将隆胸物质注入乳后深筋膜层甚至胸大肌鞘内，可继发上肢胸部疼痛（图 12-1-5）。

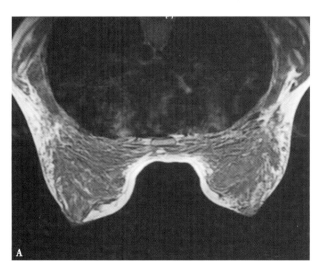
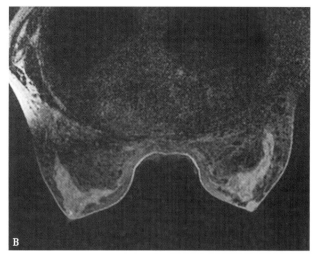

图 12-1-4　42 岁，自体脂肪注射隆乳 3 年，无自觉不适

MRI 显示自体脂肪注入区信号降低。A. 不抑脂 T_1 加权像；B. 抑脂 T_1 加权像

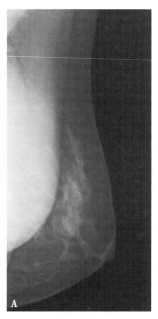

图 12-1-5　29 岁，注射聚丙烯酰胺水凝胶隆乳后 9 年

A. 左乳 X 线摄影内外斜位显示乳后胸大肌区域高密度影，向前膨突；B. 俯卧 MRI 非抑脂 T_1WI 显示低信号的聚丙烯酰胺水凝胶位于深筋膜内；C. 俯卧 MRI 抑脂 T_2WI 显示高信号的聚丙烯酰胺水凝胶位于深筋膜内

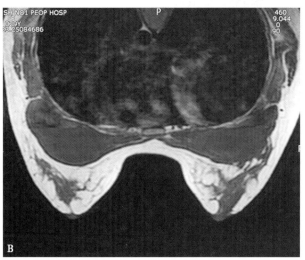
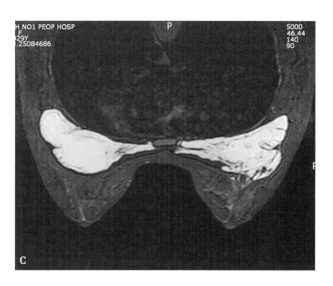

乳腺异物肉芽肿：纤维性肉芽肿密度相对较高（图 12-1-6）。其中若含有脂肪，又称为脂肪纤维性肉芽肿。

脂肪坏死：如脂肪纤维肿块转化为脂肪液化，则可见纤维包裹而成的低密度囊状影，边缘可见钙化（图 12-1-7）。MRI 能较早显示脂肪纤维肿块及油脂液化聚集形成的积油囊肿（图 12-1-8）。

【诊断要点】

注射式隆乳后人造脂肪塑形不良发生分离或整体移位、游走，以及形成异物肉芽肿，是注射式隆胸的常见并发症。自身脂肪注入式隆胸则发生脂肪坏死较为常见。

【鉴别诊断】

注射式隆乳后人造脂肪局部分离及形成异物肉芽肿常常需要与乳腺局部肿瘤相鉴别，经 MRI 检查容易区分。自体脂肪注入式隆胸所产生的脂肪坏死形成的积油囊肿数量多，其纤维壁常伴有环形钙化，与其他原因所致的脂肪坏死在范围、大小上常有明显不同，询问隆胸史后较易鉴别。

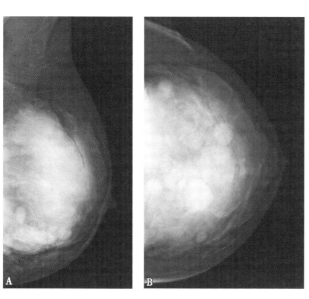

图 12-1-6　40 岁，注射隆乳 7 年多发肉芽肿形成
A. 左乳内外斜位；B. 左乳头尾位

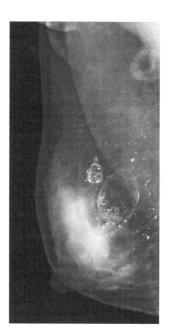

图 12-1-7　50 岁，自体脂肪注射隆乳术后 4 年，X 线显示右乳自体脂肪植入区域出现多个脂肪坏死后积油囊肿影，伴钙化

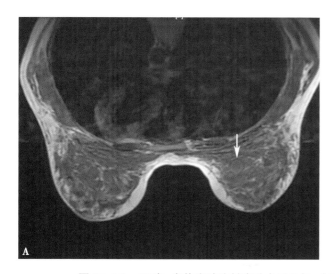

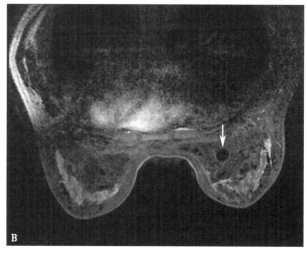

图 12-1-8　42 岁，自体脂肪注射隆乳术后 3 年，右乳出现圆形脂肪坏死后积油囊肿影，MRI 俯卧扫描
A. 非抑脂 T_1WI，乳腺实质与胸大肌之间可见大片信号较低的自体脂肪影，右乳可见一圆形稍低信号影（箭）；B. 抑脂 T_1WI增强像，双乳轻微强化的后方可见大片自体脂肪稍低信号影，右乳可见圆形不强化的积油囊肿（箭）

第二节 乳腺假体植入式隆胸

【概述】

(一)概念

硅胶囊乳腺假体(prosthesis,artificial breast)植入术自20世纪60年代(1963年,Cronin首次应用于临床)开始以来,目前仍然是最为安全、可靠的隆乳方法,形态和柔软度均较好。由于目前采用的手术方法是将乳腺假体放置在乳腺基底胸大肌前间隙内,故接受隆胸手术以后,不会影响今后的妊娠、哺乳。植入假体伤口较小且隐匿,通常不会造成明显的乳腺皮肤瘢痕。在术后早期,胸大肌的收缩使乳腺上部过度丰满而前突不够或乳沟不明显,这种情况会随胸大肌对假体的适应而逐渐改善。假体植入后在其周围乳腺结缔组织增生,大约在3个月后形成完整的纤维膜包绕假体。硅胶囊内填充物常用的有三种:液态硅胶、盐水和水凝胶。

(二)常用乳腺假体分类及特点

1. 液态硅胶型乳腺假体 第一代的隆胸材料,假体囊内容物为液态硅胶,化学成分为聚合的二甲基聚硅氧烷。其形态与柔软度俱佳,不易渗漏,排斥反应发生率低。美国食品药品管理局(FDA)已证实使用该材料隆胸与女性乳癌发生并无关联。为临床使用时间最长的假体,具有近50年历史,目前新植入的此种类型假体已经较少。

2. 盐水充注型乳腺假体 第二代的隆胸材料,术中向假体囊内注入生理盐水。排斥反应发生率低,形态好,柔软度稍差,偶有渗漏。

3. 水凝胶型乳腺假体 第三代的隆胸材料,假体囊内容物为果冻状水凝胶,主要成分是丙烯酰胺(5%)与水(95%)的聚合体。较硅胶型乳腺假体更加安全可靠,排斥反应发生率更低,形态与柔软度俱佳,不易出现渗漏。

(三)植入假体后并发症临床表现

植入假体后并发症包括:假体纤维包膜挛缩、假体破裂、假体移位、术后出血及血肿、术后感染、感觉异常、心理障碍。

1. 假体包膜挛缩(capsular contracture) 有研究发现,假体植入机体后3周才会形成纤维包膜,术后3个月内是包膜挛缩的高发时期。

纤维化包膜挛缩曾经是发生最多的并发症,致乳腺硬化。

随着隆胸手术的娴熟,假体质量改进及各种引

发因素的避免,近年来乳腺纤维包膜挛缩明显减少。

出现假体包膜挛缩的因素较多,常见原因有腔隙分离范围过小、假体植入张力过大、止血不彻底、血肿形成、手套中滑石粉冲洗不净、感染、异物、假体质量不佳、手术技巧等。纤维包膜组织学的许多特点与创面愈合相类似。

临床诊断除体检和影像学检查外,对于部分纤维化包膜挛缩要求手术者,必须首先切取纤维包膜,在显微镜下检查,观察有无急慢性炎症变化,有否有害物质或恶变的可能。

2. 乳腺硅胶假体破裂(silicone breast implant rupture) 常见原因为所选用的假体质量欠佳、置入手术过程中操作不慎碰伤假体、假体置入后活动剧烈或不恰当地反复挤压等。

预防假体破裂需注意,分离腔隙需足够大,选择优质假体,手术操作轻柔、细致,以防损伤假体,术后短期内避免剧烈活动及反复重力挤压等。

3. 假体移位 常见原因有胸大肌后间隙分离范围不够、胸大肌起点分离不够、腋窝切口乳腺外上方分离腔隙过大、术后包扎固定不好、术后过早上肢上抬及剧烈运动等。

隆乳术后假体移位是由于胸大肌收缩运动所致,与假体置入部位亦有关系,假体置入乳腺后间隙向下外方移位,植入胸大肌下间隙向上方移位。

4. 术后出血及血肿形成 是硅凝胶假体隆乳术后较早出现的并发症之一。术后如有乳腺剧痛、肿胀或伴有发热,应考虑血肿形成可能。其常见原因有分离层次有误,手术操作粗暴、损伤严重,术中止血不彻底,术后包扎固定欠佳,过早剧烈活动或外力造成新生血管破裂,凝血功能障碍等。其他常见原因还有剥离过程中损伤胸大肌、胸小肌内血管,剥离内侧时使用锐器,损伤了肋间动脉穿支,未能彻底止血等。

5. 术后感染 常见原因有手术无菌条件欠佳,手术操作无菌观念不强,手术器械、假体消毒不严格,术后出血、血肿形成、皮肤坏死、切口愈合不良、乳腺炎症或邻近组织炎症未控制进行手术等。

6. 感觉异常 可能是局部神经损伤引起。

7. 心理障碍 多为求术者情绪不稳。术前需仔细进行心理咨询,了解求术动机并进行正确引导,使之对手术效果有正确认识。术后给予随访关心。若有不适症状及时诊治。

【影像检查技术与优选】

乳腺X线摄影和MRI均能从较大范围的影像

上观察乳腺假体植入式隆胸表现。乳腺 X 线摄影仍然可以采用常规头尾位和内外斜位投照，但是压力适度降低，大约 8～12daN 即可。由于假体密度较高，可以掩盖固有乳腺组织，故可以采用非常规的方法（Eklund 方法）进行投照，即在进行头尾位和内外斜位投照时，可以采用手法使植入物向胸壁后上方乳房基底侧移动，同时，适度牵拉乳房组织向前置放并压迫于检查台上进行摄影。如果乳房组织较小，自动曝光装置可能拒绝曝光，需要手动设置曝光参数。而 MRI 检查采用俯卧位使乳房自然悬垂，不需要加压，尤其是对软组织分辨力强，可以更好地观察到假体与固有乳腺的内部状态及毗邻关系。如果仅仅是为了观察乳腺假体的形态和位置，MRI 检查可不需要行弥散加权成像或动态增强扫描，采用常规的 T_1WI、T_2WI 即可。但是，为了了解隆胸后并发症及固有乳腺组织情况，则需要按常规乳腺 MRI 检查方案进行检查，即需要完备的检查序列，包括 DWI 和动态增强扫描。

【影像学表现】

（一）乳腺假体植入式隆胸正常影像学表现

1. 乳腺超声　正常植入假体后影像学检查可见假体呈半球形居于乳腺纤维腺体组织后方。超声显示其回声均匀。

2. 乳腺 X 线摄影　乳腺 X 线摄影液态硅胶或果冻状水凝胶假体表现为高密度（图 12-2-1），而盐水充注型假体密度中等偏高，并可见假体上的注入口（图 12-2-2）。

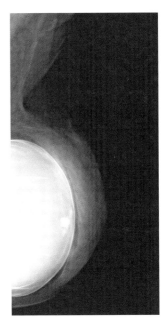

图 12-2-2　左乳内外斜位，显示盐水充注型假体密度中等偏高，并可见注入口

3. 乳腺 MRI 表现

（1）液态硅胶假体：填充物的化学成分为聚合的二甲基聚硅氧烷。

在 T_1 加权像为均质等信号。T_2 加权像为均质高信号。STIR 为高信号。抑脂 T_2 加权像为极低信号。

（2）果冻状水凝胶假体：主要成分是丙烯酰胺与水的聚合体，其中水占 95%，因此它的 MRI 信号与盐水型假体类似。在 T_1 加权像显示较低信号。T_2 加权像和 STIR 为高信号（图 12-2-3、图 12-2-4）。

硅胶囊囊壁较薄，在二甲基聚硅氧烷的甲基与硅酮间加入一些化学键，成为有弹性的固体硅橡胶，在各种序列上都是低信号，有别于填充物液态硅凝胶的信号。

假体外常常形成周围结缔组织反应增生形成的纤维包膜，在各个序列上亦呈低信号，因此，MRI 不能区分假体硅橡胶壁和其周围的纤维包膜。

（二）乳腺假体植入式隆胸并发症影像学表现

1. 乳腺假体破裂分类　硅胶囊假体置入后假体外会形成纤维包囊。Gorczyca 等将乳腺假体破裂分为囊内破裂和囊外破裂，假体破裂后填充物溢出以纤维囊为界，填充物溢出假体及纤维包囊为囊外破裂，未溢出纤维包囊为囊内破裂。

2. 乳腺假体破裂 MRI 表现

（1）囊内破裂：MRI T_2 加权像或 STIR 像显示在呈高信号的硅凝胶中出现多发的弧形线条状低信号

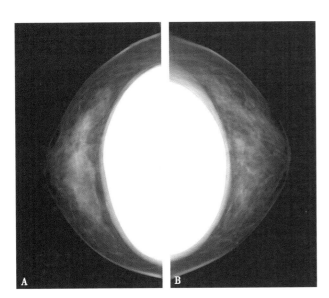

图 12-2-1　液态硅胶假体植入表现为高密度影
A. 右乳头尾位；B. 左乳头尾位

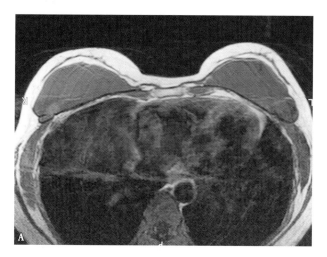
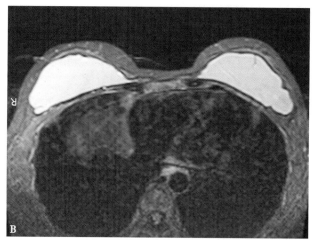

图 12-2-3　果冻状水凝胶假体

A. T_1 加权像；B. T_2 加权像

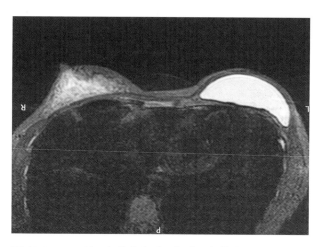
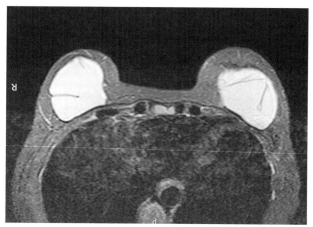

图 12-2-4　28 岁，左乳癌术后两年放置假体半年，MRI T_2 加权像

图 12-2-5　50 岁，硅胶囊假体置入隆胸术后 15 年，MRI T_2 加权像显示在呈高信号的硅凝胶中出现多发的弧形线条状低信号影(舌征)，为假体囊内破裂

影像，此弧形线条状影系假体囊壁破碎萎陷后漂浮于硅凝胶内所形成。

假体囊壁凹陷漂浮于假体轮廓线附近则称为"包囊下线"(subcapsular line)。有时，漂浮在假体内形态似长舌，则称为"舌征"(linguine sign)，此为囊内破裂的可靠征象(图 12-2-5)。

舌征是假体包囊内破裂的最敏感的征象，其敏感性为 93%，特异性为 65%。

(2)囊外破裂：假体囊外破裂系指假体囊壁破裂后硅凝胶泄漏至纤维囊外，往往是囊内破裂的进一步发展，在 MRI 上也可出现包囊下线和舌征。

同时在纤维囊外乳腺组织内或胸大肌前间隙内出现散在或弥漫的呈局灶性高信号的游离硅颗粒影像，包膜周围见反应性渗液，T_1 加权像呈低信号、T_2 加权像高信号(图 12-2-6)。

3. 乳腺 X 线摄影不能确认囊内型乳腺假体破裂，但可以观察囊外型乳腺假体破裂(图 12-2-7)。

4. 假体外形怪异，凹凸不平，可能系假体周围纤维包膜挛缩所致，乳腺 X 线摄影及 MRI 均易观察到(图 12-2-8、图 12-2-9)。

5. 术后出血及血肿形成、术后感染放射学检查没有特异性。

【诊断要点】

影像学观察重点：超声检查重点观察假体边缘是否光滑，有无纤维光带，有无假体破裂渗漏，有无假体内分隔等。X 线和 MRI 检查观察假体边缘线是否完整，纤维隔膜是否增厚，有无假体破口，有无假体边缘挛缩等。结合隆胸史及临床表现对相应的并发症较易诊断。

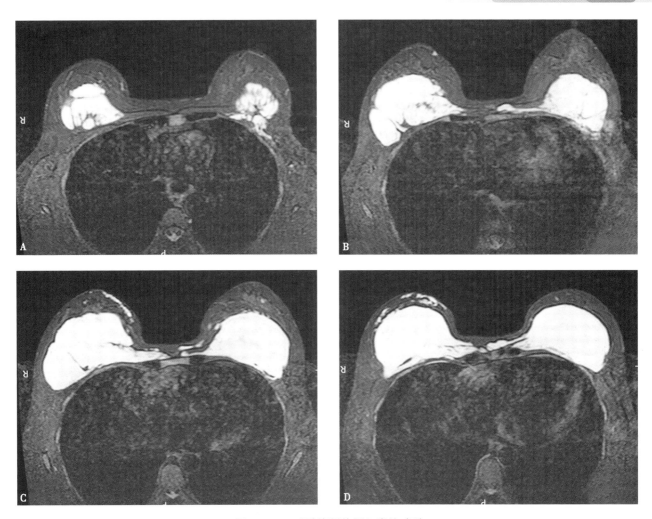

图 12-2-6　硅胶囊假体置入囊外破裂

在 MRI 上也出现"舌征",同时于纤维囊外乳腺组织内或胸大肌前间隙内出现散在或弥漫的呈局灶性高信号的游离硅颗粒影像,包膜周围见反应性渗液,A～D 为同一病例不同的横断面

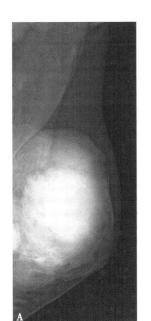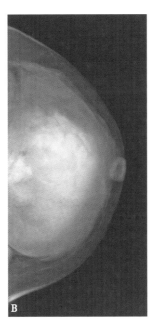

图 12-2-7　41 岁,左乳硅胶囊假体置入囊外破裂
A. 左乳内外斜位;B. 左乳头尾位

【鉴别诊断】

假体植入式隆胸并发症中,最需要鉴别的是假体囊内外破裂。在植入具有硅胶囊袋的假体之初,囊袋周围人体组织会发生异物炎性反应,最后形成致密结缔组织包绕于假体周围,显然,假体最终形成了两层囊壁,内层是假体的硅胶囊壁,外层是反应增生形成的纤维囊壁,硅胶囊壁破裂即假体囊内破裂,外侧的纤维囊壁破裂就是假体囊外破裂。两者外科处理的时机有所不同。

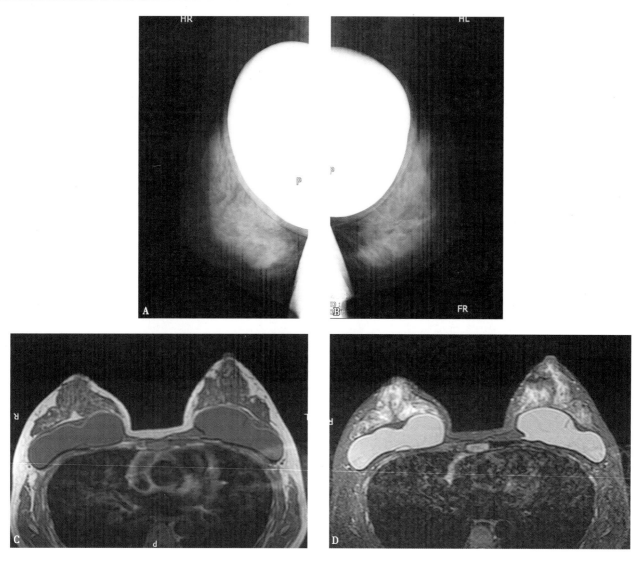

图 12-2-8　硅胶囊假体置入术后 12 年纤维包膜挛缩
A. 乳腺摄影右乳内外斜位；B. 乳腺摄影左乳内外斜位；C. MRI T_1 加权像；D. MRI T_2 加权像

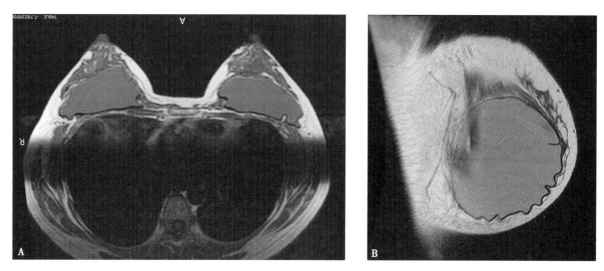

图 12-2-9　硅胶囊假体置入术后两年纤维包膜挛缩
A. MRI 横断面 T_1 加权像；B. MRI 矢状面 T_2 加权像

第三节　乳腺假体植入后

【概述】

隆胸术后会患乳腺癌吗？与目前术式相似的隆胸术已有近 50 年的历史，技术、方法、材料也在不断地改进、提高。一些经证明对人体有害的材料、术式已被淘汰，人造脂肪注射式隆胸已不被鼓励。隆胸手术后易患乳腺癌或发生其他乳腺疾病的说法缺乏依据，因为大规模的临床研究表明隆胸术后乳腺癌或其他疾病的发生率并不高于从未隆胸者。隆胸术常规使用的硅凝胶假体植入经历了 40 多年的临床实践，被证明是一种安全、可靠的方法，虽然在极少数受术者会发生并发症，但取出假体后即可解决，所以说是有退路的选择。硅凝胶假体植入是较科学和相对有保障的。

【影像检查技术与优选】

同本章第二节。

【影像学表现】

1. 隆胸术后所发生的乳腺癌及其他乳腺疾病的放射学表现与非隆乳术者所表现的征象并无二致。

2. 如果不是为了观察假体本身，乳腺 X 线摄影检查需要强调的是尽可能将假体推移开进行投照（图 12-3-1）。

3. 投照时所采用的乳腺压力也应小于常规乳腺X 线摄影。

4. 必要时可进行 MRI 或彩超进一步观察。

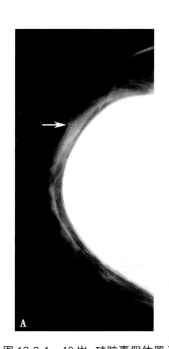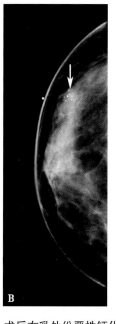

图 12-3-1　40 岁，硅胶囊假体置入术后右乳外份恶性钙化
A. 假体推开前头尾位投照；B. 假体推开后头尾位投照

【诊断要点】

隆胸植入物或假体可以遮盖乳腺其他非并发症性病变，如乳腺硬化性腺病、放射状瘢痕、纤维腺瘤等，甚至乳腺癌也可被掩盖。进行放射学检查时应注意避免遗漏重要病变，需采用特殊方法投照进行 X 线摄影。而 MRI 是隆胸术后较好的影像检查手段。

【鉴别诊断】

隆胸后植入物分散在固有乳腺组织中，也可产生钙化及肿块样征象，需要认真分析，建议结合彩超、MRI 多序列图像（包括动态增强检查）加以鉴别。

（何之彦）

参 考 文 献

1. Brown L, Ferlo Todd J, Do Lou HM. Breast implant adverse events during mammography: reports to the food and drug administration[J]. Journal of Women's Health, 2004, 13: 371-378.

2. Ahn CY, Narayanan K, Gorczyca DP, et al. Evaluation of autogenous tissue breast reconstruction using MRI[J]. Plastic and Reconstructive Surgery, 1995, 95（1）: 70-76.

3. Phillips JW, deCamara DL, Lockwood MD, et al. Strength of silicone breast implants[J]. Plastic and Reconstructive Surgery, 1996, 97（6）: 1215-1225.

4. Berg WA, Nguyen TK, Middleton MS, et al. MR imaging of extracapsular silicone from breast implants: diagnostic pitfalls[J]. AJR, 2002, 178（2）: 465-472.

5. van Rappard JHA, Sonneveld GJ, Twisk RV, et al. Pressure resistance of breast implants as a function of implantation time[J]. Annals of Plastic Surgery, 1998, 21（6）: 566-569.

6. Brinton LA, Lubin JH, Burich MC, et al. Breast cancer following augmentation mammoplasty[J]. Cancer Causes Control, 2000, 11: 819-827.

7. Wiener TC. Relationship of incision choice to capsular contracture[J]. Aesthetic Plast Surg, 2008, 32: 303-306.

8. Sarwer DB. The psychological aspects of cosmetic breast augmentation[J]. Plast Reconstr Surg, 2007, 120（7 Suppll）: 110S-117S.

9. Hölmich L, Friis S, Fryzek J, et al. Incidence of silicone breast implant rupture[J]. Archives in Surgery, 2003, 138: 801-806.

10. Safvi A. Linguine sign[J]. Radiology, 2000, 216: 838-839.

11. Gorczyca DP, DeBruhl ND, Mund DF, et al. Linguine sign at MR imaging: does it represent the collapsed silicone

implant shell? [J]. Radiology，1994，191（5）：576-577.

12. Weum S，de Weerd L，Kristiansen B. Form stability of the style 410 anatomically shaped cohesive silicone gel-filled breast implant in subglandular breast augmentation evaluated with magnetic resonance imaging[J]. Plast Reconstr Surg，2011，127：409-413.

13. Hölmich LR，Lipworth L，McLaughlin JK，et al. Breast implant rupture and connective tissue disease：a review of the literature[J]. Plastic and Reconstructive Surgery，2007，120（7 Suppll）：62S-69S.

14. Song JW，Kim HM，Bellfi LT. The effect of study design biases on the diagnostic accuracy of magnetic resonance imaging for detecting silicone breast implant ruptures：a meta-analysis[J]. Plast Reconstr Surg，2011，127（3）：1029-1044.

15. Miglioretti DL，Rutter CM，Geller BM，et al. Effects of breast augmentation on the accuracy of mammography and cancer characteristics[J]. Journal of the American Medical Association，2004，291（4）：442-450.

16. Fajardo LL，Harvey JA，McAleese KA，et al. Breast cancer diagnosis in women with subglandular silicone gel-filled augmentation implants[J]. Radiology，1995，194（3）：859-862.

17. Cahan，AC，Ashikari R，Pressman P，et al. Breast cancer after breast augmentation with silicone breast implants[J]. Annals of Surgical Oncology，1995，2：121-125.

18. McLaughlin JK，Lipworth L，Fryzek JP，et al. Long-term cancer risk among Swedish women with cosmetic breast implants：an update of a nationwide study[J]. J Natl Cancer Inst，2006，98（8）：557-560.

19. Karanas YL，Leong DS，Lio AD，et al. Surgical treatment of breast cancer in previously augmented patients[J]. Plastic and Reconstructive Surgery，2003，111（3）：1078-1083.

20. 王蓼，胡竺，水淼，等. MRI 对聚丙烯酰胺水凝胶注射隆乳术后并发症的诊断 [J]. 实用放射学杂志，2012，28（8）：1211-1213.

第十三章 乳腺术后

第一节 保乳术后改变

【概述】

现代肿瘤治疗的原则是在根治的同时注重保存和改善病人的生存质量（功能与外形），反映在乳腺癌的治疗上，就是手术切除范围趋向缩小。早期乳腺癌保乳术和放、化疗的综合治疗无论在局部和区域控制率方面，还是在长期生存率方面，均与根治术或改良根治术相同，保乳术及术后综合治疗已成为治疗早期乳腺癌的主要方法之一。

【保乳手术的优点】

（1）保留大部分乳房可提高生活质量，改善患侧上肢功能，减少术后并发症。

（2）可获得与改良根治术的"传统"方法相同的长期生存率。

（3）保留乳房治疗后，患侧乳腺内的复发率与"传统"手术基本持平。

（4）保留乳房治疗后患侧乳腺内如发现复发，还可进行补救性全乳切除仍可以取得与一般改良根治术相近的生存率。

【保乳手术的适应证及禁忌证】

（一）适应证

1. 肿瘤生物学行为低度恶性；单发肿瘤，无皮肤和胸壁受累征象。

2. 肿瘤最大直径≤3cm；肿瘤距乳晕≥2cm。

3. 乳腺X线摄影提示乳房无广泛沙粒样钙化。

4. 肿瘤/乳房比例适当，估计保留乳房术后能保持较好外形。

5. 局部晚期乳腺癌治疗后降至Ⅰ、Ⅱ期者。

6. 病人有保乳意愿且无绝对禁忌证。

（二）禁忌证

1. 病灶大于4cm，边界不清楚者。

2. 腋窝淋巴结明显肿大或临床上考虑有淋巴结转移者。

3. 病灶为多发者；不能保证可获得有效、充分的放疗者。

4. 乳房较小，但肿瘤较大，术后不能保持乳房外形者。

5. 不愿接受保乳手术治疗者。

6. 因为早、中期妊娠者是放疗的绝对禁忌证，所以不宜行保乳手术，但晚期妊娠者可实行保乳手术，待分娩后再行放疗。

7. 肿瘤位于乳头、乳晕者。

【保乳术后改变】

1. **保乳术对乳房外形的影响** 保乳手术中乳腺组织切除量是影响病人术后患侧乳房外形的最主要因素。象限切除术对乳房外观影响明显大于肿瘤广切术。因此若病人切除组织量较多时，可行背阔肌移植修复相应乳腺组织缺损，从而达到美观的效果。

2. **保乳术后影像学表现** 保乳术后可致乳房发生一定程度变形；某些病人术后接受放疗，特别是加量照射可造成乳腺皮肤色素沉着、增厚。乳腺X线摄影上，可观察到患侧乳腺皮肤较健侧明显增厚、局部皮肤增厚等表现（图13-1-1）。

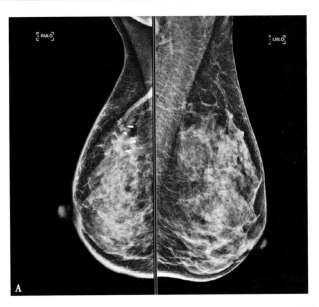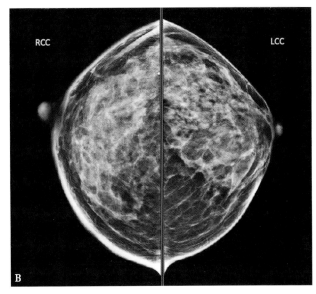

图 13-1-1 保乳术后改变 X 线摄影图

A. FFDM 内外斜位图像;B. FFDM 头尾位图像

（彭卫军 汤 伟）

第二节 乳腺术后瘢痕

【概述】

乳腺术后病人除局部腺体结构紊乱及皮肤增厚征象以外,术区缝合部位可见瘢痕形成。乳腺术后瘢痕的大小与切口的位置、方向、大小及病人自身是否为瘢痕体质有关。

【影像学表现】

病人有乳腺手术病史,X 线摄影表现为条索状高密度影,牵拉邻近皮肤(图 13-2-1)。超声图像表现为低回声或不均质回声区,形态不规则,边界不清晰,内部没有血流信号。乳腺 MRI 表现为呈斑片状、条索样 T_1WI 低信号,T_2WI 呈稍高信号。增强部分瘢痕组织呈斑片状、结节样轻度强化,部分无明确强化。

【鉴别诊断】

部分呈结节样伴轻度强化的瘢痕组织需与乳腺癌局部复发鉴别。乳腺 MRI 动态增强及弥散加权成像有利于两者鉴别,瘢痕组织强化程度较乳腺癌复发不明显;弥散成像示乳腺癌复发组织水分子弥散较瘢痕组织受限明显,ADC 值显著低于瘢痕组织。另多次影像学复查示术后瘢痕组织变化不明显,而乳腺癌复发则呈动态变化。以上影像学特征有助于鉴别术后瘢痕组织与乳腺癌术后复发。

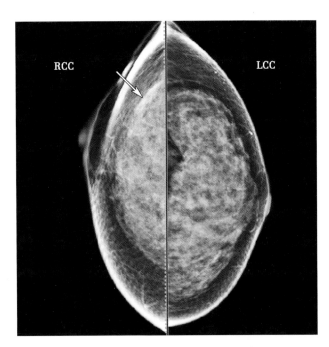

图 13-2-1 乳腺术后瘢痕 X 线摄影图

箭头示条索样致密影牵拉局部皮肤

（彭卫军 汤 伟）

第三节　乳腺术后钙化

【概述】

乳腺术后病人除局部腺体结构紊乱、皮肤增厚及瘢痕形成以外,术区部位常可见钙化形成。乳腺术后钙化大多为良性,比如营养不良性钙化、缝线样钙化等。

【影像学表现】

乳腺术后常见的钙化为营养不良性钙化及缝线钙化,尤其多见于术后辅助放疗的病人。乳腺X线摄影是检测乳腺钙化最好的方法。营养不良性钙化形态不规则,多大于0.5mm,呈中空状改变;缝线钙化是由于钙质沉积在缝线材料上所致,典型者为线样或管型,绳结样改变亦经常可见(图13-3-1)。需要注意的是,若术区出现前述可疑形态或分布钙化时需密切随访或MRI检查,若高度怀疑恶性,可行活检,以防复发。

(彭卫军　汤　伟)

第四节　乳腺癌术后局部复发

【概述】

乳腺癌术后局部复发是指乳腺癌术后术野皮肤、皮下、同侧腋下及胸骨旁、胸壁上出现癌结节。一般认为乳腺癌术后局部复发的可能原因为:①原发灶向周围浸润;②手术切口种植;③肿瘤细胞逆向移动到手术切口边缘;④术后未接受正规的辅助治疗。局部复发可发生于术后任何时间段,尤以术后前3年常见。

【临床特点】

乳腺癌术后复发以胸壁最为常见,表现为一个或多个无症状皮肤或皮下结节,位于手术切口及其邻近部位。除胸壁复发外,患侧锁骨上淋巴结亦为常见复发部位,而腋下淋巴结复发较为少见。

【影像学表现】

1. **乳腺X线摄影**　浸润性导管癌复发常表现为患侧乳腺术区不规则肿块;导管原位癌复发常表现为细小分支样、多形性钙化。患侧腋下常可见肿大淋巴结影。

2. **超声**　手术切口旁不规则低回声肿块,彩色多普勒超声常示丰富血流信号。

3. **乳腺磁共振**　浸润性导管癌复发常表现为不规则肿块或结构扭曲,T_1WI低信号,T_2WI高信号,增强后强化明显(图13-4-1);导管原位癌常表现为段样非肿块样强化。

【鉴别诊断】

乳腺癌术后局部复发常需与治疗后钙化、血肿、瘢痕、患侧乳腺第二原发癌及放疗相关肉瘤鉴别。结合病史、动态观察及乳腺磁共振检查可较好地将乳腺癌术后局部复发与上述其他疾病区分。

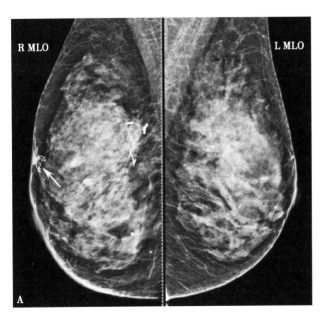
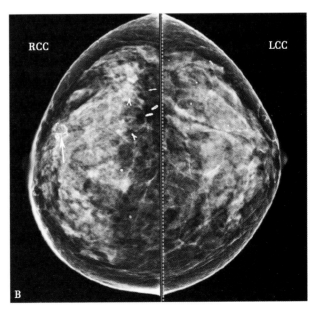

图13-3-1　乳腺术后钙化X线摄影图

A. FFDM内外斜位图像(箭头示:术区缝线样钙化);B. FFDM头尾位图像(箭头示:术区缝线样钙化)

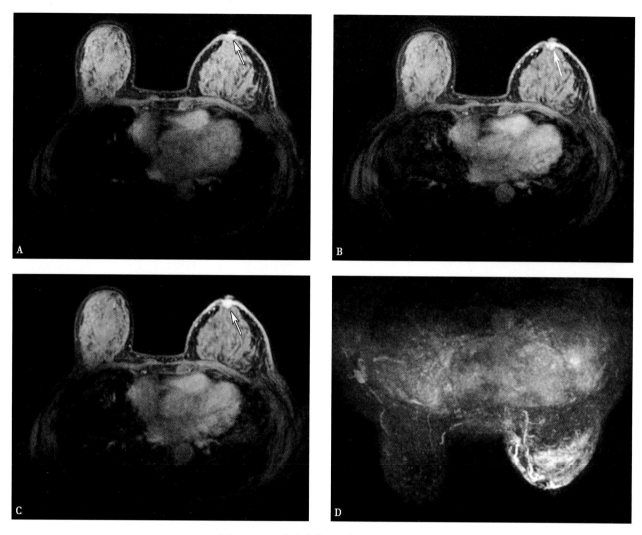

图 13-4-1　乳腺癌术后局部复发 MRI 图

A. T$_1$WI 平扫图像；B. 动态增强早期（箭头示：术区乳晕皮肤明显强化）；C. 动态增强晚期（箭头示：术区乳晕皮肤持续性强化）；D. 血管减影图

（彭卫军　汤　伟）

参 考 文 献

1. 马捷，赵弘，彭东红，等. 乳腺肿块切除术后的 X 线表现 [J]. 实用放射学杂志，2005，21（5）：522-525.

2. 郏潜新，宦怡，徐俊卿，等. 磁共振扩散加权成像在乳腺癌保乳术后随访的应用 [J]. 医学影像学杂志，2011，21（6）：853-856.

3. 章骏，赵怡，王群，等. 早期乳腺癌病人保乳手术后的生存和复发状况研究 [J]. 实用癌症杂志，2015（7）：1035-1038.

4. Gosset J，Guerin N，Toussoun G，et al. Radiological evaluation after lipomodelling for correction of breast conservative treatment sequelae[J]. Ann Chir Plast Esthet，2008，53（2）：178-189.

5. Aichinger U，Schulz-Wendtland R，Krämer S，et al. Scar or recurrence--comparison of MRI and color-coded ultrasound with echo signal amplifiers[J]. Rofo，2002，174（11）：1395-1401.

6. 冯莉莉. 乳腺癌术后瘢痕组织的 MRI 表现 [J]. 医学综述，2018，24（1）：194-197.

7. 黄俊珊，郏潜新，欧阳林，等. 磁共振扩散加权成像联合动态增强扫描在鉴别乳腺癌术后复发与瘢痕的临床研究 [J]. 医学影像学杂志，2017（12）：2302-2305.

8. 杨倩，朱庆莉，姜玉新，等. 乳腺癌改良根治术后局部胸壁复发的临床特征与超声表现 [J]. 中华医学超声杂志（电子版），2013（8）：656-661.

9. 冯丹，蔡清萍. 乳腺癌保乳术后局部复发监测方法的探讨 [J]. 临床外科杂志，2008，16（8）：541-542.

10. 郭贵龙，张筱骅. 早期乳腺癌保乳手术后局部复发因素的探讨 [J]. 国际肿瘤学杂志，2005，32（3）：202-205.

11. 陈隽，张书文. MRI 技术诊断乳腺疾病的评价 [J]. 实用医技杂志，2007，14（30）：4225-4226.

12. 顾雅佳，肖勤，郑晓静，等. 乳腺癌保乳治疗后的 X 线随访 [J]. 中华放射学杂志，2006，40（4），344-349.

13. 郭贵龙，尤捷，陈学敏，等. 乳腺癌的保乳治疗（附 76 例报告）[J]. 实用肿瘤学杂志，2007，21（6）：532-535.

14. Van Dongen JA，Voogd AC，Fentiman IS，et al. Long-term results of a randomized trial comparing breast-conserving therapy with mastectomy：European Organization for Research and Treatment of Cancer 10801 trial[J]. Journal of the National Cancer Institute，2000，14（14）：1143-1150.

第十四章 全身性疾病相关乳腺表现

全身性疾病如结缔组织病、慢性肾病、糖尿病、心血管疾病、神经纤维瘤病等均可累及乳腺，在乳腺影像学检查中可发现一些异常表现，有时需与乳腺癌鉴别，因此了解全身性疾病累及乳腺的相关影像学表现特征有助于对乳腺疾病的鉴别诊断，本章重点介绍自身免疫性结缔组织病、慢性肾病和糖尿病性乳腺病的相关影像学表现。

第一节　自身免疫性结缔组织病

【概述】

自身免疫性结缔组织病（autoimmune connective tissue diseases，ACTDs）相关乳腺表现通常以钙质沉着为主，此种钙质沉着属于营养不良性钙化，不同病人钙化的发生、发展以及变化情况有所不同。ACTDs 包括系统性红斑狼疮（systemic lupus erythematosus，SLE）、皮肌炎（dermatomyositis）、系统性硬皮病及混合性结缔组织病等。SLE 病人出现钙化通常是较长期的过程，多数患病时间大于 20 年。对于皮肌炎病人，通常 44%~70% 的幼年病人和 20% 的成年病人伴发营养不良性钙化。幼年皮肌炎病人多在患病 2~3 年发生钙化，出现钙化的时间早于成年皮肌炎和其他结缔组织病病人，通常成年皮肌炎病人约在患病 8 年后发生钙化。

【临床及病理特点】

自身免疫性结缔组织病相关的钙化多发生在皮肤和皮下组织，也可发生在乳腺间质。其严重程度因钙化发生的部位、大小而不同，轻者表现为局限结节，严重者可以遍及身体的大部分区域。钙质沉着通常伴有疼痛，尤其是发生在关节或局部形成溃疡时，可出现功能性障碍。积极治疗原发 ACTDs 有助于防止钙质沉着的进展。自身免疫性结缔组织病发生钙质沉着的病理生理过程尚不十分明确，有可能与胶原蛋白和弹性纤维细胞外基质破坏有关，也

有可能与坏死细胞的磷酸盐有关，坏死细胞的磷酸盐结合变性蛋白可促使异位钙化沉着。

【影像学表现】

（一）乳腺 X 线摄影

当钙质沉着发生在乳腺时，常表现为较大范围不规则的营养不良性钙化（图 14-1-1、图 14-1-2），密度不均匀，早期可表现为细线样钙化，随着病程的延长，可进展为粗大斑块状钙化。皮肌炎病人的营养不良钙化多发生在皮下组织内。

（二）乳腺超声

乳腺超声检查上粗大钙化表现为弧形强回声（图 14-1-3、图 14-1-4），后方伴有明显的声影。对于微小钙化超声显示不敏感，易于漏诊。

（三）乳腺 MRI

关于自身免疫性结缔组织病相关乳腺 MRI 表现目前尚未见报道。本节图 14-1-5 所示系统性红斑狼疮乳腺 MRI 表现为形态不规则的较大肿物，平扫 T_1WI 呈较低信号，脂肪抑制 T_2WI 呈稍高信号，肿物内部信号不均匀，可见极低信号（图 14-1-5A、B），对应于 X 线上钙化区域，动态增强后肿物呈不规则的边缘强化，内部强化不明显。本节图 14-1-6 所示皮肌炎病人的乳腺 MRI 仅表现为轻度的强化，由于皮肌炎病人钙化多发生在皮下脂肪层，于平扫 T_1WI 和 T_2WI 均可见低信号（图 14-1-6A、B）。由于乳腺纤维腺体组织亦呈低信号，因此当钙化发生在乳腺间质时 MRI 难以发现，而乳腺 X 线摄影更容易发现钙化。

【诊断要点】

1. 病人有自身免疫性结缔组织病病史，如系统性红斑狼疮、皮肌炎、系统性硬皮病及混合性结缔组织病等。

2. 乳腺 X 线摄影是发现营养不良性钙化的主要检查方法，通常表现为乳腺间质及皮下组织内较大范围不规则的营养不良性钙化，密度不均匀，早期可

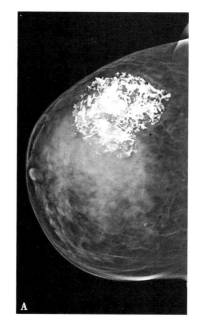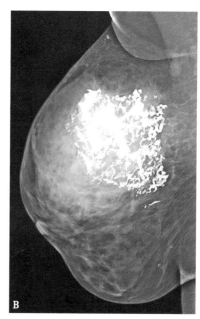

图 14-1-1　系统性红斑狼疮相关营养不良性钙化 X 线表现

A. 右乳 X 线头尾位；B. 右乳 X 线内外斜位。X 线显示右乳外上象限区域性分布粗大、形状不规则的钙化

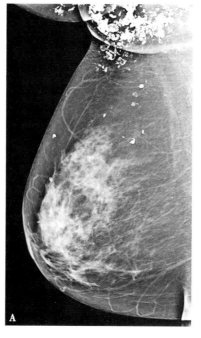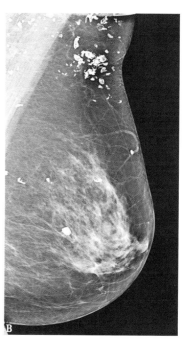

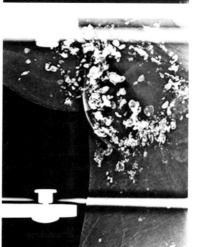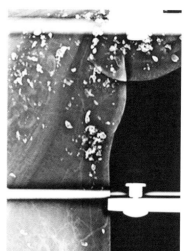

图 14-1-2　皮肌炎相关营养不良性钙化 X 线表现

A、B. 右乳及左乳 X 线内外斜位；C、D. 右腋下及左腋下局部加压片。X 线显示双乳外上象限至双腋下皮下脂肪层内多发粗大、形状不规则的钙化

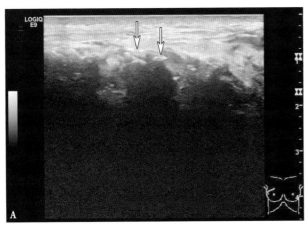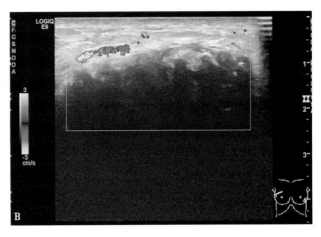

图 14-1-3　系统性红斑狼疮相关营养不良性钙化超声表现

A. 右乳病变灰阶超声图; B. 右乳病变彩色多普勒血流图。超声检查显示右乳外上象限低回声区, 形态不规则, 边缘不光滑, 其内见强回声钙化(白箭), 后方伴明显声影, CDFI 显示边缘可见血流信号(图 14-1-3 与图 14-1-1 为同一病人)

表现为细线样钙化, 随着病程的延长, 可进展为粗大斑块状钙化。乳腺 MRI 检查对钙化显示不直观, 可清晰显示软组织肿物。目前自身免疫性结缔组织病相关乳腺影像学表现报道较少, 对其影像学特征尚缺乏深入认识, 有待于病例积累和进一步总结。

【鉴别诊断】

1. 自体脂肪丰乳术后脂肪坏死　病人有自体脂肪丰乳术病史, 钙化的发生部位具有特征性表现, 多位于乳后间隙内, 当发生脂肪坏死时, 可表现为边缘型钙化, 也可表现为大小不等、形态各异的斑块状钙化, 其主要鉴别点在于钙化发生的部位。

2. 退化型纤维腺瘤　纤维腺瘤内可发生玻璃样变, 继而发生钙化, 大约 16.5% 纤维腺瘤在 X 线上可出现钙化, 多数发生于绝经后女性。此种钙化直

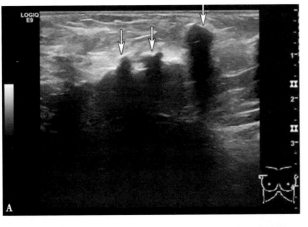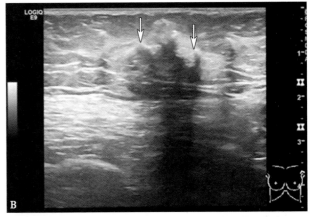

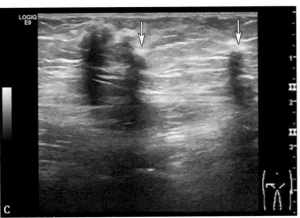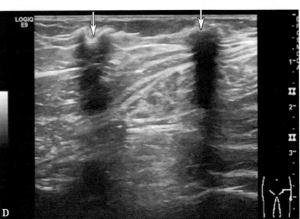

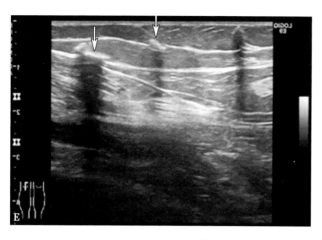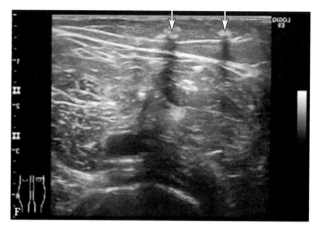

图 14-1-4　皮肌炎相关营养不良性钙化超声表现

A、B. 右腋下及左腋下灰阶超声图；C、D. 右腹股沟及左腹股沟灰阶超声图；E、F. 右腘窝及左腘窝灰阶超声图。超声检查显示双腋下、双腹股沟、双腘窝多发强回声钙化（白箭），后方伴声影（图 14-1-4 与图 14-1-2 为同一病人）

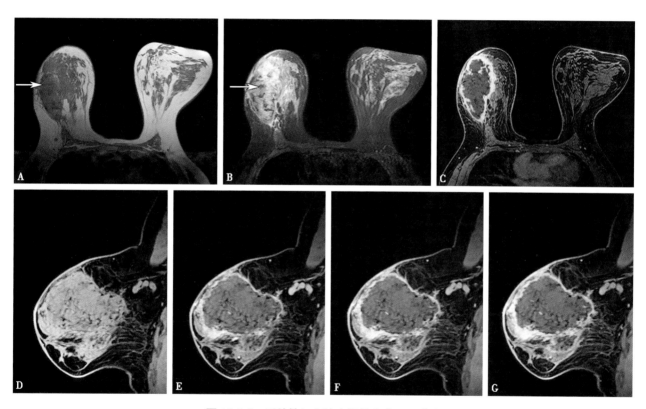

图 14-1-5　系统性红斑狼疮相关乳腺 MRI 表现

A. 平扫横断面 T_1WI；B. 平扫横断面脂肪抑制 T_2WI；C. 增强后横断面延迟时相脂肪抑制 T_1WI；D~G. 分别为动态增强前、动态增强后 1.5min、3min 及 7.5min 矢状面脂肪抑制 T_1WI。乳腺 MRI 检查显示右乳外上象限形态不规则的较大肿物，平扫 T_1WI 呈较低信号，脂肪抑制 T_2WI 呈稍高信号，肿物内部信号不均匀，可见极低信号（白箭），动态增强后肿物呈不规则的边缘强化，内部强化不明显（图 14-1-5 与图 14-1-1、图 14-1-3 为同一病人）

径通常大于 2~3mm，可位于肿块的边缘部位或中心部位，形态可为蛋壳状、粗糙颗粒状、爆米花样或树枝状等；钙化也可逐渐发展，相互融合而成为大块状钙化或骨化，占据肿物的大部或全部。

3. 叶状肿瘤　乳腺叶状肿瘤是一种少见的纤维

上皮性肿瘤，乳腺 X 线检查常表现为边界清晰的分叶状高密度肿块，叶状肿瘤内可出现钙化，钙化可呈粗大不规则的颗粒状或片状，恶性叶状肿瘤间质内的瘤细胞向骨肉瘤或软骨肉瘤方向分化时可出现钙化，但较少见。

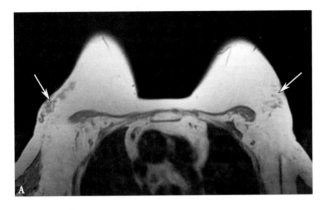

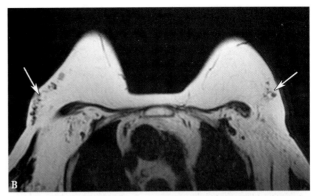

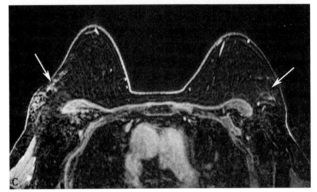

图 14-1-6　皮肌炎相关乳腺 MRI 表现

A. 平扫横断面 T_1WI；B. 平扫横断面 T_2WI；C. 增强后横断面延迟时相脂肪抑制 T_1WI。乳腺 MRI 检查显示双腋下皮下脂肪层内多发异常信号（白箭），平扫 T_1WI 和 T_2WI 均呈低信号，动态增强后呈轻度强化（图 14-1-6 与图 14-1-2、图 14-1-4 为同一病人）

（邵真真　刘佩芳）

第二节　慢　性　肾　病

【概述】

慢性肾病（chronic kidney disease，CKD）相关乳腺表现主要表现为血管和乳腺间质的钙化。由于肾脏功能紊乱以及继发的内分泌调节紊乱，常发生钙磷代谢紊乱。慢性肾病所致的钙化属于转移性钙化，除了血管钙化，各个组织器官均可发生，包括乳腺间质、皮肤和皮下组织、眼结膜和角膜、肺、心脏等，多是慢性肾病继发性甲状旁腺功能亢进导致钙磷代谢紊乱的结果。有研究表明，大约 60% 长期透析的慢性肾衰女性病人出现乳腺钙化。

【临床及病理特点】

慢性肾病相关的钙化多为血管钙化，也可发生在乳腺间质。慢性肾病的病人常常出现钙磷代谢紊乱，一般血清钙和磷水平升高，高磷可以通过多条途径启动和推进血管钙化的发生，诱导血管平滑肌细胞向成骨样 / 成软骨样细胞转换进而发生钙化。目前认为血管钙化仍是不可逆的过程，但控制病人血清磷水平对于预防和缓解血管钙化发生和进展有重要意义。

【影像学表现】

（一）乳腺 X 线摄影

X 线上通常可见"轨道样"血管钙化（图 14-2-1）。当钙化发生在乳腺间质时，常表现为粗糙不均质钙化或较大范围的粗大钙化（图 14-2-1），有时易被误诊为退化型纤维腺瘤。随着病程的延长，钙化范围可增大。

（二）乳腺超声

血管壁钙化在超声上多表现为线样强回声（图 14-2-2C、E），后方不伴声影，彩色多普勒图像显示单支血流信号（图 14-2-2D、F）。乳腺内的粗大钙化表现为弧形强回声（图 14-2-2A、B），后方伴有明显的声影。对于微小钙化超声显示不敏感，易于漏诊。

（三）乳腺 MRI

在 MRI 上钙化显示不直观，乳腺间质钙化在平扫 T_1WI 和 T_2WI 均呈较低信号，乳腺纤维腺体组织内的钙化在脂肪抑制 T_2WI 上更易观察，钙化的信号低于纤维腺体，动态增强扫描强化不明显。对照乳腺 X 线图像，更容易发现 MRI 图像中的钙化。

【诊断要点】

1. 病人有慢性肾病病史多年且多具有长期透析史。

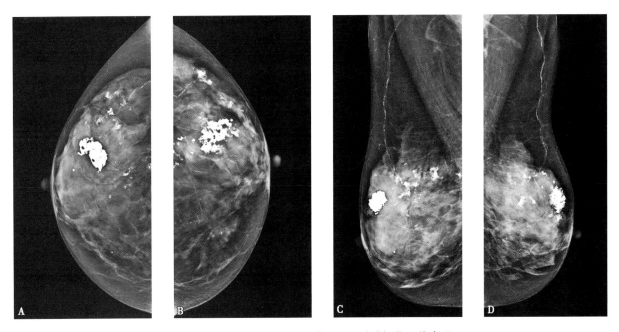

图 14-2-1　慢性肾病相关血管钙化和乳腺钙化 X 线表现

A、B. 右乳及左乳 X 线头尾位；C、D. 右乳及左乳 X 线内外斜位。X 线显示双乳外上方至腋下"轨道样"血管钙化，双乳外上象限可见多发大小不一的粗大、形状不规则的钙化

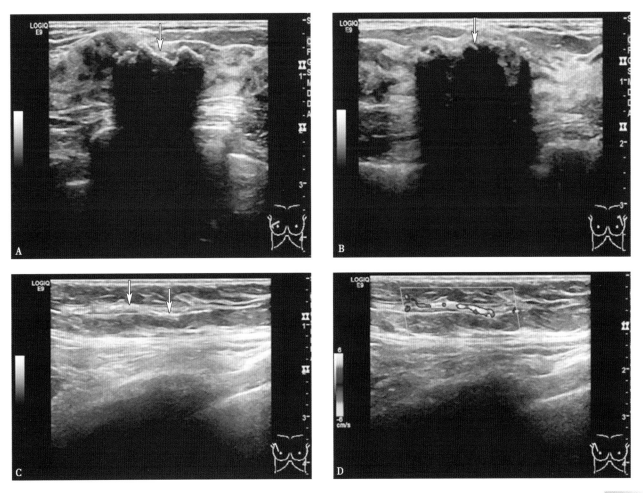

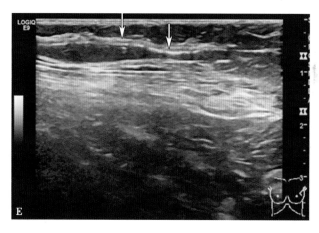
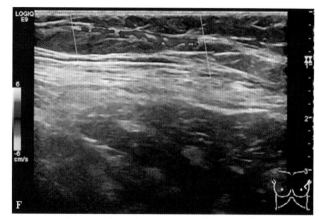

图 14-2-2 慢性肾病相关乳腺钙化和血管钙化超声表现

A. 右乳外上象限钙化灰阶超声图；B. 左乳外上象限钙化灰阶超声图；C. 右乳外上象限血管钙化灰阶超声图；D. 右乳外上象限血管壁钙化彩色多普勒血流图；E. 左乳外上象限血管壁钙化灰阶超声图；F. 左乳外上象限血管壁钙化彩色多普勒血流图。超声检查显示双乳外上象限可见强回声钙化（白箭），后方伴明显声影；双乳外上象限可见线样血管壁钙化（白箭），CDFI 显示可见血流信号（图 14-2-2 与图 14-2-1 为同一病人）

2. 乳腺 X 线摄影显示"轨道样"血管钙化和乳腺间质的粗大钙化。乳腺 MRI 检查对钙化显示不直观。

【鉴别诊断】

同第本章第一节鉴别诊断。

（邵真真　刘佩芳）

第三节　糖尿病性乳腺病

【概述】

糖尿病性乳腺病（diabetic mastopathy，DM）是胰岛素依赖型糖尿病的一种罕见并发症，属于乳腺良性疾病。Sloer 和 Khardori 于 1984 年首次报道并将该病描述为一种与自身免疫性甲状腺炎和手关节病相关的乳腺纤维化变异，在胰岛素依赖型糖尿病病人中，该病的发病率为 13%，而在全部乳腺良性病变中的发病率不到 1%。目前的研究发现，该病具有东西方差异，日本有关专家提出西方此病主要发生在罹患 1 型糖尿病的绝经前女性，且多数为双侧发病，而日本主要发生在罹患 2 型糖尿病的绝经后女性，并且单侧发病较为多见。

【临床及病理特点】

临床表现多见于女性，男性比较罕见。主要见于伴有肾病、视网膜病、神经病变及其他免疫性疾病等并发症的长期 1 型糖尿病女性病人，但男性及 2 型糖尿病病人亦可发生。发病年龄以 30～60 岁多见。临床触诊可触及质地硬、无痛性、活动性好的肿块，单侧或双侧（同时或不同时）多发，有时单发，

与乳腺癌的临床表现相似。发生于男性者则类似男性乳腺发育症。

糖尿病性乳腺病确切的发病机制尚不清楚，但大多数可接受的理论是与进展性的糖基化最终产物有关。在病理上，糖尿病性乳腺病是一种淋巴细胞性乳腺炎，典型的组织学表现为致密的瘢痕疙瘩样纤维化，导管和小叶周围见 B 淋巴细胞浸润，在间质中可见淋巴细胞性血管炎及上皮样成纤维细胞。血管周围的淋巴细胞可与小叶癌及淋巴瘤相混淆。瘢痕样纤维化和上皮样成纤维细胞被认为是糖尿病性乳腺病的特征性镜下改变，其中上皮样成纤维细胞具有一定诊断价值。

【影像学表现】

（一）乳腺 X 线摄影

乳腺 X 线上通常表现为局限不对称性致密（图 14-3-1），一般不伴有结构扭曲，几乎不伴微小钙化；也可表现为高密度或等密度肿块，边界清楚或不清楚。需要与炎症性病变和仅表现为局限性不对称致密的乳腺癌相鉴别。在致密型乳腺中容易漏诊。补充局部加压放大片可以观察病变与周围腺体的关系，当局部加压放大片上病变显示不明显或致密程度减低时，可考虑到良性病变可能。糖尿病性乳腺病的 X 线表现缺乏特征性，需结合病史。

（二）乳腺超声

乳腺超声表现为不均匀的低回声区（图 14-3-2），边界清楚或不清楚，后方伴声影，通常较乳腺癌更明显的声影，声影产生的原因是过度纤维增生反应，容易误诊为乳腺癌。亦可表现为片状低回声不伴声

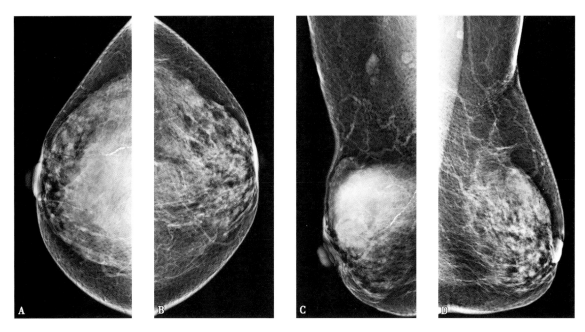

图 14-3-1　糖尿病性乳腺病 X 线表现

A、B. 右乳及左乳 X 线头尾位；C、D. 右乳及左乳 X 线内外斜位。X 线显示右乳中上方局限不对称性致密，未见恶性钙化

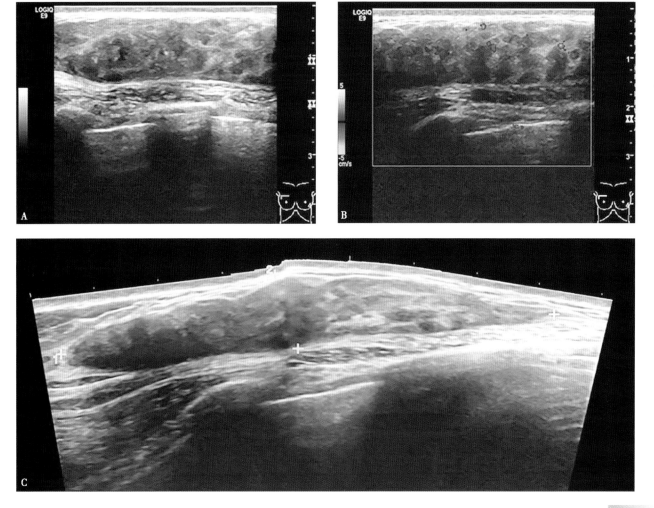

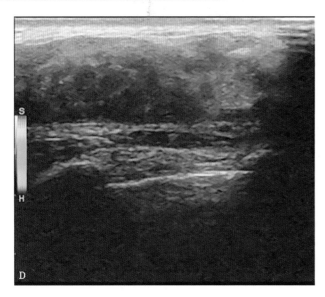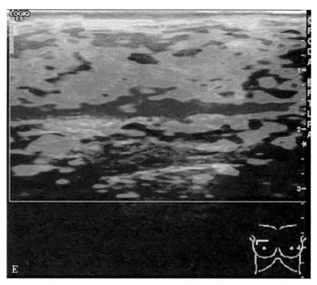

图 14-3-2　糖尿病性乳腺病超声表现

A. 右乳病变灰阶超声图；B. 右乳病变彩色多普勒血流图；C. 右乳病变宽景成像图；D、E. 右乳病变双幅实时弹性成像图。超声检查显示右乳中上方低回声区，形态不规则，边界清楚，内部回声不均匀，后方回声无明显改变，CDFI 显示可见点状血流信号，弹性成像显示病变质地较软，评分为 2 分（图 14-3-2 与图 14-3-1 为同一病人）

影，与乳腺增生表现相似。彩色多普勒图像显示血流信号不丰富，弹性成像提示病变质地软。当超声彩色多普勒血流成像和弹性成像不符合乳腺癌时，需仔细询问病史，全面分析，有助于鉴别诊断。

（三）乳腺 MRI

在乳腺 MRI 上，平扫 T_1WI 和脂肪抑制 T_2WI 上通常表现为低或中等信号（图 14-3-3A、B），动态增强后多表现为轻度、不均匀的渐进性强化（图 14-3-3C～F），时间 - 信号强度曲线呈渐增型（图 14-3-3H），也可表现为无明显强化，与增生性病变表现类似，DWI 通常显示不明显。

【诊断要点】

1. 病人有长期糖尿病病史，多有胰岛素注射史，且有肾病、视网膜病变及神经病变等并发症。

2. 乳腺 X 线摄影表现为非钙化型病变，可表现为局限不对称性致密，也可表现为肿块，当密度高、边界不清时，容易误诊为乳腺癌；在致密型乳腺中，容易漏诊。乳腺超声检查可表现为片状低回声不伴声影，与乳腺增生表现相似；亦可表现为边界不清、回声不均匀的低回声肿块，后方伴声影，与乳腺癌声像图表现相似，但血流信号不明显。MRI 动态增强检查一般表现为无或轻度、不均匀、渐进性强化，与乳腺癌易于鉴别。

【鉴别诊断】

1. **乳腺癌**　X 线上可表现为边缘不光滑的肿块，伴或不伴有恶性钙化，钙化的形态有助于鉴别；也可表现为局限不对称性致密，通常乳腺癌局部结构纠集，而糖尿病性乳腺病通常无结构纠集、不伴有钙化。超声上有时可与乳腺癌相鉴别，通常乳腺癌表现为边界不清的低回声肿块，后方回声多衰减，

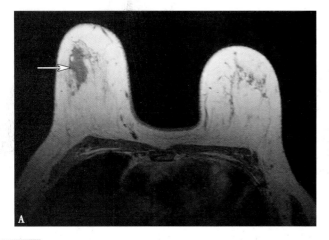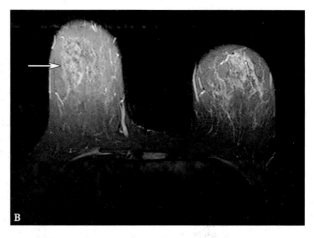

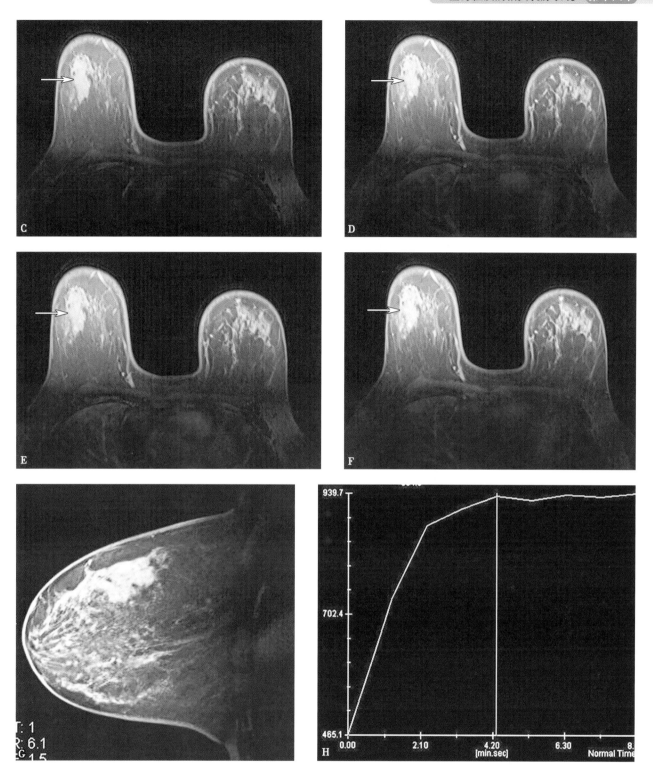

图 14-3-3　糖尿病性乳腺病 MRI 表现

A. 平扫横断面 T_1WI；B. 平扫横断面脂肪抑制 T_2WI；C～F. 分别为动态增强前、动态增强后 1min、2min 及 8min 横断面脂肪抑制 T_1WI；G. 右乳增强后矢状面延迟时相脂肪抑制 T_1WI；H. 右乳病变时间 - 信号强度曲线图。乳腺 MRI 检查显示右乳外上象限局限片状异常信号（白箭），平扫 T_1WI 和脂肪抑制 T_2WI 均呈中等信号，动态增强后呈轻度渐进性强化，时间 - 信号强度曲线呈渐增型

彩色多普勒血流图像可见较丰富血流信号；而糖尿病性乳腺病可表现为片状低回声区，边界清楚或不清楚，但通常血流信号不丰富。动态增强 MRI 糖尿病性乳腺病通常表现为轻度、不均匀、渐进性强化，而乳腺癌多表现为动态增强早期明显强化，随时间延迟呈明显流出的表现。当与乳腺癌鉴别困难时，需行空芯针活检以明确诊断，可避免不必要的外科手术。

2. 乳腺慢性炎症 在 X 线上可有不同的表现类型，可表现为乳腺内肿块或呈不对称性局限致密；也可表现为乳腺内大片状密度增高，结构紊乱，皮下脂肪层混浊，皮肤局部或广泛增厚。超声上表现为片状强、弱不均质回声，无明确边界，无明显占位效应；也可表现为实性不均匀团块，周围组织回声增强；当伴有脓肿形成时，病变内可见无回声区域，其内可见密集点状回声，探头加压可见流动性。慢性炎症多有明显触痛，经抗生素治疗后可有好转。糖尿病性乳腺病一般很少出现皮下脂肪层混浊、皮肤增厚，触诊时无疼痛。

3. 乳腺增生性改变 在 X 线上通常表现为局限性或弥漫性片状、棉絮状致密影，边界不清，少数可形成肿块样的致密影，但缺乏锐利的边缘。超声上可表现为乳腺腺体增厚，结构紊乱，内部回声不均匀，与糖尿病性乳腺病的超声表现相似，难以鉴别。动态增强 MRI 检查，乳腺增生多数表现为多发或弥漫性小片状或大片状轻至中度的渐进性强化，随时间的延长强化程度和强化范围逐渐增高或扩大，强化程度通常与增生的严重程度成正比，增生程度越重，强化就越明显。有时仅依据影像学表现，乳腺增生性改变与糖尿病性乳腺病两者鉴别困难，需结合病史，有助于诊断。

（邵真真 刘佩芳）

参 考 文 献

1. Gutierrez A Jr, Wetter DA. Calcinosis cutis in autoimmune connective tissue diseases[J]. Dermatol Ther, 2012, 25 (2): 195-206.

2. Maderal AD, Viera MH, Alonso-Llamazares J. Systemic lupus erythematosus with dystrophic calcifications[J]. Int J Dermatol, 2014, 53 (1): e74-e75.

3. Cao MM, Hoyt AC, Bassett LW. Mammographic signs of systemic disease[J]. Radiographics, 2011, 31 (4): 1085-1100.

4. Sivakumar V, Rani ChS, Lakshmi AY, et al. Breast calcifications in women with end-stage renal disease on maintenance hemodialysis[J]. Saudi J Kidney Dis Transpl, 2011, 22 (1): 142-145.

5. O'Neill WC, Adams AL. Breast arterial calcification in chronic kidney disease: absence of smooth muscle apoptosis and osteogenic transdifferentiation[J]. Kidney Int, 2014, 85 (3): 668-676.

6. 刘翻利, 马丽. 慢性肾衰竭血管钙化机制研究进展 [J]. 中国现代医生, 2014, 52 (4): 154-156.

7. 刘小峰, 何莴, 蔡嫣, 等. 高血磷诱导慢性肾衰病人血管钙化作用机制 [J]. 生理科学进展, 2014, 45 (1): 21-26.

8. Chan CL, Ho RS, Shek TW, et al. Diabetic mastopathy[J]. Breast J, 2013, 19 (5): 533-538.

9. Moschetta M, Telegrafo M, Triggiani V, et al. Diabetic mastopathy: a diagnostic challenge in breast sonography[J]. J Clin Ultrasound, 2015, 43 (2): 113-117.

10. Nasu H, Ikeda A, Ogura H, et al. Two cases of diabetic mastopathy: MR imaging and pathological correlation[J]. Breast Cancer, 2015, 22 (5): 552-556.

11. Soler NG, Khardori R. Fibrous disease of the breast, thyroiditis, and cheiroarthropathy in type I diabetes mellitus[J]. Lancet, 1984, 1 (8370): 193-195.

中英文名词对照索引

致 谢

继承与创新是一部著作不断完善与发展的主旋律。在本书付梓之际，我们再次由衷地感谢那些曾经为本书前期的版本做出贡献的作者们，正是他们辛勤的汗水和智慧的结晶为本书的日臻完善奠定了坚实的基础。以下是本书前期的版本及其主要作者：

《中华影像医学·乳腺卷》（2002 年出版，丛书总主编：吴恩惠）
主 编 鲍润贤

《中华影像医学·乳腺卷》（第 2 版，2010 年出版，丛书总主编：吴恩惠）
主 编 鲍润贤
副主编 叶兆祥 刘佩芳
编 者（以姓氏笔画为序）

石木兰（中国医学科学院肿瘤医院）　　　　　赵玉梅（天津医科大学附属肿瘤医院）

叶兆祥（天津医科大学附属肿瘤医院）　　　　贾振英（内蒙古自治区人民医院）

朱 鹰（天津医科大学附属肿瘤医院）　　　　顾雅佳（复旦大学附属肿瘤医院）

刘佩芳（天津医科大学附属肿瘤医院）　　　　徐文贵（天津医科大学附属肿瘤医院）

祁 瑾（天津医科大学附属肿瘤医院）　　　　蒋玲霞（中国医学科学院肿瘤医院）

肖建宇（天津医科大学附属肿瘤医院）　　　　路 红（天津医科大学附属肿瘤医院）

何之彦（上海市第一人民医院）　　　　　　　鲍润贤（天津医科大学附属肿瘤医院）

宋秀宇（天津医科大学附属肿瘤医院）　　　　燕树林（首都医科大学附属北京同仁医院）

张绍武（内蒙古自治区人民医院）